Dental Caries 第3版
The Disease and Its Clinical Management
龋齿 疾病及其临床管理

Dental Caries 第3版
The Disease and Its Clinical Management
龋齿 疾病及其临床管理

（丹）奥勒·费耶斯科夫（Ole Fejerskov）
（丹）本特·尼瓦德（Bente Nyvad） 主编
（英）埃德温娜·基德（Edwina Kidd）

高学军 主审

王晓燕 董艳梅 主译

北方联合出版传媒（集团）股份有限公司

辽宁科学技术出版社

沈 阳

图文编辑

刘 菲 刘 娜 康 鹤 肖 艳 王静雅 纪凤薇 刘玉卿 张 浩 曹 勇

图书在版编目（CIP）数据

龋齿疾病及其临床管理 /（丹）奥勒·费耶斯科夫（Ole Fejerskov），（丹）本特·尼瓦德（Bente Nyvad），（英）埃德温娜·基德（Edwina Kidd）主编；王晓燕，董艳梅主译. —3版. —沈阳：辽宁科学技术出版社，2022.1
ISBN 978-7-5591-2233-9

Ⅰ.①龋… Ⅱ.①奥… ②本… ③埃… ④王… ⑤董… Ⅲ.①龋齿—临床医学 Ⅳ.①R781.1

中国版本图书馆CIP数据核字（2021）第180236号

出版发行：辽宁科学技术出版社
　　　　　（地址：沈阳市和平区十一纬路25号　邮编：110003）
印 刷 者：凸版艺彩（东莞）印刷有限公司
经 销 者：各地新华书店
幅面尺寸：210mm×285mm
印　张：27.75
插　页：4
字　数：560千字
出版时间：2022年1月第1版
印刷时间：2022年1月第1次印刷
策划编辑：陈　刚
责任编辑：苏　阳　殷　欣　金　烁
封面设计：袁　舒
版式设计：袁　舒
责任校对：李　霞

书　　号：ISBN 978-7-5591-2233-9
定　　价：498.00元

投稿热线：024-23280336
邮购热线：024-23280336
E-mail:cyclonechen@126.com
http://www.lnkj.com.cn

译者名单Translators

主审

高学军

主译

王晓燕　董艳梅

译者

包旭东　董艳梅　冯　琳　冯朝华　韩　冰　侯晓玫

刘颖熠　吕　平　田　华　王冬梅　王赛楠　王晓燕

王祖华　杨文东　于　玲　张　杰　张志春　郑春艳

中文版序言Preface

　　《龋齿 疾病及其临床管理》英文版3位主编中的Ole Fejerskov教授（丹麦）和Edwina Kidd教授（英国）一生从事龋病研究，他们一位以基础研究为主，一位以临床研究为主，两位联手打造了这本精品的龋病学参考书。在他们荣休之际，将接力棒交给了年轻的专家，共同编辑出版了本书的第3版。第3版继续秉承理论与实践相结合的原则，以临床指导为核心，内容丰富、适用。本书的编者均来自国际上著名的龋病研究团队，具备长期的研究积累，书中呈现的内容具有很高的权威性、科学性和实用性，是一本非常有价值的龋病学参考书。

　　这本书的前几版对我个人的龋病研究和临床教学工作曾产生过很大的影响，今天，很高兴看到由我曾经指导过的博士们联手将第3版翻译成了中文。译者团队成员大多数已拥有专业高级职称，长期从事龋病和牙体牙髓病学研究，既有科学训练的背景又有临床实践和教学的经验，使本书的翻译质量得以保障。

　　尽管过去几十年国内外在龋病研究和临床防治领域取得了巨大的成绩，但是龋病作为常见病、多发病和慢性病，对人类造成的疾病负担仍然是巨大的。研究的脚步不能停，防控的措施不能少，任重而道远！本书中译本的出版是一个新的起点，期待未来我们自己也能成就这样的精品！

高学军

2021年6月

中文版前言Foreword

　　《龋齿 疾病及其临床管理》第3版英文版的3位主编均为国际著名的龋病学专家。他们在龋病学高屋建瓴的学识，从本书内容的编排上即可体现。本书不仅可以让初学者对龋病进行全面的学习和认识，还可以让多年从业者掩卷深思如何更好地控制个体的龋病进展风险。更为难得的是，本书还从国家和地区视角对全球龋病控制策略提出了建议。相信所有人一定会开卷有益！

　　本书主审高学军教授多年致力于龋病研究和临床防治。本书的全体译者均为高学军教授的博士研究生。在一次欢庆教师节的聚会上，大家决定共同翻译这本经典龋病著作以纪念师生之谊。虽然译者们都已是工作岗位和家庭的中流砥柱，各种事务繁多，但仍像刚步入校园的"少年"一样充满干劲，立刻开始着手翻译工作，使得本书中译本得以在较短时间内高效率完成。

　　本书内容非常丰富。全书分为6个部分，共25个章节，从龋病基本概念、基础知识和临床诊治，到龋病的群体和个体控制，涵盖了目前我们对龋病的所有认知。

　　正如本书第1章"序"中所言：希望你能享受这本书，并能与我们沟通，不论你的意见是支持还是反对。让我们一起共同进步！

王晓燕　董艳梅

2021年6月

编者名单Contributors

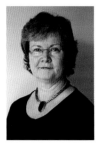

Professor Vibeke Baelum
School of Dentistry
Health
Aarhus University
Aarhus, Denmark

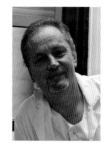

Professor Frédéric Cuisinier
Université Montpellier 1
Montpellier, France

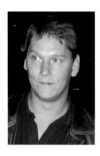

Associate Professor Allan Bardow
School of Dentistry
Faculty of Health Sciences
University of Copenhagen
Copenhagen, Denmark

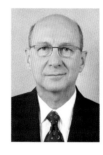

Professor Jaime A. Cury
Piracicaba Dental School
University of Campinas – UNICAMP
Piracicaba, SP, Brazil

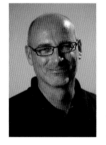

Dr Habib Benzian
University College London and
The Health Bureau Ltd
Milton Keynes, UK

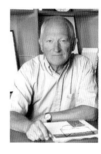

Professor Ole Fejerskov
Department of Biomedicine
Health
Aarhus University
Aarhus, Denmark

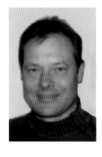

Associate Professor Lars Bjørndal
School of Dentistry
Faculty of Health Sciences
University of Copenhagen
Copenhagen, Denmark

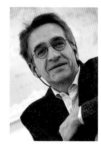

Professor Jo Frencken
College of Dental Sciences
Radboud University Medical Centre
Nijmegen, The Netherlands

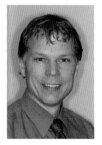

Professor S. Ross Bryant
Faculty of Dentistry
University of British Columbia
Vancouver
British Columbia, Canada

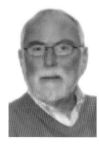

Professor Hans-Göran Gröndahl
Institute of Odontology
Sahlgrenska Academy
University of Göteborg
Göteborg, Sweden

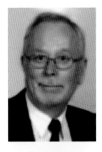

Professor Hannu Hausen
Institute of Dentistry
University of Oulu
Oulu, Finland

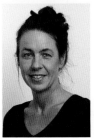

Associate Professor Hanne Hintze
School of Dentistry
Health
Aarhus University
Aarhus, Denmark

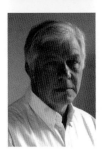

Dr Christopher Holmgren
Aide Odontologique Internationale
Merigny, France

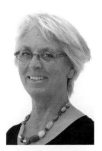

Dr Marit Jøssing
Chief Dental Officer
Odder Municipal Dental Service
Denmark

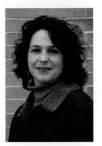

Dr Heather Keller
Department of Nutrition and Aging
University of Waterloo
Waterloo
Ontario, Canada

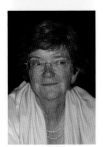

Professor Edwina A.M. Kidd
Emerita, Dental School
King's College
London, UK

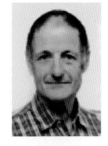

Professor Mogens Joost Larsen
Emeritus, School of Dentistry
Health
Aarhus University
Aarhus, Denmark

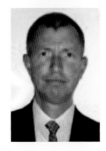

Professor Peter Lingström
Institute of Odontology
Sahlgrenska Academy
Göteborg University
Göteborg, Sweden

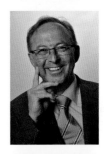

Professor Adrian Lussi
School of Dentistry
University of Bern
Bern, Switzerland

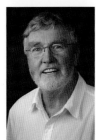

Professor Michael I. MacEntee
Faculty of Dentistry
University of British Columbia
Vancouver
British Columbia, Canada

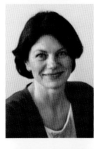

Professor Vita Machiulskiene
Faculty of Odontology
Lithuanian University of Health Sciences
Kaunas, Lithuania

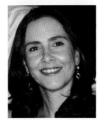

Professor Valeria C. Marinho
Institute of Dentistry
Barts and The London School of Medicine
and Dentistry
Queen Mary University of London (QML)
London, UK

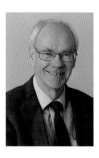

Professor Philip D. Marsh
Microbiology Services Division
Public Health England
Salisbury, and
School of Dentistry
University of Leeds
Leeds, UK

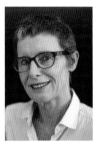

Dr Bella Monse
Fit for School Regional Programme
German Development Corporation (GIZ)
Manila, Philippines

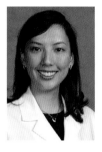

Dr Caroline T. Nguyen
Faculty of Dentistry
University of British Columbia
Vancouver
British Columbia, Canada

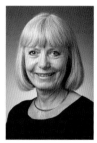

Professor Bente Nyvad
School of Dentistry
Health
Aarhus University
Aarhus, Denmark

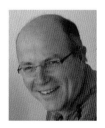

Dr Niek J.M. Opdam
University of Nijmegen Medical Centre
Nijmegen, The Netherlands

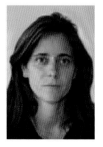

Professor Fernanda Critina Petersen
Faculty of Dentistry
University of Oslo
Oslo, Norway

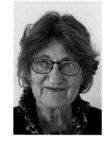

Associate Professor Vibeke Qvist
School of Dentistry
Faculty of Health and Medical Sciences
University of Copenhagen
Copenhagen, Denmark

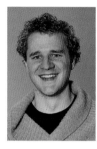

Scientist PhD Håkon Valen Rukke
Nordic Institute of Dental Materials
Oslo, Norway

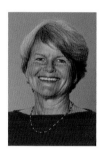

Professor Anne Aamdal Scheie
Faculty of Dentistry
University of Oslo
Oslo, Norway

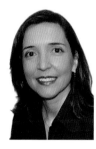

Professor Vera Mendes Soviero
Faculty of Dentistry
University of the State of Rio de Janeiro
Rio de Janeiro, Brazil

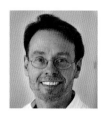

Professor Christian H. Splieth
School of Dentistry
University of Greifswald
Greifswald, Germany

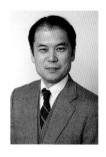

Professor Nobuhiro Takahashi
Division of Oral Ecology and Biochemistry
Tohoku University Graduate School of
Dentistry
Sendai, Japan

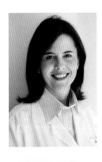

Associate Professor Livia M.A. Tenuta
Piracicaba Dental School
University of Campinas – UNICAMP
Piracicaba, SP, Brazil

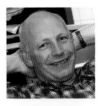

Professor Arjan Vissink
University Medical Center Groningen
Groningen, The Netherlands

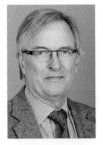

Professor Cor van Loveren
Academic Centre for Dentistry Amsterdam
(ACTA)
University of Amsterdam and VU University
Amsterdam
Amsterdam, The Netherlands

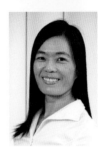

Dr Chao Shu Yao
Q & M Dental Group
Singapore

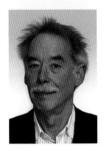

Professor Wim van Palenstein Helderman
Dental Health International Netherlands
Linschoten, The Netherlands

目录Contents

9　脱矿和再矿化：理解龋病临床特征的密钥　**145**

Demineralization and remineralization: the key to understanding clinical manifestations of dental caries

O. Fejerskov和M.J. Larsen

第3部分　龋病诊断

10　好诊断的基础　**165**

The foundations of good diagnostic practice

V. Baelum, B. Nyvad, H.-G. Gröndahl和O. Fejerskov

15 口腔卫生保健的角色 259

The role of oral hygiene

B. Nyvad

16 防龋措施中有必要使用抗菌剂吗 267

Are antibacterials necessary in caries prophylaxis?

A.A. Scheie, H.V. Rukke和F.C. Petersen

17 个体患者的龋病控制原则 281

The principles of caries control for the individual patient

B. Nyvad和Edwina Kidd

18 体弱老人的龋病控制 299

Caries control for frail elders

M.I. MacEntee, S.R. Bryant, H. Keller, C.T. Nguyen和C.S. Yao

第5部分　　　手术干预

第6部分　个体与群体龋病控制

22　中低收入国家龋病的预防和控制　379

Caries prevention and control in low- and middle-income countries

W. van Palenstein Helderman, C. Holmgren, B. Monse和H. Benzian

23　如何正确评估龋损进展的风险　395

How accurately can we assess the risk for developing caries lesions?

H. Hausen和V. Baelum

24　低易感人群的龋病控制　411

Caries control in low-caries populations

H. Hausen, M. Jøssing和O. Fejerskov

25   **跋**

减轻全球龋病负担：现实呼唤重构口腔健康照护体系   **421**

Epilogue. Controlling the global burden of dental caries: the evidence calls for a reorganization of the oral health-care system

O. Fejerskov, V. Baelum, B. Nyvad和Edwina Kidd

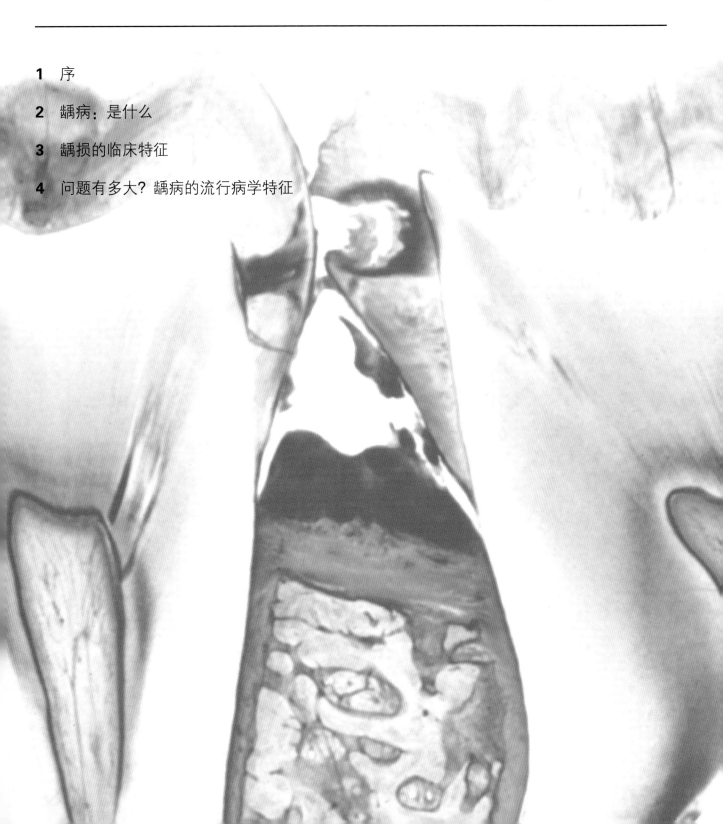

第1部分
龋病：是什么？全球如何分布
Dental caries: what is it and how widespread is it globally?

1

序

Prologue

O. Fejerskov, B. Nyvad和Edwina Kidd

引言

龋病无处不在，几乎存在于所有群体中，与人类历史一样古老。在不同个体和人群间龋病发病率有所不同。随着年龄的增长，龋病的症状和体征逐渐累积，在大部分成人群体中患龋率接近100%。龋病及其并发症的治疗和预防占据了全球口腔医生工作的大部分，并成为社会保健支出的重要负担。

大多数修复体的制作都是由于龋齿，而龋齿和修复治疗失败是当前牙齿缺失的重要原因。因此，很显然有必要推广本书——《龋齿 疾病及其临床管理》第3版。

我们很高兴看到最初的两个版本能在全世界得以推广，之所以编写第3版，是因为我们意识到Edwina Kidd教授已退休多年，而Ole Fejerskov也将紧随其后，所以是时候让新一代接管这项工作了。因此，我们邀请到Bente Nyvad教授正式加入了我们的出版团队。

从第1版到第2版，这本书逐渐"增重"，内容涉猎更广。然而，我们无意通过增加第3版的内容和主题使其"超重"，相反，我们的目标是让它更"苗条"以增加其可读性，吸引我们的目标读者：口腔专业的学生及公共卫生和临床口腔的从业者。为此，我们邀请了36位来自世界各地的同仁加入我们团队，其中不乏新人，从而保障本书思维的连续性和新颖性。

龋病学在口腔修复学中的角色

通过本书的内容，我们希望口腔和龋病的生物生理学的基础知识能应用于临床实践。G.V. Black在其1908年出版的综合教科书中强调，临床诊断和治疗决策应当有完善的生物学原理。20世纪中期，尽管人们开始意识到口腔医学是生物医学专业，但高速钻针等技术的发展，掩盖了生物学知识在优化龋病治疗中的作用。

Dental Caries: The Disease and Its Clinical Management, Third Edition. Edited by Ole Fejerskov, Bente Nyvad, and Edwina Kidd.
© 2015 John Wiley & Sons, Ltd. Published 2015 by John Wiley & Sons, Ltd.

龋病的同义词成为所谓的牙齿上的"洞",而对龋齿的治疗被认为是"钻孔和充填"。随着龋病流行病学的发展,龋病被描述为龋失补牙/牙面数(DMF teeth/surfaces),其中D表示龋坏,而龋坏意味着洞的产生。龋病的病因和发病机制的相关知识不仅在口腔医学课程中的微生物学、病理学和生理学中讲授,也在19世纪50年代和19世纪60年代快速发展的口腔公共卫生、儿科学和预防医学的课程中讲授。但在临床上,龋病学和修复科的关系甚微,并且前者应用于椅旁的知识也是碎片化的。在某种程度上这不难理解,因为学生在临床上专注于制作充填体、全冠和桥等操作,所以很难认识到"对任何成功的长期修复治疗,都需要伴随着对疾病的控制"。

Keyes提出的三联因素论的内容包括:①牙齿;②食物;③细菌。

牙齿 20世纪上半叶,许多关于龋病的研究专注于提高牙齿的"抵抗力"。换言之,人们对氟在龋病的控制和预防中的作用产生了极大兴趣。Trendley Dean及其合作者记录的美国龋病发生减少的事例令人印象深刻,为了复制他的成功,全球许多地区尝试了人工饮水氟化。然而,全身氟化物应用计划在许多人群中很难开展,直至1980年,氟在龋病控制中的作用被证实与提高釉质抵抗力无关。至此,局部氟化物的使用开始发挥关键作用,特别是在牙膏中添加氟化物。

食物 到20世纪中叶,糖在龋病发生中的作用已很明显,人们投入了许多努力以尝试减少糖的摄入量,尤其是在儿童群体中,然而收效甚微。在人均总糖消费量保持相对稳定并引入了糖替代品后,龋病的发生急剧下降,特别是在总糖消费量未减少的北欧国家。因此,饮食的作用被重新认识。

细菌 众所周知,"一颗干净的牙齿永远不会龋坏",但这一说法尚未得到所有人的赞同。大约1960年开展的啮齿类动物实验清晰地表明,龋齿是一种"感染性和可传播的疾病",之后许多研究开始集中于识别一种主导龋病的微生物:致龋菌。过去人们认为乳酸杆菌是主要的致龋菌,但之后人们又把焦点转移至变异链球菌上,甚至试图引入一种针对变异链球菌的龋病疫苗!细菌在口腔生态系中的行为是不同于浮游[自由漂浮(free-floating)]状态下的,单一微生物在口腔生态系中只是复杂的口腔微生物群的一小部分,此微生物群由至少1000个不同的物种组成,然而,人们在大量开展实验时并未意识到这一点。这是个跨世纪的焦点,人们逐渐意识到菌斑是口腔生物膜,而龋病是生物膜诱导的牙齿硬组织的脱矿。

然而,即使在这个阶段,仍有许多人质疑牙齿清洁在龋病控制中的作用!

简要概述过去50年龋病研究的主要趋势是很重要的,希望这将帮助新读者理解一些不同的概念和"范例"是如何受到历史传统的影响的。文献的选择和解释的方式,以及将这些成果引入到诊断、预后评估、治疗决策、预防和公共卫生策略中,将会深刻影响到口腔专业能否成功实现控制龋病和保留每一位患者牙列终身的功能。

本书的内容

本书是反映作者对某一特定主题的科学数据的解读,但我们并不自诩这本书是"龋病"这种复杂疾病所谓的"真相"。在当前互联网上有大量的数据可供使用,并且信息流仍会持续增长。这对临床学生和从业者来说都是巨大的挑战。我们如何能从爆炸的信息中得出有用的东西?本书的作者们力求仔细地阐释各自的主题,所以本书不是一个简单的数据汇总,而是将选取的数据批判性地汇集起来,以便解释当前龋病在个体和群体中的表现。

本书的目的是向口腔医学生和口腔从业者展示有关龋病的最新知识及其对诊断的影响,并如何最有效、最适当地控制龋病的进展。临床决策以及非手术治疗和手术治疗的平衡才是临床实践日常中更重要的部分。因此，我们需要理解龋病的进展，以便评估治疗预后以及个体和人群的疾病进展风险。

本书将证明所有涉及龋病的过程都是相当复杂的。在理想的世界里，会有一个完美且准确的模型能将所有龋病的潜在决定因素同龋病联系起来。但通过阅读全书会发现，大多数影响龋病的决定因素充其量只能用替代变量来度量。因此，我们迫切希望能创造一个概率模型将所有龋病进展的决定因素联系起来。即便如此，龋病仍然是难以预测的。以下因素本身是高度变化的：

- 不同程度的氟化物暴露。
- 糖消耗的时间、长度、频率和类型。
- 牙齿清洁质量。
- 唾液流率和组成的波动。
- 生物膜的质量和组成。
- 个体的行为。
- 个人的社会背景。

上述在龋病的进展中起关键作用的因素可能具有可变化和不可预测性，但同时也构成了这个专业的魅力和挑战。

我们希望本书能让读者成为一个思维更开放、知识更丰富的医疗保健专业人员，能致力于运用最经济、最有效的方式控制龋病。

按照我们的想法，本书的内容是将理论和临床实践联系起来，即预防、诊断、修复治疗程序均是以实践为基础的。

第1部分的第2章～第4章定义了什么是龋病以及它在不同牙面上的表现。然后我们会提出一个问题："龋病在世界不同地区有多严重？"并提供一些基础的流行病学工具。

第2部分是"龋损及其生物学基础"（见第5章～第9章），基本上涵盖 Keyes 三联因素论的所有内容。随后这部分知识将应用于第3部分"龋病诊断"（见第10章～第12章）以及第4部分"龋病控制"（见第13章～第18章）。当龋病需要"手术干预"（第5部分，见第19章～第21章）时，生物学知识对于选择最恰当的干预，避免提供不必要的修复替代治疗是至关重要的。最后是第6部分"个体与群体龋病控制"（见第22章～第25章），通过了解不同类型的群体龋病控制方法，提出针对单一牙面或个体患者的原则；另外，这部分还包括非常重要的问题——风险评估和预测。最后一章将提出一个问题：如果将我们现有的知识应用于最经济、最有效地控制世界不同地区的龋病，将提供什么建议呢？

希望你能享受这本书，并能与我们沟通，不论你的意见是支持还是反对。正如Charles Darwin所言："所有的观察结果都必须支持或反对某种观点才能起到作用。"

2

齲病：是什么

Dental caries: what is it?

O. Fejerskov, B. Nyvad和Edwina Kidd

疾病的定义

齲病（dental caries）这一术语描述的是结果，即症状和体征，指覆盖于受累区域的生物膜（菌斑）产生代谢活动，引起牙齿表面的局部化学溶解。这种破坏可累及牙釉质、牙本质和牙骨质。病变的临床表现多种多样，将会在第3章讲述。

原则上，口腔在任何牙位、任何牙面只要允许菌斑滞留足够的时间，都可以发生齲病。因此，讨论哪些牙面对齲病更易感或更不易感是种错误观念，这容易误导人们以为牙齿上存在某个确切的部位，由于化学结构和组成的变化，对齲病更易感或更不易感[1,3]。

但这并不意味着个体口腔中所有牙面都以相同的速率发生齲。齲病常发生于牙列中相对"受保护的部位"，生物膜（菌斑）在这些部位可随时间逐渐累积、成熟，包括殆面的窝、沟、点隙，特别是牙齿萌出期间相邻牙接触点/区的近根端，以及沿龈缘处。当然，在口内放入一些外来物，例如边缘不密合的充填体、义齿、正畸托槽等，也能形成这种"受保护的部位"。这些部位不受颊、舌、咀嚼食物以及刷牙时形成的机械冲刷所影响，从而生物膜能滞留更长时间，因此更易发生齲。

这些知识对理解齲病的发生非常重要，100年前G.V. Black[1]曾表示："……齲病最初常发生在某些利于微生物滞留的部位，因为在这些部位微生物不容易脱落，从而能维持连续生长。这就解释了为什么牙面上某一特定部位会发生齲。"

此外，并不是任何部位都以同样的速率发生齲。大唾液腺开口处代表着含有特殊唾液成分的区域，其缓冲能力和分泌产物的化学成分，对防止化学溶解有一定作用（见第6章）。

齲病的发生是由于菌斑的生态和代谢活动发生变化，从而打破牙齿矿物质与菌斑液之间的化学平

Dental Caries: The Disease and Its Clinical Management, Third Edition. Edited by Ole Fejerskov, Bente Nyvad, and Edwina Kidd.
© 2015 John Wiley & Sons, Ltd. Published 2015 by John Wiley & Sons, Ltd.

衡。重要的是我们应意识到，口内任何固体表面随处可形成口腔生物膜，但当它在牙齿硬组织表面生长时，不是必然会导致临床上肉眼可见的龋。这样，原位实验龋模型插在腭侧基托中的牙釉质片表面的菌斑生物膜实际上是得到了"保护"，免受了舌体运动的磨损。同样，为了研究龋的发展过程，在可控条件下建立了局部原位模型，通过精心设计创造菌斑微生物滞留区。菌斑是龋发生的先决条件，其特点是通过维持微生物活性，从而不断形成以连续的、微小的pH波动形式的代谢活动。这种代谢活动可通过改变营养条件（如增加碳水化合物的摄入）而显著增强，并且代谢的结果可记录为pH的波动。任何pH的变化都会引起菌斑液化学组成的变化，以及菌斑液对牙齿矿物质的相对饱和度的变化，而矿物质对维持牙齿表面的化学组成非常重要（见第9章）。从牙齿萌出进入口腔那一刻开始，牙面上的磷灰石将在无数场合中得到化学修饰。这些修饰大多是微妙的，只能在纳米水平上被记录到。在那些经常被覆菌斑的牙面（如颈部釉质层）最表层（最外层100μm），氟化物逐渐聚集（见第9章，图9.11）。由此可见，釉质表面与周围环境处于动态平衡状态。"随着数月或数年间大量pH波动的累积，钙和磷酸盐流失，釉质变得疏松多孔，将形成临床可见的白垩斑。"然而我们应认识到，尽管代谢活动可导致临床可见的龋形成，但大多数代谢活动的结果会相互抵消，这就解释了为何将代谢活动视为菌斑生理学的内在特性（见第7章）。当代谢活动失衡，即pH下降引起矿物质流失，龋发生。因此，"龋病是牙齿矿物质和菌斑液之间生理失衡的结果。"

由这些认识得出以下要点：

- 在菌斑与牙面交界处的釉质表面，当pH降至一定水平以下时，矿物发生溶解（脱矿），当pH上升时，矿物发生再沉积（再矿化）。这些过程在一天中可发生数次，且受到广泛影响。例如，如果

菌斑被部分或全部移除，牙齿的矿物质流失将停止，甚至逆转为矿物质沉积，因为唾液中的钙、磷成分相对于牙釉质是过饱和的。这将能阻止龋病进展，甚至实现牙面的再矿化。

- 任何影响代谢活动的因素如菌斑的组成（例如缓冲蛋白质含量）和厚度、唾液流率和组成（见第6章）、饮食习惯（见第8章）以及口腔液体中氟化物浓度（见第9章和第13章），都可能引起矿物质流失，并加速其发生。图2.1列举了在单颗牙齿水平上（内圈），有许多生物学决定因素影响龋的发生。而在个体/群体水平上（外圈），行为、教育、知识和态度会对一些生物学决定因素（口腔清洁质量、食物选择、氟化物使用、咀嚼口香糖加速唾液流率等）产生重要影响。

- 在任意时间点发生的矿物质流失或沉积，都只是一系列连续代谢活动的一部分。临床上未检测出

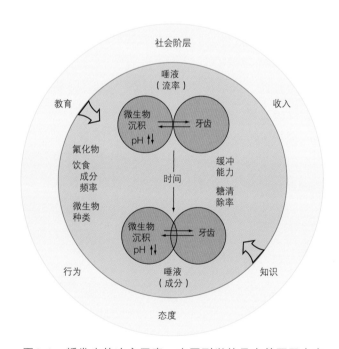

图2.1 龋发生的决定因素。内圈列举的是在单颗牙齿水平上决定龋发生的因素。随着时间的推移，菌斑（"微生物聚集体"）的组成和代谢活动发生转变，导致菌斑液和牙齿矿物质之间生态失衡，从而矿物质流失，龋发生（两个小圆圈交界处）。外圈列举的是在个体/群体水平上对龋发生关系更远的决定因素。经University of North Carolina School of Dentistry许可转载[2]。

的龋并不意味着没有发生矿物质流失，只是临床还不可见。如果能理解"连续体（continum）"这一概念，就能理解所谓对龋病进展不同时期的诊断，其实就是定义确切的"临界点"。

术语

龋病有多种分类方法，如果学生不熟悉术语，则很难理解所写内容。本节介绍并定义了一些将在后续章节中出现的术语。

龋病可根据其发生的解剖部位进行分类，记住，这些部位在化学上并无特殊之处。因此，病变可能常见于窝、沟、点隙处或光滑面上，光滑面的龋可能始于釉质（釉质龋）或暴露根面的牙骨质和牙本质（根面龋）。

原发龋（primary caries）是指在天然完整的牙面上发生的龋。充填体周围发生的龋被称为继发龋，其英文术语是recurrent caries和secondary caries，两个英文名词是同义词。原发龋与继发龋的病因学是类似的。

残余龋（residual caries）是指放置充填体之前残留的脱矿组织。

还有一个重要分类是区分病变是成洞型（cavitated）和非成洞型（noncavitated）。所谓的洞（cavity）即指牙面上形成物理上的洞，它可能直接影响龋的治疗（见第16章和第18章）。

龋病还可以根据病变的进展速度进行分类，这是一种非常重要的分类方法，直接影响治疗选择，但从本书可以看出，很难区分病变是活动性（active）还是非活动性（inactive）或静止性（arrested）。

活动性龋（active caries lesion）是指病变正在进展（如果不加以干预很可能继续发展）。而静止龋（arrested caries lesions）或非活动性龋（inactive caries lesions）是指病变可能在数年前已形成，后又停止进展。区分这两者的方法是综合判断病变特点和患者的口腔健康状况。

你可能还会读到书中用再矿化（remineralized）或慢性病变（chronic lesions）这些术语来形容静止性病变，但读到后文你会发现，应谨慎使用"再矿化"这一术语（见第5章和第9章）。活动性（active）和非活动性/静止性（inactive/arrested）病变是很难完全直接区分的，病变可能瞬间从活动转变为非活动性/静止性，反之亦然。一个病变（或病变的一部分）可能呈现为快速进展、缓慢进展或完全无进展，这取决于菌斑覆盖部位的生态平衡及其周围环境的影响。因此，在临床上，当牙医对病变的区分有疑惑时，应当统一按照活动性病变的标准进行治疗。

现在，我们可以用术语来讨论一个可能混淆的概念。我们通常称用肉眼观察到的釉质上最早的龋为白垩斑（white spot lesion），它同时也被称为早期（early）、初始（initial）或初期（incipient）病变，这些术语是用于描述病变进展的阶段。然而，白垩斑可能会以静止状态存在很多年，此时用早期（early）来描述它似乎不太准确。词典里对"incipient"的释义为开始（beginning），初始阶段。换言之，一个病变初始（initial）的表现是白色、非透明改变（白恶斑），但不是所有的白恶斑都是发生在初期（incipient）。

猛性龋（rampant caries）是指患者口内出现多发性活动性龋损的一类龋病。它一般常发生于不易发生龋的牙面上。临床上可根据推测的病因进行分类，例如儿童的奶瓶龋（bottle caries）、喂养龋（nursing caries）、低龄儿童龋（early childhood caries，ECC）；或成人的面包龋（bakers' caries）、放射性龋（radiation caries）、药物诱导性龋（drug-induced caries）等。ECC单指发生于清洁不佳、碳水化合物滞留、唾液流率低的部位的龋。

隐匿性龋（hidden caries）是指发生于牙本质，肉眼很难观察到，由于病变区域足够大且脱矿程度足够低而能用X线检查出的一类龋损。需要注意的是，病变能否用肉眼检查出来，取决于牙面是否清洁、干燥以及是否采取了合适的检查手段。

扫一扫即可浏览
参考文献

3

龋损的临床特征

Clinical features of caries lesions

O. Fejerskov和B. Nyvad

龋损在临床上什么样

龋是覆盖于牙面上的生物膜产生大量代谢活动的结果或症状。当它引起牙齿矿物质流失，导致釉质孔隙度增加、透光性下降，我们将其诊断为白色不透明病变。釉质龋最早期表现为白垩斑（white spot lesions）。随着时间的推移，釉质由于孔隙度增加，吸附并渗入饮食中的色素，可逐渐变为棕色甚至几乎为黑色。

病变的形状取决于菌斑滞留的时间。在不久之前，儿童口腔卫生状况极差，通常能在相邻两牙接触区下方观察到向颊舌面延伸的"肾形"病变，沿龈缘呈带状分布，釉质呈无光泽的白垩色。随着当代人群口腔卫生的改善，病变范围大大减小，其形状更多取决于菌斑滞留区的特定形状。

下文我们将展示在儿童、成年人和老年人中龋的一系列表现。但需注意，你所看到的是经放大处理的高清照片，而在临床上肉眼检查要比这困难得多！因此，在本书我们会有几个章节涵盖龋病诊断的各个方面（见第10章～第12章），同时特别关注如何将其更好地应用于临床诊断（见第12章）。

大多数插图仅展示牙齿的表现，但在临床上不能仅仅根据牙齿的情况来做治疗决策，毕竟牙齿只是整个口腔环境的一部分。治疗选择和预后判断都必须基于对患者总体情况的综合评估。

Dental Caries: The Disease and Its Clinical Management, Third Edition. Edited by Ole Fejerskov, Bente Nyvad, and Edwina Kidd.
© 2015 John Wiley & Sons, Ltd. Published 2015 by John Wiley & Sons, Ltd.

乳牙列（图3.1～图3.10）

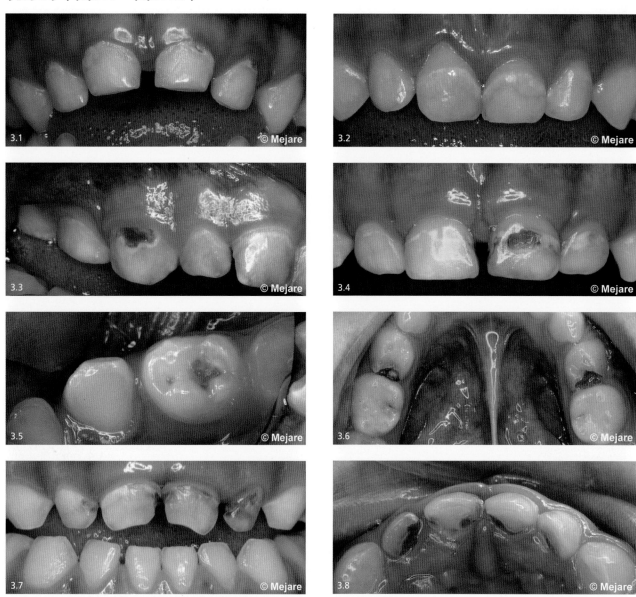

图3.1～图3.8 图3.1：3岁儿童，菌斑沿颊面龈缘堆积，覆盖下方的活动性龋，其中一些已形成明显龋洞。图3.2：5岁儿童上中切牙颊面的静止性龋。可根据病变位置判断龋发生时龈缘的位置，随着口腔卫生改善，这些未成洞的不透明病变逐渐变得光滑、有光泽。图3.3：5岁儿童，沿上乳尖牙龈缘形成成洞的活动性龋，探诊质软，但不建议对此部位进行探诊，容易引起患者疼痛。图3.4：这是一个非活动性龋的示例。5岁儿童的上切牙，距龈缘2mm处可见几处狭窄的、白色不透明的非活动性龋，其中一处形成龋洞，探诊质硬。图3.5：2岁半儿童的下颌第一乳磨牙，可见两处成洞的活动性龋，龋洞边缘的釉质呈白色、不透明。图3.6：6岁儿童下颌第一乳磨牙，位于咬合面及远中面的成洞的活动性龋。图3.7和图3.8：2岁儿童，环绕牙面形成广泛的、部分成洞的活动性龋，这是典型的喂养龋或奶瓶龋的示例。图3.1～图3.8由I. Mejare提供。

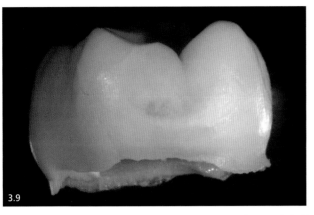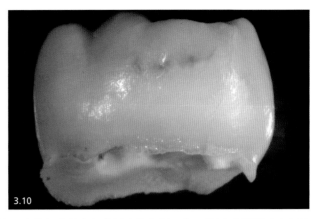

图3.9和图3.10　脱落乳磨牙的邻面和颊面轻微变色。病变的形状反映菌斑滞留在龈缘以上的位置，邻面的不透明肾形病变是指图3.9中棕染病变的中心部分。

恒牙列

光滑面龋（图3.11～图3.14）

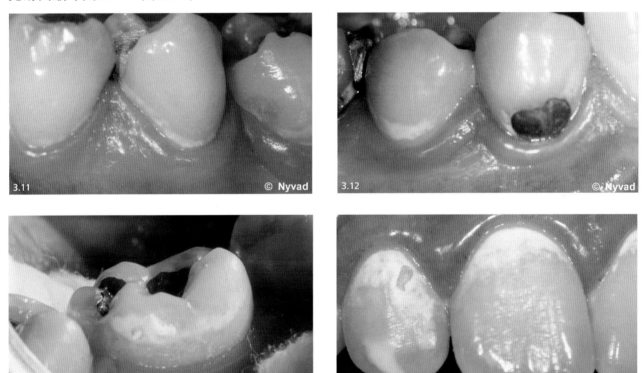

图3.11～图3.14　图3.11：下颌第二前磨牙的非成洞的活动性龋。它的形状很典型，沿龈缘延伸呈带状，与菌斑滞留的位置一致。表面呈白垩色、无光泽，尽管它是由牙冠近中的银汞合金充填体扩展至龈缘，我们仍称其为"白垩斑"。另外，请注意下颌第一磨牙的颊面近中的棕色病变，以及下颌第一前磨牙颊面龈缘处极薄的病变。图3.12：下颌第二前磨牙颊面的非成洞的活动性龋，为典型的香蕉形白色不透明病变，其龈方与龈缘形状一致，龈缘与病变之间有1mm的区域为正常釉质，表明由于患者的口腔卫生控制，牙龈炎引起的牙龈肿胀明显减轻。另外，在下颌第一前磨牙颊面，银汞合金充填体的近远中边缘可见白色不透明病变，为充填体边缘延伸出来的带状非成洞的病变。在临床上可归类为继发龋，但显然此病变应当是原发病变残留下来的。图3.13：下颌第一磨牙的非成洞的静止性龋（白垩斑），病变表面有一个局限的圆形缺损，该病变的位置对应于30年前牙齿萌出过程中的某个阶段龈缘的位置。尽管用探针可明确探查到表面的缺损（质硬），但从各个角度看该病变是光滑且有光泽的。图3.14：上切牙颊面的非成洞的活动性龋，呈白垩色、不透明。右上侧切牙可见一处较大的浅表缺损，请注意龈缘处为白垩色、无光泽的龋损，而切端1/3的奶油状病变为发育性矿化不全（釉质成熟受损），两者在外观上明显不同。用探针轻划牙面，发育缺陷的牙面是光滑的（有光泽），与白垩色龋损的质感明显不同。

邻面龋（图3.15～图3.28）

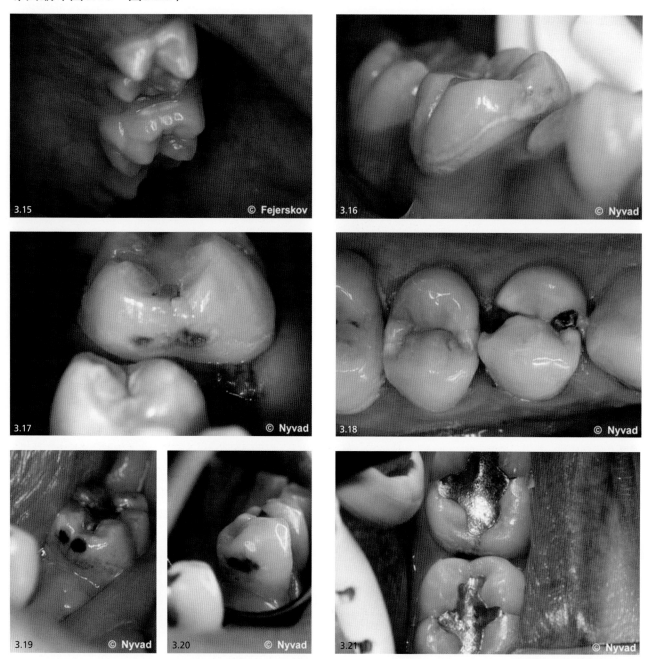

图3.15～图3.21　图3.15和图3.16：随着乳牙的脱落，很容易观察到上下第一磨牙近中面的非成洞的静止性白垩斑，病变的形状显示菌斑滞留的位置，在病变中心脱矿最严重的区域可见釉质着色。图3.15中，患牙接受了非手术治疗，35年来竟一直保持为非成洞的静止性龋。图3.17：第一磨牙的活动性、着色性龋，小龋洞内可见微生物沉积物（菌斑）。图3.18：上颌前磨牙的非成洞的活动性龋不同时期的表现。第二前磨牙咬合面的釉质呈黄白色、半透明，反映釉质下方可能存在龋损。图3.19～图3.21：邻面龋很难通过肉眼观察直接辨认（图3.21），而一旦邻牙被拔除，很容易观察到那些严重着色的非活动性龋（图3.19和图3.20）。

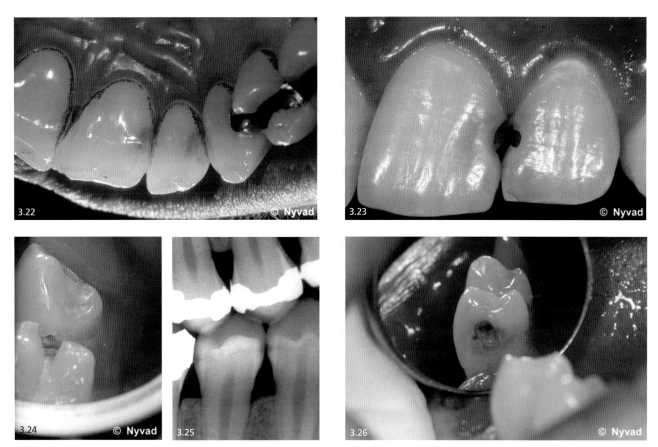

图3.22~图3.26　图3.22和图3.23：切牙的邻面龋通过直视或口镜反射很容易辨认，如图3.22的远中面所示。图中牙颈部的黑色素是吸烟所致，可通过抛光去除。图3.24和图3.25：前磨牙和磨牙的邻面龋很难通过直视辨认，不管你是否经过仔细培训或经验累积。在这个病例中，第一前磨牙邻面洞的形成是意料之外的，鉴于咬合翼片中邻面只是一个釉质浅龋，因此这可能是在邻牙备洞过程中形成的，即所谓的医源性创伤。图3.26：即便是广泛的成洞的活动性邻面龋，也很难通过直视辨认，除非邻牙缺失。但对比图3.18，这种病变可通过咬合面的边缘嵴透出的黄色或墨浸色来辨认。

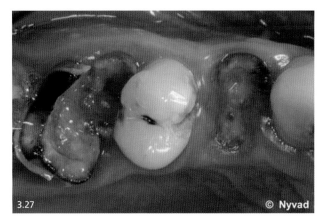
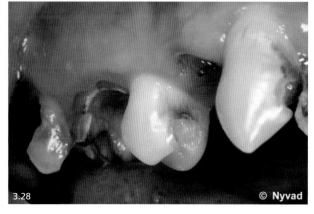

图3.27和图3.28　龋病是一种局部的破坏性疾病，如果不及时加以控制或手术治疗，将继续破坏整个牙冠，甚至进展至根部牙本质。

咬合面龋（图3.29～图3.36）

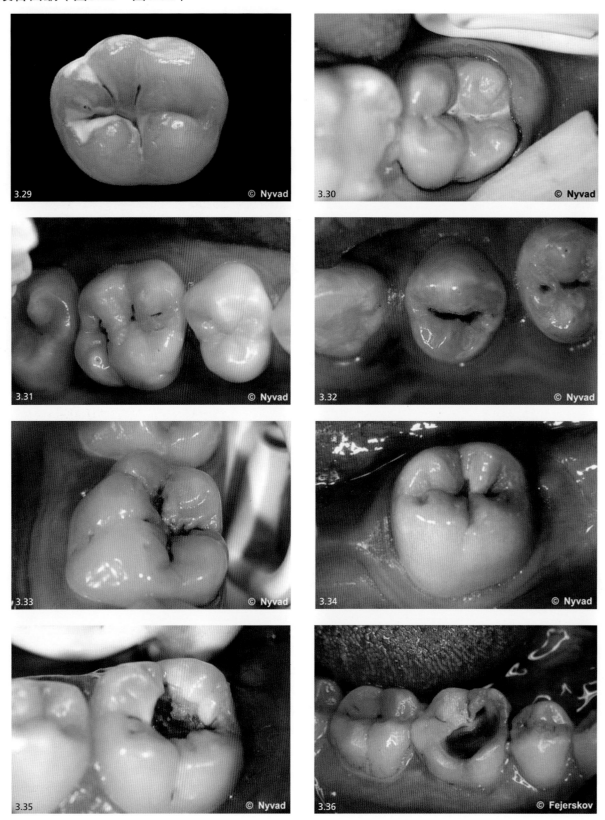

图3.29～图3.36　图3.29：磨牙咬合面中形状不规则的部分是菌斑滞留区，易发生龋。图为窝、沟、点隙处的非成洞的活动性龋，表现为不透明的白垩色病变。图3.30：临床上需用刷子或探针轻轻去除咬合面的菌斑，否则很难观察到这些非成洞的活动性龋。图3.31和图3.32：咬合面的非成洞的静止性龋常表现为点隙处的深色着色，图3.32中牙尖和边缘嵴处的釉质是浑浊、不透明但有光泽的，这是氟斑牙的表现。图3.33和图3.34：咬合面的活动性龋，可见大小不一的龋洞。图3.34中由于釉质下方有龋损，窝沟呈蓝色，如果用钻针打开咬合面，很可能观察到下方牙体组织的破坏。图3.35：活动性龋伴深大龋洞，龋坏进展至牙本质层。图3.36：咬合面活动性龋，龋损边缘的釉质部分折断并在咀嚼过程中被磨损，龋洞中的牙本质因处在功能咬合面，其表面覆盖的菌斑被清除，呈棕色且探诊质硬，无探诊痛。

殆面龋损（图3.37～图3.43）

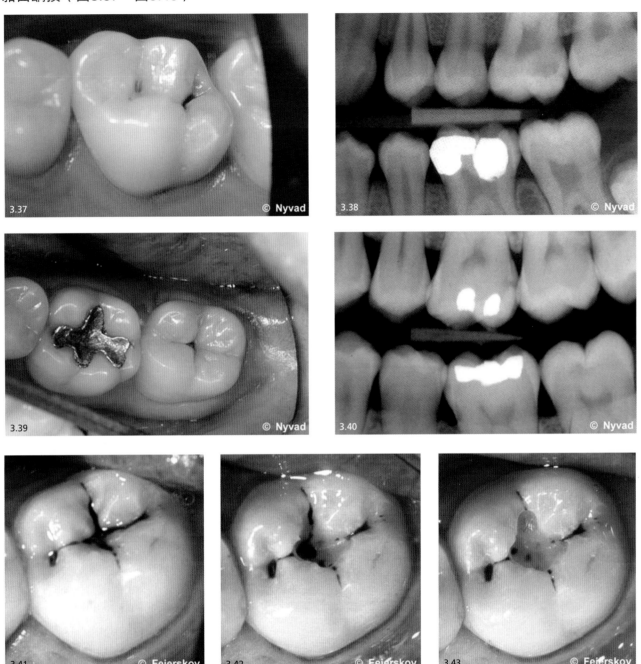

图3.37~图3.43 这些图片展示了一些在临床上被误诊为程度较轻的静止性龋的病例。这些病变很容易被忽视，除非光照很充足且牙面充分干燥。图3.37示远中颊尖呈蓝色，说明下方可能存在更大范围的龋。图3.38和图3.40示X线片中咬合面的牙本质均存在较大范围的透射影，说明龋坏程度较深。同样，图3.39示咬合面中央窝内有一个明显的龋洞。这些病例代表了所谓的隐匿性龋，它们由于牙医的疏忽以及患者无不适主诉，很容易被忽略。实际上尽管这些患者的年龄为18~20岁，但由于他们口内充填体较少，且没有其他的静止性龋或活动性龋的表现，导致牙医在检查时可能没那么仔细。图3.41和图3.42：此病例是牙医认为需要手术治疗的静止性龋。实际上不论在釉质层还是牙本质层，病变均探诊质硬，且在牙本质层内进展不深。

根面龋（图3.44～图3.59）

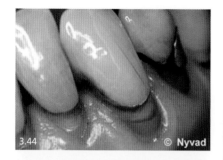

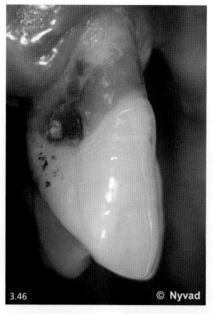

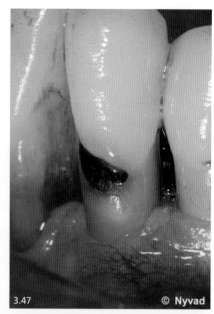

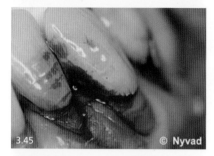

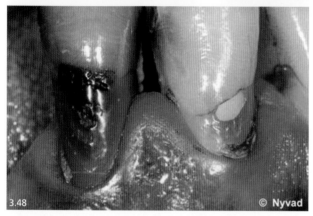

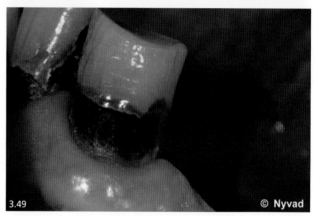

图3.44~图3.49 菌斑滞留在根面的任何部位（龈缘或釉牙骨质界的颈缘），都能引起根面活动性龋的发生，伴或不伴有龋洞形成（图3.44和图3.45）。龋洞可表现为柔软（图3.46）或皮革样（图3.47），且部分可充满微生物沉积物。病变的颜色可为黄色到棕色或黑色。图3.48：细致的口腔卫生控制能使根面龋进展停止，根面变得有光泽，尽管还有一些小龋洞存在。静止性根面龋表现为探诊质硬，有棕色或黑色着色。图3.49：根面龋由活动到静止的过渡阶段，表现为无光泽的皮革样外观。病变由活动到静止通常是一个缓慢的过程，需持续数年，在这个过程中出现的变化包括牙面的磨损、抛光以及再矿化（见第5章）。

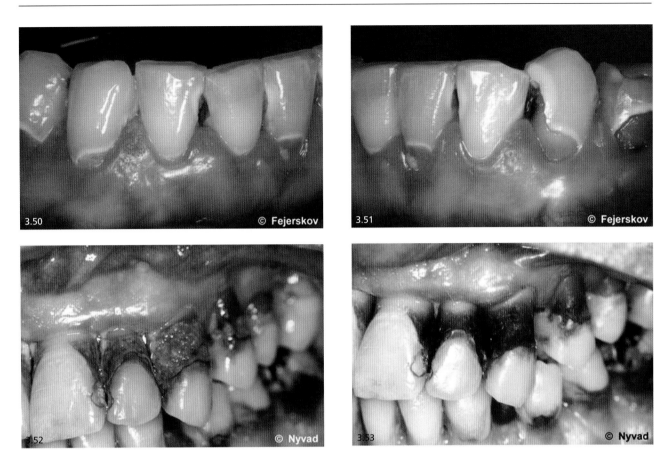

图3.50~图3.53 这些病例简直是牙医的噩梦！患者口内广泛的存在活动性根面龋。图3.50和图3.51来自一个接受过头颈部放疗的患者，尽管牙面上的菌斑不多，但由于唾液分泌减少，根面和邻面出现广泛的活动性龋。请注意：龋洞边缘的牙釉质是如何被下方龋损破坏的。图3.52和图3.53来自一个长期接受抗抑郁治疗的患者，所有暴露的根面均存在严重的菌斑沉积。这些牙齿几乎没办法修复，即使能进行修复，也是非常困难的。图3.53展示了患者经4个月使用氟化物强化菌斑控制后，大部分病变停止，牙面质地由柔软变为皮革样再变为坚硬。从生物学角度来看，修复治疗对这些变化没有作用。即便使用先进的粘接材料，修复治疗仍然很困难。修复治疗可能有助于改善这些患牙的美观，但不能提高患牙的存活率。

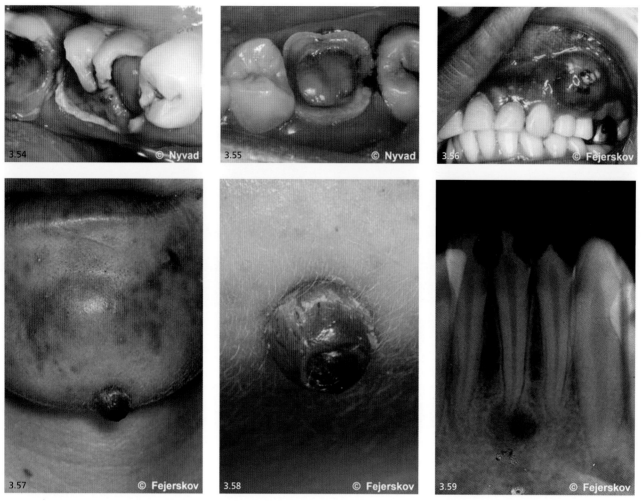

图3.54~图3.59　这些病例展示了龋继续进展的后果。图3.54示牙冠完全破坏，可能会引发牙龈的局部化脓性肉芽肿。图3.55示牙髓组织虽然存活下来，但暴露在口腔中，被覆鳞状上皮（牙髓息肉）。更为常见的是，龋未经治疗并继续进展将导致牙髓坏死，进一步引发根尖周脓肿，脓肿可突破颌骨进入口腔（图3.56）甚至更罕见地直接突破皮肤表面（图3.57~图3.59）。图3.57~图3.59示下中切牙的根尖周脓肿突破下颌骨，脓液经窦道引流，只要窦道口一直保持畅通，患者几乎无疼痛。

4

问题有多大？ 龋病的流行病学特征

How big is the problem? Epidemiological features of dental caries

V. Baelum和O. Fejerskov

引言

流行病学是一门研究健康问题在人群中的分布、决定因素以及将研究结果应用于控制健康问题的科学。因此，流行病学试图描述健康问题及事件的定义（what）、人群（who）、地点（where）、时间/趋势（when）和原因/方式（why/how），如龋损的形成（框4.1）。

本章，我们将回顾龋病流行病学的关键问题，主要强调描述龋病的发生。描述性龋病流行病学的核心内容可以用几个"W"表示，即what（定义）、who（人群）、where（地点）和when（时间/趋势），而why/how（原因/方式）是分析龋病流行病学的关键问题。

What? 定义眼前的健康问题

在第2章中，龋被定义为由牙齿表面生物膜（菌斑）的代谢所导致的局部化学溶解的结果。这一定义会导致我们得出一个极端的结论：无论何时，只要牙釉质中磷酸钙晶体溶解，就会出现龋。但是，我们知道，在任何给定的时间节点，牙齿表面的实际状况取决于脱矿与再矿化交替出现这一动态变化的最终结果（见第9章）。当这一过程保持平衡，不向任何一方倾斜——也就是，没有长期持久的偏向任何一方，我们根本无须担心。在脱矿与再矿化保持平衡的情况下，疾病的过程是自限的，脱矿或再矿化（钙化的形成）不太可能超过任何临床相关阈值。此外，从实际和临床的角度来看，

What:	令人关注的健康问题——许多疾病的标准定义并没有全球共识。因此，疾病流行病学的研究需要一个明确的病例定义；也就是说，需要一套标准来区分一个人是否患有某种特定疾病、综合征或其他健康问题。
Who:	人群——疾病的发生因人而异。年龄和性别是与疾病发生有关的固有特征，但个人特征也可能包括生物学特征（其他疾病、虚弱）、后天特征（婚姻状况）、行为（吸烟、用药）或生活条件（社会经济地位、医疗保健条件）。
Where:	地点——疾病发生率因地理位置而异，如国家、地区、城市或农村、机构或非机构、校区、牙科诊所、手术场所（operator）。
When:	时间/趋势——疾病的发生随时间而变化，通过监测疾病的发生，以警惕可能的公共卫生威胁或评估公共卫生干预措施的效果。
Why/how:	原因、风险因素——描述性流行病学用于确定疾病类型，而分析性流行病学用于检验关于疾病类型的原因或关于患病风险因素的假设。设置对照组是分析流行病学的主要特征。

框4.1　流行病学处理的5个"W"问题

试图检测或描述这种尚处于晶体溶解时期的极早期的龋是无意义的。目前，我们现有的检测工具，无论是视诊-探诊临床检查（见第10章），还是放射线及其他检测措施（见第11章），即使是最勤奋的牙科临床医生，也无法识别这些非常早期的微小龋齿。到目前为止，人们对于龋病检测的相关临床阈值仍未达成一致。

临床中，我们谈论龋病的诊断与检测，就好像我们是在诊断一个疾病实体。这其实是错误的，因为我们所做的，本质上不过是检测出需要进行治疗的病变。许多疾病，可能还存在着不需要治疗的亚临床病变，这常常被临床医生忽视。流行病学的先驱者Geoffrey Rose向我们指出这样一个事实：大多数疾病大小不一[163]，包括口腔疾病。这些疾病形成了一个变化的连续体，从用高科技工具几乎察觉不到的细微迹象到患者可以明显察觉的症状。在临床中，我们使用术语"龋（dental caries）"作为不同程度龋齿的总称，从几乎没有明显临床症状及体征的釉质表层龋到牙齿硬组织完全腐烂的终末阶段（见第5章）。这提示我们所谓的龋齿"诊断"或"检测"其实仅仅是诊断或检测需要治疗的病变，而不是疾病的全部。Geoffrey Rose杜撰了冰山隐喻（后来Pitts[155-156]曾在《龋病学》一书中引用），他指出，我们可见的疾病部分不过是整个疾病的"冰山一角"，如果我们把"冰山一角"（在我们的例子中可以指龋洞）视为疾病的全部，那么我们既无法理解，也无法正确地控制疾病[163]。换句话说，我们看到的临床上明显的龋齿病变其实是持续脱矿这一亚临床过程造成的（见第5章），如果我们无视这一事实，将会犯下严重的错误。另一个含义是，我们理解的某一特定人群的龋齿"问题"的严重程度，将取决于病变检测的阈值，同时也依赖于使用的实际检测方法，无论是视诊-探诊、放射学或其他辅助方法（见第10章～第12章）。最后，Geoffrey Rose的冰山隐喻告诉我们，"无龋"这个术语是用词不当的。每个人至少都经历过龋齿（见第5章和第9章），任何关于龋齿流行病学特征的论述都不可避免地取决于所使用的检测方法和检测阈值。

什么情况算作龋齿

我们必须认识到，龋损的检测标准尚未达成共识。1个多世纪以来，人们已经认识到龋病病变的全部体征和症状，包括局限于牙釉质的早期非龋洞性病变[88,211]。尽管如此，在龋病流行病学中，长期以来的传统是只记录已经形成明显龋洞的情况。对于忽略临床可检测的早期龋损这一现象，争论的焦点通常涉及记录系统的易用性和可重复性（可靠性）[103]。例如，《世界卫生组织（WHO）口腔健康调查指南》中一直强调，不应记录龋洞形成之前的龋齿阶段，因为"它们无法可靠地诊断"[209-213]。正如第10章和第12章所示，这种说法是错误的，因为它妨碍了牙科学生和临床医生了解如何控制龋齿的进展过程，以避免亚临床和早期病变进展成明显的龋洞。

不同的检测目的需要不同的检测手段，这一理念造成了龋损检测方法和标准的不统一。流行病学调查通常被认为需要对多个检查者都有效的方法和标准，即使在没有足够的光线及干燥牙齿困难的现场条件下。同样，为测试新的诊断设备或治疗药物而进行的临床研究可能需要一套专门设计的标准来反映药物治疗的预期效果或诊断设备的作用模式。人群的患病水平也可能决定龋损检测系统的使用。在低龋人群中，如许多当代欧洲人群，记录龋损的早期及龋洞前阶段越来越被认为是重要的。这类病变构成了所观察到的绝大多数的龋损病变[86,127]，而且科学证据表明，这些病变构成了控制龋病的关键（见第13章和第17章）。另一方面，世界上有许多地方龋病发病率如此之高；而治疗率如此之低，这需要补充记录未经治疗的缺损（龋洞）造成的后果，如严重龋损受累牙齿的数量如牙髓受累、牙齿破损引起的溃疡、窦道或脓肿（PUFA指数）等指标[141]（见第3章，图3.57～图3.59），充分地反映了人口的疾病负担。

龋损检测系统的有效性和可信度

理想的龋损检测标准通常被描述为有效、可靠，其特点是具有清晰性（clarity）、客观性（objectivity）和可接受性（acceptability）。有效性（validity）指的是龋病检测系统检出疾病的能力[115]。龋病检测方法和标准有3种效度：内容效度、构成效度和标准效度（框4.2）。

测量的可靠性（reliability）是指在一致的条件下重复测量所获得的结果的稳定性或一致性。检查者间的可靠性是指不同检查者独立检查同一个受试者的一致性，而检查者自身一致性是指同一检查者在不同的两个时间点检查同一病损的一致性，两个时间点应尽可能接近以确保龋损没有变化，同时，间隔期又足以让检查者忘记第一次的记录。检查者之间和检查者自身的一致性通常用重复记录一致的位点或牙齿的百分比来表示，或者用校正百分比[2]——κ值来表示[42]。

理想的龋损检测系统虽然可以用良好的有效性和可信度来描述，但现实世界中却充满了缺陷。"龋"的概念并没有一个统一的定义，对于龋损的存在或龋损的行为也没有普遍接受的金标准。因此，有效性不是非此即彼，而是一个相对的现象。同样，检查者之间和检查者自身的可靠性也从来都不是完美的，介于不一致和完全一致之间，但通常不会达到任何一个极端。因此，我们认为寻求其他方法来界定何谓龋以及龋损的分类也许会更有成效。

我们认为龋病的管理（management）是核心工作。从牙科患者的角度来看，毫无疑问，最好的龋损检测系统是可以为患者带来最佳健康结果的系统；即最能反映不同类型龋损的最佳治疗方案的系统[8,10,86,157]。这意味着最好的龋损检测系统可以通过随机对照临床试验来确定，为纳入试验的患者带来

有效性类型	Q：问题描述　　　　E：有效性受损的例子
内容	Q：该方法能检测到"龋损"的所有类型吗？
	E：如果排除了早期病变这样重要的方面，内容的有效性就会受到影响。
构成	Q：这种方法检测的是真正的"龋损"吗？
	E：如果该方法检测的包括非龋病变，如氟斑牙病变，则构成有效性就会受到影响。
标准——一致性	Q：该方法检测到的病变是否证实了金标准（真实）的病灶测量方法？
	E：如果临床检测到的"釉质病变"，在组织学上却发现病变已达牙本质，那么标准一致性的有效性就会受到影响。
标准——预测性	Q：该方法检测到的病变是否可以预测此类病变的已知行为/命运？
	E：如果活动性龋损在后期重新评估时检测到并没有进展，那么预测标准的有效性可能会受到影响。

框4.2　"理想"的龋损检测系统的有效性类型

最佳的健康结果。我们认为流行病学研究或临床研究没有理由使用那些不能反映所有可控龋损的检测系统。

大多数龋病流行病学研究是基于视诊-探诊检测方法进行的龋齿记录。Ismail[87]回顾了已发表于1966—2001年的科学文献，筛选出了不少于29种不同的视诊-探诊龋损检测系统。这29种龋损检测系统在检测方法和龋齿分类标准上存在很大差异，探针的使用以及检查前是否需要干燥或清洁牙齿方面也不尽相同。这篇综述显示了龋损检测系统在检测不同内容时的有效性[87,103]。许多系统只检测单一的、典型的成洞阶段的病损。也有研究指出，对于某些检测系统，结构有效性受到了影响，因为这些检测系统没有提供如何区分真正龋损与其他非龋源性硬组织病变的鉴别诊断[87]。此回顾性研究还发现了一个现象，欧美在龋损检测系统之间存在明显的鸿沟，欧洲龋损检测系统自1960年以来，已经开始有检测早期龋损的趋势，而美国的检测系统仍然保持在检测龋洞阶段。

龋损的"严重程度"分级

自从世界卫生组织关于《口腔健康流行病学调查指南（the guide to oral health epidemiological investigations）》[211]出版以来，龋病流行病学的传统是将临床检测到的龋损按照$D_1 \sim D_4$的严重程度进行分级，其中D是"龋"的缩写。D_1类型的病变通常用于表示表面完整或无龋洞的早期病变或釉质

病变，而D_4则表示累及牙髓的龋洞病变。然而，$D_1 \sim D_4$框架中对结果的解释取决于所使用的龋损检测系统，不同检测系统之间的可比性有限[87]。因此，虽然D_3水平通常表示存在明显龋洞的病损，但情况并非如此，因为被判断为涉及牙本质的无龋洞病变有时也被诊为D_3类型[63]。表4.1列出了一些比较常用的视觉-触觉龋损检测系统。在一个系统中检测到的病变如何被另一个系统分类并不完全清楚，而原文中关于每种类型病变的精确描述也不一定有帮助。同样，也不能一目了然地判断出被这些系统分类的不同程度的病损是否需要不同的治疗。因此，需要强调的是，不同龋损检测系统之间的可比性可能是有限的，即使结果是以病变的严重程度$D_1 \sim D_4$分级来表示。这意味着，在对使用不同的龋损检测系统和不同检查者在不同人群中获得的结果进行比较时，应该谨慎行事[1]。

表示龋病的程度： DMF计数

成人全牙列共有32颗恒牙，148个牙面；而幼儿有20颗乳牙，88个面。在龋病流行病学中，有必要总结各研究对象的龋齿记录，以表达个体的患龋程度——"龋病经历"。1937年，引入了定量测量龋病经历的方法，即DMF指数[105]。通过计算龋齿（D/d）、因龋齿缺失（M/m）、充填（F/f）的牙齿（T/t）或牙面（S/s）的数量，从而获得每个受试者的DMFT（或dmft）或DMFS（或dmfs）计数。大写字母表示恒牙，小写字母表示乳牙。有时也会用字

表4.1 目前常用的龋损检测系统关于龋损病变类型的描述

世界卫生组织（1979）[211]	世界卫生组织基本方法[212]	NIDRC/NHANES[4, 45]	BASCD[5]	Nyvad等[18, 174]	ICDAS[89-90]
早期龋 釉质龋 牙本质龋 牙髓受累	龋洞	初期病损 平坦Frank病损	静止的牙本质龋 牙本质龋 波及牙髓的龋洞	非活动性病损 表面完整的非活动性病损 表面不连续的非活动性病损，成洞的 活动病损，表面完整的活动病损 表面不连续的活动病损，成洞的	釉质最初的视觉改变 釉质明显的视觉改变 局限在釉质的崩解，无可视的牙本质或下方暗影 牙本质下方的暗影伴随或不伴随局部釉质的崩解 明显的牙本质龋洞 广泛的、明显的牙本质龋洞

概况
- 未经治疗的龋齿（D）、充填（F）和缺失（M）牙齿及牙面的权重相同是值得商榷的。
- 根据dmf/DMF，存在风险的牙齿/表面数量尚不清楚，除非注明年龄，否则DMF计数没有意义。
- dmf/DMF数据对评估治疗需求方面用处不大。

M成分
- 除龋齿外，牙齿还可能因其他原因（如牙周病、正畸、创伤）缺失，拔除的相关原因可能很难体现。
- 拔牙在很大程度上受到牙医对治疗方案的选择和患者支付治疗费用的意愿/能力的影响。
- 根据牙齿类型的不同，缺失的牙齿在dmfs/DMFS中被计算为4～5个表面。然而，不太可能所有的牙齿表面都有龋损，因此在M成分中可能会夸大龋病经历。

F成分
- 表面修复体的存在可能反映不同的修复原则（"预防性扩展""预防性修复"），而不一定是龋齿的修补。
- 出于预防或美容的原因，可以使用封闭剂，在这种情况下，它们并不表示因龋修复；也可以作为早期非成洞的活动性龋损的治疗，此种情况，应算作与龋齿相关。
- 封闭剂、复合体和树脂修复体很难分辨，这可能导致F被低估。

D成分
- 龋损检测系统和分类标准对dmf/DMF计数至关重要。因此，如果不参考所使用的龋损检测标准，则不能比较dmf/DMF计数。

框4.3　DMF计数的局限性

母"e"代替"m"来表示因龋坏拔除的乳牙。

dmf/DMF指数因其简单、通用性强、易于统计等优点，广泛应用于龋病流行病学。然而，dmf/DMF作为龋病经历的衡量标准受到许多因素的制约[26,30,179]（框4.3）。在普遍可获得牙科治疗的高收入国家，DMF计数往往反映较高的治疗率，F成分占主导地位，而在获得牙科照护有限的低收入国家，未经治疗的d/D成分占dmf/DMF计数的主要部分。因此，在dmf/DMF计数中偶尔会补充对照指数（care index）的评估，该指数是用f/F牙齿的数量除以dmf/DMF总数，以百分比表示。

从抽样群体中总结龋病经历

dmf/DMF计数是基于单个个体/患者的，因此龋齿流行病学对它没有特别的兴趣（interest），因为龋病流行病学的中心任务是量化人群中的龋病发生情况，而非个体。龋病发生的指标（框4.4）用患病率（在特定时间点，患龋人数在人群中所占的比例）和龋病程度（受特定严重程度龋齿影响的平均牙数）表示。在评估龋损严重程度时，通常在人均

dmf/DMF计数下标数值"1"或"3"来表示龋病严重程度的阈值。因此，D_1MFT表示所有早期龋损或更严重的龋损都被统计在内，而D_3MFS则表示只有成洞的龋损才被纳入统计。当dmf/DMF计数服从近似正态（gaussian）分布时，平均dmf/DMF计数和相关的标准差可以较好地描述dmf/DMF计数在总体中的分布，可以仅根据平均值和标准差这两个参数来计算整体分布。

有学者对平均dmf/DMF计数的使用表示担忧，因为dmf/DMF计数的人口分布日趋不平衡[57,181]。dmf/DMF不能准确反映偏态分布的数据，从而可能推导出整体人群患龋状况的错误结论：整体人群的患龋状态好像已经控制，而实际上是一些人仍有龋齿[205]。因此设计了严重龋病指数（SiC指数）[145]来弥补这一问题。SiC指数是指龋损程度为D_3的人群的平均dmf/DMF计数。世界卫生组织已经认可SiC指数，这一统计数据与dmf/DMF计数一起被录入世界卫生组织牙科数据库中[205]。

而有学者则更关注牙齿的健康和功能，通过计算充填和健全牙齿的数量（FS-T指标）[179]来实现；

发生情况的测量

患病率	某一特定时间点，患龋的人数除以同一时间点研究人群的总人数，用百分比（%）表示，时间通常不明确说明。
范围	患龋牙数或牙面数，可以用不同的方式来表示。两种最常用的表达方法是研究人群的算术平均数（例如DMFT均数）和计数分布图表示。算数平均数适合计数近似正态分布（gaussian分布）的情况，而偏态分布的数据使用分布图形表示是更为理想的。
严重程度	在评估龋病患病率和范围时，纳入计数的病变的严重程度。在DMF的D后面加上后缀来表示：D_1表示包括早期/初期的釉质病变，而D_3表示成洞的/牙本质病变。

发生率的测量

发病比率	在给定时间段内出现新病变的表面数除以该时间段开始时处于危险状态的总表面数。这种测量是无量纲的，假定在观察期内对所有表面进行了完全追踪。
发病速度	在给定时期内，出现新病变的表面数除以有新病变风险的表面总数及总时间。这种测量具有时间$^{-1}$维度，是理想的方法，但也很复杂，因为需要病变发展的确切时间（从健康到龋损的转变）的信息。

框4.4　与龋病发生相关的疾病频率标准

而不是传统的以疾病为中心的患龋/经历（DMFT指数）。虽然有几项研究尚存差异[120]，但在反映群体内部和群体之间的口腔健康变化方面[16,80,132,1721,143]，健康牙齿和功能牙齿的FS-T指数通常比DMFT指数更有效。

因此，FS-T克服了DMFT的不足：比如M值并不一定反映龋病经历，D值和F值对计数也不一定具有相同的权重（框4.3）。因此，正如人们越来越重视计数健全和未经治疗牙齿的数量[22,204]一样，FS-T指数作为衡量人群牙齿健康状况的指标越来越受到人们的欢迎[80]。

最后，根据牙齿及其表面龋易感性的不同，通过观察牙齿及牙面的"自然"序列，设计出了简单的龋齿程度测量方法[68]。原始的Grainger等级将牙列划分为5个不同的龋易感性或严重程度区域。如受试者的龋损局限于后牙的窝沟，则被划分为区域1，此处最易发生龋损。而下颌前牙的邻面龋损被划分为区域5，因为此处是最不易发生龋坏的区域。等级区域的确切性质已被多次修改[71,94,102,158]，其中一种仍被丹麦沿用，将丹麦儿童划分为4种不同的"严重程度"[46]。

龋病数据的解读

尽管dmf/DMF计数多年来一直饱受批评[30,104]（框4.3），但它仍然是描述人群龋病特征的有用工具。这是由于龋病数据在人群层面而不一定在个人层面，遵循某些普遍的发生模式，这些模式可以作为数据解读的规则[177-178]。

第一条规则，当前人群患龋水平与以后该人群患龋水平存在关联。这种现象被称为龋病经历的"跟踪（tracking）"。图4.1显示了平均龋病经历（dmf/DMF）是如何遵循不同趋势的。"跟踪"意味着一个年龄段的患龋水平，预示着晚些年的患龋水平。每个队列都有特定的龋病经历轨迹，这与邻近队列的轨迹不同。许多研究都注意到了这一跟踪现象[28,136-137]，并且这种跟踪现象既适用于群体，也适用于个人[28]。

第二条规则，随着平均龋病经历（dmf/DMF）的降低，个体无龋的比例增加[4-5,12,45,109]，龋病分布收缩[5,12,18,174]。图4.2是基于丹麦公共牙科健康服务机构1988—2012年间的数据，说明了平均dmf/DMF值越高，无龋个人的比例越低的规律。乳牙期5岁和7岁儿童的线性关系相同，而7岁、12岁和15岁儿童的平均dmf/DMF计数与无龋率之间的线性关系是不同的。这是由于不同年龄段的恒牙患龋数量不同

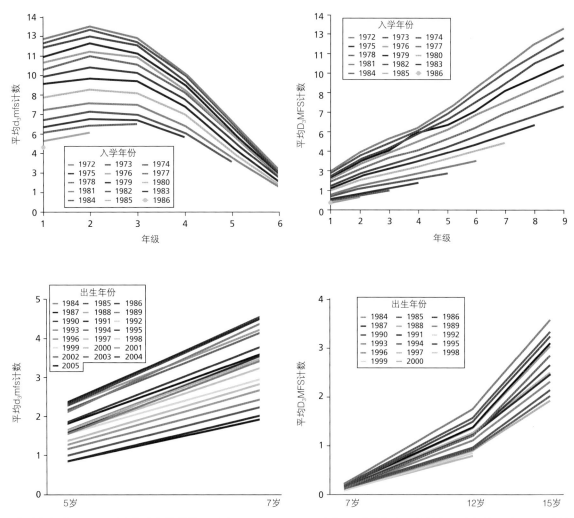

图4.1 队列中平均dmf/DMF计数分布趋势线。左上图：1972—1985年间入学的丹麦儿童按年级分组的平均$d_3$mfs计数。右上图：1972—1985年间入学的丹麦儿童按年级分组的平均D_3MFS计数。左下图：1984—2005年间出生的丹麦5~7岁儿童的平均$d_3$mfs计数。右下图：1984—2000年间出生的丹麦7~15岁儿童的平均D_3MFS计数。数据来自丹麦卫生和药品管理局。

所致。图4.3显示了龋病分布如何随着平均DMF计数减少而收缩。显然，主要的区别在于DMF计数范围的低端，但即使是在DMF计数分布的高端，尾部个体所占的比例也在缩减。

第三条规则，平均dmfs/DMFS和平均dmft/DMFT之间存在特定的数量关系[89-90,109]。图4.4显示了1988—2012年间丹麦公共牙科保健服务机构记录的5岁和7岁儿童的乳牙期，以及7岁、12岁和15岁儿童的恒牙期之间的这种关系。从本质上讲，这些图表明，出于流行病学的目的，没有必要在牙面水平记录龋齿，因为dmfs/DMFS可以通过dmft/DMFT计数直接计算出来。

第四条规则，随着人群中平均龋病经历（dmf/

DMF）的下降，牙釉质龋的进展率降低。这可以通过$d_3$mfs/D_3MFS与$d_1$mfs/D_1MFS的比值来说明（图4.5）。从曲线上可以清楚地看出，随着$d_3$mfs/D_3MFS计数的减少，d_1/D_1病变（即非龋洞性病损）所占比例增加。龋病经历的下降显然意味着d_1/D_1病变转变为d_3/D_3病变所需的时间增加了。

最后，不同牙齿及不同牙面的龋易感性是不同的[13,27,33,37,71,121,125-126,130,136-138,158]。第一磨牙、第二磨牙龋易感性最高，其次是前磨牙，而下前牙是最不易感的。最容易发生龋齿的表面是点隙窝沟，其次是邻面，而光滑面是最不易患龋的牙面。

上述规则非常实用，不仅可以解释特定人群的龋病数据，而且更重要的是，可以利用这些数据规

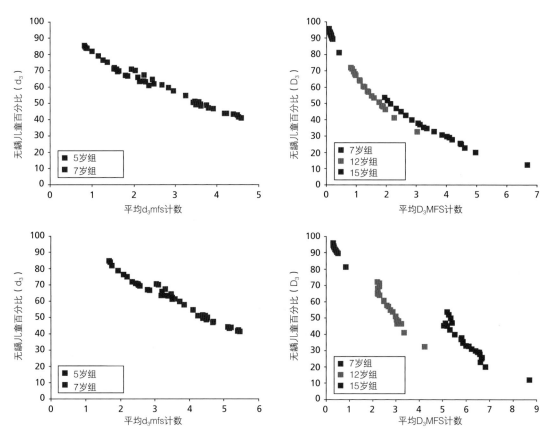

图4.2 在人群中，dmf/DMF的平均计数和无龋儿童的百分比之间有密切的关系。上面两个图显示了d_3mfs/D_3MFS计数与无龋儿童百分比（d_3/D_3阈值）之间的关系，下面两个图显示这种关系也适用于d_1mfs/D_1MFS计数与无龋儿童百分比（d_3/D_3阈值）之间的关系。数据来源于丹麦公共牙科健康服务机构1988—2012年间的数据。

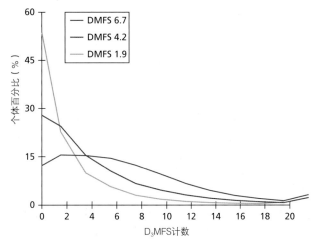

图4.3 D_3MFS总体均数下降时，个体D_3MFS均数下降的频数分布。丹麦公共牙科健康服务机构1988年、1993年和2012年针对15岁青少年的数据。

划所需的卫生保健服务的类型，为人群实现更好的口腔健康结果[178]。特定年龄组的DMFT平均值可以用来预测这一群体以后年龄段的平均DMFT，正如它可以转化为平均DMFS以及龋在人群和口腔内的分布模式一样。龋病分布模式既与DMF在人群中的分布有关，也与龋病在牙列中的分布（龋易感性模式）有关。最后，平均DMF提供了人群中龋病进展速度的信息。

Who? 龋病在人群中的分布

龋分布的差异及不对等性

不同人群的患龋率是不同的。在患龋水平普遍较高的地区，dmf/DMF>0的患病率通常接近100%，个体dmf/DMF计数的分布接近正态（gaussian）分布。这意味着个体dmf/DMF计数在其总体均值周

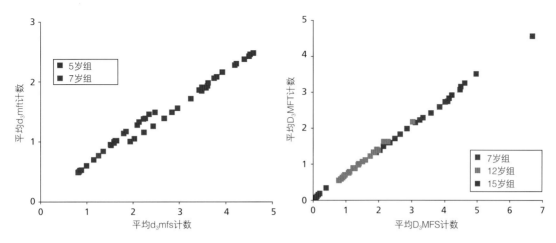

图4.4　平均dmfs/DMFS与平均dmft/DMFT之间的关系。丹麦公共牙科健康服务机构1988—2012年间的数据。

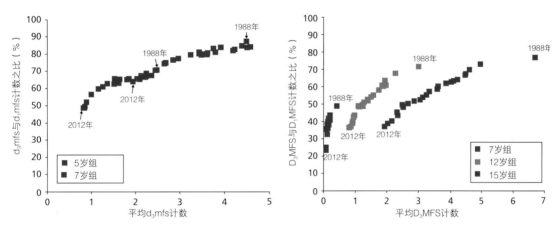

图4.5　d_3mfs/D_3MFS与d_1mfs/D_1MFS计数之比，随d_3mfs/D_3MFS均数减少而减小。丹麦公共牙科健康服务机构1988—2012年间的数据。

围几乎对称分布，并且相关的标准差通常比均值小得多。图4.6使用了大约20年前龋齿水平相对较高人群的数据来说明这一点[9,127-128]。左图显示了D_1MFS计数在12岁儿童中的分布情况，以及3年后同一儿童年满15岁时D_1MFS计数的分布情况。可以看出，很少有儿童的D_1MFS计数为0，12岁儿童的D_1MFS分布高峰约为10，15岁儿童的D_1MFS分布高峰约为20。两个年龄段的D_1MFS均值都略高，12岁时均值为15.0，15岁时均值为23.8，说明均值对数据分布不对称性的敏感性。图4.6中右图显示的是与左图相同的数据，但描述的是累积频数（cumulative frequency）分布，而不是普通频数（plain frequencies），这改变了图表读取和解释的

方式。例如，左图告诉我们，大约4.8%的15岁儿童的D_1MFS恰好是21，而右图显示，50%的15岁儿童的D_1MFS计数为21或更高，而10%的儿童D_1MFS计数为40或更多。图4.6的两个图都显示了正偏态的趋势（即分布的长右尾），这将使得平均D_1MFS值相对于该人群中典型的D_1MFS结果膨胀。

如前所述，人群平均患龋率的下降导致DMF计数分布的收缩。1980年丹麦15岁儿童平均D_3MFS约为12.9，而1995年已经降至4.8左右[160]。对应的D_3MFS计数分布详见图4.7左侧图形，尽管可以看出D_3MFS计数高值明显下降，但下降导致了数据呈更明显的正偏态分布，且分布的右尾变得更加明显。这一现象解释了普遍观察到的龋病分布不均现象，

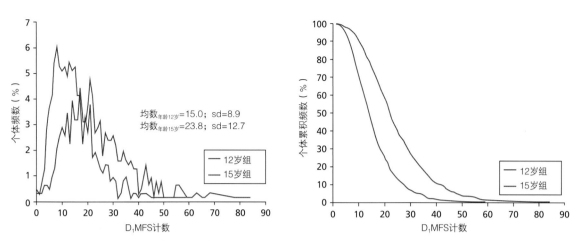

图4.6 立陶宛12岁儿童个体D₁MFS计数分布情况，以及3年后同一批儿童年满15岁时的分布情况。左图显示D₁MFS计数的简单频数分布，而右图显示的是计数的累积频数分布。sd：标准差。数据来自参考文献[9,127-128]。

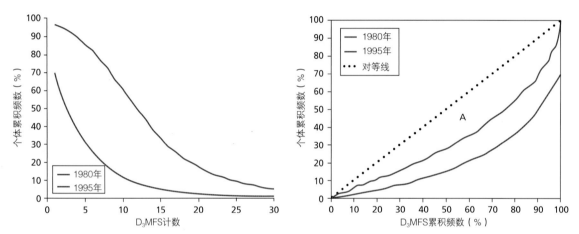

图4.7 1980年和1995年丹麦15岁人群中个体D₃MFS的累积频数分布（左图），以及相应的Lorenz曲线（右图），说明人口中龋病负担分布的不对等程度。将1980年Lorenz曲线和表示完全对等线之间的面积（A）除以完全对等线下的总面积，得出Gini系数。数据来自参考文献[160]。

即当人群患龋总体下降时，龋病分布的不均程度就会增加[6,19,118,160]。在对等的情况下，10%的人群占龋病总数的10%，20%的人群占龋病负担的20%，以此类推，这就生成了图4.7右侧图形中的对角虚线。龋病负担的实际分布（Lorenz曲线[124]）与表示完全对等的直线之间的面积（A）是衡量龋病分布不对等程度的指标，这通常被表示为完全对等线下总面积的一小部分，即基尼系数。在完全对等的情况下取值为0，在最极端不对等的情况下取值为1。后一种情况发生的假设是，龋齿已经根除，人口中仅剩1人患有龋齿。这看起来可能与人群中近100%无龋有些自相矛盾，但应该认识到，基尼系数衡量的是龋齿发生的两极分化程度。当龋齿下降时，很明显，在以前的队列中有低到中等龋齿的个体是"容易挑选的"，而影响最右边的个体的难度要大得多。图4.7左侧图形中两条累积频数分布曲线之间的垂直距离就说明了这一点，D₃MFS计数为5时频数为55%，D₃MFS计数为20时频数为15%。

龋病分布的变异是评估龋病发生相关决定因素的先决条件。大多数流行病学研究试图评估人群内龋病发生的可能决定因素。但应该认识到，不同群体的差异会大大增加。人们必须首先能够解释人群内变异的主要决定因素。

年龄和性别

研究普遍表明，人群中dmf/DMF平均计数随着年龄的增加而增加[55,83~84,125,130,170]（图4.1）。这表明新的病变可能在所有年龄继续形成。在乳牙期，这种增长趋势会持续到8~9岁时乳牙脱落来"扭转趋势"（图4.1，左上图）。龋齿曾被认为是一种儿童疾病，因为大多数龋易感表面受到青春期的影响。然而，这种对龋齿的自然历史的误解源于DMF计数对捕捉已患龋牙面又出现新龋的情况不敏感。如今，大多数人已达成年，龋病经历相对较低，这可能也说明龋齿确实是一种终生现象。如图4.8和图4.9所示，年龄越大，患龋率越高。此外，随着年龄的增长，由于牙龈边缘逐渐退缩，越来越多的根面暴露在口腔环境中，因此根面龋在中老年人群成为龋病的一种主要表现形式[55,67,75,125,129,204]（图4.9和图4.10）。

关于性别，常常发现女孩和妇女的dmf/DMF计数高于男孩和男子[15,65,93,99,110,207]（图4.11）。这种差异可能在很小的时候就可以分辨出来。此差异被归因于女孩牙齿暴露在口腔环境中的时间相对较长[33]，这是因为女孩的牙齿萌出通常较早[34,147]。然而，最近的分析[117,148]表明，女孩的龋齿发病率可能真的更高（图4.12），而且这与实际年龄的关系比牙齿萌出的年龄更密切[148]。此外，女性的dmf/DMF

计数较高，通常是由于充填或缺失牙齿和牙面的数量较多，而男性往往有较多未经治疗的龋损。这表明，女性中dmf/DMF数量较高也可能归为更多的牙科治疗经验；也确实有研究表明，女性往往比男性更频繁地去看牙医[55,146]。

种族/民族：基因还是社会阶层

在一些多种族的国家，最著名的多种族国家是美国[15,54~55,139,207]，描述疾病发生的人口变异时，根据种族分类是一种惯例。几十年来，普遍认为，白人总体上比非裔美国人有更高的DMF计数，尽管后者有更多未经治疗的龋齿和更少的充填体[98,144,207]，而且非裔美国人比白人有更高的龋齿发病率[66]。传

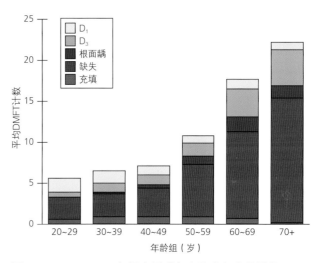

图4.9 1984—1985年间中国成年人和老年人的平均DMFT及其组成。数据来自参考文献[125]。

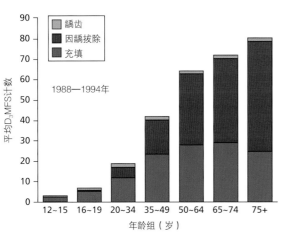

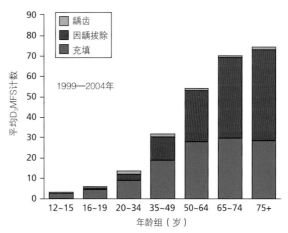

图4.8 美国青少年、成年人和老年人的两次全国流调数据，一次是1988—1994年，另一次是1999—2004年。数据来自参考文献[55]。

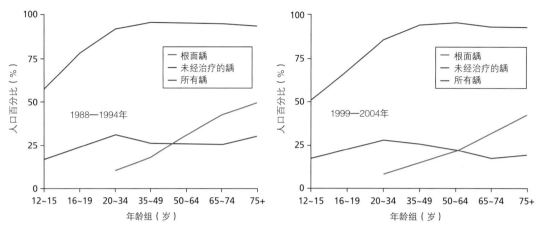

图4.10 1988—1994年和1999—2004年的两次全国流调，美国青少年、成年人和老年人群中的所有龋齿（D₃级）、未经治疗的龋齿（D₃级）和根面龋的患病率。数据来自参考文献[55]。

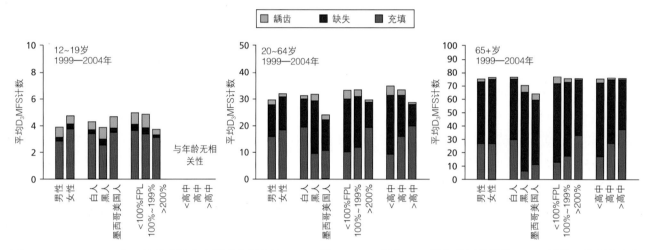

图4.11 1999—2004年，按特定社会人群因素划分的12～19岁、20～64岁和≥65岁年龄组的平均D₃MFS计数。数据来自参考文献[55]。

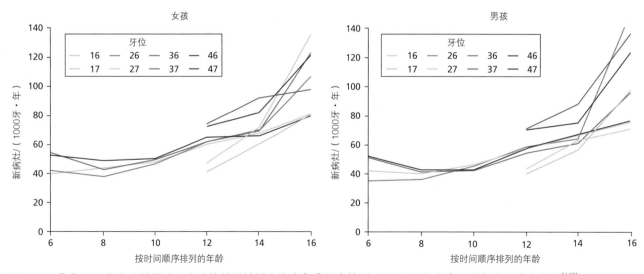

图4.12 丹麦1980年出生的男孩及女孩的特异性龋齿发病率［新病灶/（1000牙·年）］。数据来自参考文献[148]。

统的种族定义指的是身体特征[115]，如肤色、眼睛颜色、头发颜色和面部特征，通常被赋予生物学的、遗传的解释[114]。因此，在许多健康结果中看到的种族差异，包括龋齿，经常被赋予生物学的解释。在流行病学中，"种族"经常被用来替代不确定的遗传因素[96]。种族的概念被建议作为分类的另一种基础，以减少种族的生物学内涵[95]，有利于强调广泛的"文化"因素，如国籍、文化、血统、语言和信仰。然而，两者之间的区别仍然是模糊的，往往被压缩成单一的"种族/民族"维度[55,95]。此外，越来越多的人认识到，"种族"比其他任何因素都更偏向于社会构成因素[91]。龋齿发生的"种族"差异在很大程度上可归因于人们在收入、教育、就业状况和获得护理方面的物质环境的差异[161]。没有证据支持遗传是不同种族或民族之间龋齿发生或发病率差异的因素之一。相反，有充分证据表明，已知的口腔及一般健康的"种族"差异，根本原因在于较低的社会经济地位[165]和种族主义[206]的不良组合；无论是获得商品、服务和机会的制度化差别，还是对偏见和歧视的自我调节；抑或是通过接受能力较差和价值较低的僵化种族成员而内化[91]。在牙科中存在偏见的典型例子是，患者的种族可能会影响牙医做出拔除或保留蛀牙的决定[32]。值得一提的是，在其他多种族和多民族国家，如英国和加拿大，在监测人群的口腔健康状况时，似乎没有将种族作为分类变量来制度化"种族"的差异。取而代之的是，寻找更多的相关分类变量，描绘龋病发生差异的社会经济背景的根源[22,51,62,183,202-204]。如图4.11所示，美国民众确实也可以获得这样的信息，而且贫穷状况或教育程度与龋病经历存在明显的关系（12~19岁和20~64岁），或与龋病经历的构成如充填或缺失的牙面数（20~64岁和≥65岁）有关。

过去10年，见证了龋病有遗传背景这一观点的复兴[64,175,199,214]。遗传在龋病发生中起作用的观点可以追溯到20世纪20年代至30年代[106]，当时"龋病免疫力"和"龋病易感性"的家族基础是龋病流行病

学的关键思想。后来人们也注意到龋病发生的家族模式[162,176]，但在对结果解释时，人们将更多的权重放在了家庭成员共享的环境因素上，而不是遗传因素上。遗传学不能解释为什么配偶间的龋齿状况相关[108]，尽管配偶在童年时期患龋状况不同[162]，而后来却似乎"融合"了；同样，遗传学也不能解释为什么后代的龋齿状况与母亲的龋齿状况比与父亲的关系更密切[162]。家庭有共同的饮食习惯和口腔卫生行为，这两个因素是影响患龋结果的足够强大的决定因素，解释了"家族患龋聚集性"这一理念。然而，基因组时代为科学家提供了新的工具，而追求龋齿易感性的遗传学基础似乎更多的是应用新技术，而不是为控制人口龋病的实际问题提供解决方案。

人口龋病的发生率与社会经济地位有关，这仍然是一个不争的事实。在中高等收入国家，普遍存在的现象是，那些收入更高、教育程度更高、工作更好、居住面积更大或两者兼具的人，比那些不那么幸运的人龋齿更少，口腔保健更好[17,19-20,44,49-50,56-57,61,65,118,126,131,133,149,151,154,195]。然而，在低收入国家，龋齿水平和社会经济地位的衡量标准之间的关系可能是相反的。例如，在低收入国家（如越南），平均dmf/DMF计数随着收入的增加而增加，而在高收入国家（如澳大利亚），平均dmf/DMF计数随着收入的增加而减少[49]。20世纪40年代的美国也有类似的情况，即使DMF的总体计数在不同的社会经济群体之间没有太大差异，但在DMF计数的构成上仍有明显的差异[107]。与较高的社会经济群体相比，较低的社会经济群体D和M成分的计数较高，而F成分的计数较低。到了20世纪60年代，处于较高社会经济阶层的白人儿童比处于较低社会经济阶层的白人儿童具有更高的DMF计数，而非裔美国儿童的特点则恰恰相反[99]。在白人儿童中，社会经济地位的提高与填充物数量的增加有很强的相关性，这导致总DMF随着社会经济地位的提高而增加。在非裔美国儿童中，填充数量没有看到类似的

社会经济梯度，因此，他们的DMF计数随着社会经济地位的提高而减少。这一现象彰显出可获得的治疗对龋病经历的巨大影响。

在流行病学研究中，社会经济地位通常属于单个个体的属性[122]。社会经济地位由人们的收入、教育或职业来确定，旨在广泛浓缩他们的知识、态度、价值观和信仰。这些被认为是他们"生活方式"的关键决定因素，因此也是他们与健康相关行为的决定因素。人们试图通过增加收入、教育和职业以外的更多决定因素来"完善"社会经济地位的概念，比如汽车拥有率和住房类型。然而，最根本的问题是，上述对较差的健康结果与较低的社会经济地位之间的关联的解释依赖于理性选择模型，该

模型假设人们是理性的、有意识的、自我创造的健康代理人，他们在追求自我利益的过程中行事[38]。许多公共卫生教育都基于这种理性选择模型，在该模型中，个人行为被理解为是受有意识选择的目标影响的个人心理属性[38]。然而，人们越来越多地理解社会对健康和疾病发生的影响比个人的社会经济属性要广泛和深刻得多（在龋齿流行病学中也是如此），并包含了许多不受个人影响的背景因素（图4.13）。人们的健康在很大程度上受到社会因素的影响，这些因素不能归结为个人属性。这些因素包括人们出生、成长、生活、工作的环境和年龄，以及他们在权力、金钱和资源分配不公方面的结构性驱动因素[43]。低收入人群集中在低收入地区，那里

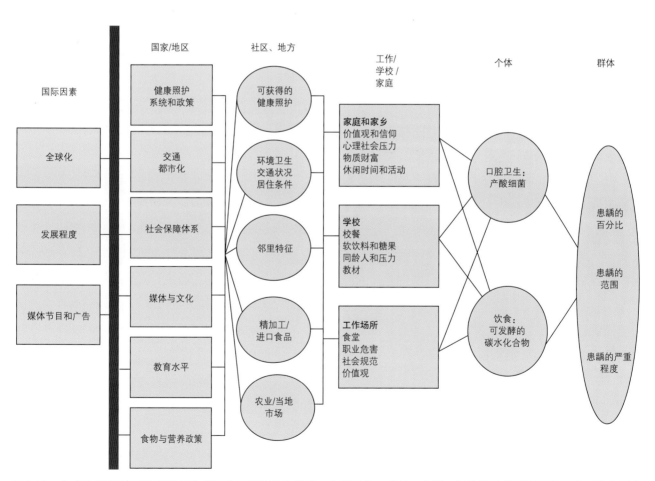

图4.13　全球的国家/地区环境的结构性驱动因素的综合模型，人们出生、成长、生活、工作所处的不同环境因素，这些因素反过来决定了个体和人群患龋的生物学过程。改编自参考文献[111]。

有新鲜的、营养的食品商店，但快餐选择很多；住房条件和卫生条件差；可获得的健康照护少；心理社会压力很大；社会支持有限；集体社会规范和同龄人压力影响个人行为。这些背景因素对牙齿健康的影响也是显而易见的。一项针对低收入非裔美国家庭的研究[167]表明，具有抗贫困能力的人（即在5项指标中至少有4项得分为正值的人：住在整洁的房子里，有社交网络，经常去教堂做礼拜，没有抑郁症，不吸烟），保留至少20颗天然牙齿的概率要高得多，就像他们的孩子比那些适应能力较差的人的孩子龋齿发生率更低一样。在控制社会经济因素时，缺乏社会支持[193]被认为与更多的龋齿有关，就像邻里劣势与口腔健康较差有关，而不受个人社会经济特征的影响[69,168,186,194]。同时，低收入的成年人受益于生活在富裕地区，而较富裕的成年人居住在贫困地区时也不会失去口腔健康的优势[168]。

社会梯度

　　普遍认为，社会经济对口腔疾病分布的影响仅限于社会的极端情况。贫富之间的频繁对比，给人们留下的印象是，存在某种特定程度的贫困线，超过这一水平，就不会对口腔健康造成社会或社会经济影响。然而，这是一个误解。口腔及一般健康的结果都是沿着整个社会等级[160,164,166,169,201]而形成社会梯度的。社会梯度意味着，处于较高社会阶层的人以一种一致的循序渐进的方式比紧随其后的人过得更好[53,164,201]。图4.14展示的是，50岁的英国成年人

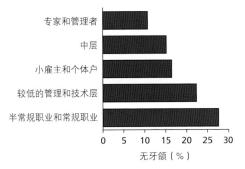

图4.14　职业分类与无牙颌患病率之间近乎线性的关系体现了口腔健康的社会梯度。数据来自参考文献[192]。

根据职业分类出现无牙颌的社会梯度，日本男性中也有类似的观测结果。即使在高收入国家[77]以及儿童和青少年[123,187]中，也存在明显的社会梯度，这表明社会相对地位对口腔健康结果的影响是普遍存在的。

Where? 龋病的地域分布

　　世界各国的龋病发病率存在显著差异[25,150,152]（图4.15）。世界卫生组织口腔健康教育培训和研究合作中心建立了一个国家/地区概况的项目（CAPP）数据库，为世界不同国家和地区提供12岁指标年龄组口腔疾病发生的流行病学信息。输入该数据库的信息通常来源于当地发起的"探路者"调查，这些调查都是根据《世界卫生组织口腔健康调查手册》中描述的基本方法[209-210,212-213]开展的。《手册》中提供了使用该方法的一些细节，包括记录方法、诊断标准、检查者校准、研究地点的选择、采样和指标年龄组。虽然这确保了所用方法在一定程度上的标准化、确保了研究之间的可比性，但向数据库报告的估算的样本量往往相当小。由于差异可能很大，即使在总体龋齿水平非常低的国家（图4.16），CAPP数据库提供的数据只能被视为精度不高的粗略估计。然而，对于世界不同地区12岁儿童的龋齿发生情况，可以做一些概括性的总结。最高的患龋水平通常见于拉丁美洲国家和欧洲地区[24]，而最低的患龋水平出现在非洲和东南亚国家[24]。然而，如图4.15所示，欧洲12岁儿童的总体龋齿水平相对较高，主要是因为东欧国家的患龋水平较高。大多数西欧国家12岁儿童的患龋水平较低，虽然不及许多非洲和东南亚国家观察到的那么低。非洲和东南亚国家的总体患龋水平较低，特别是坦桑尼亚、加纳、尼日利亚、厄立特里亚、苏丹、埃及、肯尼亚、尼泊尔和中国（图4.15），这与其他地区相当高的患龋水平形成对比，例如，在加蓬、印度和菲律宾。在中东国家中，沙特阿拉伯

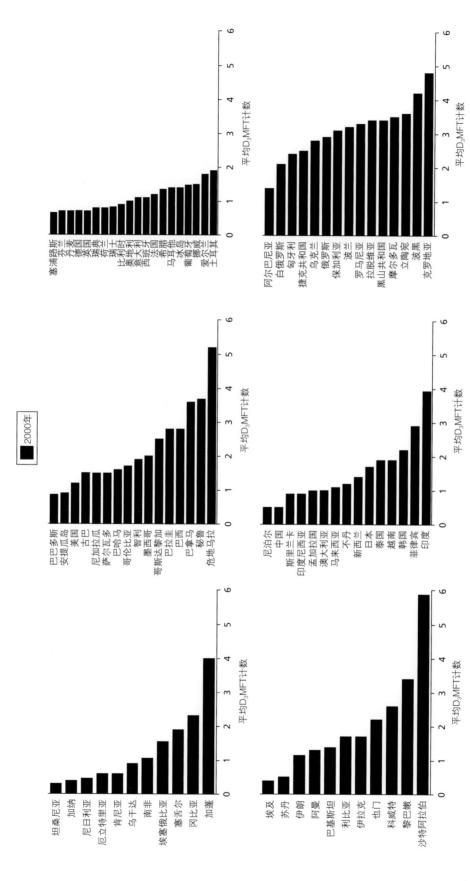

图4.15 2000年世界卫生组织口腔健康国家/地区概况数据库（http://www.mah.se/capp）报告的不同国家12岁儿童的平均D_3MFT计数。

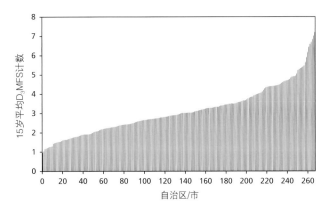

图4.16 2003年丹麦267个直辖市15岁青少年平均D₃MFS 计数的差异。 请注意，平均D₃MFS最低的直辖市（0~1）和最高的直辖市（0~8）之间的差距为8倍。数据由Dr Jens Heidmann提供。

是21世纪初期观察到的12岁儿童患龋水平最高的国家。

　　成人龋齿的监测对象是35~44岁这一指标年龄段。D₃MFT在35~44岁人群中的数据显示，与大多数拉丁美洲国家一样，欧洲、北美和澳大利亚等高度工业化国家的患龋水平最高。相比之下，发展中的非洲和东南亚国家，除了龋齿猖獗的菲律宾，35~44岁人群的患龋水平非常低[152]。

　　决定不同国家患龋水平差异的因素与人群内龋齿发生及大多数其他健康结果差异的因素一样，均为生活条件的差异；也就是，人们出生、成长、生活、工作的社会环境和年龄[151-152]。这些因素影响了一些更为直接的社会行为决定因素，包括营养和饮食习惯、口腔及一般卫生习惯，以及口腔和一般保健情况[25,81,151-152]。

When? 龋病的发展趋势

　　正如前面已经提到的，世界上大多数国家的患龋水平都在下降（图4.17）。高度工业化国家[7,29,35,47-48,52,55,74,83,85,92,97,134-135,153,159,173,182,191,197]、东欧国家[3,112-113,184,198]、拉丁美洲和加勒比[14,21,36,41,116,180]以及非洲国家[39-40]均有详细记录。已经处于低患龋率的非洲国家，即使预测患龋率可能会增加，但

实际上患龋水平也出现了明显的下降趋势[39]或相对稳定[41]。大多数推断龋齿下降的研究都是在儿童和青少年中进行的。虽然有人担心儿童和青少年的龋齿下降可能仅仅代表了龋齿发展的延迟[58]，但毫无疑问，龋齿下降在中青年人群中也很明显[55,58,78,85,171,196]。老年人群中的趋势因牙齿保留率增加和无牙颌减少而变得更加复杂[83,85,171]，这导致较晚出生的老年人群中的平均DMF计数比较早的一代更高。图4.18显示了龋齿下降是如何在年轻和中年瑞典成年人中慢慢呈现的。而在最近的两项调查中，更多的牙齿保留率和更少的无牙颌现象导致了60~80岁人群中平均D₁FS计数的增加[83]。

　　有学者宣称，龋齿现在又在增加[11]。事实上，有报告似乎也表明龋齿有增加的趋势[72,82]，特别是在幼儿中。然而，许多这样的报告中，比较的时间点相距并不很远。如图4.19所示，根据丹麦的全国数据，确实有可能观察到"龋齿增加"的短期趋势，对幼儿来说尤其如此。而这些趋势是叠加在龋齿下降的长期趋势之上的。这一现象的另一个例证是，10多年前曾宣称挪威儿童龋齿下降趋势正在逆转[72]的理论，现已经被证实是错误的[73]。

Why? 龋病的病因

　　1950年前后，Toverud的生态学研究表明，第二次世界大战期间挪威儿童龋齿的减少以及战后几年的增加几乎反映了食物供应的变化，包括人均糖消费量[188-190]。这些观察很快得到了Vipeholm研究[70]因果关系的实验证据的支持。该研究是一项为期5年的纵向研究。研究了接受各种高度人工致龋性饮食的智障和机构化人群的龋齿增量。其中一些饮食包括每天24大块太妃糖的餐间摄入。Vipeholm的研究结果表明，糖摄入频率和含糖食物的黏性是龋病发生的关键参数。直到20世纪60年代，龋齿在很大程度上被认为是一种带有遗传性龋易感性的饮食疾病[185]。然而，Keyes[100]的动物实验工作本打算探

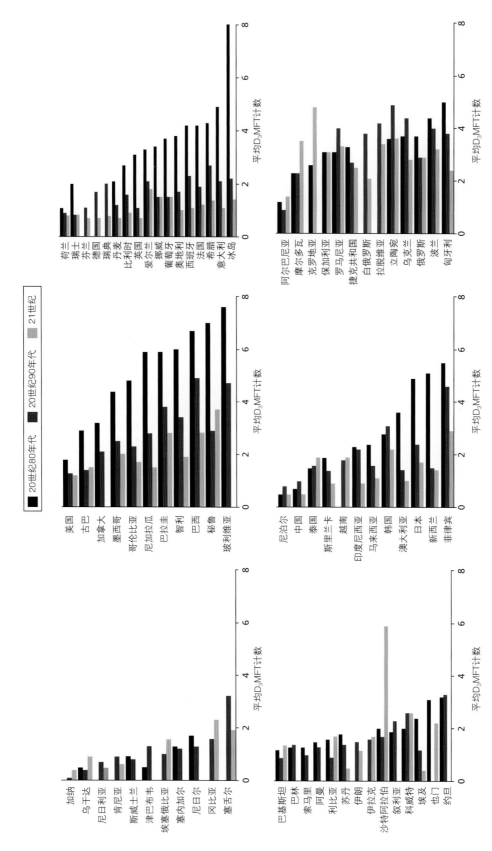

图4.17 20世纪80年代至90年代及21世纪初期世界卫生组织口腔健康国家/地区概况数据库（http://www.mah.se/capp/）报告的不同国家12岁儿童的平均 D_3MFT 计数。

索个体患龋易感性的遗传基础[185]，结果却激起了人们对菌斑的浓厚兴趣。龋病的严格生物学病因已被确定，自此，龋病病因学的研究一直集中在饮食/糖、菌斑/细菌和宿主/牙齿这个三角关系上，尽管每种研究关注的重点因素随着时间的推移而有所不同。举个例子，最近的研究表明，与20世纪中叶相比，当代人群中龋齿与糖类的联系要弱得多，饮食研究已经淡化，取而代之的是生物膜的研究；最近更令人感兴趣的是龋病遗传易感性的研究[64,175,199,214]。

接近的、确切的生物学病因

从生物学的观点来看，龋病的病因很清楚：牙齿表面生物膜中的微生物在摄入饮食中可发酵的碳水化合物后会产生酸，当代谢产酸的浓度足够高时，牙齿表面的矿物质流失，这标志着初期的龋齿病变形成。这个因果模型由3个部分组成：宿主、微生物和底物，被称为Keyes三联因素论[101]（图4.20）。随后，这个严格的龋病致病生物学模型被扩展到更多的生物学因素，如唾液流率、缓冲能力

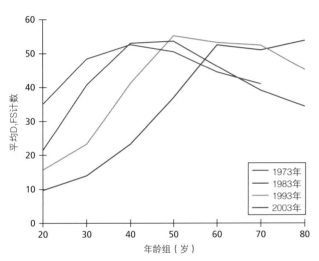

图4.18 1973年、1983年、1993年和2003年分别进行的4项调查中，瑞典成年人20~80岁年龄组的平均D_3FS计数。数据来自参考文献[83]。

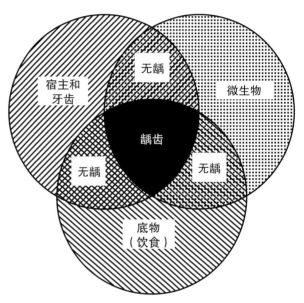

图4.20 Keyes三联因素论。3个圆圈重叠的部分是龋齿，表明宿主、微生物和底物（饮食）是导致龋病所必需的三联因素[101]。经John Wiley & Sons的许可转载。

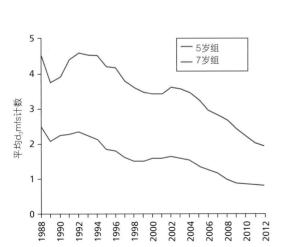

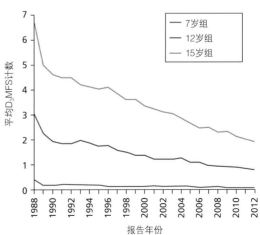

图4.19 丹麦5岁和7岁儿童平均d_3mfs计数的趋势，以及丹麦7岁、12岁和15岁儿童平均D_3MFS计数的趋势，数据来自1988—2012年间丹麦卫生和药品管理局的报告。

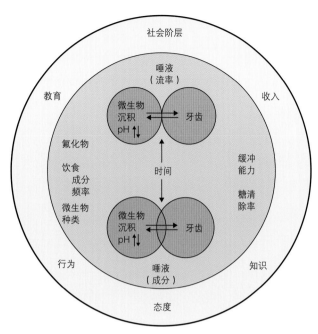

图4.21 龋病病因Fejerskov和Manji模型。改编自参考文献[59]，经University of North Carolina School of Dentistry许可转载。

和糖清除率[59]，以及模型外围的一些社会行为因素（图4.21）。这些社会行为因素并不是龋齿的真正原因，之所以它们被认为与疾病有关联，是因为它们与严格的生物学决定因素有关，而生物学决定因素被认为是龋齿"真正"的病因[59]。更重要的是，在模型中增加了时间因素，以表明脱矿和再矿化过程中偏移（drift）的必要性。对模型中时间因素的另一种解释是，它就像一个未被观测到的黑匣子或者被忽视的因素。无论如何，狭隘的龋病生物学观点导致了大量研究从下游的视角讨论严格的生物学致病因素的相对作用，从菌斑到其特定的微生物成分，从饮食到不同的碳水化合物，从牙齿周围的口腔液到它们的组成成分，从牙齿表面本身到釉质微量元素和晶体结构（见第6章~第8章）。

然而，这种对龋病病因的严格生物学致病模型的理解不足以使人们理解个人和人群中龋齿是如何发生的[76,79]。的确，有大量来自人类的实验研究支持，控制口腔卫生和限制蔗糖摄入对龋齿发展的有利影响，比如Vipeholm的研究[70]。正如有大量实验表明，仔细的口腔卫生和氟化物牙膏或漱口水对实验诱导的龋损有再矿化作用一样（见第13章和第14章）。尽管这些研究可能会"证明原理"，但它们仍然是实验性的（即完全由科学家控制），结果是只能笼统地描述牙齿表面龋损形成的最接近的生物学机制。这些研究并没有解释为什么有的人口腔卫生状况会比其他人差，或者"致龋"食物摄入量会比其他人高，就像它们没有提供任何迹象表明实验干预（如戒除口腔卫生和频繁蔗糖漱口）在实验范围之外的任何地方都是相关的。即便如此，正是这些实验研究的结果构成了临床医生在治疗个别患者时所采用的龋病控制措施（饮食咨询、口腔卫生宣教和使用含氟牙膏）的基础。然而，许多临床医生也会发现，当他们试图让龋易感患者按照牙医认为符合患者自身最佳利益的方式行事时，他们会遇到相当大的阻力，比如定期使用含氟牙膏清洁牙齿，避免不健康的饮食习惯。这恰恰是因为严格的龋病生物学病因模型远不足以解释个体和人群的龋病病因。

探寻龋病的上游因素

龋病病因生物学模型的局限性在于无法解释为什么有些人有很多龋齿，而另一些人没有；也无法解释为什么有些人患龋水平很高，而另一些人却很低[76,79]。要理解这些，我们必须找出原因所在；即我们必须解释为什么生物膜可能在牙齿上停留数天、数周和数年，为什么生物膜内pH会频繁而大幅度地下降，以及为什么唾液中没有氟化物。这类似于问为什么有些人忽视或忘记自己的口腔卫生，为什么他们非要吃高脂肪和高糖的廉价快餐，为什么他们不抽出时间定期购买和使用合适的牙膏。在这一点上，理性行为选择模型通常告诉我们，主要是由于知识和技能的缺乏形成了人们的态度，并导致了他们不受欢迎的行为。这种想法不仅不恰当地指责了广大龋病受害者[38,200]，还忽视了这样一个事实，即个人行为，如与卫生和饮食有关的行为，是由社会决定的。人的出生、成长、工作所处的社会背景及年龄因素限制了个人行为的塑造[38]（图4.13）。牙科临床医生虽然不能处理这些导致龋病发生的主要结构性驱动因素，无论是在个体还是在群体中，但临床医生应该意识到，受更广泛社会背景影响的个人行为，可能会形成无法通过口腔卫生指导和饮食咨询来弥补的制约因素。

扫一扫即可浏览
参考文献

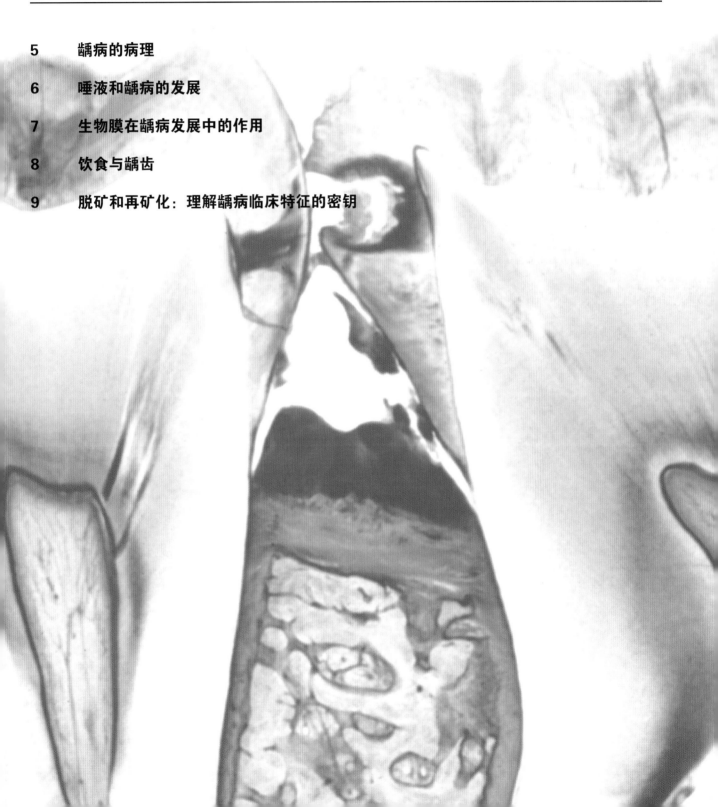

第2部分
龋损及其生物学基础
The caries lesion and its biological determinants

5

龋病的病理

Pathology of dental caries

O. Fejerskov

引言

　　龋病是由口腔生物膜的代谢而引起的牙齿硬组织的破坏，即牙釉质、牙本质、牙骨质的破坏。大多数人的龋齿进展非常缓慢，当菌斑生物膜的生理性代谢平衡被打破时硬组织的脱矿过程将持续性活跃（见第9章）。龋病的发展没有自限性，除非定期机械性清除菌斑或者干扰细菌生物膜的代谢。当

缺乏这些干预措施时，龋齿将缓慢进行直至形成牙齿的破损，而牙齿硬组织的破损正是菌斑生物膜的代谢平衡被打破的表现。

　　龋损的范围可以从纳米级矿物丧失直至牙齿丧失（图5.1）。尽管科学家认为龋齿的发生和发展是多因素共同作用的结果，但口腔细菌在牙齿表面形成菌斑生物膜是龋齿破坏发展的先决条件。牙齿被细菌生物膜覆盖，没有迹象表明仅有微生物沉积

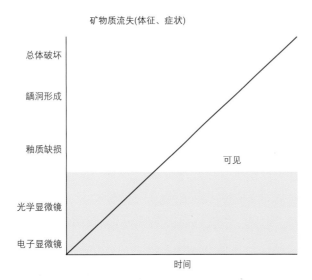

图5.1 脱矿进展时间表。斜率会因龋病的严重程度而有所不同，时间可以是数周、数月或数年不等。蓝色区域表示不可见矿物损失。

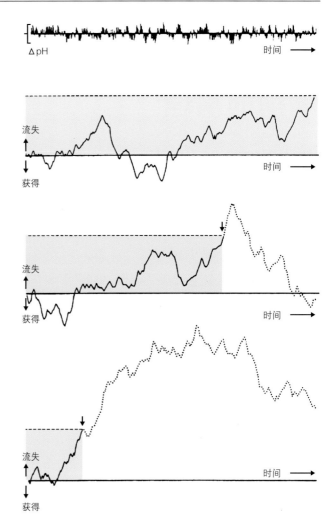

图5.2 牙齿表面随时间变化的动态图。上面的波动线表示随着时间（分钟，小时，天）生物膜的pH波动。这3条曲线显示了3种不同的例子，随pH的变化，矿物质的流失（上升）或增加（下降）的图形。水平虚线代表的是矿物质流失导致可被临床观察到白垩斑。详情请参见文中。

就致龋。本书第2章中所述，生物膜内部的代谢会导致菌斑液中pH产生改变。牙齿表面的矿物质与唾液间保持动态平衡，但是随着时间的变化，pH的改变、生物膜的缓冲能力和唾液中矿物质的饱和度都会影响这种动态平衡。

如图5.2所示，当pH（上一行）在几分钟、几小时、几天或几个月内，矿物可以溶解和再沉积（详细信息，见第9章）。这3条曲线显示在牙齿表面矿物质净流失或净增加时3种不同的情况。当脱矿达到一定程度（图中虚线），矿物孔积率增加（见本章后面）将导致了临床上可见的釉质病损即白垩斑。图中，每条线都代表牙齿表面可能发生的情况。不同的斜率，反映的牙面病变进展的速度。

龋病病理学通常集中在临床、组织学和超微结构的变化，显示组织破坏的不同阶段，为龋齿的诊断和治疗提供相关信息。由于龋损是菌斑中细菌微生物代谢活动导致的硬组织脱矿的结果，所以本章拟将口腔内菌斑积累的程度与相应的组织学反应结合起来进行阐述。选择这种方式依据以下两种原因：第一，龋齿的诊断和治疗不仅要根据临床症状，也需要了解患者口腔内的局部环境的情况。第二，检查菌斑和牙齿之间的相互作用可提供重要的

信息，对理解龋病的发生、发展和停止的机制是很有意义的。最终，本章将为第10章～第12章所述的龋齿的临床检查提供科学而合理的依据。

虽然临床检查中牙医并不能使用电子显微镜或病理切片，但在本章中也会广泛提及这些技术。由于认知水平能影响人最终掌握某种事务的程度，因此，一个实习医生检查患者的口腔可能只看到上下两个牙弓，而一个训练有素的牙医可以识别特定类型的牙齿、其所罹患过的牙病以及各自不同的治疗方式。本章并不描述具体的经验，但这些生物学上收集的信息，可以作为临床观察的基础。

本章将讨论：

- 牙釉质萌出时的基本结构和化学组成。
- 牙釉质结构与口腔环境的相互作用：讨论龋齿起始、进展和停止的先决条件。

同时，根据白垩斑的结构特点来进行以下阐述：

- 邻面和咬合面龋损发展。
- 涉及牙髓的龋损进展。
- 根面龋。

人牙萌出时的釉质

当牙齿开始萌出至口腔时，牙釉质已经完全矿化，重量比则对应为95%的无机物和5%的水、有机基质，在体积比则对应为86%的无机物、12%的水、2%的有机物。完整的牙釉质由紧密排列的羟基磷灰石晶体组成，外观上为半透明玻璃样。牙齿的淡黄色是由于牙本质透过半透明的釉质呈现出来的颜色，而特定区域的釉质厚度会影响牙齿的颜

色，所以，切端和颈部的颜色不同。羟基磷灰石晶体不是随意排列的，而是排列在釉柱和柱间质中，如图5.3所示，釉柱/柱间质类似于由头（釉柱）和尾（柱间质）组成的鱼鳞形。扫描电镜下观察釉质截面也能见到这样的图案（图5.4）。在釉柱中，羟基磷灰石晶体的长轴与釉柱的方向一致。在釉柱垂直截面图中，可见羟基磷灰石晶体是紧密排列的规则的六边形（见第9章）（图5.5）。通过图5.3和图5.5比较表明，釉柱周边的羟基磷灰石晶体排列比在釉柱和柱间质中的晶体疏松，因为在柱间质（尾部）的晶体逐渐弯曲而偏离釉柱长轴。晶体这种特殊的表现可能是由牙釉质基质分泌和早期矿化的模式而决定的（图5.6～图5.11）[3]。釉柱与柱间质中的晶体则形成了釉柱鞘。尽管电子显微镜下观察到晶体的排列非常紧密（图5.8和图5.9），然而每个晶体与相邻晶体间仍然有微小的间隙，包含水及其他有机物。晶体间隙相连如果构成了完整的孔道，通常被称为釉质内的微孔或釉孔，其大小可以通过很多方式来估算。

最外层的牙釉质是相对多孔的，从牙面上的釉质生长线（Retzius线）就可以看到（图5.6和图5.7），釉质生长线到达牙表面时就会表现出微孔

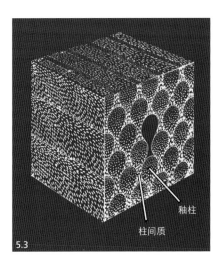
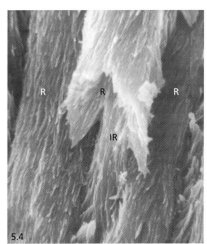
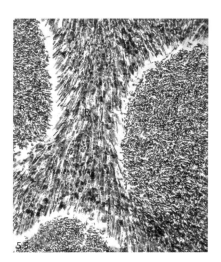

图5.3～图5.5 人牙釉质的晶体方向。图5.3，显示在釉柱中，晶体的长轴与釉柱的长轴平行（头部），但在釉柱中间区域（尾部），从颈部开始晶体逐渐弯曲。横截面上形成鱼鳞状。图5.4显示了扫描电镜下釉质表面的这种结构。图5.5是透射电镜图，显示垂直于釉柱长轴的截面。R：釉柱；IR：柱间质。

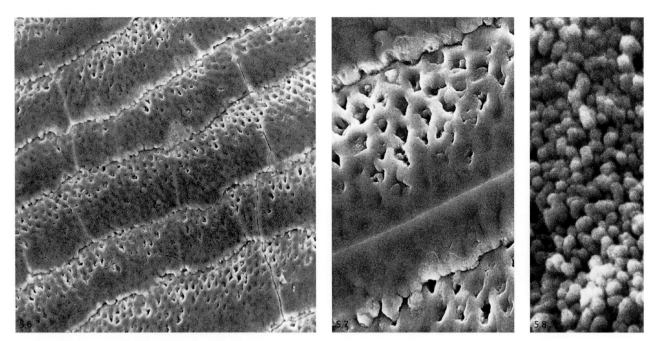

图5.6～图5.8　扫描电镜下未萌出牙釉质表面。图5.6显示釉面横纹和Tomes突凹，图5.7显示更大倍数下的图示。图5.8显示高倍下去除有机物后的圆形釉柱及釉柱间隙。

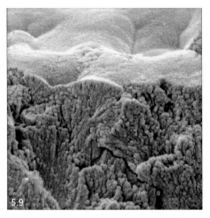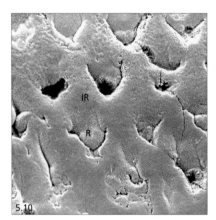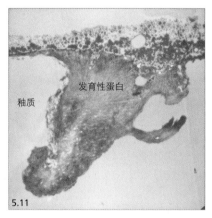

图5.9～图5.11　扫描电镜和透射电镜观察去除矿物质后的初萌牙釉质表面（图5.11）。图5.9显示从断裂的牙表面看到的釉质晶体。图5.10显示釉柱（R）末端被拱形的间隙包围和釉柱与釉柱间质（IR）在牙面的开口。矿化表面非常不规则，偶见釉孔，发育性蛋白占据釉孔及釉柱间隙（图5.11）。

扩散的方式，即釉面横纹。同样，Tomes突凹，与成釉细胞Tomes突凹对应大小，凹即釉柱鞘形态。它们延伸至整个牙釉质，并部分地将釉柱与柱间质分开（图5.7和图5.10）。此外，还有更多的釉质发育中的缺陷，比如灶性孔（focal holes），是釉质内不规则的小裂隙和直径小于1μm的微孔，充满了发育蛋白，呈栓柱样延伸至牙釉质表面（图5.11）。

通过化学方法去除釉质中的蛋白质及水后，在扫描电镜下就可以看到釉柱间潜在的间隙，而实际上在口腔内，釉质中所有间隙，不论其大小，都充满了发育中的蛋白质、脂质和水。釉质内有机成分的存在会成为龋病发展扩散的途径，而矿物质也可以随口腔环境的变化产生再矿化沉积反应。因此，可以认为牙釉质是由紧密排列的晶体组成的微孔复合体。所以，在牙釉质内部和表面，因晶体排列的变化而形成不同的解剖结构。

随着牙齿萌出进入口腔内开始，牙釉质表面就处在口腔内不断变化的化学和物理及创伤环境中，因此，外环境始终是动态变化的。

由于釉质表面具有的多孔性，所以普遍认为在萌出后牙釉质会继续矿化一段时间才最终成熟，在这段时间内，口腔内的矿物离子和氟化物可以沉积至釉质表面。萌出后牙釉质表面的氟化物浓度升高，佐证了这个事实。仅从化学的角度很难理解这一过程，因为在中性pH环境中，很难触发此反应（见第9章的化学过程）。推测，牙齿萌出后牙釉质表面氟离子的吸附是由细菌生物膜中的pH变化驱动的[18]。因此，思考牙齿在萌出后经历了哪些变化，将有助于理解"萌出后釉质成熟"这一现象。

牙釉质是一种高度矿化的无细胞组织，其中磷酸钙晶体约占干重的99%（见第9章，表9.1）。釉质晶体非常类似羟基磷灰石晶体 $[Ca_{10}(PO_4)_6(OH)_2]$、钙离子、磷离子以及氢氧根离子在晶格中非常有规律地排列。同时，也含有碳酸盐、钠、氟和其他离子（见第9章）。磷灰石晶体常见于牙釉质、牙本质、牙骨质、骨等矿化组织中。釉质磷灰石晶体较细长，c轴的方向长度大于$100\mu m$，横断面宽50nm，晶体紧密排列形成釉柱。少数釉质晶体可以贯穿整个釉质层，并在其长轴上与相邻晶体在某处融合[12]。晶体间隙被水（体积占比11%）和有机物（体积占比2%）所占据。由于釉质的矿物质含量高、基质成分少，所以其颜色、硬度和其他物理性质都与羟基磷灰石相类似。比如，羟基磷灰石的密度为$3.16g/cm^3$，釉质的密度为$2.95g/cm^3$。釉质与羟基磷灰石都无色透明，所以牙齿的淡黄色外观如前所述，主要是由透出的牙本质的颜色决定。磷灰石晶体的折射率（RI）为1.64，釉质中磷灰石晶体间隙为水，呈透明状，其折射率（RI）为1.33。当釉质中磷灰石晶体间隙为空气时，釉质呈白垩状。因此，用偏振光显微镜检查牙齿的切片，通过改变牙

釉质中水的含量，用不同的空气或液体代替，利用已知的折射率，来估算牙釉质中的孔隙。羟基磷灰石的硬度约为430KHN（Knoop硬度值），釉质是370KHN。晶体间的相互嵌合也会影响羟基磷灰石的硬度值。最重要的是，从化学和结构上看，釉质磷灰石的溶解度与釉质的溶解度一致，参见第9章关于牙釉质的脱矿和再矿化。

牙齿的萌出不会一蹴而就，萌出过程中并不参与咀嚼，因此相比于完全萌出的牙齿，部分萌出的牙齿更易菌斑堆积（图5.12）[9-11,22,46]。此外，由于出牙时伴有牙龈疼痛、出血、儿童经常不刷牙，因此菌斑堆积又进一步加强。萌出过程中的牙齿暴露在菌斑微生物中的几个月后，才能获得功能咬合。在这段时间内，釉质-菌斑界面发生了无数次微观的脱矿和再矿化过程（图5.2），这些变化在临床上并不明显，然而亚临床水平可以观察到如图5.13和图5.14所示多种微观层面上的的釉质表面的破坏，与临床对照试验[43]中暴露于菌斑致龋性环境中1周后所观察到的釉质变化相一致。

亚临床水平可观察到为活动性和非活动性的釉质缺损。当牙齿接近完全咬合时，功能性咀嚼产生的剪切力将改变微生物的积累，因此牙尖通常没有菌斑。釉质表面一旦完全萌出暴露于口腔，就会被蛋白质膜覆盖而没有菌斑沉积。在蛋白质膜下面，可以观察到划痕，代表有轻微磨损。此外，较大的不规则类似于瘢痕样的釉质缺陷，可能是先前釉质表面溶解的结果。这些临床上观察不到的变化可以

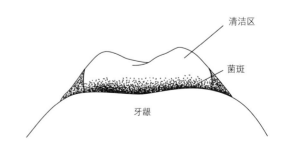

图5.12 显示部分萌出的前磨牙，菌斑主要堆积在牙龈边缘。

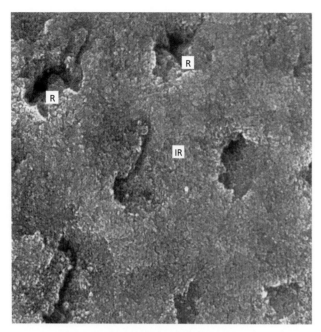

图5.13 亚临床活跃型，菌斑下的釉质表面釉柱（R）和柱间质（IR）区域可见明显的溶解迹象。

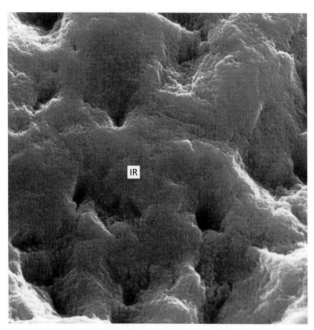

图5.14 亚临床非活跃型，"清洁"的尖牙区的釉质表面可见明显的磨损，尤其是柱间质（IR）区域。

理解为亚临床水平的不活跃釉质缺损。当菌斑形成被定期干扰时，活跃性病变可以转变成不活跃性病变，也就意味着当改变不利的环境条件时，病变可以趋向形成停止。我们使用术语"干扰"而不是"清除"，是因为不可能通过刷牙彻底清除全部的生物膜。

由于这些从活跃性病变到非活跃性病变的变化是在亚临床水平上发生的，在临床上并不能被发现，因此，促进这一转变的因素（如刷牙）通常被认为是预防龋病的重要因素。即使是在亚临床水平上，也应该促成从活动性病变到非活动性病变的转变，因为治疗或控制的目的是阻止病变的进一步进展。生物膜内部代谢引起的pH变化很难避免，因为这是普遍存在的自然过程，而临床龋损的形成和进展，却是可以控制的。

当后牙咬合面完全萌出时，在𬌗面窝沟较深的部位，细菌沉淀物等不易去除而较易患龋[9,22]。因此，可以认为细菌沉积时间最长的地方会出现明显的龋损，牙齿邻面的情况也类似。由于邻面磨耗和细菌沉淀物的去除，良好的邻面接触区的建立可终止活跃的亚临床龋损进展。在邻面接触点下方的区域，由于细菌不易清除，也是临床最易发生病变的部位。邻面龋齿的发展也同时表明会有牙龈炎，因为牙间乳头通常紧贴在邻牙接触区的下方，所以意识到这一点很重要（图3.11和图3.15的病灶形态比较）。对每一颗牙齿来说，最重要的时期可能是它从黏膜开始萌出到有咀嚼功能时为止。

在这个重要阶段，需要牢记以下3方面：

首先，我们在临床中通常所说的正常釉质，其实是在萌出过程中受到了大量的化学物质和微小的机械改变后的釉质。

其次，釉质萌出后的（继发）矿化成熟反映的是一种化学过程，这些化学反应发生在亚临床水平，并被描述为被动性的矿物质吸收，也许并不准确。

再次，为了解氟化物对龋病进展的影响，要认识到牙釉质表面始终处在口腔液体环境中，并与周围环境的pH波动处于动态平衡中（见第9章）。

早期龋进展时的釉质改变

"易患龋位点"虽然是一个常用词，然而并没有被证实。龋病在乳牙列和恒牙列的发生有其特有的模式，但也并不是因为釉质化学成分在不易患龋或从未发生龋损的牙列与易发龋损牙列之间的差异[49]。微生物沉积形成生物膜后，在不易被机械磨损（咀嚼、摩擦、刷牙、牙线或牙棒的磨损）清除或干扰的部位，逐渐发展而形成了龋齿。

菌斑下牙釉质怎样的改变速度可以被显微镜及临床所观察到

以下内容将演示，当牙齿表面部分形成菌斑"保护区域"[26]，使菌斑可以在不受机械力干扰的情况下在牙面累积数天或数周，将会发生什么。G.V.Black1908年做了该实验并做了相关报道[7]，指

出并不存在天生易感的位点，最重要的还是菌斑的积累。

1周后，即使仔细地吹干釉质表面，肉眼也看不到任何变化，然而，显微镜下可以明显看到最外层釉质有直接的脱矿表现（对比图5.15和图5.16）。晶间间隙变宽，表明晶体的表面部分溶解。在偏振光下对釉质切片进行组织学检查，发现釉质孔隙率轻微增加，表明离外表面20～100μm处有极其轻微的矿物质丢失。图5.17显示试验9周后釉质的孔隙分布情况，可见釉质表面的孔隙率随晶体间空隙的增大而升高，而且，表层下方的釉质比表层更多孔。试验后2周釉质变化清晰可见，吹干后，釉质呈现不透明的白垩色。釉质的孔隙率进一步增加，因为矿物优先从组织深部移至外表面。表层下的病变开始形成。3周和4周后，最外层釉质表现出薄的层叠的裂隙（图5.18和图5.19）和更明显的溶解表现，类似于较大的发育缺陷，如Tomes突凹或釉孔。晶体间空隙扩大在釉质表面孔隙率升高中起到了举足轻重的作用。龋病发展到这一阶段，

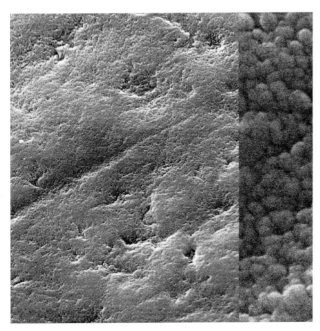

图5.15　致龋性试验前的牙釉质表面扫描电镜图。注意由于功能磨损而使釉质细微结构变圆钝。

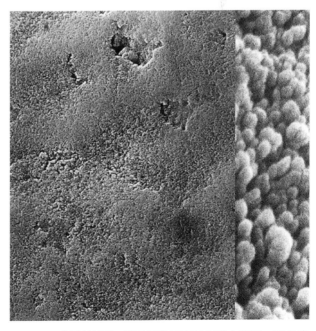

图5.16　致龋性试验1周后牙釉质表面扫描电镜图。可见在未受干扰的菌斑下，釉质外表面的初始溶解。

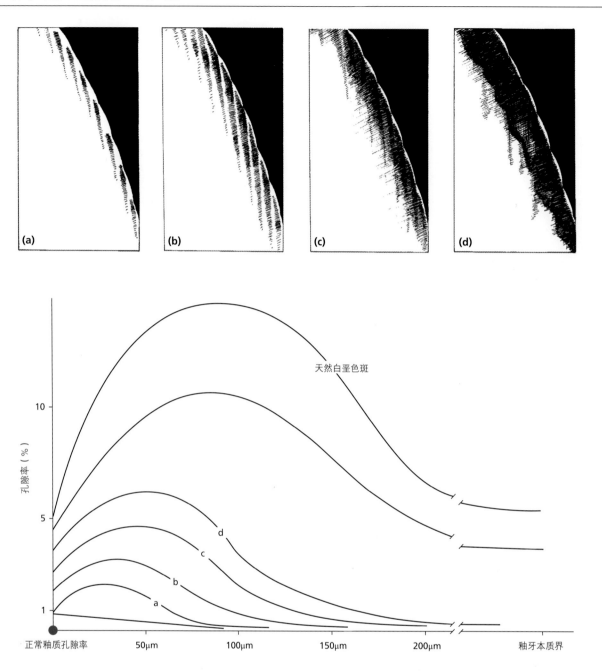

图5.17 龋齿的不同阶段从釉质表面至釉牙本质交界处的孔隙率分布示意图。（a）~（d）为在体内龋实验1周（a）~4周（d）后孔隙率逐渐增加[23]。

不吹干牙面也很容易看到临床变化，釉质表层下有更广泛的脱矿，如图5.17所示。

这些试验表明，随着晶体间隙扩散通道的扩大，龋病形成之初就存在釉质表面的部分溶解[20, 22, 24, 43–46]。

为什么矿物质的流失主要发生在牙釉质表层下方

虽然从物理化学的角度来说，当矿物从牙釉质表层下方区域流失时，"保护"了釉质外层10~50μm的进一步溶解，这背后的精确机制尚未明

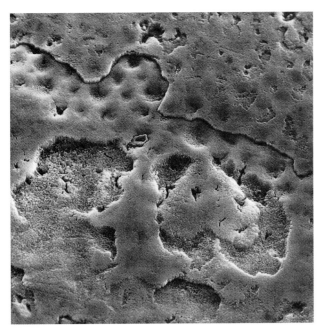

图5.18 未被干扰的生物膜，4周后，表面的溶解更加明显，大量的圆形缘重叠物消失。

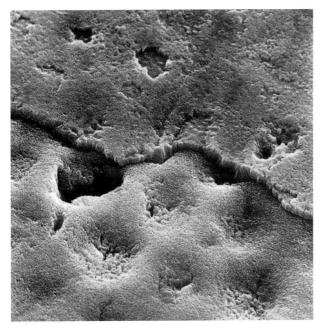

图5.19 处于不同溶解阶段的被侵蚀的釉柱与暴露的釉柱和釉间质相互重叠。

了（见第9章），目前有几种解释。例如，在牙釉质脱矿过程中，富含脯氨酸的蛋白质和其他唾液抑制剂，富酪蛋白具有保护作用[21]。这些抑制剂在唾液膜中非常普遍，有双向性，防止自发的和选择性釉质表面磷酸钙的沉淀或矿物晶体的生长，同时也有抑制脱矿的作用。由于抑制剂是大分子，不能渗透到釉质的深层，因此其抑制脱矿仅限于釉质表面。

釉质表层本身的超微结构和化学成分方面的特殊性可能对表面层起到相对保护的作用[49]。正如本章后面提到的，即使釉质形成龋洞后，相对于釉质内部，在菌斑-釉质界面仍有更好的矿化趋势。最后，暴露的牙根面也会随着脱矿而发展龋齿（见"根龋病损的组织病理学特征"部分），无论结构和化学成分如何，所有牙齿表面都有一个共同的物理-化学特性。这一观察结果和许多实验数据都表明，牙釉质表层与菌斑相邻的界面，其相对保护主要是在固-液界面所发生的动态化学过程的结果，如第9章所述。唾液中的氟离子浓度对釉质表层区（surface zone）的维护有重要的作用（见第9章和第2章的说明，图9.11）。

早期龋的一个重要问题是关于龋损的发展是取决于牙齿本身的结构和内在因素，还是取决于环境因素，其本质类似于疾病的遗传因素与环境因素作用的讨论。龋损是牙釉质本身结构（遗传因素）和外部环境（环境因素——唾液成分由遗传决定）这两个因素相互依存、相互作用的结果。因此，两个方面共同决定了龋病的进展或抗龋性。由于这两个方面与个体疾病的症状和治疗有关，因此应当注意到它们的重要性。龋齿最重要的因素是环境，对菌斑的微生物和代谢而言，代谢受营养物质（发酵的碳水化合物）的影响很大。从临床实践的角度来看，因为与干预口腔环境相比，在牙齿发育和组织化学水平进行遗传因素干预的机会微乎其微。后续章节强调了环境条件在釉质反应中的作用。

菌斑清除后早期龋的变化

如图5.20a，c所示，活跃的釉质病变（白斑病变）4周后，表现为白垩质表面。这是由于脱矿导致牙釉质孔隙率增加，而使釉质变得不透明。还有部分原因是釉质表面直接侵蚀，产生不规则的表面，由于光的反射，看起来釉质失去了光泽。表面侵蚀可导致活跃性损伤的釉质表面产生探针小划痕，但实验性复制这些损伤再次暴露在口腔环境中时，也并没有进展[26,35]。1周后，临床白垩色表征消失（图5.20b，d）。刷牙2~3周后，这些脱矿的釉质表面的硬度和光泽几乎恢复了正常。那么如何解释临床观察到的病损进展的停止或逆转？

再次暴露于口腔环境后的釉质表面随时间的增长，受损釉质表面的磨损非常迅速且逐渐增加。这表明，刷牙和清除产酸的菌斑是体内龋病终止的主要原因。因此，活跃性病变显现出来的干燥及部分溶解的表面是由于磨损或抛光的原因造成的。停止发展的病损表面的临床表现是"光亮而坚硬"（图5.21~图5.24）。坚硬是由于机械去除最外层部分溶解的晶体（"抛光"），暴露出更紧密的晶体。偏振光检查显示，去除产酸的菌斑后，病损深部的孔隙率降低；表面不产酸，矿物离子向外扩散，病损内部的pH逐渐恢复成中性。因此，病变内部的釉质孔隙率减少是由于釉质内液相趋于磷灰石晶体的过饱和，而使脱矿部位进行再矿化（见第9章）。组织学表明，致龋性试验停止3周后，釉质表面和龋损内部的修复还在继续[25]。

正畸治疗使用固定矫形器时，由于没有告知患者正确的口腔卫生习惯，而导致的常见副作用是托槽周围产生龋蚀（图5.25）。用器械进行专业的菌斑去除后，病变的进展停止，3个月后（图5.26），表现出典型的病变停滞的特征，具有坚硬和光泽的表面，但内部仍然不透明[1,2]。

模拟试验低倍扫描电镜表明，从病变的活跃阶段到非活跃阶段的转变与磨损有关，因为釉质上痕迹在3个月后几乎完全磨掉了（图5.27和图5.28）。活跃性病变是由于长时间未受干扰的菌斑积聚而造成的，因此，活跃龋损与周围正常牙釉质之间明显的边界是龋病进展中表面侵蚀度的指示标。

邻面白垩病损

邻面白垩斑病变的外观是卵圆形，由邻面接触区与龈缘之间微生物沉积的分布决定的。在邻面光滑接触区，可见部分被不透明区域包围，向牙颈部方向延伸。龋损病变的颈缘线依龈缘形状形成（图3.11和图3.12）。龋损表面可以看到不透明区域向颊、舌向平行于龈缘的薄延伸。一些病变是活跃的，而控制微生物堆积措施（如使用牙线），则变为非活跃病变。

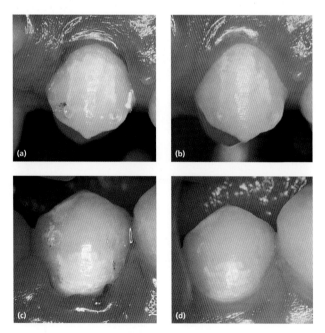

图5.20 （a）实验牙拔除4周后立即用正畸带进行局部保护，可见典型的活跃性釉质白斑。（b）同一颗牙齿再次暴露于口腔环境1周后。由于表面部分溶解被磨损和抛光，不活跃或停滞的病变看起来不那么白。（c）停止实验后立即进行4周的局部保护。可见典型的不透明的白垩色活跃性釉质病变。（d）同一颗牙齿再次暴露在口腔环境中2周。

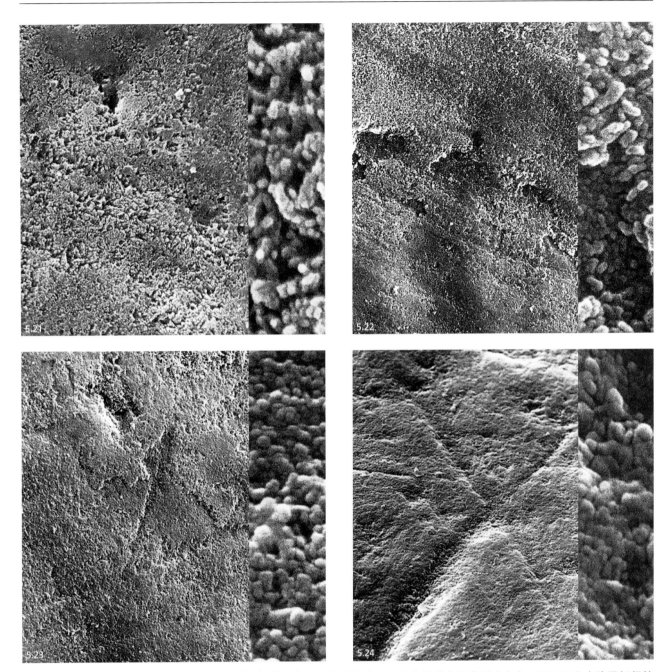

图5.21 ~ 图5.24 去除局部保护后牙釉质龋损扫描电镜图。概况图（左）和高倍放大细节图（右）。图5.21为去除局部保护4周后，最外层晶体部分完全溶解后的活跃性釉质病损的典型特征。图5.22为口腔环境暴露1周后，最外层部分溶解的晶体层可见多处微划痕。松散的结晶体已经磨损（右）。图5.23显示了2周后的微磨损情况。部分多孔的外部微表面因磨损而被移除。暴露在下面的晶体看起来更紧密（右）。图5.24是3周后，由于腐蚀微表面被更彻底地去除，表面变得更光滑，并出现经典的磨损条纹图案。松散结合和部分溶解的晶体被完全移除，暴露出被清晰的晶体间网络隔开的紧密排列的晶体。

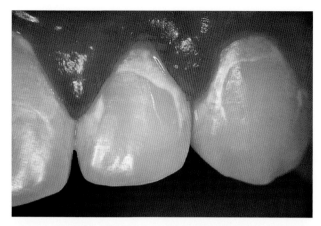

图5.25 正畸治疗持续2年，拆除矫治器和清洗后，可见明显的牙龈炎和活跃性釉质早期龋损特有的白垩斑表现。

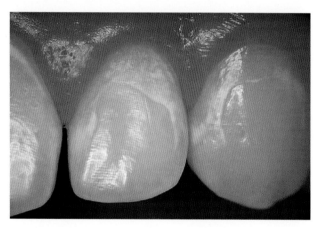

图5.26 经过3个月的口腔清洁，牙龈组织恢复，活跃的病变完全停滞。白垩斑因为最外层釉质表面被磨光而明显减少。

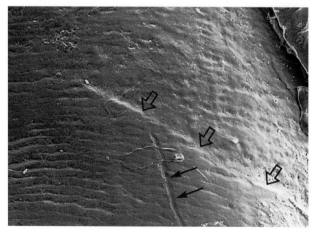

图5.27 活性性病损扫描电镜图。注意活跃性病变的侵蚀面与相邻的完整釉质之间有明显的台阶（空心箭头）。实心箭头所示为正常完整釉质。

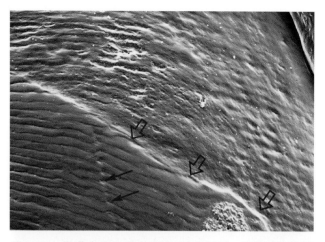

图5.28 停滞病损扫描电镜图。3个月后，沟槽（实心箭头）几乎消失，而停滞病变与完整釉质间的台阶轻微增加（空心箭头）。

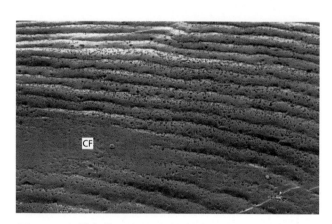

图5.29 扫描电镜图显示活跃的早期龋损从牙颈部到邻面接触区（CF）的表面釉质溶解。

白垩斑的临床特征

检查邻面活跃的白垩斑（图5.29）的临床表现，与前述的特征变化一样。接触区由于磨损变得平滑，但接触区边缘可见不规则裂隙等小的缺损。在不透明的釉质表面可见无数不规则的孔，这些是加深和更不规则的Tomes突凹，也有更多的侵蚀后的釉孔。在其他区域，加深的Tomes突凹融合并在一起，形成更大范围的不规则裂纹或裂缝（图5.30~图5.32）。釉质表面表现出明显的溶解模式，晶体间空隙变宽，并常在釉面横纹周围发现微小的断裂。在其他病损中，这些裂隙更多，会波及2个、3个，或更多的釉面横纹周围，形成微洞。在

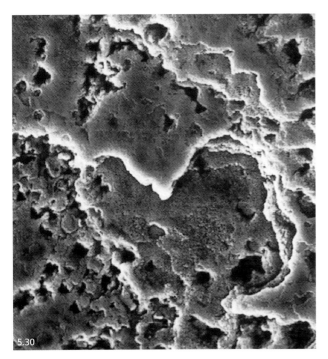

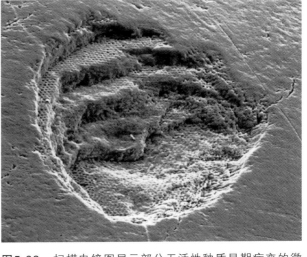

图5.33 扫描电镜图显示部分无活性釉质早期病变的微洞。在微洞底部，有Retzius线的开口，与暴露的磨损的釉质表面明显的釉柱形成鲜明对比。

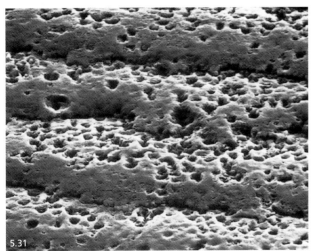

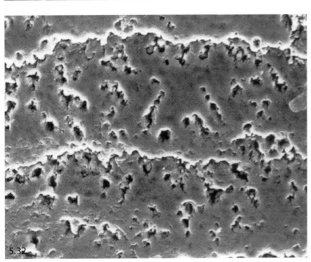

图5.30～图5.32 图5.29中表面溶解模式细节图。

这些微洞的底部，可以看到典型的蜂窝状釉柱，并有明显重叠的Retzius线。

当检查不活跃的、停滞的白垩斑病变时，其中一些病损也是由微洞组成（图5.33）。微洞周围的釉质表面有明显的磨损和不规则的划痕，但在成排的Tomes突凹间可以看到不规则的深孔，然而，釉柱和柱间质却是光滑的（图5.34）。相反，在保护区域的釉质表面，如微腔的底部，呈现出密集的颗粒状（图5.35），表明单个晶体的末端合并。

总之，牙釉质龋损的早期阶段包括了牙釉质表面的解体，及至形成微腔。然而，由口腔机械卫生措施引起的磨损和摩擦会严重影响牙釉质的表面特征，因为最外层的牙釉质表面只有几微米厚，由于脱矿（龋蚀）而变得较软。

邻面白垩斑的组织学表现

垂直于釉质表面纵向切片制作80~100μm厚的磨片，可通过显微放射术和偏振光显微镜进行观察。偏振光显微镜下检查吹干磨片（RI =1.0）可见多孔性，而超过1%孔隙率的釉质磨片会出现沟槽状缺损。在晶体间空隙为水介质时（RI =1.33），

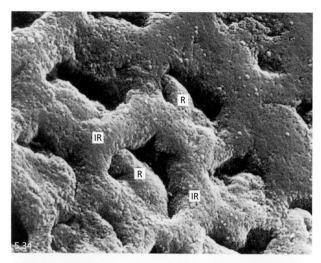

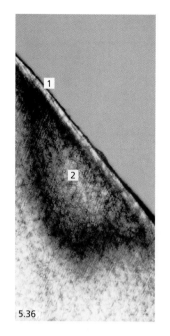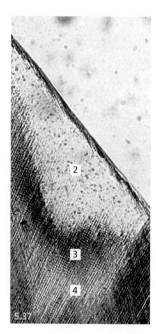

图5.36和图5.37 偏振光照射下，水介质（图5.36）和喹啉介质（图5.37）中釉质病变磨片：（1）表层；（2）病损体部；（3）暗层；（4）透明层。

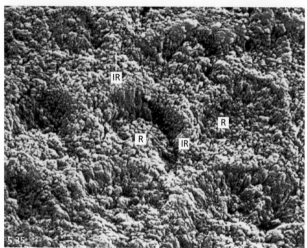

图5.34和图5.35 磨损后的非活性龋损中釉柱（R）和柱间质（IR）的特征表现。

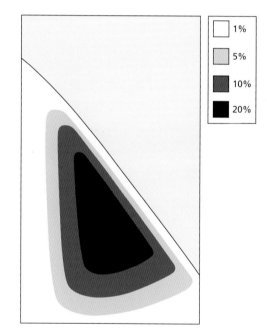

图5.38 病变截面磨片上的孔隙率体积分布图。

孔隙率大于5%的区域主要在釉质表层下方，呈三角形向深部延伸（图5.36和图5.37）。早期龋相对完整的表层，宽度为20~50μm，而下方病损体部的孔隙率要大于5%。釉质龋损病变中孔隙率的分布见图5.38。

另外，与牙釉质龋的病变有关的两个组织学区域，只有以加拿大脂或喹啉作为介质进行磨片的偏光显微镜检查，方可见。喹啉介质更适合，因为它的RI等同于牙釉质。可见在病变的前沿有一个明显的无结构的半透明区（图5.37），宽度在5~100μm，与空气作为介质时孔隙率大于1%的病变部位相对应。显微X线密度研究表明，此区域有少量的脱矿，有不太明显的透明区，可能因为最早的釉质溶解主要发生在釉柱和柱间空隙。喹啉更容易渗透到这些增大的间隙里，由于它的RI等同于釉质晶体的RI（RI =1.62），呈现出的是无结构区。

龋损发展前沿中，暗层比透明层更有特征性。90%～95%的龋损中，暗层存在于透明区与病损体部之间（图5.37）。偏振光研究表明，暗层的孔隙率为2%~4%，Silverstone认为这个区域是大量脱矿和再矿化的结果[41]。"暗层"的命名源于早前的研究中，以喹啉作为介质在透射光检查时暗区呈现出深棕色或黑色，表明大的喹啉分子并没有渗透到所有的微孔中。喹啉无法穿透暗区这一事实表明，除了相对较大的微孔，暗区还包含非常小的孔。与大喹啉分子不相容的微孔的出现，被认为是由于病变中先前脱矿的部位的再矿化的结果，其中一些大孔可能因矿物质的沉积而减少（比较图9.3）。观察到口腔内有较长时间的龋损（慢性龋或静止龋）经常表现出很宽的暗区，就支持了这一观点。

偏振光显微镜中观察到的孔隙率的增加，反映了深部的脱矿的矿物离子向表层的沉积扩散（图5.39）。原则上，病变体部的脱矿最为显著，至病变前沿逐渐减少。龋齿病损内的矿物分布差异很大，比如，表面层非常厚，而在病灶深部，可以观察到矿物分布呈层状，这代表病灶停止活动和其后的矿化活跃期。当邻面接触区逐渐被磨损后，邻面龋的龋面可见这种情况特别明显（见第9章）。

如图5.40和图5.41所示，釉质内部矿物离子的溶解后主要沿釉柱边界扩散。高倍镜下，可看到扩散路径中有更大的菱形不规则晶体，即"龋晶"（见第9章，图9.3）。龋损进展时，这些晶体是矿物再沉积形成的。一般情况下，磷灰石晶体在釉柱边界有不同程度的溶解，然而病灶中心区也可见到沿着晶体长轴发生的中心溶解（见第9章，图9.3）。

如果龋活跃性高，则牙釉质表层下矿物会沿着釉柱的方向扩散溶解，在表面的深处更为明显。当

改善口腔卫生、局部氟化物应用时，龋损病变的停滞及再矿化阶段则矿物分布会更加不规则。

釉质龋损的进展

组织学上对龋病的经典描述是位于邻面接触区龈方的白垩斑病变，穿过中心区的白垩斑病灶切片上呈三角形，其矿物溶解沿着釉柱的方向进行。系统测量釉质孔隙率，可以看到龋损病变的形态更近似圆锥形[6]。图5.42为典型龋损病变的形态学特征，指定一条中心导线（CT），按釉柱方向从病灶最深处向表面延伸。不论病变深度如何，最高的孔隙率总是沿这条线分布。

邻面龋坏的发生、发展和扩散是邻面牙釉质表面微生物群落（生物膜）所创造的特定生物学环境的反应。如果细菌在牙齿的其他部位通过生物膜的形成而提供类似的生长条件，那么生物膜的代谢也能产生类似的龋坏病损。

龋损的停止

近几年来，"再矿化"这个词很常见，等同于阻止龋齿病变的进展。其实，这存在一定的误导性。事实上，阻止病变进一步进展最重要的一步是清除龋疾病的产酸源头，即致龋菌斑。同时与龋病变停止对应的临床变化，可能是活动性龋损病变的外层微表面被磨损和抛光而去除了被部分溶解的那部分。因此，用酸人工蚀刻后，其表面变化与体内一致（见第9章），停滞的表层病损并没有唾液膜的表层修复。总的来说，这些研究表明，表面酸蚀后龋损修复的临床印象并不是因为矿物沉积，而是唾液膜覆盖了酸蚀的特征。1960年，Mannerberg在一系列的研究中证明[31]，蚀刻后釉质表面微晶形貌的变化是磨损的结果，而不是唾液矿物沉淀的结果。口腔内，牙釉质表面矿物直接丢失后，唾液腺的修复机制无法修复牙釉质表面。这可能是前文提

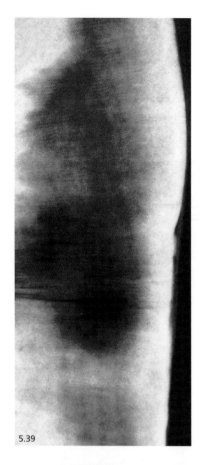

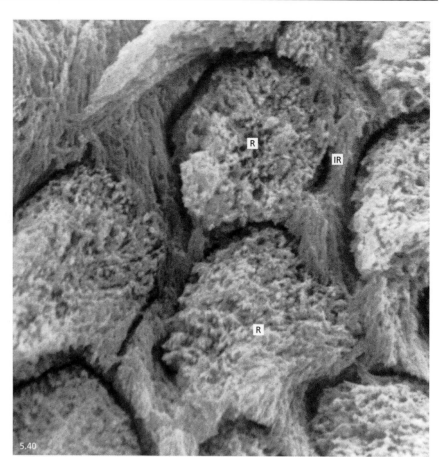

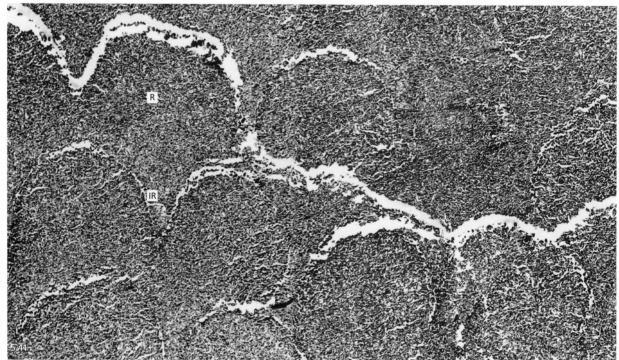

图5.39 显微放射图显示釉质龋切片中矿物质优先在表面下流失，但釉柱结构仍然存在。

图5.40和图5.41 病损体部的扫描和透射电镜显示部分溶解的牙釉质，釉柱（R）和柱间质（IR）的间隙扩大。注意在图5.41中，宽隙是切片过程中形成的伪影。

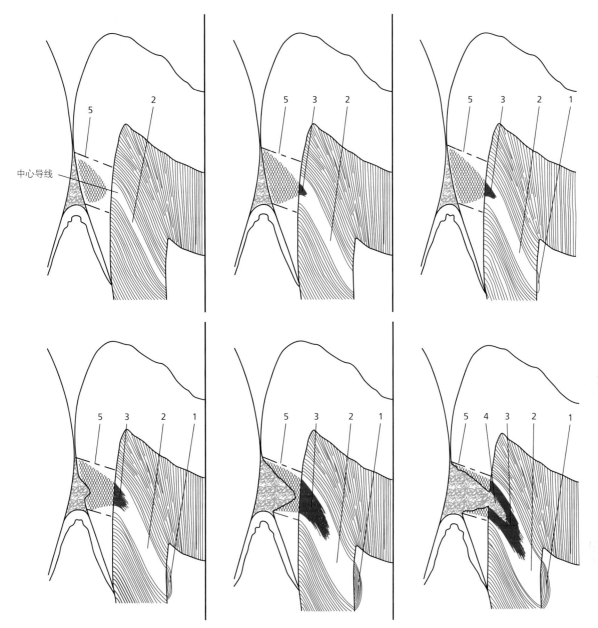

图5.42 龋损进展示意图。(1)反应性牙本质;(2)硬化反应或半透明(透明)层;(3)脱矿层;(4)细菌侵入和破坏层;(5)外周釉柱方向。

到过的唾液抑制剂的作用，它能防止磷酸钙和晶体自发及选择性沉积在釉质表面。

关于口腔内矿物通过釉质表层重新沉积到表面下，数据表明，表层本身就是阻挡矿物质在表层下进行吸收扩散的屏障[29]。因此，众所周知，表层完整的静止龋在组织学中表现为类似瘢痕的表现（图3.13和图9.17）。并不排除在口腔液中牙齿磷灰石过饱和及其与釉质晶体间有细微的晶体变化（见第9章）。有必要简要介绍一下最常被引用的病变阻滞研究的临床因素，因为该研究通常被视为"再矿化现象"的证据。

Backer Dirks研究了8~15岁时儿童的上颌第一磨牙的184个颊面[3]。表5.1为临床诊断。最后一栏显示的是15岁时的诊断结果，箭头指的是研究期间单个病变发生的变化。在72例8岁出现白垩斑的颊面中，15岁时有37例（51%）完好，26例（36%）未发生变化，9例形成龋洞。在8~15岁期间，上颌第一磨牙颊面的牙龈水平有非常显著的变化，牙龈边缘沿牙齿表面逐渐退缩，临床牙冠持续暴露。同时，上颌第二磨牙开始萌出，牙龈附着在第一磨牙的远中进一步移动。因此，牙齿的生理性被动暴露会导致菌斑积累的局部条件的变化。Backer Dirks认为，病变停止主要是由于牙齿的完全萌出改变了牙齿的局部环境条件，促进了菌斑的自然清除，从

而病变停止。釉质浅龋损的持续磨耗最终导致脱矿的釉质完全被磨损掉，从而给人以龋损修复的印象（相当于磨损面）。

口腔内龋病的停止一般是机械去除致龋菌斑的结果。刷牙和专业的菌斑清除不仅可以阻止釉质龋的发展，而且还会使牙釉质龋恢复到临床上难以发现的程度。"再矿化"不应等同于病变停止，因为再矿化只发生在表层完整的情况下。本章后文所述，当菌斑得到充分控制时，龋洞也仍然可以停止，因为完整表层阻挡矿物在表面下吸收扩散起到了屏障的作用，当表层已破形成龋洞时反而能促进矿物在暴露的多孔釉质中的沉积。

当对成年人口腔进行仔细的临床检查，通常能发现几个处在不同阶段的停止的龋损病变。邻面静止龋常发生在邻牙拔除后，因为牙齿的局部环境条件发生了改变。如果在前牙的唇面看到不透明的条纹，则表明龋损在牙齿的萌出过程中停止了发展。长期的静止龋常因吸收色素而着色（见第3章），而将之定义为慢性龋、停止龋或褐色斑，也常被描述为再矿化病变，轻探时硬度与正常牙釉质相同，而活跃性龋病的表面探诊感觉会更加柔软和粗糙。然而如前述，再矿化可能只是病变停止的结果，而并不是阻止病变发展的原因。关于脱矿和再矿化的化学过程将在第9章详述。

咬合面龋

大量的流行病学和临床经验表明，后牙咬合面是龋病的最易发部位。龋病高发通常与咬合面上狭窄的窝沟裂隙直接相关，所以过去也常被称之为"窝沟龋"（见第3章）。依据最新的临床和结构研究，即便没有狭窄的裂隙，咬合面仍然是龋高发的位点，因此在本章中使用"咬合面龋"来描述[9-11,14]。

临床经验表明，咬合面龋损并不涉及所有的裂隙，而仅仅是某一局部的窝沟。当用体式显微镜下

表5.1　8~15岁上颌第一恒磨牙颊面的3种诊断类型

诊断	年龄（岁）		总数
	8	15	
完整的颊面	93	74	111
		37	
白垩斑	72	15	41
		26	
		4	
龋洞形成	19	9	32
		19	
			84

观察恒牙咬合面，则更易理解些，因为恒牙咬合面呈现出的景观，就像是高山被各种山谷隔开，有些山谷是深深的裂谷，而有些则是开阔的河谷。牙列中每一牙齿类型都有其特定的咬合面解剖结构，龋齿通常发生在相同牙齿类型的同一特定解剖结构中。以上颌磨牙为例，中央和远中窝是典型的菌斑聚积点，因此也是最常发生龋病的部位。通常，咬合面龋的起始发生在细菌容易聚集同时不易被功能性磨损的部位[9]。因此，影响菌斑积聚和咬合面龋损启动的两个重要因素是：①牙的萌出阶段或牙齿

的功能性咬合；②牙齿特有的解剖结构[9-11]。

图5.43～图5.48为咬合面龋损的6个阶段。咬合面龋损渐进式破坏是由窝沟裂隙最深处的局部病变引起的（图5.56）。沿着深窄裂隙的入口形成菌斑的集聚（图5.49），而探诊时窝沟深处已形成的微龋洞（图5.44）不易被磨耗，就更促进了菌斑的进一步聚积及生长。将图5.50和图5.51与图5.49进行比较。当探针探入一个有部分脱矿的窝沟入口时，其表层的轻微破损，又促进了局部细菌的生长聚积，则更加快了脱矿和破坏的进展（图5.45）。

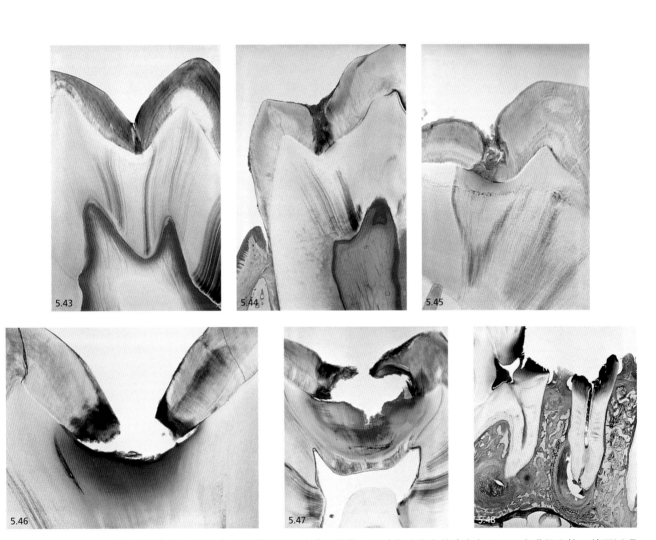

图5.43～图5.48　牙齿组织学切片，显示咬合面龋损不同的进展阶段。通过将这些自然病变与图5.56中进行比较，就可以理解咬合龋的釉质破坏。如果"未经治疗"，龋齿损伤会刺激牙本质形成硬化（高矿化）牙本质以及在牙髓腔侧形成反应性（三期）牙本质，从而进行修复。如果菌斑微生物不去除，最终的结果导致牙髓坏死和根尖周感染。

在咬合面窝沟的龋损，在窝沟两侧壁会表现不同强度的进展（图5.52和图5.53）。釉质表层下的病变，沿釉柱的方向发散（图5.49），两侧的病变在裂隙底部连接（图5.51）时，会沿釉牙本质界进展（图5.54和图5.55），所以病变的扩散方式与点隙龋损类似。病变的截面呈锥形，一旦龋洞内有很多细菌，沿釉牙本质交界处的牙本质进行发展，增强了牙釉质边缘"破坏"的临床印象（图5.49和图5.50）。因此，对于缺乏经验的牙医磨开咬合面龋损时，常常有一种"真实的脱矿量比临床检查中预计的要大得多"的印象（比较第3章中咬合面龋齿图的临床特征和组织学图片）。

为了解自然条件下（即生活在没有牙科保健的社区的人们）咬合面龋的发展（很少快速发展），有必要了解咬合面龋损的特殊解剖结构。从三维角度理解龋病的发生过程至关重要，咬合面龋总是从两个或多个窝沟交汇处的凹陷开始发生，因此脱矿

溶解开始的过程会涉及几个面。由于牙釉质脱矿总是沿着釉柱扩展，因此从窝沟开始的牙釉质龋损呈锥形，其基底朝向釉牙本质交界处（图5.56）。龋损中的釉柱方向上涉及的牙本质会产生牙髓反应。通过龋病切片可看到病变的两个分离且独立的二维印象。然而，在窝沟中，当涉及多个面时，病变在三维上呈锥形。因此，教科书都特别关注咬合面龋损的"破坏"特性，当结合殆面不同部位釉柱的解剖结构，尤其是磨牙，这些表浅的龋损病变生长模式就并不难理解了。随着牙釉质破坏的进展，龋洞就开始形成，釉柱的排列决定了龋洞的形态，因此截面观是锥形的。窝沟龋开始部位的特殊解剖结构解释了为什么龋损是"口小底大"。"封闭"的环境非常有利于细菌的生长不被干扰，从而加速组织的破坏。牙釉质破坏是一个或多个初始病灶进一步脱矿的结果，而不是涉及整个窝沟系统的脱矿破坏。

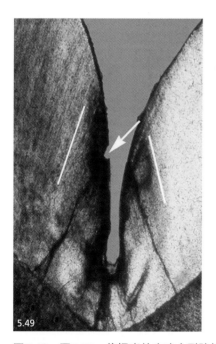
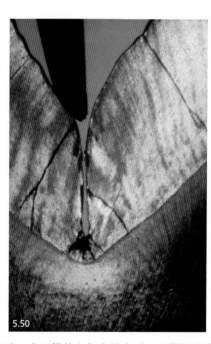
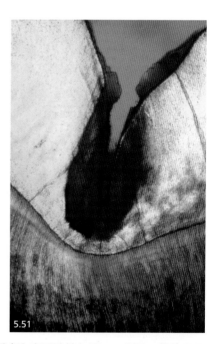

图5.49～图5.51 偏振光检查咬合裂隙切片。在干燥的空气中检查时，早期的表浅龋病和表面孔隙如图5.49所示。箭头显示的表面缺陷可能是由用力探诊引起的。实线表示釉柱的方向。这种裂缝的底部有一个复杂的结构，经常有增加的发育蛋白，这不应该被认为是龋齿。在图5.50中，一个标准的临床探针位于裂隙的入口处。图5.51中龋病病灶局限于裂隙两侧的釉质内。在空气中检测干燥的切片，病灶反映的是孔隙体积超过1%的区域。

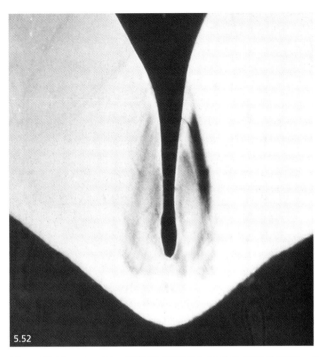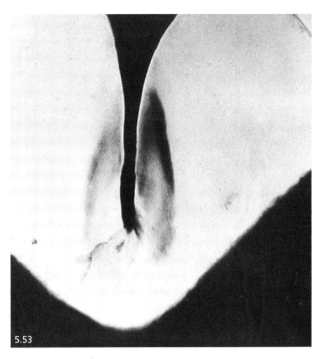

图5.52和图5.53 同一裂隙的连续两个切片的显微放射图。注意脱矿的不均匀分布。

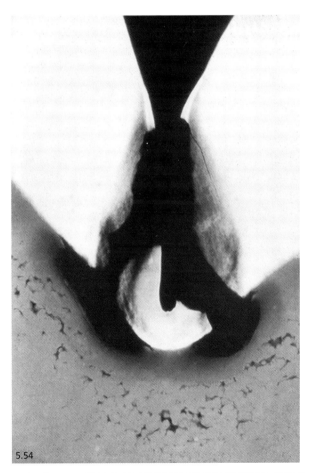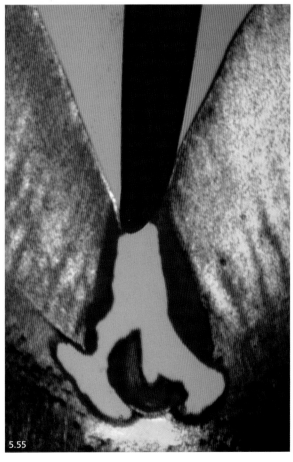

图5.54和图5.55 微放射图及偏振光显微镜显示龋损的扩散模式。切片时组织是完整的。图5.55探针位于裂隙的入口，注意明显的脱矿破坏特征。详情请参阅正文。

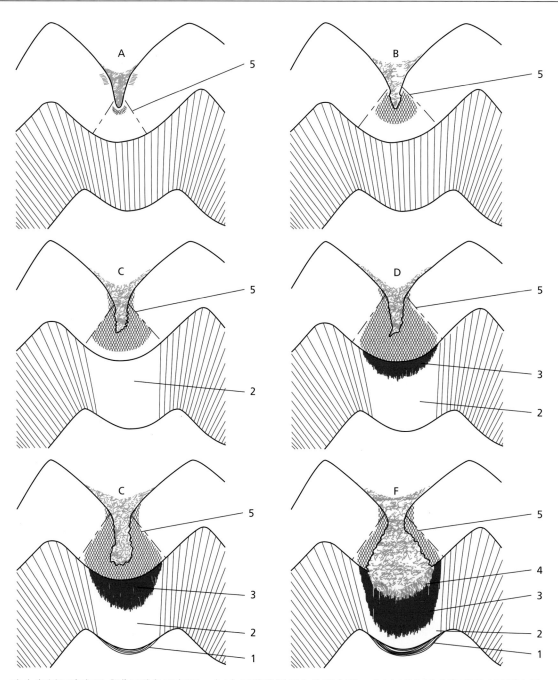

图5.56 咬合窝龋洞病变形成进展阶段示意图：（1）牙髓腔侧反应性牙本质；（2）硬化层或半透明（透明）层；（3）脱矿层；（4）细菌入侵和破坏层；（5）虚线表示釉柱的方向。

如前所述，临床和科研上对咬合面龋损的关注都主要集中在深而难探及的沟隙上。由于牙面细菌积累的代谢活动，龋损的破坏基本都是从沟隙开口处开始的，所以不同生物膜中菌斑的组织结构不是在沟隙内部观察，而是沿着沟隙的入口观察。咬合面龋的诊断及预后详见第10章~第12章。

龋病进展时牙本质的反应

传统意义上，牙釉质龋和牙本质龋是两个独立的疾病，因为牙釉质和牙本质在发育起源和结构上都有显著的不同。牙釉质起源于牙胚的外胚层，而牙本质则起源于牙胚间充质。牙釉质是无血管和细胞的组织，不能对损伤做出反应，而牙本质具有细胞成分，即成牙本质细胞，是牙髓的组成部分，牙髓牙本质复合体被认为是对外界损伤具有特殊防御反应的重要组织。牙釉质是具有微孔的硬组织，因此即使在临床完整的牙釉质中，来自口腔的刺激也会通过釉质传导至牙髓牙本质复合体。随着脱矿牙釉质孔隙率的增加，可以预期到牙髓牙本质复合体会发生反应（图5.43~图5.45，图5.57~图5.59）。

釉质病损若很浅，则很难理解龋病进展过程中牙本质的变化。牙本质器官最常见的防御反应是小管硬化，矿物沿牙本质小管内腔的沉积导致牙本质小管逐渐闭塞[28,30,32-33,42]（图5.60~图5.66）。

牙本质的增龄性变化通常是管周牙本质逐渐矿化，最终小管完全封闭或小管硬化。牙齿的磨损加速了小管硬化，因此，可以认为增龄性的小管硬化是口腔内的轻度刺激通过牙釉质传导是具有合理性的。当成牙本质细胞有活力时（图5.58，图5.59和图5.67），龋齿是加速小管硬化的另一个刺激因素。龋齿导致牙本质小管硬化最初是成牙细胞突的钙化，之后是管周牙本质间隙的矿化或者是胞浆内初始钙化，再之后是管周牙本质的矿化[19]。除了管内羟基磷灰石晶体外，还经常观察到大的菱形晶体，通常称为Whitlockite晶体[13,19]。光学显微镜下，

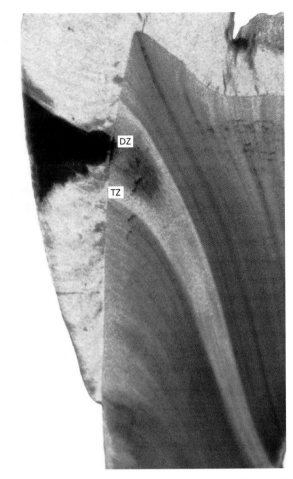

图5.57 透射光显微镜下龋病切片。三角形的釉质病变到达釉牙本质交界处，外周牙本质的脱矿（DZ）和周边硬化反应而形成的透明区（TZ）。

不能区分不同形式的硬化，由于牙本质小管中的矿物质沉积使光的散射减少，组织更加均匀，所以切片中封闭的牙本质小管呈半透明状。因此，硬化牙本质是属于半透明（透明）牙本质或半透明层（图5.57）。

细菌侵入牙本质前的牙髓牙本质复合体的反应

光学显微镜下可见的最初的牙本质反应是最深处釉质病变对应处有少数炎症细胞的聚集和牙本质小管硬化（图5.58和图5.59）。牙釉质脱矿使釉质的孔隙率增加，所以牙釉质的通透性升高，因此能启动防御反应的温和刺激到达牙本质，对应的是牙釉质损伤最多孔的部位。早期的牙本质反应光镜检查不易发现，而在生化和组织学水平就可明显地观

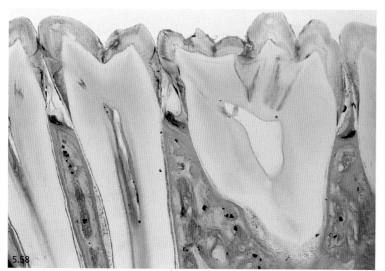
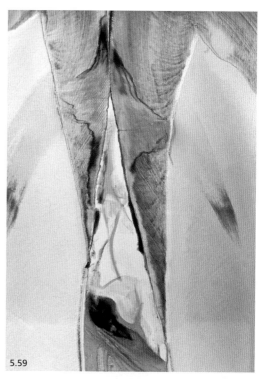

图5.58和图5.59　人下颌骨前磨牙和磨牙近远中向组织学切片。在邻面，不同的深度龋损在向牙本质延伸。注意在病变的这些阶段，就已经出现牙本质（半透明区）和牙髓中也出现的硬化反应。图5.59是放大倍数的前磨牙邻面。可看到龋损是如何深入到接触区下方的。邻面出现的部分空隙是由于在切片制备过程中出现的收缩（牙龈的肿胀和菌斑沉积已经丢失）。

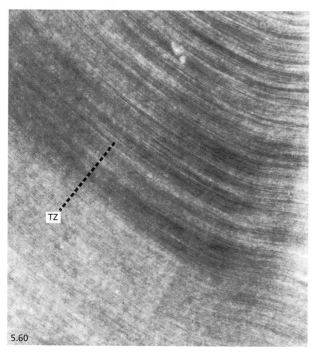
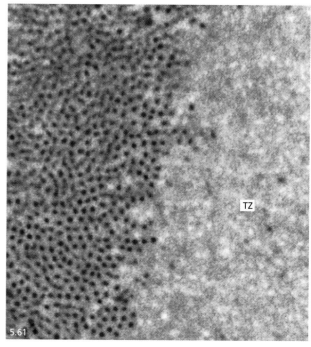

图5.60和图5.61　透明区（TZ）与正常牙本质交界的显微放射照片，开放的牙本质小管显示为暗线。图5.60中的虚线为图5.61中的取图平面。

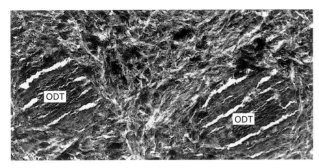

图5.62 透射电镜下显示半透明层两个完全闭塞的牙本质小管（ODT）。

察到。最早的牙本质硬化可见于釉质龋到达釉牙本质界之前。

当牙釉质病损到达釉牙本质界时，最早的牙本质脱矿表现为沿着釉牙本质界出现褐色变色（见封面）。多年来，教科书普遍认为牙本质脱矿是沿釉牙本质界的横向扩散的，因为这两种组织之间的解剖结构的不连续有利于破坏性物质的渗透。然而，对表面光滑龋的系统研究表明，在龋洞发展到牙本质之前，褐色牙本质脱矿不会超出牙釉质病变与釉

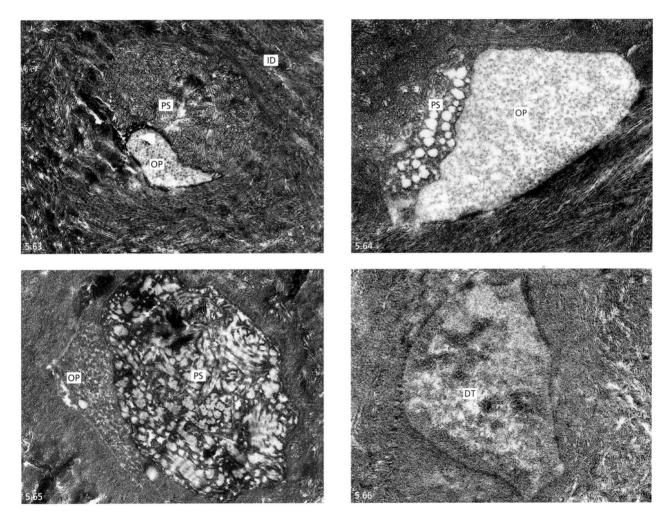

图5.63 牙本质小管横断面显示成牙本质细胞周围间隙（PS）的持续矿化。OP：成牙本质细胞突。ID：管间牙本质。
图5.64 成牙本质细胞突（OP）和部分矿化的成牙本质细胞周围间隙（PS）的横断面。
图5.65 矿化的成牙本质细胞突（OP）和成牙本质细胞周围间隙（PS）的横切面，其中大部分胶原纤维已矿化。
图5.66 完全矿化的牙本质小管（DT）。

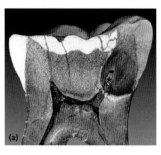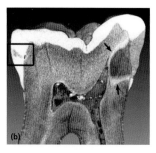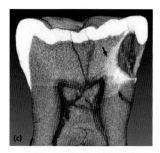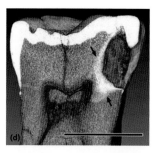

图5.67　一颗罗马帝国2000年历史牙齿的深龋病变的CBCT扫描。龋病已经发展到了牙髓，星号指示（a）。箭头表示的是牙本质龋洞底部的牙本质过矿化反应（b）、（c）和（d）。（b）中的框显示的是早期龋损通过牙釉质在釉牙本质界的牙本质脱矿。

牙本质界处的连接区[6]。

早期观察到与釉质龋中央脱矿区相对应的牙本质小管硬化可能是试图"封闭"病变。牙本质硬化可能是对刺激的反应，而刺激是沿接近釉牙本质界的釉柱的方向进行的。牙本质的改变是牙髓牙本质复合体对釉质龋中酸性物质的刺激通过釉柱传导而产生的连续反应[6]。当然，也可理解为当定期干扰或去除牙齿表面的菌斑微生物时，釉质表面产酸终止，进一步的脱矿就停止了，也就阻止了龋病的进展。如前所述，龋发展停止后，牙釉质和牙本质对唾液中矿物质的吸收很有限，因此脱矿的牙釉质和牙本质显示为瘢痕状（图5.68）。

通常，当龋损发展到牙本质时就需要临床治疗以阻止进一步的发展，因此许多研究关注在放射学上能早期发现这一阶段。然而，"牙本质受累"的定义过于模糊，无法涵盖龋病进展过程中牙髓牙本质复合体发生的连续变化，因此，作为临床治疗的指标是无用的。下一节我们将探讨牙釉质的进展破坏直至口腔内牙髓暴露的过程。

牙釉质破坏和细菌侵入

尽管釉质由于龋损而存在大量脱矿和多孔性（图5.57和图5.59），但其并不是表面下的"空"隙，而是高度矿化的釉质中有一定程度的脱矿。因此，牙釉质的表面破损最初仅局限于最外层，可能由咀嚼过程中的机械损伤、牙邻面磨耗时的微创伤或粗暴的探查引起的。如果这些区域的菌斑不易清

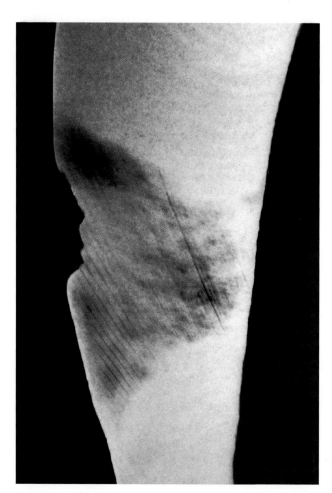

图5.68　已停滞数年的邻面静止龋的显微放射片。虽然牙釉质表面的微龋洞有一些矿物质的再沉积，但这种脱矿表现将保持终生。

除，脱矿的过程将继续，从而有利于生态向厌氧和产酸细菌的转变，见第7章所述。因此，牙釉质的破坏或龋洞的逐渐扩大是受保护的微生物持续产生酸和机械性微创伤共同作用的结果。

考虑到细菌及其代谢产物在炎症反应中的作用，为了更精确地决定临床治疗干预的时间点，因此许多临床医生关注的焦点是关于"细菌入侵"的时间问题。由于人们的兴趣都主要集中在早期龋或牙本质破坏的后期，而对于牙本质暴露前牙釉质的渐进式破坏过程中发生的事件却知之甚少。因此，要区分组织中孤立的细菌群的有限破坏能力和与营养丰富的口腔环境相通的釉质龋洞中受保护的菌斑微生物的破坏能力[47]。多孔的釉质内可发现细菌，一些细菌可沿着釉质的有机网络（如片层）渗透。牙本质直接暴露于龋洞微生物之前，还没有证据表明牙冠最外层的本质小管中有细菌的侵袭。

如果与活跃的根面龋相比较，细菌可以直接聚集于牙根表面暴露的牙本质。无论是牙冠还是牙根的最外层牙本质（膜状牙本质）能阻止微生物立即侵入牙本质小管。由于最初始的牙根表面病变可以通过适当的非手术治疗来阻止[34]，因此可以得出结论，表面细菌侵入牙本质小管并不能作为临床手术治疗的指征。与此同时，又带来一个问题：与大量产酸的表面细菌相比，这些细菌进入一个不利环境时，会产生的什么有害影响吗？当然，牙本质小管中的微生物群能产生与组织破坏有关的代谢终末产物（见第7章）。然而，与龋洞内或坏死牙本质中的细菌相比，它们的破坏作用极其有限，因此认为细菌侵入牙本质小管只是病变进展至牙本质的标志，而不是牙本质破坏的标志[47]。

当牙本质暴露于龋洞内的细菌团块时，外层牙本质会在酸和水解酶的作用下迅速分解，即坏死崩解层（图5.42）。其前方是细菌侵入层（图5.69和图5.70），在牙本质中形成死区也并不罕见，表明成牙本质细胞被破坏而没有产生小管硬化。空的牙本质小管更容易受到细菌的侵袭，成组的空牙本质小管合并形成液化灶（图5.71）。在细菌侵入层和硬化牙本质之间的半透明区，以及龋洞内，由乏氧、细菌微生物产生的酸而形成的脱矿层。

牙髓牙本质复合体的初始反应是牙本质小管硬

化。当釉质龋病变的前沿到达釉牙本质交界处时，牙本质的最外层发生脱矿，临床表现为有黄褐色的变色。变色是富含胶原的牙本质因脱矿而生化改变的结果。随着龋病的进展，牙本质小管硬化将沿着龋进展的前缘和龋洞的边界进行（图5.67和图5.72），推测在此区域内的成牙本质细胞仍然存活，这样就能够形成高度矿化的防御和封闭龋齿的进展。图5.67和图5.72就是很好的例证，其源自2000年前生活在罗马帝国以及坦桑尼亚地区，其水氟浓度为2~2.5ppm。这些牙齿的口腔卫生都不太理想，并且似乎运用了镇痛治疗。从这些例证中可以得到的启示是，即使是缓慢发展的深龋洞，如果是活髓，在去除腐质时，也需要格外小心。尽量避免使用涡轮转针，因为会增加牙髓暴露的风险（见第20章）。脱矿主要发生在部分封闭的牙本质小管中，这也解释了为什么半透明层的外部比健康的牙本质更软（图5.73）。

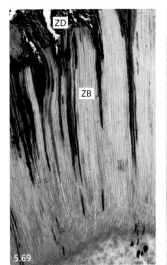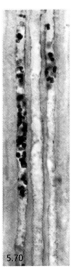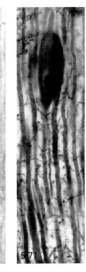

图5.69 牙本质深龋组织学切片，显示坏死崩解层（ZD）和细菌侵入层（ZB）。

图5.70和图5.71 菌群渗透入牙本质小管并形成液化中心。

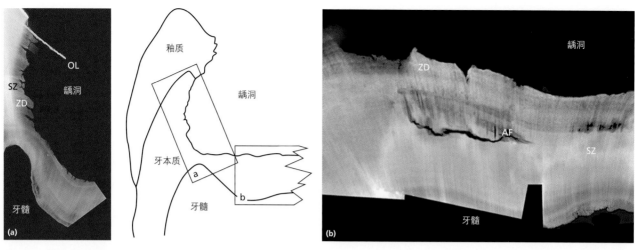

图5.72 两个从未治疗过的深龋洞的侧壁放射图。来自坦桑尼亚的牙齿为氟斑牙，这解释了（a）中的欧文斯线（OL）的高度矿化。与图5.67相比，脱矿层（ZD）不是很厚，与硬化区（SZ）相邻。图（b）中，颌面深龋洞底部出现相对狭窄的脱矿层（ZD），而朝向牙髓的牙本质在硬化区（SZ）显示出高度矿化。

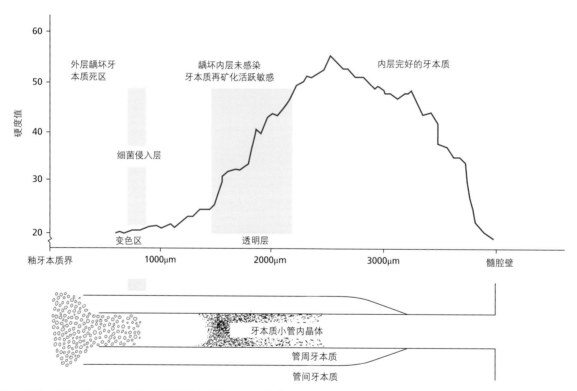

图5.73 上图：外层龋、半透明区、内层牙本质的Knoop硬度示意图。下图：牙本质小管中细菌侵入和矿化的关系。

牙髓牙本质复合体的反应

龋病不同阶段与牙髓反应的关系，目前的文献报道还存在不确定性。众所周知，在细菌侵入牙本质之前就已形成修复性或第三期牙本质[6]，牙髓里的免疫细胞趋向牙本质。反应性牙本质的矿化较差，包含不规则的牙本质小管。当牙本质脱矿距离牙髓0.5~1mm时，紧邻牙本质的成牙本质细胞层会出现不同的炎症反应。此时牙髓并没有感染，因此炎症表现是对细菌产物的反应[32,40,42]。

龋洞形成的脱矿过程是缓慢的，外层牙本质溶解并含有细菌（图5.68）。牙髓炎症是一种以慢性炎症细胞浸润为特征的免疫反应。当龋洞内的细菌减少，牙髓炎症反应可逐渐消退。如果微生物已侵入牙髓，就会引起中性粒细胞的聚集和微脓肿的形成，产生不可逆的急性炎症反应。关于牙髓反应的详细信息，可参见牙髓教材。

根面龋

根龋的临床表现

随年龄的增长，口腔卫生不良和牙周附着的丧失将必然导致牙龈边缘的退缩[4-5]，其在老年人群中的分布模式非常有特点[16]，即便定期清洁口腔的人群中也会发生。比如青少年由于菌斑控制不利而导致的颈部牙根面的暴露。

随着牙龈边缘的退缩，釉–牙骨质界暴露，此区域非常不规则，是导致细菌滞留的特殊位点。因此，大部分根面龋发生在这个部位。

有人认为，根面龋会发生在牙周袋深处。然而，从生物学的角度来看，这是不太可能的，因为龈沟液的pH大于7，所以龋损更有可能起源于牙龈边缘，只是由于牙龈炎症和肿胀而导致龋损"隐藏在口袋里"的印象。

根面龋临床表现具有多样性，最初龋是小的、

轻微脱矿和变色，至黄褐色龋损，最终龋损会环绕整个根面（见第3章）。病变可能形成或不形成龋洞，即便根面龋涉及较大范围，龋损也不一定波及牙髓。

与釉质龋损一样，根面龋根据以下诊断标准可分为"活跃性"或"静止性"（"非活跃性"）：

- 活跃的根面龋是指根面有明显的软腐，有黄色或浅棕色变色，并被菌斑团块所覆盖。非活跃性根面龋为褐色或黑色，以中等压力探诊时感觉其质坚韧。
- 静止性（"非活跃性"）根面龋在以中等力量进行探诊时，质硬光滑有光泽，颜色可从黄色到褐色或黑色不等。活跃的和静止的根面龋均可有龋洞形成，但静止龋的边缘光滑，无菌斑团块覆盖。

虽然根面龋的临床表现有特征性，但在活跃和静止的病变之间也有一系列的过渡阶段。因此，当诊断为静止性（非活跃性）根面龋时，即表明病变不再进展。当然，并不意味着不存在微小的病变，如果在显微镜下检查，可以发现细菌和非常局限的脱矿。如果在临床诊断为静止龋，则认为病变在临床上保持不变，除非患者特定位置的口腔卫生状况变差[36]。

当诊断活跃性龋或非活跃性龋存疑时，则根据病变的表面状态（软/革质或硬）是一个更有效的标准，而不是仅仅依据病变的颜色。临床上区分活跃性或静止性根面龋也非常重要，因为牙根面会随着菌斑的动态代谢过程有相应变化。因此，如果阻断这些过程（例如通过菌斑的常规清理），活跃性根面龋会转变成静止性根面龋，同时病损的结构和颜色会有相应的变化。从鉴别诊断的角度来看，根面龋损很容易与其他根面变色区别开来，因为后者的边缘是广泛而不清楚的。

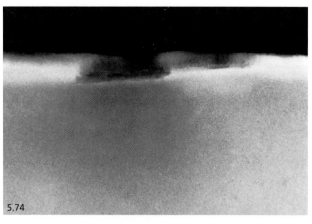

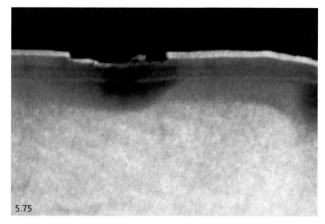

图5.74和图5.75 早期根面龋的显微放射图。牙骨质中可以观察到明显的脱矿，并延伸到牙本质下方矿化较好的内层牙骨质。注意图5.75中牙骨质的分层外观，反映了层叠线处矿物含量的变化。

根龋病损的组织病理学特征

早期根面龋表现为根面牙骨质的放射透影区（图5.74和图5.75）。不适当的刷牙或牙根刮治通常会损坏或去除牙骨质，从而暴露出牙本质。因此临床上，根面龋常在暴露的牙本质上发生。

显微放射学上，矿物流失发生在相对矿化较好的根面表层的深部（图5.76~图5.78），其矿物含量通常高于未波及的牙本质。正如在釉质龋中，病损表层的厚度和矿物质含量取决于其上覆盖的菌斑微生物的致龋性。研究表明，在合适的条件下，表层可在较短的时间内形成[39]。当牙根表面在口腔中被未受干扰的菌斑覆盖1~3个月时，随着牙本质龋损表层的形成，牙本质表面下的矿物会发生渐进性流失（图5.76~图5.78）。根面病损表层的高矿物含量表明该区域矿物的选择性再沉积，因为已证实，表层的磷灰石晶体明显大于正常牙骨质[48]（见第9章）。

与早期釉质龋不同的是，早期根面龋的表面会出现软化，主要是由于微生物穿透了部分脱矿的胶原纤维之间的病损表层[37]（图5.79）。因此，应避免探查牙根龋的脆弱表层，因为表层的破坏会进一步促进细菌渗透进牙本质，并损害适当控制菌斑的可能性。在确定活跃性根龋病停滞之前，都不应该对龋活跃性患者的牙根面进行大规模的刮除。

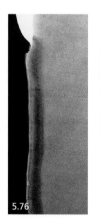
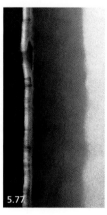
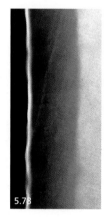

图5.76~图5.78 口腔内1个月、2个月、3个月根龋病变的显微放射图。随着时间的增加，表层的矿物含量增加，而在表层下方牙本质中，矿物渐进性流失[38]。

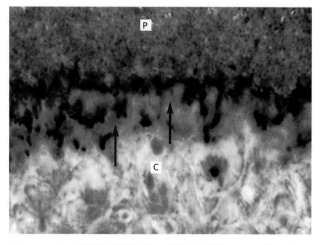

图5.79 菌斑覆盖的活跃根面龋损表层的1μm厚的切片。在早期阶段，微生物渗透到牙骨质的浅表（箭头），因此活跃的根面龋损探诊较软。P：菌斑；C：牙骨质。

随着病变的进展，脱矿扩散到下方牙本质，通常延伸到表层下方几百微米（图5.80）。然而，即使浅龋洞，显露的牙本质表面也表现为相对矿化良好的表层和表层下脱矿。

牙本质的反应与冠龋类似，即牙本质牙髓复合体的反应是组织深处形成一个矿物增加的区域，与表面龋损的宽度相对应。同样，第三期（反应性）牙本质在病变波及的牙本质小管相对应的牙髓面形成。

静止龋（图5.81）的表层发生了明显的磨损，而牙本质深处可发生矿物的再沉积，在检查时可发现类似"活性部位"的局部放射透影区。综上所述，从活跃的根面龋损表面定期清除菌斑，很明显并不能清除已经深入到牙本质的微生物。然而，根据临床经验，根面龋可以通过非手术治疗由活跃性病变转变为静止性病变[34]（见第3章），也要认识

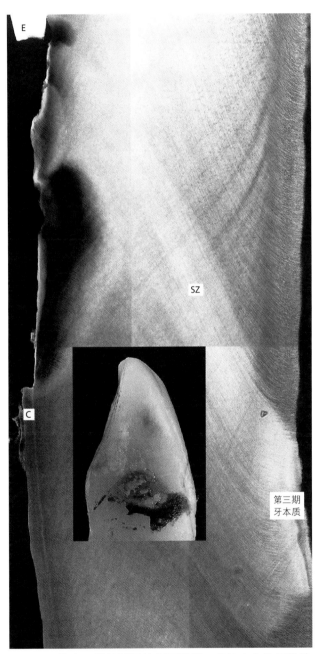

图5.80 菌斑覆盖的活跃性根面龋损。病灶中心的显微放射切片显示牙骨质的缺损（C），对应于发生大量脱矿的病损表层。病损体部位于矿物含量减低的表层的深部。受龋波及的牙本质小管表现为硬化区（SZ），朝向牙髓方向的第三期（反应性）牙本质已形成[36]。E：牙釉质。

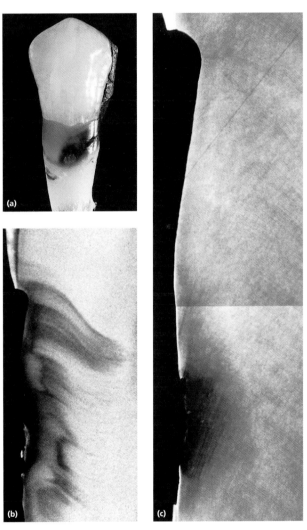

图5.81 （a）静止性根面龋病变的剖面图。当用透射光（b）和微射线照相（c）检查时，表层发生了明显的磨损。部分病损已被磨损，但局部透影区仍存在，可能为龋活跃的位点[36]。

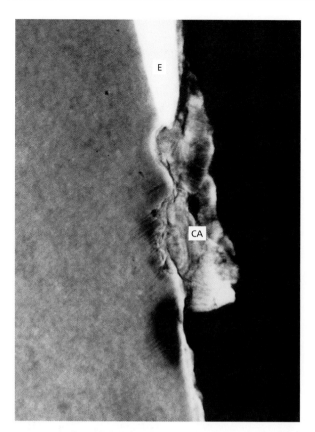

并不需要抗菌剂也不需要手术治疗来控制牙根牙本质内的微生物。事实上，覆盖根面龋上的菌斑内的环境条件发生改变时，可能会使矿物质沉积在菌斑团块内而形成牙结石，因此，经常能发现牙结石能部分填塞根面龋，并相应地阻滞龋损的进展（图5.82）。

扫一扫即可浏览
参考文献

图5.82　根表面龋损的切面图，显微放射照片显示广泛的结石形成并进入龋洞内，注意位于结石边缘的牙颈部龋损。E：釉质。CA：牙结石。

6

唾液和龋病的发展

Saliva and caries development

A. Bardow和A. Vissink

引言

口腔中牙釉质会受到釉质表面和其周围水溶性环境相互作用的影响（见第9章）。生理条件下，水溶性环境主要由唾液构成，这使唾液成为理解龋齿生物学的关键因素。通常，唾液可以终生保护牙釉质，因此，唾液的作用被认为是理所当然的。但是，在病理情况下，如果没有唾液，它的保护作用的缺失就变得非常明显。因此，很多临床医生见到唾液腺功能受损的患者龋损严重，进展迅速，而且龋齿发生在通常不易患龋的釉质区域。在唾液分泌减少或消失的病理条件下和唾液持续流动的正常情况下，唾液和龋齿之间的关系并不是这么简单。

唾液的作用不能归结为单一的功能，而是几种唾液功能之间复杂的相互作用。由于其中一些功能是由不同的唾液成分维持的，因此描述唾液对龋齿的作用就变得复杂了。此外，某种功能的重要性在生物膜形成和随后龋损发展的不同"阶段"是不同的。或许一个功能在初期非常重要，但后期几乎无关紧要。唾液对牙齿保护作用的变化主要由生物膜形成过程中结构的变化引起的。例如，在生物膜形成过程中，近釉质表面的液体环境逐渐改变，与唾液不同，使唾液的一些成分失去了保护釉质的能力而其他成分获得了更多的作用。

Dental Caries: The Disease and Its Clinical Management, Third Edition. Edited by Ole Fejerskov, Bente Nyvad, and Edwina Kidd.
© 2015 John Wiley & Sons, Ltd. Published 2015 by John Wiley & Sons, Ltd.

本章在理论框架下描述唾液在龋齿发展中的作用，但是主要功能与龋齿进程的不同阶段相关。本章还包括对唾液腺功能减退的病因、诊断和管理的描述，以及对这种情况的一些最常见原因的简要介绍，以提供识别因唾液因素导致高龋水平的患者的实用方法。

唾液和唾液腺

唾液是一种液体，在清醒和生理条件下，从位于口面部及其周围的许多不同的唾液腺不断分泌流向口腔。大部分唾液由大唾液腺，包括腮腺、颌下腺和舌下腺分泌（图6.1）。在进入口腔时，唾液像

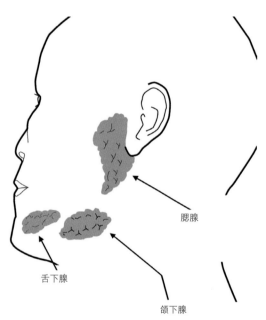

腮腺

舌下腺

颌下腺

图6.1 人类主要唾液腺的位置：腮腺（严格浆液性）、颌下腺（浆液黏液性）和舌下腺（黏液浆液性）。腮腺（14～28g）是最大的唾液腺，位于双侧耳前和耳下。主导管（腮腺管或Stenson's管）止于颊部上颌磨牙的高度。颌下腺（7～8g）位于双侧下颌下，刚好位于下颌下三角的中间。导管（Wharton's管）开口在口底，下颌切牙后面。舌下腺（3g）位于下颌体和舌头之间的口底两侧。舌下腺通过许多导管直接分泌到腺体所在区域的口底，也可以通过与颌下腺导管一起延伸的舌下腺大管（Bartholin's管）分泌，终止于下切牙水平的口底。小的唾液腺（<10mg/腺），其数量估计有几百个，散布在腭黏膜（腭腺是严格的黏液腺）、嘴唇（唇腺）、颊部（颊腺）和舌头（舌腺）。舌乳头区域是von Ebner腺，是严格的浆液腺。

水一样透明，一般是无菌的，固体含量少于1%，由电解质和蛋白质组成。剩余超过99%的成分是水。

黏度是不同腺体分泌物之间唯一可见的差别。有些腺体产生水样的（浆液性的）分泌物，有一些腺体产生或多或少有些黏性的（黏液性的）分泌物。黏度的差别仅由唾液蛋白引起，唾液蛋白对每一种腺体具有高度特异性，而且决定着分泌的许多特征。各种分泌物进入口腔后立即混合在一起，被脱落的黏膜细胞、食物残渣、大量细菌还有龈沟液污染，龈沟液的量在很大程度上取决于牙龈的炎症程度。这些混合而且浑浊的液体通常被称作唾液，尽管全唾液这个词更准确地将其与腺体特异性分泌物区分开来。一天中有0.5～1.0L的全唾液通过口腔，睡觉时几乎没有唾液。

在非刺激状态下，主要是颌下腺和舌下腺积极产生大部分全唾液[51, 53]（表6.1）。颌下腺和舌下腺连同位于黏膜的大量小唾液腺是全唾液黏蛋白（mucins）的主要来源[41]，因为这些腺体包含能够产生黏蛋白的黏液细胞类型（图6.2）。黏蛋白决定了整个唾液特有的黏性和黏稠性。相比之下，腮腺缺乏黏液细胞。没有黏液细胞的腮腺内的浆液细胞（图6.2）产生黏度像水一样的唾液，尽管腮腺内的蛋白浓度通常比颌下腺内的蛋白浓度高。腮腺分泌的重要性主要是在进食的时候，超过1/2的全唾液由腮腺产生，非刺激性唾液仅有1/5由腮腺产生（表6.1）。

表6.1 全唾液流速的正常范围和不同条件下不同腺体类型对全唾液的相对贡献[52]。经Thieme Publishing Group许可转载

	睡眠	非刺激性全唾液	刺激性（机械）全唾液	刺激性（酸）全唾液
流速（mL/min）	0	0.2~0.5	1.0~2.0	5.0~10.0[a]
唾液腺贡献				
腮腺（%）	—	21	58	45
颌下腺（%）	—	70	33	45
舌下腺（%）	—	2	2	2
小腺体（%）	—	7	7	8

[a] 表示在强酸性味道和机械刺激的组合下获得的极高流速。

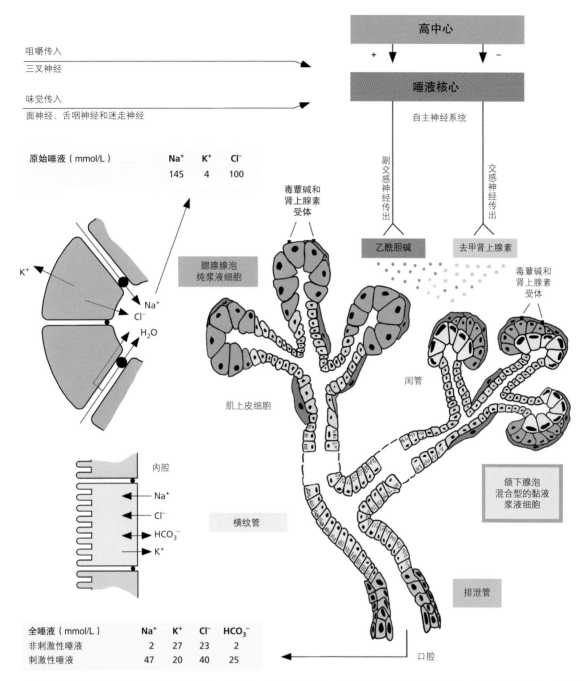

图6.2 唾液腺结构显示浆液和浆液黏液终端、闰管、肌上皮细胞、横纹管和排泄管及其与自主神经系统传入和传出的关系。左侧示意图显示了腺泡和导管细胞的主要离子通道。与高透水性腺泡组织相反，导管组织具有低透水性。在刺激下，神经递质与激活细胞信号通路的特定受体结合，从而导致细胞内钙的增加和细胞膜中钙激活离子通道的开放。给出了初始唾液以及非刺激和刺激的全唾液的离子组成平均值。

分泌的刺激和控制

唾液的分泌受自主神经调节[16]，交感神经和副交感神经以不同的方式刺激激活唾液腺（图6.2）。副交感神经刺激对唾液分泌提供最强的刺激，使水样唾液的流速更高，而交感神经刺激导致流速更低，唾液更黏稠且富含蛋白质。

自主神经刺激的这些差异是由于特异性的神经递质激活腺体上不同的受体造成的，这些受体受交感神经或副交感神经的刺激。

反射通路是单向的：刺激一侧口腔诱导同侧的腺体分泌。唾液分泌的最强烈刺激是咀嚼和味觉

（化学刺激）带来的机械刺激。按照每种味道刺激唾液分泌的数量，味道刺激按降序排列可以分为酸、咸、苦和甜[47]。酸诱导的唾液分泌量是咸诱导唾液分泌量的2倍多，是甜诱导的唾液分泌量的好多倍。与咀嚼引起的机械刺激相比，酸也是唾液分泌强有力的刺激物。咀嚼引起的机械刺激及酸和咸可能会导致非常高的唾液流速，有时是非刺激水平的30倍。需要知道的是，其他刺激的效果，如嗅觉和/或看到或想到食物，对人类的作用都比较小，尽管这些刺激对其他许多灵长类和哺乳动物的唾液分泌有显著影响。表6.1显示在不同条件下全唾液的流速。

咀嚼主要是三叉神经通过牙周韧带、舌头和口腔黏膜的机械感受器的感觉输入激活咀嚼-唾液反射。味觉通过来自舌乳头、扁桃体、会厌、咽壁和食道内味蕾化学感受器的感觉信号激活味觉-唾液反射。这些信号沿着面神经、舌咽神经和迷走神经传导到延髓的涎核和大脑，涎核从那里控制腺体（图6.2）。

腺体

腮腺、颌下腺和舌下腺是相对较大的器官，但它们仍然很难在口面区域定位（图6.1）。唾液腺因为病理情况如涎腺发炎（涎腺炎）、结石（涎腺结石）和流行性腮腺炎增大时会变得很明显。在结构上，腺体由一个高度分支的腔体组成，腔体通过导管与口腔相连。这些腺体的主排泄管（Stenson's，Wharton's和Bartholin's）将唾液引流到口腔。腺体内导管分支，主导管分成小叶内导管。这些导管分成更小的纹管，再分成更小的闰管，终止于腺泡，腺泡也被称为分泌终端（图6.2）。唾液腺分泌终端和导管的管腔表面排列着特化的上皮细胞。这些细胞能积极地产生液体、修饰液体，并分泌蛋白质、碳水化合物和脂类。由于分支程度高，分泌终端是腺体内数量最多的组织结构（如树上的叶子），约占腺体的80%。每个终端由包围中心腔的极化细胞组成。根据腺体的不同，这些细胞可以是纯浆液性的，也可以是纯黏液性的（小腭腺），也可以是两者的混合（图6.2）。唾液的水分是在终端产生的，因此腺泡细胞决定了唾液的体积和流速。此外，通过自主神经刺激，许多离子和蛋白质也从腺泡细胞添加到唾液中。在腺体的这部分，新分泌的唾液被称为初始唾液。在初始唾液成为口腔中的全唾液之前，它要在导管内进行主要成分的修饰。

初始唾液的形成

初始唾液的形成不是血液压力过滤的结果。相反，唾液分泌是腺泡细胞中的离子消耗能量进入末端管腔的结果。在腔内，这些离子会通过渗透作用拖曳水。因为初始唾液是通过对血浆的渗透作用产生的，所以这种液体是等渗的，主要离子的浓度与血浆相似。

在被自主神经系统刺激后，唾液的实际形成需要大量的复杂的细胞内事件。这些事件的关键因素是分泌终端腺泡细胞内游离钙浓度的升高。胞内钙含量的升高是交感神经和副交感神经末梢释放的神经递质与唾液腺细胞膜上的G蛋白偶联受体结合的结果。副交感神经末梢释放的乙酰胆碱与毒蕈碱能受体结合，交感神经释放的去甲肾上腺素与 α_1 肾上腺素能受体结合。神经递质与这两种受体的结合引起一系列的细胞内事件，导致细胞内游离钙的快速振荡增加。每一次钙的增加都会打开远离管腔的钙激活钾通道进入血流，以及打开钙激活的氯通道进入管腔（图6.2）。氯离子在腺泡腔内的积累产生了一个负的腔内电位，驱动间质钠从腺泡细胞之间进入腔内。由于腔内渗透压的增加，盐的运动带动细胞间和细胞内的水通过水通道蛋白（AQP5），后者使腺泡细胞在分泌的过程中收缩[38]。为了维持腺泡细胞的持续分泌，氯离子的损失需要通过吸收氯离子来补偿，而这种吸收依赖于钠-钾泵产生的钠梯度。这种对钠梯度的依赖使唾液的形成成为腺泡细胞的高能量消耗过程。

连同主要的唾液水分，许多蛋白质也被分泌出来。刺激毒蕈碱胆碱能和 α_1 肾上腺素能受体将导致一些蛋白质分泌从腺泡细胞进入初始唾液。此外，去甲肾上腺素与腺泡细胞中 β 肾上腺素能G蛋白偶联受体的结合也能高度激活蛋白质的分泌。特别是在唾液腺中，β 肾上腺素途径似乎是含蛋白颗粒胞吐的主要信号，因此对确定唾液蛋白的生理浓度很重要。从简化的角度来看，结合乙酰胆碱（副交感神经）的同源受体刺激腺泡细胞分泌大量的唾液，而通过结合去甲肾上腺素（交感神经），结合 β 肾上腺素能和 α_1 肾上腺素能受体的激活则会刺激较少的唾液量，但唾液中可含高浓度蛋白。

初始唾液的修饰

唾液从分泌终端向导管的移动是由于新的唾液不断形成和终端周围肌上皮细胞的收缩（图6.2）。在这些纹管中，剧烈的成分修饰不会改变唾液的含水量。这是因为导管细胞的膜对水的渗透性很低，而导管细胞的紧密连接对离子和水的渗透性都很低。这种修饰包括从初始液中重新吸收一些离子，并将其他离子排泄到导管的唾液中，以及将重要蛋白质分泌到唾液中。当等渗初始唾液通过纹管时，主要是钠和氯的重吸收。在低流速的静息状态下，钠离子通过纹管后浓度可能比原唾液降低100倍。在低流速时，由于再吸收，氯离子的浓度也会降低很多倍，尽管不如钠离子低。因此，低流速和导管内较长的通过时间允许几乎完全的离子再吸收，这是在分泌终端形成初始唾液的驱动力。相反，高流速会导致钠和氯化物浓度增加（图6.3），这不是因为初始唾液的成分变化，而是因为短的通过时间减少了再吸收的时间[49]。因此，高流速下的高浓度与腺体的结构有关。在腺体中，分泌终端分泌的大量初始唾液进入数量较少的纹管，在某一时刻到达其最大的再吸收能力。

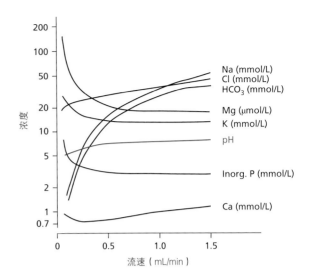

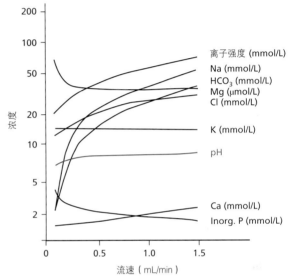

图6.3　唾液中不同无机成分浓度与唾液流速的关系。上曲线：腮腺唾液；下曲线：颌下/舌下腺唾液。注意这些坐标具有对数刻度。红线表示唾液pH [–log（H$^+$）]。

唾液和龋病的发展：生物学方面

唾液与正常和健康的牙齿表面相互作用，影响生物膜的所有代谢过程，以及龋损形成后的物理化学过程。在龋病发展的不同"阶段"，唾液功能和成分的重要性是不同的。事实上，唾液抗龋的功能和成分是由生物膜的厚度、渗透性和产酸能力决定的（图6.4）。这样，可以在这个过程的特定时间，区分不同"阶段"生物膜形成和龋齿发展的关系、抗龋的单一功能和益处。因此，将临床健康的牙齿表面生物膜形成的最初几分钟和几小时内发生的情况与龋齿

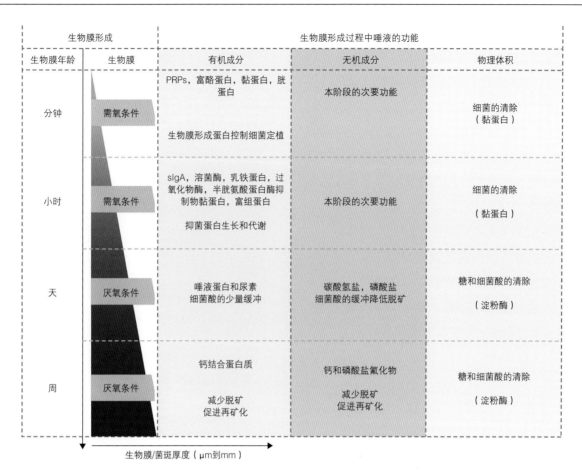

图6.4 唾液的功能及其组成部分与生物膜的年龄、厚度和产酸能力的关系。括号中显示的成分（黏蛋白和淀粉酶）在龋病的各个"阶段"增加了体积的影响。所有的"阶段"可以同时出现在同一牙列内。

发展过程中的情况分开描述是有意义的（图6.4）。

获得性膜的形成

当牙釉质暴露于唾液当中时，它的表面会形成一层蛋白质膜，被称为获得性膜，获得性意味着这个膜是在牙齿萌出后形成的。因为釉质内的羟基磷灰石晶体带负电荷，离子外层带正电荷，主要是钙、静电相互作用将从唾液吸引带负电荷的大分子到其表面（图6.5）。研究表明，来自唾液的第一个带负电荷的分子几乎是瞬间被吸附到牙釉质上[18]。许多唾液蛋白的酸性侧链中都带有负电荷，例如MUC5B中的唾液酸残基，MUC5B是一种较大的黏液蛋白，位于颌下腺和舌下腺。这种蛋白质和富含脯氨酸的蛋白质（PRPs）、组蛋白和肌脂蛋白是一些最早被吸附到牙釉质上的蛋白质。此后，膜的进一步形成是通过复杂的蛋白质–蛋白质相互

作用进行的，这些蛋白质包括已经被吸附的蛋白质（由于静电作用固定在釉质表面）与唾液中的蛋白质和蛋白质聚集物。通常，获得性膜厚度约为1μm，不会无限制地继续生长，而是进入唾液蛋白质的吸附和解吸之间的平衡。在这一点上，大多数唾液蛋白可以在获得性膜中识别出来，尽管唾液膜成分和速度的区域性变化会使获得性膜的成分具有位点特异性[19]。获得性膜很重要，因为它是随后微生物黏附或排斥的基础。实验上，这通常导致较少的细菌附着在牙釉质上。然而，这个过程是非常复杂的，因为获得性膜内的一些蛋白质通过作为受体促进某些微生物的特异性结合。因此，获得性膜，即使很薄，也通过控制细菌的繁殖起着关键作用。非致病菌的选择性定植可能已经从这个过程的早期阶段影响龋病的进展。

在获得性膜基质中，分子的运动比整个唾液中

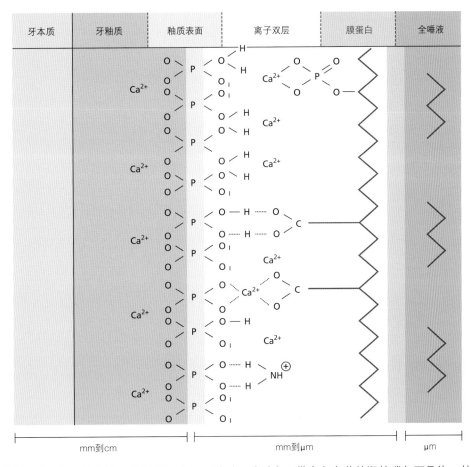

图6.5 清洁釉质表面获得性膜的发展，显示了牙本质、釉质、釉质表面带有负电荷的羟基磷灰石晶体，其磷酸基最靠近釉质表面，带正电荷的离子双层，钙多于磷酸盐，第一个带负电荷的蛋白质附着在这个双层膜上，整个唾液作为细胞膜蛋白质的来源。首先形成细胞膜的蛋白质主要是PRPs和富酪蛋白。改编自参考文献[18]。

要慢得多。通过这种方式，获得性膜也可以作为膳食酸的扩散屏障，从而保护牙齿免受酸蚀，这是牙釉质和牙本质的另一种主要疾病。获得性膜也可能促进再矿化，因为它在暴露于酸的过程中保持钙和磷酸盐靠近牙齿表面。从健康个体中筛选出的获得性膜在保护牙釉质表面免受酸的作用方面有相当大的差异。但是很少知道哪种类型的获得性膜（或膜蛋白）对抗膳食酸，但是厚的获得性膜很可能比薄的更有保护作用。

重要的膜蛋白

几乎所有的唾液蛋白都是糖蛋白；也就是说，它们含有与蛋白质核心相连的数量可变的碳水化合物。糖蛋白通常根据其细胞来源进行分类，并根据其生物学特性进一步细分。特征之一是一种糖蛋白可能以多种形式出现（多态性），具有多种功能和功能差异。黏液糖蛋白（黏蛋白）由黏液唾液腺细胞产生，具有高分子量，含有60%以上的碳水化合物[48]。通常，黏蛋白被认为是唾液糖蛋白的同义词。然而，糖蛋白包含所有连接蛋白质的碳水化合物，因此这一组也包括浆液唾液蛋白质。浆液糖蛋白比黏蛋白含有更少的碳水化合物，由浆液腺泡细胞产生（图6.2）。从人腮腺和颌下腺分泌的PRPs在唾液和获得性膜中是非常丰富的，可能构成唾液中所有蛋白质的25%~30%。唾液蛋白部分可以进一步细分，因为PRPs形成了一个具有大量遗传变异的复杂群体。PRPs能促进细菌对磷灰石表面的选择性附着。研究显示白种人和非裔美国人PRPs的种族基因差异可能与变异链球菌定植的差异和龋病发病率的差异有关[56]，因此，膜蛋白的基因差异可能与龋病发病率有关[32]。另一种重要的膜前体蛋白是脂肪蛋白，这种蛋白质有许多类似PRPs的特性，存在于腮腺和颌下腺唾液中。在获得性膜中，富酪蛋白能促进黏性放线菌对牙齿表面的黏附。虽然细菌蛋白酶降解许多膜蛋白，但PRPs和富酪蛋白的浓度非常高，以至于这些蛋白在被酶降解之前有足够的时间发挥作用。

尽管牙釉质上几乎总是有获得性膜，但是用橡胶杯和橡胶粉进行专业抛光，以及酸蚀和漂白，将会去除牙釉质表面的膜蛋白。相比之下，获得性膜通常不能通过日常刷牙的机械动作来去除。刷牙时获得性膜的命运取决于使用的牙膏类型。因此，经常用于牙膏的阴离子洗涤剂，如月桂基硫酸钠（SLS），可能会在清洁后延迟新的膜蛋白吸附到牙釉质表面[43]。这里，像SLS这样的负电荷分子可以与参与获得性膜形成的分子的静电机制相互作用（图6.5）。去除和/或延迟获得性膜的形成，导致获得性膜变薄，可能会使牙齿表面比正常情况下更容易受到膳食酸的化学影响[10]。

唾液对新形成生物膜的作用

细菌附着和定植的策略已经发展了数百万年，在口腔中细菌生物膜非常丰富，为许多哺乳动物所共有。许多细菌种属已经高度适应对口腔表面的附着和随后的定植，这些口腔表面位于水和潮湿的环境中。这种细菌将能够超越获得性膜提供的保护，从而也能够在釉质表面定居。尽管有高度适合定植的细菌策略，大多数分子可透过在获得性膜上直接形成的生物膜。因此在早期阶段，生物膜允许唾液中的大部分分子和蛋白质通过。许多唾液蛋白具有抗菌特性，减少釉质表面的致病菌数量。同样重要的是唾液流经口腔。这种持续的流动限制了可用于定植的细菌和营养物质的总数。

抗菌蛋白质和多肽

唾液中的主要抗菌蛋白质列于表6.2。这些蛋白质中的大多数可以抑制致龋微生物的黏附、代谢甚

表6.2 人类全唾液的主要抗菌蛋白

蛋白	主要目标/功能
非免疫球（先天）蛋白	
溶酶菌	革兰阳性细菌，念珠菌
乳铁蛋白	细菌，酵母菌，病毒
唾液过氧化物酶，髓过氧化物酶	杀菌，双氧水分解
胱蛋白	抗病毒物，蛋白酶抑制剂
富组蛋白	抗真菌，抗菌
凝集素	
腮腺唾液糖蛋白 包含gp340	大量微生物的凝集/聚合
黏蛋白	相同
免疫球蛋白	
分泌型IgA	附着抑制
IgG（唾液中的浓度非常低）	吞噬作用的增加
IgM（唾液中的浓度非常低）	吞噬作用的增加

至生存能力。唾液蛋白质的一个非常典型的特征是高度的功能冗余，意味着不同的蛋白质具有相似的功能[31]。因此，唾液的许多抗菌功能是由几种蛋白质的协同作用来支持的。因此，唾液中单一抗菌蛋白浓度的增加似乎并不能减少龋齿。因此，抗菌唾液蛋白似乎主要对控制口腔中的微生物过度生长很重要。许多抗菌蛋白可能在表面上发挥主要的生物活性，如获得性膜上，而不是在液相环境中。

全唾液中的溶菌酶来源于大小唾液腺、龈沟液和唾液白细胞。溶菌酶抗菌作用的经典概念是基于其溶菌酶活性，即水解细菌细胞壁肽聚糖层中N–乙酰胞壁酸和N–乙酰氨基葡萄糖之间β（1–4）键的能力，尤其是在革兰阳性菌中。溶菌酶作为一种强阳离子蛋白，除了具有溶菌酶活性外，还能激活细菌自溶素，从而破坏细胞壁。另一种抗菌蛋白是乳铁蛋白，它是一种由大唾液腺和小唾液腺的浆液细胞分泌的铁结合糖蛋白。乳铁蛋白具有抑菌、杀菌、抗病毒和抗炎活性[2]。乳铁蛋白的生物学功能归因于其从微生物中铁的获取。唾液中的过氧化物酶系统由两种酶组成，即唾液腺来源的过氧化物酶（SP）和白细胞来源的髓过氧化物酶（MP），以及硫氰酸盐（SCN$^-$）离子和过氧化氢（H_2O_2）。硫氰酸盐是来自血清的滤液，大部分H_2O_2来源于需氧口腔细菌。过氧化物酶催化过氧化氢将SCN氧化成抗微生物成分甲氧苄啶（OSCN）：

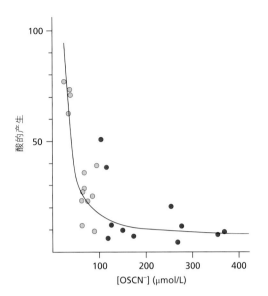

图6.6 葡萄糖刺激下全唾液中不同浓度的次硫氰酸盐[OSCN⁻]受试者口腔生物膜中的酸产生。灰色圆圈表示全唾液中的[OSCN⁻]生理水平，红色圆圈表示口腔卫生产品（在这种情况下是通过含酶牙膏）人为增加的[OSCN⁻]值。

$$H_2O_2 + SCN^- （SP和/或MP）\rightarrow OSCN^- + H_2O$$

唾液过氧化物酶系统有两个主要的生物学功能：抗菌活性和保护宿主蛋白和细胞免受H_2O_2的毒性。过氧化物酶系统能有效对抗各种口腔微生物、多种厌氧菌（牙周致病菌），以及一些病毒。在更成熟的生物膜中，抗代谢活性或许是重要的，因为唾液中的次硫氰酸盐（hypothiocyanite）越多，葡萄糖刺激生物膜后产生的酸就越少（图6.6）。如果口腔卫生产品（如牙膏）中的过氧化物酶系统人为提高了唾液中的OSCN⁻水平，在使用该产品后，菌斑产酸性进一步降低（图6.6中的红色圆圈）。因此，通过口腔卫生产品获得的菌斑产酸性和OSCN⁻水平的降低都大于正常唾液值。然而，由于唾液的清除作用，牙膏系统的作用可能大多是暂时的。

胱蛋白（含半胱氨酸的磷蛋白）被认为通过抑制唾液蛋白有害的蛋白水解而起保护作用。唾液中和获得性膜中的胱蛋白抑制特定的细菌蛋白酶和来自裂解白细胞的蛋白酶。胱蛋白也影响磷酸钙的沉淀，并可能有一些抗病毒活性，暗示着这些分子的多功能性。腮腺和颌下腺唾液中的其他抗菌多肽是富组蛋白（表6.2），其具有对细菌的广谱抗菌性以及对口腔酵母菌的抗菌性[20]。

口腔细菌的清除和聚集

除了许多唾液蛋白提供的非特异的抗菌作用（也就是说不是免疫的结果），唾液的流动对口腔生态系统也有重要影响。唾液的一个重要功能是稀释和消除病原微生物及其底物。这是一个生理过程，通常被称为唾液清除，或更常见的是口腔清除。由于唾液的流动与吞咽反射结合在一起，食物从口腔进入食道，使清除效果大大增加。在低于正常的非刺激唾液流速（即≤0.2mL/min）下，清除效果会大大延长，导致口腔中物质和细菌的积聚。在低于正常唾液流速的情况下，口腔的生态环境更加偏酸性，这种环境有利于耐酸和产酸细菌的生长（见第10章）。细菌的清除不仅与唾液的流动有关，还与唾液的成分有关。凝集素是一种糖蛋白，具有与未附着细菌相互作用的能力，导致细菌聚集成大的聚集体（表6.2）。这些聚集物比单个细菌更容易被唾液冲走和吞食，从而增加了口腔对细菌的整体清除。其中最有效的是在人腮腺唾液中发现的高分子量糖蛋白gp340。这种凝集素的浓度比其他抗菌蛋白低得多，仅0.1μg（小于唾液蛋白总浓度的1‰）就能凝集多达10^9个细菌。

来源于腺泡细胞的唾液中的黏蛋白有两个成员：MUC5B和MUC7构建成一个家族[2]。它们也被分别称为高分子量黏蛋白和低分子量黏蛋白。这些分子是不对称的分子，具有开放的、随机组织的结构，其中碳水化合物侧链通常以带负电荷的基团结束，例如唾液酸。黏蛋白也聚集口腔细菌，从而加速从口腔中清除细菌。一些研究报告了唾液的凝集活性和变异链球菌的定植之间的负性关系。聚集的机制似乎是黏蛋白中的低聚糖模拟黏膜细胞表面的低聚糖，从而通过阻断细菌细胞表面的活性基团、黏附素来竞争性地抑制细菌细胞与软组织的黏附。通过相关机制，黏蛋白也介导特定细菌对牙齿表面的黏附[46]。除了抗菌作用外，黏蛋白的重要作用还在于它们能保持大量水分，从而有效地润滑和维持黏膜表面的湿度。

人的唾液也含有以分泌型免疫球蛋白A（sIgA）形式存在的免疫球蛋白。sIgA是通过腺体的浆细胞的产物，sIgA被腺泡和导管细胞修饰、分泌。sIgA是一种特异性防御因子（即免疫的结果），由细菌的刺激产生。sIgA聚集细菌，使它们很容易被吞食，而且sIgA还对唾液中的其他抗菌聚集成分具有亲和力，如黏蛋白。研究表明，与非特异性抗菌蛋白不同，sIgA本身似乎在对抗龋齿方面提供了一个可量化的效果[31]。

唾液对已形成的生物膜的作用

在最初的细菌附着后，生物膜的进一步形成取决于已附着细菌产生葡糖基转移酶（GTFs）和果糖基转移酶（FTFs）的酶系统的能力。在蔗糖存在的情况下，GTFs和FTFs通过利用蔗糖中糖苷键的裂解能量合成几种形式的高分子量葡聚糖（葡萄糖聚合物）和果聚糖（果糖聚合物）。这些黏性胞外多糖聚合物与细菌和唾液蛋白混合，导致进一步形成生物膜，并增加口腔细菌在釉质表面生长的能力。在生物膜形成的这个"阶段"，生物膜内的水环境将与整个唾液大不相同，生物膜基质包含对来自唾液的大抗菌蛋白几乎不可渗透的环境。这种不可渗透的生物膜环境将引发生态变化，以牺牲需氧菌为代价，促进产酸和耐酸厌氧菌的生长（见第10章）。此时，唾液的流动仍然会限制生物膜内细菌所能获得的营养物质的数量，尤其是糖。然而，糖的可用性也受到淀粉酶的影响。

淀粉酶活性

人类唾液中最丰富的酶是α-淀粉酶，它占腺体产生的唾液蛋白的一半。大多数由腮腺中的浆细胞合成，其余由颌下腺合成。淀粉酶有效地攻击淀粉链上的随机位置，从而将摄入食物中的长链碳水化合物分解成麦芽糖、麦芽三糖和糊精。口腔细菌可以发酵麦芽糖，麦芽三糖水解产生葡萄糖。因此，富含加工淀粉的饮食为厌氧菌提供了可发酵的糖，并导致牙齿生物膜的pH下降。从这个角度来看，唾液淀粉酶活性促进了龋齿的发展。然而，淀粉酶也可能有助于清除餐后牙齿和黏膜中食物残渣中的淀粉。淀粉酶的这种功能在商业上用于洗衣粉和洗碗机片。添加的工业淀粉酶与洗涤剂一起工作，以增加食物和污垢的去除。从这个理论角度来看，唾液淀粉酶活性也可以预防龋齿，因为含淀粉的食物残渣可以更快地从牙齿上清除，使细菌利用麦芽糖和麦芽三糖的时间更少。

口腔糖的清除

当饮食中的糖进入口腔时，唾液浓度立即变得非常高，因为唾液的量很小。因为在两餐之间，口腔中唾液的总量通常只有0.8~1.2mL[28]。这个量展开成薄膜覆盖在牙齿和黏膜表面。因为许多口腔表面彼此紧密接触，有效表面积比总面积小得多，产生70~100μm厚的唾液膜（图6.5），该唾液膜以1~8mm/min的速度向咽喉移动[11]。糖通常作为食物的一部分进入口腔，主要是蔗糖或通过唾液淀粉酶活性从含淀粉的食物残渣中释放出来，特别是在煮熟或加工过的含淀粉食品中。以单糖和双糖的形式存在的糖，必须溶解在少量的唾液中，使唾液的浓度升高，这种浓度在整个唾液膜中分布不均匀。因此，放置在口腔一侧的物质将主要提高口腔同一侧的唾液水平，很少影响到另一侧。唾液薄膜在上颌前部的运动比下颌慢得多。因此，有些区域会比较长时间接触到摄入的糖，而有些区域（如下颌的切牙）接触糖的时间比较短。

基本上，口腔糖的清除是一种稀释作用，由唾液的流动引起，吞咽消除。唾液中高浓度的糖将诱导唾液腺的味觉刺激，增加唾液的流速导致吞咽，从而消除口腔中的一些糖。每吞咽一次，糖的浓度就会逐渐降低，就像在实验室里系列稀释一样。如果把糖的浓度与时间作图，它会显示出一个快速的

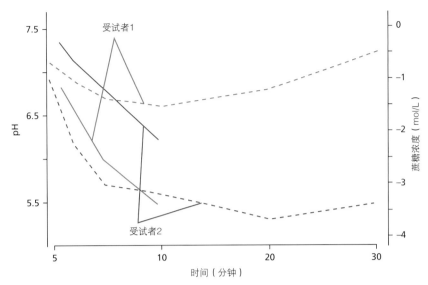

图6.7 两个受试者用蔗糖溶液冲洗。由于唾液流率的差异，两个试验对象的清除率（实线）有很大差异，导致菌斑内厌氧菌对菌斑pH（孵化线）的降低有很大差异。受试者1的唾液流率高于受试者2，受试者2的唾液流率低于正常水平。

初始下降，然后逐渐下降到0，因为每一次吞咽都会消除"相同的部分"。为了比较不同个体之间的清除率，需要一种合适的唾液清除率测量方法。达到某种可检测到的低水平所需的时间被称为"清除时间"，也有其他更复杂的方法。但是，不管怎样测量，口腔糖的清除主要取决于唾液流速。图6.7显示了两个不同唾液流速的个体摄入食物后唾液糖的浓度。由于唾液流速的差异，10分钟后两个受试者之间的糖浓度相差约10倍，导致20分钟后生物膜酸化的主要差异超过一个pH单位。图6.7还显示，由于刺激唾液流动的影响，糖暴露后的最初几分钟内清除率最快。因为甜味对唾液分泌的刺激作用比盐和酸弱得多，当糖被摄入时，清除率很快达到未受刺激的水平。因此，在唾液中的糖浓度达到糖的味觉阈值以下很长时间后，口腔生物膜中的细菌仍可获得糖。

唾液缓冲容量（buffer capacity）和pH调节

像葡萄糖这样的不带电小分子将迅速从薄的唾液膜扩散到生物膜中，生物膜可能比唾液膜厚许多倍。通过唾液−生物膜界面的糖量取决于唾液和生物膜−菌斑液之间的浓度梯度。由于这种梯度在最初几分钟非常陡峭，菌斑中的糖浓度将迅速增加。

仅仅几分钟后，它的浓度就会高于唾液，唾液的浓度会由于清除过程而降低。在已形成的低渗透性牙齿生物膜中有许多厌氧菌，糖的积累将促进厌氧代谢，导致各种有机酸的形成，并降低生物膜−牙釉质界面的pH。pH下降的幅度和持续时间取决于生物膜的微生物组成（见第7章）、糖的有效性（见第8章）、口腔清除时间，以及唾液缓冲容量。

缓冲容量（β）的化学定义要求产生精确的滴定曲线（图6.8）。化学上，缓冲容量的定义是酸浓度的增加（ΔC_A）除以加入酸后pH的变化值（ΔpH）。（即$\beta = \Delta C_A / \Delta pH$）。如果加入大量的酸只导致轻微的pH变化，则缓冲容量很高，意味着这种液体可以抵抗酸的加入，而不会使pH发生大的变化，反之亦然。而缓冲容量（β）的化学定义很少用于唾液；相反，各种其他简单的定义和术语用于唾液。最常用的似乎是将唾液的pH从最初的pH降低到预定的较低值所需的酸量，这可以称为"滴定碱"。如图6.8的上半部分所示，刺激性全唾液pH降至4时，可滴定碱浓度通常在20~30mmol/L氢离子之间，约为非刺激唾液的2倍。衡量人类唾液缓冲容量的一个更简单的方法是所谓的"缓冲效应"。缓冲效应是通过在一定量的唾液中加入一定量的酸，然后读出最终的pH来确定

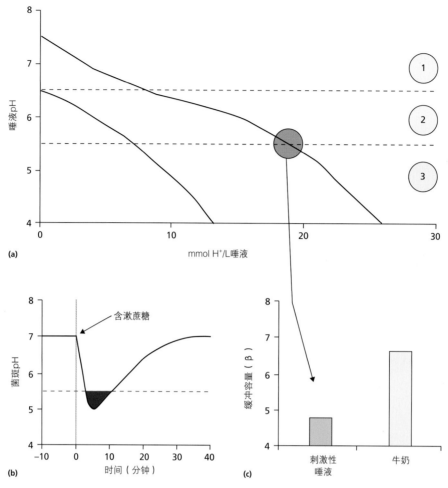

图6.8 （a）在封闭系统中用强酸滴定全唾液。上面的曲线表示刺激性唾液，下面的曲线表示非刺激性唾液。pH在5.5以上时，由于磷酸盐（1）和碳酸氢盐（2）缓冲系统的作用，唾液缓冲能力较高。在低pH时，曲线的斜率增大，提示唾液蛋白（3）缓冲能力较低。（b）典型的Stephan曲线是口腔含漱蔗糖后菌斑pH的反应。尽管唾液有缓冲能力，但漱口后菌斑pH会迅速下降至低于人类唾液的临界pH（红色区域），然后慢慢恢复到基线值。这种下降是由于唾液只有中等缓冲能力。（c）与pH4~7的牛奶（图a中的圆圈和箭头所示）相比，全唾液的缓冲能力远低于牛奶。

的。最终pH越高，缓冲效果越好。使用这种方法的测试系统在牙科诊所的椅旁可以使用。在这些不同的测量方法中，只有缓冲容量（β）的化学定义能够识别和量化各个缓冲系统。通过这样的分析，在人类唾液中已经确定了3种缓冲系统；即碳酸氢盐、磷酸盐和蛋白质缓冲系统。

碳酸氢盐缓冲系统

在唾液腺中，碳酸氢盐一部分来自末端部分，一部分可能来自导管（图6.2）。在唾液流速较低时，末端部分中的碳酸氢盐在导管中被重新吸收，类似于钠和氯，导致非刺激性唾液中碳酸氢盐水平

非常低。在高流速下，碳酸氢盐通过纹管排出，与氯化物交换，使受刺激的碳酸氢盐浓度增加到静脉血浆水平大约为25mmol/L或者在高度刺激性唾液中会更高[5]。碳酸氢盐缓冲系统的一个特征是它由溶解的离子［包括碳酸氢盐（HCO_3^-）和碳酸（H_2CO_3）以及溶解的二氧化碳气体（CO_2）］组成。在一个对二氧化碳不渗透的封闭系统中，形成平衡。

$$CO_2 + H_2O \leftrightarrow H_2CO_3 \leftrightarrow HCO_3^- + H^+$$

H_2CO_3生成CO_2和水是由碳酸酐酶催化的，碳酸酐酶存在于唾液腺和唾液中。然而，这种反应的发生并不需要酶，反之（CO_2水和成H_2CO_3）则需要酶。在开放系统中，唾液中溶解的CO_2也会与

周围空气中的气态CO_2达到平衡。因此，二氧化碳（CO_2）的唾液分压会下降，当唾液进入口腔时，由于唾液和呼吸道之间的二氧化碳含量几乎瞬间达到平衡，而呼吸道的二氧化碳分压略低于血液。在封闭系统中缓冲时，碳酸氢盐缓冲系统的工作方式与任何其他缓冲系统相同。当人唾液中H_2CO_3的pK_a值接近pH6时，获得的最大缓冲容量约为缓冲体系总浓度的一半。然而，由于碳酸氢盐缓冲系统也与周围空气中的气态CO_2保持平衡，CO_2可能会在缓冲过程中损失。这种类型的缓冲被称为相位缓冲，并为缓冲系统增加了实际的pH上升能力。因此，在不应被认为是封闭体系的口内，出现了广泛的相位缓冲[23]，理论上可以使碳酸氢盐的缓冲容量比封闭体系[21]的缓冲容量提高4倍以上。90%的缓冲容量在pK值正负一个pH单位范围内，在pK值附近。因此，从pH7到pH5，碳酸氢盐占整个唾液缓冲液容量的大部分。在这个酸碱度范围内，碳酸氢盐缓冲系统对总缓冲容量的贡献从非刺激性唾液的不到一半再到刺激性唾液的90%以上不等。高碳酸氢盐浓度和广泛的相位缓冲主要发生在摄入酸性食物时，而甜味食物刺激较少的唾液分泌、较低的碳酸氢盐浓度和较低的缓冲容量。因此，只有在部分糖被清除后，缓冲系统才能克服生物膜中剩余的酸的挑战，提高pH，如图6.8中的Stephan曲线所示。

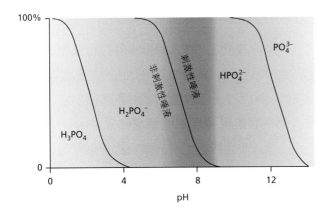

图6.9　磷酸盐缓冲系统作为pH的函数（即Bjerum图）。在生理pH（6.0~7.5）范围内，大部分磷酸盐以$H_2PO_4^-$和HPO_4^{2-}的形式存在。深灰色区域代表人类唾液的正常pH范围。

磷酸盐缓冲系统

磷酸盐是含磷化合物。图6.9显示了所谓的Bjerum图，其中依赖于pH的无机磷酸盐由磷酸（H_3PO_4）、磷酸二氢盐（$H_2PO_4^-$）、磷酸氢盐（HPO_4^{2-}）和磷酸盐（PO_4^{3-}）组成。这4种物质的总和等于总磷酸盐浓度。与碳酸氢盐相比，总磷酸盐浓度随着流量的增加而降低。因此，总磷酸盐可能从非刺激唾液的10mmol/L下降到刺激性唾液的2~4mmol/L（图6.3）。最相关的缓冲将发生在生理酸碱度范围内，其中磷酸盐的主要形式是氢和H_2PO_4，该平衡的pK_a值约为7。由于碳酸氢盐浓度较高，因此pH高，刺激性唾液主要含有HPO_4^{2-}，而非刺激性唾液有较低的pH，主要含有$H_2PO_4^-$（图6.9）。像碳酸氢盐一样，磷酸盐在pK值附近的正负一个pH单位范围内具有最高的缓冲能力。因此，磷酸盐在pH从8到6的缓冲容量中起着重要作用，而且主要存在于非刺激唾液中。

蛋白质缓冲系统

唾液中的所有蛋白质都具有特定的功能，这些功能与获得性膜形成过程高度相关，并且如前所述，它们具有抗细菌定植和生长的作用。除了这些特定的功能外，许多唾液蛋白在低于或高于其等电点时，还能充当缓冲液。等电点以下的蛋白质可以接受质子，等电点以上的蛋白质可以释放质子。许多唾液蛋白的等电点在pH5~9；因此，唾液蛋白在酸性pH下作为缓冲液发挥作用。因此，在pH低于5时，磷酸盐和碳酸氢盐对缓冲能力的贡献都不大，实验室研究表明，唾液蛋白往往是唾液缓冲容量的主要贡献者。但是与碳酸氢盐和磷酸盐相比，即使在酸性范围内，全唾液中的蛋白质贡献较低。然而，由于唾液蛋白在获得性膜和生物膜中浓度很高，因此很可能成为口腔表面重要的缓冲物质。

唾液和龋损再矿化

生物膜中厌氧菌重复的碳水化合物代谢产生酸

作为糖酵解的终末产物。在这一点上，牙齿表面的水相环境与口腔的其余部分越来越不同——主要是酸性更强。酸化在蔗糖存在的时候将进一步加速。这促进了厌氧代谢和黏性多糖聚合物的形成，进一步加速了酸性环境的发展。在龋齿过程的这一点上，唾液显然不能控制生物膜的形成和代谢。然而，在这个过程的后期阶段，唾液可能表现出最强的抗龋能力。现在唾液的主要作用是防止进一步脱矿，促进再矿化。唾液的主要成分是钙和磷酸盐离子以及缓冲系统提供的中性pH。全唾液还含有氟化物，与唾液钙和磷酸盐一起，大大降低了釉质的溶解度，促进了再矿化（见第9章）。

唾液中的钙和磷酸盐

由于人的唾液中含有大量的钙和磷酸盐，因此需要一些蛋白质来抑制唾液中通过腺体和导管进入口腔的钙磷酸盐的自发沉积。自发性沉积的结果就是唾液腺结石的形成（涎石病），可以阻塞主要唾液腺的导管。主导管阻塞可以导致疼痛，不治疗唾液流动的阻塞会导致唾液腺感染（涎腺炎），会产生严重的健康后果。因此，对于健康来说，重要的是钙和磷酸盐可以被输送到口腔而不会在腺体和导管中沉积矿物质。这主要是通过生物膜前体蛋白富酪蛋白和PRPs的钙结合功能来实现的（图6.5）。当被输送到牙齿表面附近时，唾液的稳定状态，含有高浓度的钙和磷酸盐，构成了一个保护环境，这对牙齿很重要。

为了避免沉积，唾液中大约20%的钙与像富酪蛋白和PRPs的蛋白结合。其余80%的唾液钙与蛋白质结合不牢固，可分为离子钙和非离子钙。非蛋白结合钙通常一半是电离的，一半是非电离的。未离子化的钙或多或少与磷酸盐和碳酸氢盐以及一些有机离子牢固结合[29]。所有3种形式（即蛋白质结合、离子化和非离子化）构成唾液中的总钙浓度。唾液总钙可能会从非刺激性分泌状态到刺激性分泌状态略有增加（图6.3），但通常较低（$1 \sim 2mmol/L$）。不与蛋白质结合并被离子化的钙与唾液钙活性相同，唾液钙活性是离子活性产物（IAPs）的一个关键指标。当唾液的pH和大多数离子的浓度在高流速下增加时（图6.3），较少的钙将以离子化的形式存在，钙的活性降低。这是因为在高pH下，由于所有离子浓度的增加以及各种钙络合物的形成，钙与其他离子成对的可能性增加。至于钙，一些磷酸盐是离子化的，以弥补磷酸盐活性，一些是非离子化的。在缓冲系统的4种物质中，磷酸盐（PO_4^{3-}）参与了釉质中羟基磷灰石晶体的平衡。这种形式的量是由唾液的pH和磷酸盐缓冲体系的解离常数（pK_a）决定的（图6.9）。因此，pH主要决定磷酸盐（PO_4^{3-}）的浓度。一个单位的pH的变化可以导致磷酸盐活性的$10 \sim 100$倍的变化，这比任何取决于流量的变化的影响都要大得多（图6.3）。

唾液中的氟

生理上，氟化物仅以低浓度从唾液腺排出，这反映了血液和细胞外液中氟化物的背景水平[45]。如果不慎吞下含氟化物的防龋产品（如牙膏和漱口液），血液中的氟化物含量会在30~60分钟后达到峰值。少量通过唾液排泄回口腔，但与使用氟化物产品后留在口腔组织中的氟化物相比，这一贡献很小。因此，整个唾液中的氟化物浓度主要取决于食物、饮料、水以及口腔组织中保留的口腔和卫生产品中的氟化物与整个唾液中的氟化物之间的平衡，而不是随唾液排出到口腔中的氟化物。有限使用含氟产品和生活在饮用水中氟化物浓度较低的地区的个人，其唾液中的氟化物浓度往往比唾液钙浓度低1000倍以上。在饮用水中氟化物含量高的地区和/或频繁和长期暴露于含氟产品的地区，唾液中氟化物的整体浓度上升到相当高的水平[42]。由于发达国家的大多数人经常接触到用于控制龋齿的含氟产品，或水氟化提供的饮用水中氟化物含量高，这些个体需要采取有意识的行动来避免氟化物，以保持全唾液中的氟含量持续较低。因此，尽管在一天中，唾液腺并不排泄出全部唾液中的大部分氟化物，在现代社会氟化物应该被视为唾液成分。然而，如果停止接触氟化物，那么口腔中的贮库就会耗尽，几天内整个唾液中的氟化物水平就会下降到基线水平（见第9章和第14章）。

接触氟化物产品后，全唾液中氟化物的浓度首先迅速增加，然后由于口腔清除而下降。氟化物清除率最重要的因素是唾液流量。味道浓烈的牙膏可能会抵消其自身作为氟化物来源的作用，因为刺激唾液流动会提高所用氟化物的清除率。睡前刷牙会增加睡眠时氟化物浓度，因为口腔液流速很低（表6.1），使口腔液中氟化物浓度较高。局部使用氟化物制剂，周围氟化物的浓度可能非常高，并且可以持续相当长的时间。这里，氟化物将从唾液薄膜扩散到菌斑中，显著提高氟化物浓度。在唾液中如此高的浓度，尤其是在菌斑中，矿物质氟化钙就会形成。这种氟化钙起着缓慢释放氟化物的作用，氟化物与松散结合在其他组织上的氟化物一起在暴露后一段时间内释放。

羟基磷灰石和氟磷灰石的唾液饱和度

釉质的大羟基磷灰石晶体由非常小的单位细胞组成。细胞是一个理论上的实体，不到一立方纳米，含有10个钙、6个磷酸盐、2个羟基离子。这种固相与唾液中相应的离子处于平衡状态。IAP（即单位细胞内的自由和电离摩尔浓度的幂次）给出了溶液中所有相关离子的复合测量：

$$IAP_{HAp} = (Ca^{2+})^{10} (PO_4^{3-})^6 (OH^-)^2$$

从这一公式可以看出，单位细胞中3种离子中任何一种唾液活性增加，IAP也随之增加。但是，唾液pH通常是IAP的基本因素。因此，一个单位的pH从6降至5将使羟基离子活性降低10倍，磷酸盐离子活性降低许多倍，从而显著降低IAP。对于氟磷灰石来说，条件多少好一些，pH依赖的羟基离子被氟离子取代，使其离子活性产物IAP_{FAp}对pH变化不那么敏感。

除了pH的巨大影响外，生物膜中的钙或摄入酸性食物时也会造成特殊情况的出现。此时，带两个正电荷的钙与带两个负电荷的离子紧密结合。在口腔中，这些化合物主要是产酸生物膜和酸性食品中发现的乳酸和柠檬酸的共轭碱。通常，乳酸和柠檬酸的浓度可以非常高，将游离唾液钙的浓度降低到非常低的值。低钙活性会大大降低IAP，并增加低pH的负面影响。

在不含唾液蛋白的水溶液中，当牙齿与水完全平衡时，IAP（IAP_{HAp}或IAP_{FAp}）将等于溶度积。在口腔温度下，羟基磷灰石的溶度积很小（$10^{-117}\ mol^{18}/L^{-18}$）[35]，但是氟磷灰石甚至更小，使得这种盐更难溶解。如果唾液中的IAP大于溶度积，则唾液过饱和，可能发生再矿化；如果它较小，则唾液不饱和，可能发生脱矿。然而，由于获得性膜的原因，过饱和或不饱和并不意味着会发生什么，只是意味着它可能发生。因此，当不饱和流体与牙釉质接触时，获得性膜通常会推迟有害作用。有时，这种延迟的时间足够长，可以通过清除或缓冲来消除有害影响，这样即使不饱和也不会发生脱矿。

临界pH和再矿化

当IAP等于羟基磷灰石的溶度积时，溶液饱和，不发生脱矿或再矿化。

在牙科文献中，饱和对应的pH通常被表示为临界pH。临界pH的主要决定因素是唾液中钙和磷酸盐的总浓度。钙和磷酸盐浓度正常的健康人唾液中，平均临界pH为5.5[44]；低于这个pH，牙釉质就会溶解。由于总磷酸盐浓度较高，非刺激性唾液的临界pH通常低于刺激性唾液[12]。在其他液体中，如软饮料和饮用水，以及在获得性膜和牙齿生物膜中，临界pH可能与5.5相差甚远。因此，临界pH不是恒定的，而是一个动态变量，根据所研究液体的不同可能存在几个pH单位的差异。更复杂的是，唾液总钙和磷酸盐浓度的个体差异使得临界pH成个性化的参数。低钙和磷酸盐浓度导致高临界

pH，使牙釉质在接近中性的pH下溶解，并大大降低唾液再矿化牙釉质的能力。这可能与儿童有关，他们的唾液钙浓度通常比成人低，因此临界pH更高[3]，这在一定程度上可以解释儿童时期对龋齿的易感性增加。氟磷灰石的临界pH也可以计算出来。根据氟化物、钙和磷酸盐的平均浓度以及氟磷灰石的不同溶度积，氟磷灰石在唾液中的临界pH比羟基磷灰石低约1个单位，接近4.5，但也存在个体差异。

与龋齿相关的其他唾液成分

除了氟化物外，整个唾液中可能含有许多"非唾液"物质，这些物质对龋齿也有影响。这些物质中的大多数进入唾液是血液中水平改变的反应，并且只与患有特殊疾病的患者相关。一个例子是尿素的唾液水平，它在慢性肾衰竭（CRF）患者中可能变得非常高，并导致唾液pH和缓冲能力增加。尿素也会扩散到生物膜中，细菌的酶和代谢活动将导致结合氢离子的反应，进一步增加pH。因此，慢性肾衰竭患者的菌斑基线pH通常较高。由于生物膜的pH升高，这些患者虽然有很高的菌斑评分，但几乎没有龋齿，这并不罕见[1]。与龋齿有关的唾液中的物质的另一个例子是来自于血液中的葡萄糖。在未经治疗或控制不佳的糖尿病患者中，唾液葡萄糖病理性持续增高。特别是在未经治疗的糖尿病病例中，唾液中的葡萄糖水平可能非常高，导致龋齿增加。但在接受治疗的患者中，控制不良的患者可能比代谢控制良好的患者患龋更多[50]。在这种特殊情况下，口腔糖的清除几乎没有帮助，因为唾液是牙齿生物膜的主要葡萄糖供应源；因此，在这种特殊情况下，升高的葡萄糖不能被唾液清除。

唾液和龋病的发展：临床方面

为了避免龋齿加速进展，在唾液流量开始减少时或识别唾液流率低于正常水平（即低于正常范围）的患者是必需的，特别是在低于正常非刺激性

唾液流速的情况下。非刺激性的全唾液的正常流速为0.2~0.5mL/min，在一些个体中甚至更高。咀嚼石蜡时，刺激性全唾液的正常流速为1.0~2.0mL/min。然而，当咀嚼和强烈的酸结合在一起时，整个唾液流速可能会高得多。因此，在这种刺激下，生理全唾液流速可能从5mL/min到10mL/min的极限值（表6.1）。几乎所有口干（口腔干燥症）问题的主要原因和与之相关的临床发现是唾液流速低于正常和/或唾液分泌不足。唾液分泌不足是指低唾液流速的病理状态，与口腔干燥症（R68.2）一起是一种公认的诊断（国际疾病分类代码K11.7）。应该强调的是，唾液分泌不足的严重程度不能从口腔干燥症中准确预测，而是需要通过唾液流速的测定进行临床检查。唾液流速显著降低的例子是癌症患者放射治疗后，这些患者唾液流速严重且经常是病理性地降低且持续终生。接受过放射治疗的患者的身上产生的后果是：由于口腔极度干燥而在夜间被惊醒；由于黏膜表面的润湿和润滑不足，像说话、咀嚼和吞咽这样的口腔功能受到阻碍；由于形成小块食物困难，吞咽和咀嚼受到阻碍。口腔黏膜可能出现干燥、萎缩、苍白或充血。嘴唇可能皲裂或裂开，嘴角缩小可能有开裂（口角炎）。舌背可能干燥、有沟痕，或者由于真菌感染而呈现红色和充血（图6.10）。一般来说，这些情况是典型的唾液过少，而且持续一段时间，这些情况大大降低了唾液过少患者的生活质量。

低唾液流速患者的牙科表现

口干症是一种非常不舒服的疾病，患者经常将饮食转向柔软、黏稠、富含碳水化合物的食物。饮食的这种转变将进一步增加龋齿（见第8章），健康的牙列可能会受到龋齿和/或侵蚀性脱矿的严重影响而且影响的速度之快与唾液流速正常的人不同[17]。早期唾液减少相关的龋坏病损与正常的白垩斑相似。然而，在这一点上，这些患者病变的显著之处在于，它们发生在通常对龋齿相对免疫的牙列

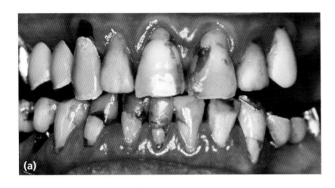

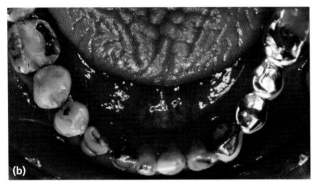

图6.10 舍格伦综合征女性口干临床表现：（a）多发性龋损；（b）同一患者黏膜表面和舌部干燥。

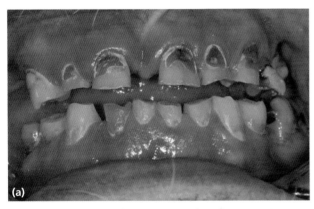

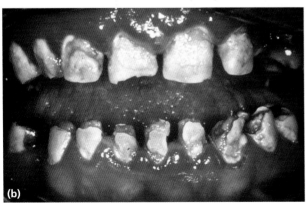

图6.11 与低于正常流速和唾液过少有关的龋齿：（a）颈部病损；（b）更广泛的表面侵蚀，如冠缺损。

区域，如下颌的切牙（图6.10）。唾液减少相关的龋坏的进展阶段可以看到各种类型的病损[15, 26]。病变通常始于切牙和尖牙颈部的唇面（图6.11）。这种病变可能表面延伸到整个牙颈部，然后向内发展，导致牙冠折断。唾液减少相关的龋坏的进展阶段也可能导致更广泛的表面缺陷，首先影响牙冠的颊侧，然后影响牙冠的舌侧或腭侧（图6.11）。当出现时，这种病损通常以弥漫性、点状缺损开始，然后发展为影响牙齿表面的广泛性、不规则损害。特别是在放疗患者中，由于长期使用氯己定，牙齿和此类侵蚀样缺损可能会变成严重的棕黑色。

低唾液流速和唾液分泌不足的原因

大量的疾病和病症（表6.3）长期影响唾液腺功能[24]，主要导致低唾液流速、唾液分泌不足、唾液成分改变和/或口干。其中一些与腺体病理（如自身免疫和内分泌疾病）或宿主的病理生理状况（如代谢紊乱）有关，而另一些则影响腺体神经支配（如神经系统疾病）或疾病治疗的结果（如头颈部放射治疗）。然而，到目前为止，最常见的原因是使用常规处方药。

药物治疗

药物是慢性口干症最常见的原因，也是唾液腺功能低下最常见的原因。许多常用的处方药会导致唾液流速降低到低于正常水平，甚至唾液分泌过少。如前所述，唾液分泌受自主神经控制，通过神经递质刺激交感神经和副交感神经而激活。这些神经递质与腺体内腺泡细胞上的特定受体结合（肾上腺素能和胆碱能）并激活离子、水和蛋白质的分泌。任何能够结合和阻断这些受体，从而降低自主神经系统两个分支中任何一个的活性的药物，将会对唾液分泌产生影响。抗胆碱能药物（如许多抗抑郁药、抗组胺药和一些抗高血压药）对胆碱能受体的抑制将对唾液分泌产生深远的影响，因此经常导致口干。选择性阻断肾上腺素能受体的药物，如β

表6.3　不同条件对唾液腺功能的影响。导致唾液腺功能下降的3个最重要的原因是药物、舍格伦综合征和头颈部放疗

	流速	成分变化	口腔干燥	龋齿
药物				
促分泌素	↑	+/−	−	↓
异源性药物	↓	+	+	↑
舍格伦综合征	↓	+	+	↑
头颈部放射治疗	↓	+	+	↑
慢性炎症性结缔组织病				
硬皮病	↓	?	+	↓
混合性结缔组织病	↓	?	+	↑
慢性炎症性肠病				
克罗恩病	→	+	+	?
溃疡性结肠炎	→	+	−	?
乳糜泻	→	+	−	?
自身免疫性肝炎	↓	?	+	?
肌肉骨骼疾病				
纤维肌痛	↓	?	+	?
慢性疲劳综合征	↓	?	+	?
淀粉样变性	↓	?	+	?
内分泌紊乱				
糖尿病	↓	+/−	+	?
甲状腺功能亢进	↑	+	−	?
甲状腺功能减退	↓	?	+	?
库欣综合征	→	+	−	?
艾迪生氏病	→	+	−	?
神经障碍				
中枢神经系统损伤	↓	?	?	?
脑性瘫痪	↓	+	?	?
贝尔面瘫	↓	?	?	?
帕金森病	↓	+	+	?
阿尔茨海默病	↓	+	+	?
霍−艾二氏综合征	↓	?	+	?
灼口综合征	→	+	+	?
传染性疾病				
流行性腮腺炎	?	?	?	?
艾滋病	↓	+/−	+	?
丙型肝炎病毒	↓	?	+	?
EB病毒	?	?	?	?
肺结核	?	?	?	?
局部唾液腺细菌感染	↓	+	?	?
家族遗传病				
唾液腺发育不全	↓	?	?	↑
囊泡性纤维症	↓	+	?	?
外胚层发育不良	↓	+	−	↑
曾拉德−威利综合征	↓	+	?	?
代谢失调				
水盐平衡	↓	+	+	?
钠潴留性综合征	↓	+	+	?
营养不良	↓	+	+	?
饮食失调				
暴食症	↓	+/−	+	↑
神经性厌食症	↓	+	+	↑
癌症相关的感染				
化疗	↓	+/−	+	?
移植物抗宿主病	↓	+	+	?
晚期癌症/终末期患者	↓	?	+	?

↓降低流量或龋齿风险；↑增加流量或龋齿风险（在贪食症和厌食症的情况下，侵蚀风险也增加）；→流量不变或有龋齿风险；+是的；−没有；+/−不同结果；? 可能受影响和/或等待临床研究。表是从参考文献[24]修改而来的。

受体阻滞剂普萘洛尔，将降低唾液分泌物中的总蛋白浓度。因此，与药物相关的口腔干燥通常是由于抗胆碱能药物的副作用，但也可能是由于蛋白质分泌减少而与选择性阻断β肾上腺素能受体的药物相互作用的结果。具有干燥副作用的药物的综合列表可以在因特网上（www.drymouth.info）找到。同样

重要的是，低于正常流速的风险会随着患者服用的药物数量增加而增加，不管是哪种药物，每天服用3种以上的药物会导致低于正常流速的出现。

舍格伦综合征

舍格伦综合征（sjögren's syndrome，SS）是一种外分泌腺（即通过导管分泌到外部环境的腺体），特别是泪腺和唾液腺的自身免疫性炎症疾病。该综合征可发生在所有年龄，发病的中位年龄是50岁左右。在50~70岁的年龄组中，每10万名公民中大约有3000名SS患者，在总人口中，每10万名公民中有500~1000名确诊患者[25]。SS对女性的影响大于男性，比例为9∶1。口干和眼干是常见的症状，有时伴有腺外表现[26]。原发性SS在许多情况下是一种病因不明的原发性、特发性疾病。然而，该综合征也可能继发于其他结缔组织疾病，如类风湿关节炎、系统性红斑狼疮、硬皮病和混合性结缔组织病。这些情况被称为继发性SS（secordary SS，sSS）。在类风湿关节炎中，sSS的患病率约为30%，在系统性红斑狼疮的病例中，20%的患者符合sSS的标准。此外，SS与自身免疫性甲状腺疾病、原发性胆汁性肝硬化和自身免疫性胃炎相关。

这强调了这种疾病的自身免疫性。

放疗

头颈部癌症（HNCs）是上呼吸消化道的恶性肿瘤，90%都是源于口腔、鼻咽、口咽和下咽的上皮衬里。在北美和南美的10万公民中，HNCs的发病率约为每年4.4个新病例，但在欧洲几乎是这个数字的2倍，在东南亚几乎是这个数字的3倍。然而，发病率可能会因是否包括喉癌而有所不同。世界卫生组织各区域之间的差异是由于接触烟草、酒精和槟榔叶等致癌物的不同，HNCs对男性的影响多于女性，比例为2∶1。晚期患者术后行放射治疗。对晚期HNCs的传统放射治疗包括通过邻近结构（含大唾液腺）的大剂量放射治疗，这是一种能提高留存率的方法。然而，对这些结构的高剂量辐射几乎等同于唾液分泌的严重和永久减少，从而导致不可逆的口干和唾液减少。唾液流量的减少或消失会导致龋齿、牙侵蚀和口腔感染的风险显著增加。强调放疗（IMRT）的应用可以减少对唾液腺的累积辐射剂量，从而保留唾液腺功能，与传统放疗相比，治疗后唾液流速显著提高，口干减少（图6.12）。然而，今天，IMRT疗法仅适用于特定的患者。

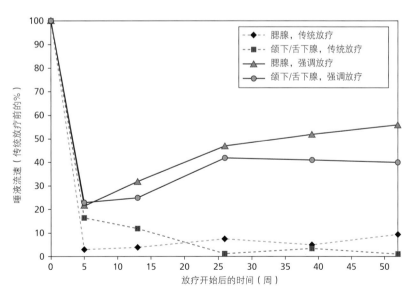

图6.12 放射治疗（RT）开始后，受刺激的腮腺和下颌−舌下（SM/SL）唾液流率随时间下降的百分比。上线为保留腮腺三维/调强放疗（IMRT），下线为常规放疗，包括治疗区[54]的腮腺、颌下和舌下腺体。经Elsevier许可转载。

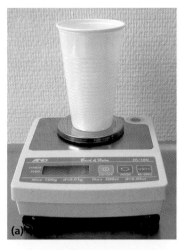
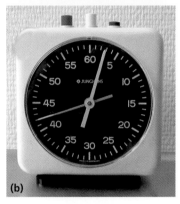
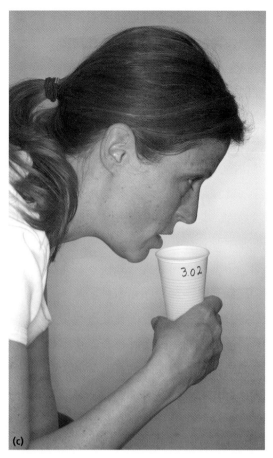

图6.13 用引流法测量全唾液流速。收集材料是一个两位数重量的塑料杯（a）和秒表（b）。患者处于一个放松的弯腰位置，面部略向下倾斜（c）。对于刺激性唾液，咀嚼石蜡是一个标准，可以将结果与正常值进行比较，这里使用的是吐出法。

唾液腺功能的评估

因为一天中的唾液分泌变化与天然和条件高度相关，因此在确定流速时使用标准化条件非常重要。影响唾液分泌的因素包括收集的时间和收集时间的长短。收集周期短容易产生不可靠的值，应该避免。为了进行可靠的监测，非刺激性唾液建议收集10~15分钟。为进一步标准化，患者在检测前至少90分钟内应避免进食和饮水，采集时应避免吞咽和口腔运动。建议在一天中的同一固定时间（如9:00—12:00）进行所有测定[9,34,39-40]。无论采用哪种方法，受试者都应该在采集唾液之前用自来水彻底漱口，从而排出口腔中的唾液。受试者应舒适地坐着，眼睛睁开，头部略微前倾（图6.13）。收集全唾液的常用方法包括引流法和吐出法；不太常见的方法包括抽吸法和拭子（吸收）法。常见的刺激是咀嚼无味的石蜡，或者更不理想的橡皮，因为味道会有很大的变化，从而产生味觉刺激。

引流法和吐出法

引流方法是非刺激的全唾液被动地从下唇滴落到预先称重或分级的试管或取样容器中（图6.13）。在收集期结束时，受试者被要求将所有剩余唾液吐入试管中，收集时间通常设置为10分钟或15分钟。唾液量通过称重（假设比重为$1g/cm^3$）或从收集唾液的刻度试管上读取来确定[53]。该方法仅用于非刺激性的全唾液，在正确的临床设置下有非常高的重复性。咀嚼刺激性全唾液的流速理想的测定方法是吐出法，通过咀嚼标准尺寸无味石蜡胶基（1.5g，熔点42℃）进行。在这种方法中，唾液积聚在口腔底部，受试者被指示每隔60秒或更长时间将唾液吐到预先称重或分级的试管或取样容器中。

该方法也可用于非刺激性的全唾液，尽管吐痰动作如果不是尽可能被动地进行，可能会有一些刺激效果。正常生理流速的标准值如前所述，非刺激性的流速为0.2~0.5mL/min，咀嚼石蜡刺激性的流速为1.0~2.0mL/min，测定方法是引流法和吐出法。

抽吸法和拭子（吸收）方法

在抽吸法中，唾液从口腔底部被连续地吸入到有刻度的试管中。然而，与引流法和吐出法相比，抽吸法存在非故意刺激的风险。在吸收法中，唾液是通过预先称重的棉签、棉卷或纱布海绵收集（吸收）在口腔中的大唾液腺开口处。这种方法通常是神经退行性疾病患者的唯一选择[37]。一个商业版本是Salivette方法（Sarstedt AG, Germany）。使用这种方法，唾液收集是通过咀嚼合成棉签进行的，可以用柠檬酸处理以进一步刺激唾液。唾液收集后，离心拭子将唾液样品回收为透明液体，可以用于像药物（非法和合法）、激素或类固醇成分的分析。

唾液流速和龋齿风险评估

大量证据表明，唾液流速低于正常值和唾液分泌不足通常会导致龋齿患病率和发病率显著增加，如果不能及时发现，正确治疗，龋齿的增加变得严重并可能导致猖獗龋。造成这种变化的原因不仅是唾液对牙齿表面的影响，也与口腔内的生态变化有关。因此，如第7章所述，低于正常的唾液流速会改变口腔生态，导致产酸和耐酸细菌数量增加。此外，抗菌蛋白和凝集蛋白输出的变化，以及唾液pH的降低，将进一步加速这些生态变化，使口腔干燥患者的口腔环境变得更酸。生态的变化往往导致细菌的过度生长，使龋齿发展得极其迅速。与龋齿最密切相关的唾液参数是唾液流速[31]，如前所述，尤其是非刺激流速[6-7]。在临床对龋齿风险进行评估时，引流法和吐出法是金标准，应该始终是唾液诊断的"首选"。唾液流速的正确测定是一种有价值的临床措施，与唾液中各种成分的浓度相

比，它与龋齿更加相关[31]。低于正常的非刺激唾液流速对龋齿的主要影响是加速龋齿病变内的脱矿速率。这种加速是由唾液抵抗龋齿发展的所有功能的改变引起的，特别是低的口腔糖清除率、唾液再矿化潜力的降低、缓冲能力的降低和抗菌蛋白产量的降低。图6.14显示了一组受试者中非刺激的全唾液流速和实验性牙根龋损之间的关系，该组受试者涵盖了大范围的非刺激唾液流速（0至接近1.0mL/min的非常高的水平）。如本试验研究所示，病变深度随非刺激唾液流速的降低而增加，特别是低于正常唾液流速时，病变深度显著增加。因此，低于正常非刺激性全唾液流速（即低于0.2mL/min）总是增加龋损快速进展的风险。流速对龋齿病变表层矿化程度的影响如图6.14所示（见第5章）。在低于正常的非刺激性流速下，矿化水平变得非常低，仅达到健康牙根表面矿化水平的20%~30%，以及正常非刺激唾液流速受试者矿化水平的一半。然而，在非刺激性唾液流速的正常范围内，即使存在唾液流速与龋齿之间的关系，也是模糊的（图6.14）。在这些试验研究中[6-7]，根面龋是在未受干扰的生物膜下发生的，没有刷牙，也没有使用含氟牙膏。因此，这种关系可能主要反映龋齿过程的"后期阶段"。当流速低于正常值时，牙齿再矿化的正常过程就会中断。这有利于以再矿化为代价的脱矿。其他各种实验性龋齿研究表明，口腔卫生不佳的严重口干患者口腔中的釉质可以在几个月内完全脱矿[22,27]。另外，口腔卫生良好的健康患者口腔中的牙釉质在同一时期几乎没有任何脱矿迹象。

唾液成分分析

对于唾液流速低于正常或唾液分泌不足的患者，成分分析似乎没有必要，因为大多数唾液成分都会受到低流速的影响。然而，对于唾液流速正常且龋齿病变发展迅速的个体，成分分析似乎很有吸引力。然而，没有研究明确指出，在唾液流速正常的健康个体中，甚至在龋齿差异较大的个体中，

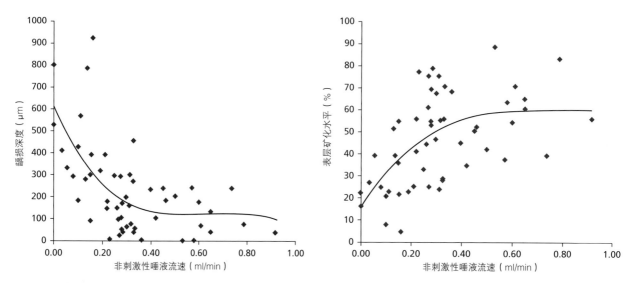

图6.14 非刺激性全唾液流率对试验发展的根面龋病变深度（μm）的影响，以及非刺激性全唾液流率对这些病变表层矿化水平（健康牙根表面的百分比）的影响。病变在2个月内发生，生物膜形成未受干扰，且未接触含氟口腔卫生产品[6-7]。

稳健的唾液成分变量可以预测龋损的进展[8]。这是因为各种唾液成分之间存在广泛的功能冗余[31]。因为唾液的大部分功能是许多成分的联合作用（图6.4）。仅测定唾液中的单一成分无助于临床医生获得关于个体避免龋齿能力的可靠结果。最能预测龋齿的唾液成分包括唾液缓冲能力、唾液钙和磷酸盐浓度以及免疫球蛋白sIgA水平[31]。然而，可能需要确定本章中讨论的大多数唾液成分，以提供一个有意义的和复合的衡量特定个体对抗龋齿的能力。从这个角度来看，很可能某些个体的唾液成分比其他个体更能预防龋齿，反之亦然。但是由于这些关系的复杂性，唾液成分分析目前还不是龋齿诊断的科学方法。与由牙科保健人员确定流速相比，这种分析昂贵、耗时，但是提供的诊断价值很小。

唾液腺功能低下的处理

口干症、低唾液流速和唾液分泌不足的治疗应基于以下考虑：

（1）如果刺激唾液流动可以缓解口腔干燥，这种方法可以很容易地减少口腔问题，包括龋齿。

（2）如果唾液不能得到充分的刺激，就必须确定口腔黏膜表面"涂层"是否能减轻口干的感

觉。

（3）如果以上都不可行，那么再评估还能做些什么来保护患者的牙齿和口腔软组织，减轻患者的痛苦。

这些评估应该仔细评价；一些患者对单一治疗有反应，而另一些则需要联合治疗。然而，一些患者可能对口腔干燥的处理没有反应，尽管可以做很多事情来使患者平静下来，并保护口腔免受伤害和疾病[54]。对口干症、唾液功能减退患者的管理从牙医和牙科保健人员开始（表6.4）。唾液减少的患者需要频繁看牙医（通常3~4个月1次），与他们的牙医和牙科保健师密切合作，以保持最佳的牙齿健康。唾液腺疾病患者必须保持一丝不苟的口腔卫生（见第16章）。牙间刷、机械牙刷对牙龈萎缩和口腔运动或行为并发症的患者是有帮助的。强烈建议定期用刮舌器清洁舌头可以全面减少口腔内的细

表6.4 口干症、唾液功能减退的管理策略

管理策略	举例
预防措施	最优的口腔卫生，补充氟化物、再矿化液
对症（姑息）治疗	水，口腔冲洗，凝胶，漱口水，唾液替代品；增加湿润，最小化咖啡因和酒精的摄入
药物刺激诱导的局部唾液刺激	无糖口香糖，副交感促分泌素含片：西维美林和毛果芸香碱

菌。口腔卫生专业人员必须在为口干患者提供指导（临床指导和书面指导）方面发挥重要作用。

除了最佳的口腔卫生和口腔护理，在这些患者中局部使用氟化物对于控制龋齿绝对是至关重要的。有许多不同的氟化物疗法可供选择（见第13章）。剂量的选择与应用的频率应根据唾液功能减退的严重程度和龋齿的发展速度[4,22,27]来决定。对于口干患者，酸性凝胶应该换成中性氟化钠凝胶，以避免黏膜反应。5000ppm的含氟牙膏，每天使用2次，比普通牙膏更有效地控制龋损的进展[14]，可推荐给低流速或唾液过少的患者。有钙、磷酸盐和蛋白质组合的再矿化溶液也可用于减少唾液过少患者的龋齿[57]。各种酸的尚未腐蚀的唾液刺激物似乎适合缓解口干，因为这些产品已经在口干症患者中进行了彻底的测试[30]。味觉诱发的唾液流量增加和氟化物在口腔组织中的滞留减轻了症状并提供了额外的龋齿保护。最后，应建议患者避免进食有致龋性的唾液兴奋剂、食物和饮料（见第8章）。推荐使用不发酵的饮食甜味剂，如山梨糖醇和人工甜味剂或糖精[55]。三氯蔗糖也是如此，它是一种氯化的非致酸甜味剂；多元醇，如木糖醇，也是如此。因此，任何蔗糖的替代品都是非常值得推荐的，尤其

是对于这个患者群体。

结语

牙医和牙齿防护工作者应该尽最大努力保留低唾液流速患者的牙列。因此，如果不采取严格措施确保这些疾病得到控制，猖獗龋和严重的牙腐蚀可能会迅速发展。唾液的分泌通常会抑制细菌的定植和生长，并通过再矿化和缓冲能力，减少牙齿生物膜中厌氧代谢的有害影响，并为牙釉质提供一层保护膜，以抵御膳食酸。如果没有唾液的这种保护，经常去看牙医和牙科保健师，包括确保口腔卫生的措施、适当的饮食建议和最佳的氟化物治疗，对于保护牙齿免受猖獗龋和严重的侵蚀至关重要。

扫一扫即可浏览
参考文献

7

生物膜在龋病发展中的作用

Biofilms in caries development

P.D. Marsh, N. Takahashi和B. Nyvad

引言

　　龋病是细菌在牙面微生物群落也就是生物膜（以往称为菌斑）内生长、代谢活动所导致的结果（图7.1和图7.2）。因此，牙面微生物群落的出现是龋损发展的一个先决条件。然而，如第2章所述，经常发生的情况是，牙面可以被生物膜覆盖而并没有出现可见的龋损。因此，尽管生物膜在龋病发生中是必需条件，但只是存在并不一定导致龋损

发生，还必须有其他因素的参与。的确，生物膜是自然出现的，并且对宿主有益（后面详述）。这一显而易见的问题困扰了研究者数年，但最近生物膜的研究发展，使我们开始对牙面上细菌的行为及其在健康和疾病中的作用有了更好的理解。本章旨在用一个全新的视角呈现口腔生态系统，特别是相关的牙面生物膜的发展和生态。这些认识不仅从基本重要性上来理解龋病发生和发展的原因，而且也为诊所如何最好地控制龋病提供指引。

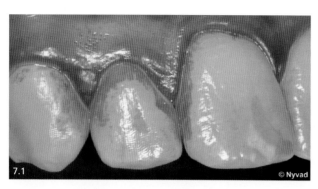 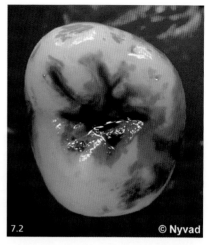

图7.1和图7.2 图7.1显示牙表面的微生物生物膜染色后清晰可见。生物膜常附着于牙颈部，并且延伸至邻间隙。图7.2显示萌出中第三磨牙的拾面。注意窝沟和部分牙尖斜面有大量的微生物（生物膜）。这颗新鲜拔除的牙齿，棕色染料指示生物膜。

常驻菌群

据估计，人体大约由1014个细胞组成，其中只有10%是哺乳动物细胞。大多数细胞为人体常驻微生物群。常驻菌群的获得始于出生，身体所有暴露于环境中的表面被微生物自然定植。然而，在特定表面上定植并占主导地位的微生物群会有所不同，这取决于每个位点的生物和物理性质。在这个过程中，口腔也不例外，出生几个小时的婴儿口腔中就可以检出不同种类的细菌。一旦定植，常驻微生物群由多种细菌组成，包括多种革兰阳性和革兰阴性细菌，以及酵母菌和其他类型的微生物。此外，随着时间的推移，口腔微生物种群的组成会随着口腔生物学的改变而改变。

常驻口腔菌群的获得

新生儿口腔通常是无菌的。微生物的获得取决于微生物向潜在定植位置的连续输入。在口腔，微生物可以来源于饮水、食物和其他营养性液体，但主要的传播途径是唾液。分子水平的分型研究表明，儿童口腔链球菌和革兰阴性菌的获得主要来自其母亲（垂直传播）。事实上，有人提出，降低母亲体内变异链球菌（mutans streptococci）的携带可以预防这些细菌传染给后代，从而有可能延缓龋齿的发生[41]。

口腔微生物种群的多样性在出生后的头几个月增加。一个位点最早的定植者被称为先驱菌，先驱菌为链球菌属，特别是唾液链球菌（streptococcus salivarius）、轻型链球菌（streptococcus mitis）和口腔链球菌（streptococcus oralis）。随着时间的推移，革兰阴性厌氧菌开始出现，包括产黑色素普雷沃菌（prevotella melaninogenica）、具核梭杆菌（fusobacterium nucleatum）和韦荣氏菌属（veillonella spp）。牙列的萌出为微生物定植创造了新的栖息地，因为牙齿提供了体内唯一的不脱落的表面，常驻菌群通常可以附着在这些表面上，并形成大量生物膜[57-58]。表皮的生理性脱落可保持黏膜表面的微生物量相对较低，尽管细菌在舌上会大量聚集。变异链球菌和血链球菌（streptococcus sanguinis，之前被称为streptococcus sanguis）一般随着牙齿的萌出只出现在正常口腔，牙面生物膜的形成和成熟为更大范围内更挑剔的细菌创造了适宜的条件。此外，龈沟液（GCF）的流动不仅引入宿主防御系统的成分（中性粒细胞、补体、抗体），而且还提供了宿主分子（例如血红蛋白、血红素、转铁蛋白）作为在该位点发现的许多挑剔专性厌氧菌的必需营养来源。

随着时间的推移，口腔微生物种群的多样性不断增加，直到最终达到稳定状态，称为顶点群落

（climax community）。尽管由于饮食、激素水平、口腔卫生等方面的变化而对局部环境造成定期的轻微干扰，但组成这种等级群落的微生物菌群随着时间的推移仍保持稳定。这种稳定性被称为"微生物稳态"；这不是微生物的被动反应，而是反映了宿主该位点常驻微生物种群与局部环境之间的高度动态平衡[54-55]。口腔局部环境的重大变化，如经常食用蔗糖，会破坏微生物稳态，并导致常驻菌群菌种间的不平衡，从而增加龋病的易感性。对这种生态关系的认识和接受可以引导我们确定更合适的龋齿控制方法（见本章下文）[56]。

个体的微生物种群变化一生中都在发生，年龄的增长对菌群变化产生直接或间接的影响[78]。直接影响，例如细胞介导的免疫力减弱，可导致非口腔细菌（如葡萄球菌和肠道细菌）的数量增加。间接影响，包括老年人戴义齿增加，促进酵母菌的定植。老年人也更容易长期服用药物，而药物的一个常见共同副作用是降低唾液流速，从而增加了乳酸杆菌和酵母菌的定植。

口腔常驻菌群的益处

常驻微生物在宿主的正常发育中起着重要的作用，是宿主天然防御系统的一部分。近年来的研究表明，长期用广谱抗生素治疗的患者，其正常口腔细菌群落会受抑制，导致酵母或非口腔细菌的过度生长。正常口腔微生物种群作为永久定植的屏障可以防止过路菌定植，而其中一些过路菌具有潜在致病性[54]。口腔常驻菌群的定植抵抗机制包括：

- 微生物附着位点的占位饱和。
- 更有效地竞争必需营养素。
- 创造不利于入侵微生物增长的条件。
- 产生抑制因子（如细菌素、过氧化氢）。

有证据表明，宿主与其常驻菌群之间存在着积极的交流（"交互对话"），以便有效地维持有益

的共生关系。一些口腔内的链球菌能够向宿主发出信号，下调潜在的促炎反应，同时也能刺激重要的宿主反应通路，如干扰素反应，并对细胞骨架产生有益的影响[17]。因此，宿主已经进化为能够耐受常驻微生物而不引发破坏性炎症反应，同时也能够对病原体进行有效防御。致病菌和常驻细菌可能在上皮细胞中启动不同的细胞内信号通路和固有免疫反应。

口腔常驻细菌也通过对饮食硝酸盐的代谢，对维持许多重要脏器如胃肠和心血管系统发挥着重要作用。摄入大约25%的硝酸盐分泌在唾液中，兼性厌氧口腔常驻菌可将硝酸盐还原为亚硝酸盐。亚硝酸盐影响着许多关键的生理过程，包括调节血流、血压、胃黏膜完整性和组织对缺血损伤的保护。亚硝酸盐在胃部的酸性环境中可进一步转化为一氧化氮，具有抗菌特性，有助于抵抗肠道致病菌，并有助于调节胃黏膜血流和黏液形成[32,79]。因此，临床医生面临的挑战是，治疗策略应在抑制致病菌及其活性的同时，又要保持口腔常驻菌群的有益特性。

口腔微生物的位点分布

尽管口腔对能够定植并稳定存在的微生物具有高度的选择性，但目前已经在口腔中检测到1200多种不同类型的细菌[1,20]。口腔不是微生物定植的匀质环境。口腔中存在各种不同的微生物定植环境，如黏膜表面（腭、颊、舌等）、牙齿的各种表面（光滑面、邻面、窝沟）以及龈沟[60]。每个部位的生物和物理特性会导致只有一部分微生物（通常为20~30种不同类型）能够在这个位点占优势。

细菌代谢及影响口腔细菌生长代谢的生态因素

口腔为微生物的生长提供了一个既友好又敌对的环境。常驻口腔微生物可以适应使用内源性（宿主来源）营养素（如唾液蛋白和糖蛋白）来生长，但与此相叠加的是宿主突然和不规则地摄入高浓度的膳食碳水化合物，如葡萄糖、果糖和蔗糖。口腔

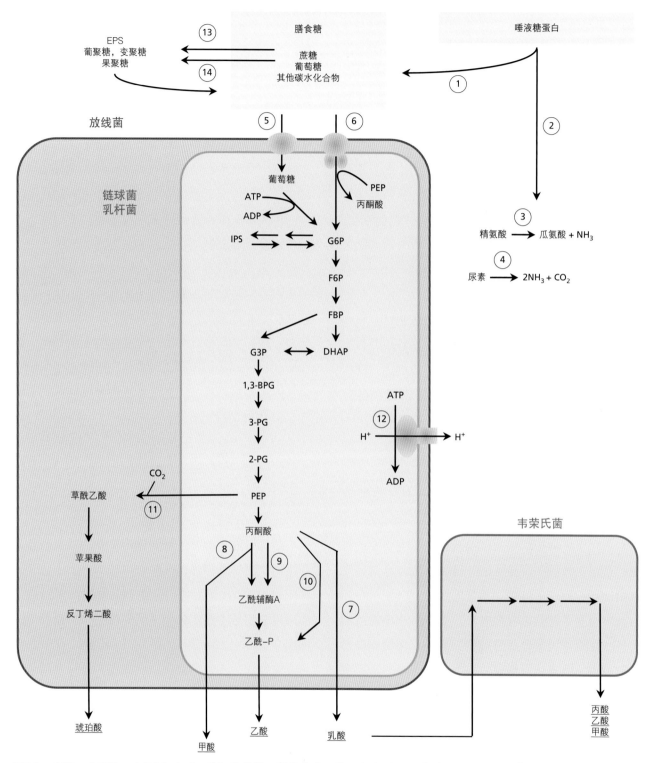

图7.3 产酸、产ESP、产ISP和产碱口腔细菌代谢：①糖苷酶；②蛋白酶/肽酶；③精氨酸脱氨酶；④脲酶；⑤糖结合蛋白；⑥PEP–PTS；⑦乳酸脱氢酶；⑧丙酮酸–甲酸裂解酶；⑨丙酮酸脱氢酶；⑩丙酮酸氧化酶；⑪PEP羧化酶/PEP羧激酶；⑫质子转运ATP酶；⑬葡萄糖基转移酶；⑭果糖基转移酶。

具有明显的需氧性，但专性厌氧菌和兼性厌氧菌能够在口腔表面（舌头、牙齿）的生物膜中存活，并在这些位点成为数量最多的菌种。细菌必须牢牢地附着在表面上，以避免被唾液流冲走和吞咽。因此，大多数微生物（以及大多数疾病）都在牙列周围菌斑滞留的位点被发现（图7.1和图7.2）。

唾液在调节口腔菌群的生长和代谢活动中起着另外的一些作用。唾液有助于保持口腔内的pH在6.75~7.25，温度在35~36℃，这是许多微生物生长的最佳条件。唾液中含有糖蛋白和蛋白质，它们是微生物生长所需的碳水化合物、肽和氨基酸的主要来源。细菌必须发挥协调功能来降解糖蛋白，如黏蛋白（mucins）的低聚糖侧链和肽核心链（图7.3，反应①和②）。这些化合物代谢产酸相对较慢，而氨和碳酸氢盐是从氨基酸代谢中产生的，作为酸的对抗物。精氨酸脱氨酶（图7.3，反应③）和瓜氨酸的后续降解产生氨和二氧化碳。唾液中所含的尿素也有助于产生氨和二氧化碳（图7.3，反应④），因此釉质脱矿的风险很低。重要的是，唾液是一个足够的营养来源，可以在缺乏其他营养的情况下维持自然和多样的口腔微生物群落的生长。最后，唾液提供了一系列先天性和特异性宿主免疫防御因子，这些因子对维持口腔健康至关重要[60]（见第6章）。

富含碳水化合物的饮食会增加许多口腔细菌的产酸和生长速度。因此，研究表明，与未添加蔗糖的对照饮食相比，受试者饮食中添加含蔗糖的糖果，4天后菌斑的累积量在分布范围、重量和细菌的实际数量上都更高[80]。然而，更具临床意义的是，富含蔗糖的饮食可以通过产生低pH来改变微生物种群的组成，抑制了菌斑中许多有益细菌的生长，从而选择更耐酸的菌种（详见下文）。

菌斑生物膜细菌，比如链球菌和放线菌，可以利用大多数的膳食蔗糖[76,90-91]。这些细菌通过细胞膜相关糖结合蛋白和/或磷酸烯醇化丙酮酸：糖磷酸转移酶系统（PEP-PTS）结合单、双和寡糖（图7.3，反应⑤和反应⑥）。前一个系统将糖渗透到细胞中，然后利用ATP将它们磷酸化。PEP - PTS是一个"基团易位"系统，它通过PEP的高能磷酰键将糖和糖的磷酸化一起运输到细胞中。PEP-PTS由两部分组成：用于糖转运（细胞膜结合）的糖特异性蛋白质和用于将PEP的高能磷酰键转运到易位糖（细胞内定位）的非特异性蛋白质。淀粉等多糖也可作为可发酵底物在菌斑中与唾液α-淀粉酶结合，唾液淀粉酶可有效地将淀粉降解为寡糖、麦芽糖和葡萄糖[3]。糖通过经典的糖酵解（Embden - Meyerhof - Parnas途径）代谢，其中一个葡萄糖分子被降解为两个丙酮酸分子。在厌氧条件下，丙酮酸可通过乳酸脱氢酶进一步降解为乳酸，并通过丙酮酸–甲酸裂解酶进一步降解为甲酸和乙酸（图7.3，反应⑦和⑧）。在有氧的情况下，丙酮酸可以通过丙酮酸脱氢酶或丙酮酸氧化酶的作用转化为乙酸盐（图7.3，反应⑨和⑩）。此外，碳酸氢盐作为一种天然唾液成分，有其存在的条件下，PEP可通过磷酸烯醇式丙酮酸羧化酶和/或磷酸烯醇式丙酮酸羧激酶的碳酸氢盐同化作用转化为琥珀酸（图7.3，反应⑪）。当糖供应充足时，可由葡萄糖6-磷酸形成糖原样细胞内多糖（IPS）并作为内源性能量储备来储存。当外源性糖的供应受到限制时（如隔夜），这些多糖可以被利用进一步产酸。因此，具有高IPS形成活性的链球菌和放线菌株具有多种产酸途径。

由细菌糖代谢形成的酸性终产物可被某些口腔生物膜细菌进一步降解。例如，韦荣氏菌（veillonella）在厌氧条件下利用乳酸作为能量和碳源，利用氢气和二氧化碳生产丙酸盐、乙酸盐和甲酸盐。乳酸也可以在有氧条件下被放线菌和乳酸杆菌所利用，并转化为醋酸盐和二氧化碳。甲酸盐和氢气可以在代谢反应中被其他生物膜细菌如弯曲杆菌（campylobacter rectus）用作能量来源和电子供体。

蔗糖也能被细菌的葡萄糖基转移酶和果糖基转移酶转化为葡聚糖和果聚糖。变异链球菌产生的水不溶性葡聚糖称为"变形糖（mutan）"。葡聚糖和果聚糖都能巩固细菌附着并加强生物膜基质，而后者多糖也可被代谢，并用作细胞外营养储存化合物（图7.3，反应⑬和⑭）。

牙生物膜：发展、结构、组成和特性

为了生存，口腔微生物必须附着在表面生长并

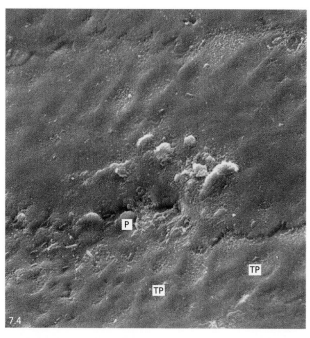

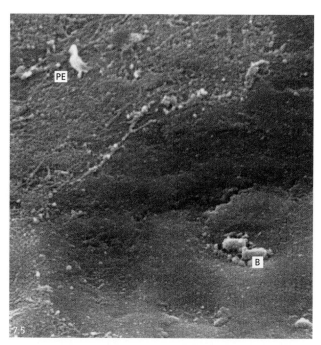

图7.4和图7.5 扫描电镜显示人牙釉质清洁后4小时即可有微生物定植[70]。图7.4：暴露4小时后，牙釉质被颗粒状沉积的获得性膜覆盖，主要位于Tomes突凹陷（TP）和釉面横纹（P）。图7.5：最早定植于牙表面的细菌为球菌-杆菌（B）。注意颗粒状沉积物并未均匀覆盖牙面（PE）。经John Wiley & Sons许可转载。

形成生物膜，否则它们将从其栖息地消失。以生物膜形式生长的细菌特性不同于在液体培养基中生长的同种细菌（浮游细胞）特性[18,57-58]。在牙科文献中，"菌斑"和"牙齿生物膜"这两个术语经常互换使用，但在本章中，我们有意使用"生物膜"这一术语来表示牙面上形成的生物膜和其他自然环境中形成的生物膜之间的共同特征。

早期牙生物膜的发育和结构

牙面原位实验研究结果显示，口腔生物膜的发展可以人为分为几个阶段[68]：

- 获得性膜的形成。
- 早期定植细菌的附着（0~24小时）。
- 附着细菌的共同黏附和生长导致微菌落形成（4~24小时）。
- 微生物演替导致菌种多样性的增加，伴随持续的共同黏附和微菌落的生长（1~7天）。
- 顶点群落/成熟生物膜（1周或更久）。

我们应该认识到，生物膜的形成是一个高度动态的过程，细菌的附着、生长、去除和再附着可能同时发生。

获得性膜的形成

微生物不会直接在矿化的牙面定植。几分钟内在干净的牙面就开始形成获得性膜，所以牙齿总是被这种无细胞蛋白膜覆盖着（图7.4和图7.5）。在未定植区域，获得性膜在24小时内达到0.01~1μm的厚度。膜的主要成分是唾液糖蛋白、磷脂、脂质，以及较小量来自龈沟液GCF的成分[45]（见第6章）。在获得性膜中还发现了死亡细菌的细胞壁残骸和其他微生物的产物（例如葡萄糖基转移酶和葡聚糖）。一些唾液分子在与牙齿表面结合时会发生构象变化，暴露出新的细菌附着受体位点［隐膜（cryptitopes），见下文］。获得性膜主要位于牙釉质的凹陷处（点隙和窝沟），但它不能完全掩盖牙釉质表面的解剖特征。在早期阶段无论何时遇到细菌，这些细菌都是球菌型或球菌-杆菌型的，主要是链球菌和放线菌[22-23]，并且总是在表面的浅凹陷处（图7.5）。

获得性膜在龋病和酸蚀症中起着重要的调节作用，因为它的选择性渗透限制了离子进出牙体硬组织。获得性膜的存在抑制了体外实验牙釉质的表层下脱矿[100]。经常用牛奶或奶油漱口会增加获得性膜的厚度和电子密度[69]，但这种获得性膜修饰是否可以防止牙釉质脱矿尚不清楚。

由于获得性膜在确定初始菌群组成方面的潜在作用，因而其组成受到了广泛关注。最有可能的是，一旦早期的定植菌获得附着，局部的口腔环境会决定哪些细菌可以在牙齿表面生长和积聚[61]。

早期定植细菌的模式（附着和生长）

当微生物细胞接近获得性膜覆盖的牙面时，分子之间所产生的物理化学力范围很广，但相对较弱。最初，在范德华吸引力和静电排斥力的净影响下，细菌非特异性地靠近牙齿表面。在短时间内，如果微生物细胞表面的黏附素与获得性膜中的互补受体发生特异的、短范围的相互作用，这些微弱的物理化学相互作用可能会变得更强。高度的表面疏水性可促进附着。最近，有人提出细胞外DNA也可能参与了黏附过程[37]。

细菌选择性附着在牙齿表面支持这样一个事实，即细菌表面含有一个识别系统，使细菌表面

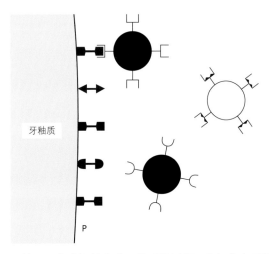

图7.6 简示细菌选择性黏附牙釉质的原理。当细菌表面黏附素与获得性膜受体结合时，可成功地形成不可逆附着（P）。

黏附素能够与获得性膜中的互补分子（受体）相结合[30]（图7.6）。一些受体被鉴定为获得性膜的糖蛋白的蛋白质骨架上的寡糖。例如，血链球菌和口腔链球菌与人类唾液糖蛋白中的末端唾液酸残基特异性结合。此外，口腔链球菌具有半乳糖结合的黏附素。内氏放线菌具有称为菌毛的表面附属物；1型菌毛介导与获得性膜中的蛋白质黏附，比如富含脯氨酸的蛋白质和富酪蛋白（即蛋白质-蛋白质相互作用）。放线菌种由于细菌神经氨酸酶的酶促作用，也能与糖蛋白中的半乳糖残基相结合。获得性膜各组分的修饰，无论是通过酶（例如通过神经氨酸酶）暴露新的受体，还是通过吸附到表面后的构象变化来暴露隐藏受体［称为隐窝[31]（cryptitopes）］，都是调节细菌定植的一个重要因素。对细菌附着的生化机制的了解，有潜力用来开发具有低产酸特性的生物膜，例如，通过使用某些分子来饱和耐酸菌结合受体，从而阻止其黏附。

8小时后，发现牙面只有少数几组微生物位于釉面横纹下。许多细菌，其中许多在分裂阶段，以单层形式在牙面铺开（图7.7和图7.8）。只有在8~12小时后，才能观察到细菌数量的快速增加。在某些区域，指数增殖的微生物形成多层（图7.9），其中单个微生物嵌入到微生物间的基质中。一天之内，牙齿表面几乎完全被微生物"毯"所覆盖。然而，微生物沉积物的厚度并不均匀。单分子膜区域与多层膜混合，一些非定植区域仍被厚厚的、无细菌的获得性膜所覆盖。在定植的早期阶段，革兰阳性菌和革兰阴性菌没有按照任何特定的模式来定植。

1天后，生物膜的表面主要由球形细菌和分散的细丝组成（图7.10）。然而，在第二天，生物膜被多个垂直于表面的丝状微生物所定植（图7.11）。

细菌在根面的定植遵循与牙釉质表面相似的原则，但由于根表面形态不均匀，根面的微生物生长速度更快。2天后，牙釉质表面的微生物沉积物厚度明显不同，可能反映了牙釉面横纹的波动起伏模式，而在根面，生物膜显示出更均匀的厚度（图

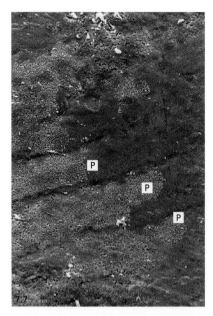 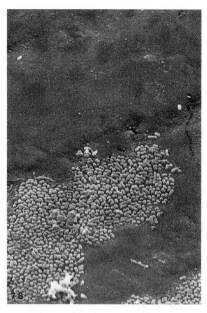 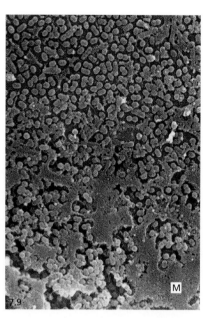

图7.1～图7.9　扫描电镜显示清洁后12小时人牙釉质表面的微生物定植[70]。图7.7和图7.8在12小时龄生物膜中，微生物沿着釉质横纹呈单层扩散（P）。图7.9显示单层细菌（上部分）逐渐被嵌入微生物间基质（M）的多层细胞（下部分）所取代。经John Wiley & Sons许可转载。

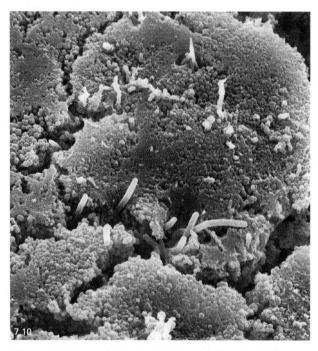 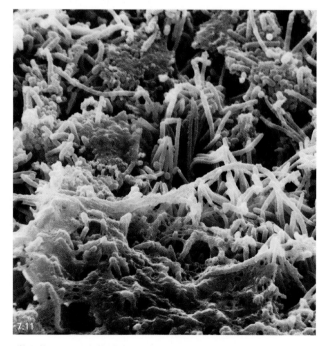

图7.10和图7.11　比较24小时（图7.10）和48小时（图7.11）牙面微生物，可见生物膜表面发生明显的形态变化。24小时龄生物膜由大量球菌组成，其中有一些丝状菌，而48小时龄微生物群落几乎完全由丝状菌组成[70]。经John Wiley & Sons许可转载。

7.12和图7.13）。

　　无论牙齿表面（牙釉质或牙根）的类型如何，最初的定植菌都是口腔微生物群中高度选择的一部分，主要是血链球菌、口腔链球菌和轻型链球菌生物型1（图7.14）[46,73-74]。这3种链球菌约占链球菌总数的95%，占总初始菌群的56%。此外，最初的

微生物菌群包括放线菌属和革兰阴性菌；例如，嗜血菌属和奈瑟菌属。尽管变异链球菌能够在体外实验管中形成厚厚的黏附生物膜，但变异链球菌对口腔内早期生物膜形成没有起到显著的作用。早期的定植菌开始增殖并形成微菌落，最终聚合形成融合的生物膜。早期定植菌使用内源性分子（如唾液中

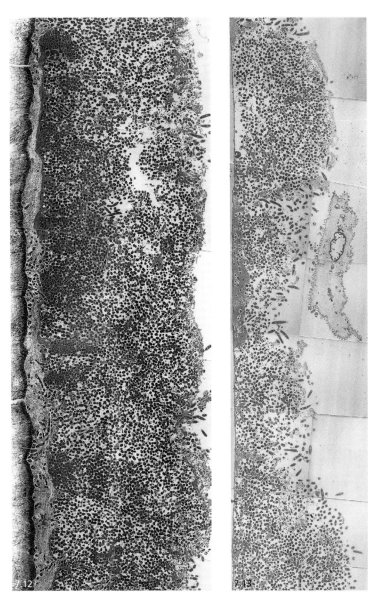

图7.12和图7.13　来自同一个体的牙骨质（图7.12）和牙釉质（图7.13）表面48小时龄生物膜。注意牙骨质表面的微生物生物膜更厚且更紧密[67]。

的蛋白质、肽、氨基酸和糖蛋白）作为其主要营养来源，口腔细菌的生长速度在早期定植阶段最快。早期定植菌的新陈代谢改变了生物膜生长的环境，为后期定植菌的生长创造了条件。

微生物演替

随着生物膜的成熟，最显著的变化是从链球菌为优势菌的菌群转变为以放线菌为优势菌[86]。因此，链球菌微生物群落的初步建立似乎是为其他微生物随后增殖提供必要的前提。这种菌群的变化被称为微生物演替。

简单地说，微生物演替的规则是，先锋细菌创造的环境可以对次级入驻菌更具吸引力，或者是由于缺乏营养、抑制性代谢产物的积聚和/或环境厌氧性的增加等原因而对先锋菌自身越来越不利。通过这种方式，定植的微生物群落逐渐被更适应改良后环境的其他菌种所取代。次级定植菌也通过黏附素-受体相互作用（共黏附）附着到已定植的先锋菌上[42]。例如，内氏放线菌（A.naeslundii）上的2型菌毛通过凝集素样相互作用（即碳水化合物-蛋白质相互作用）与其他口腔细菌发生共黏附。核梭杆菌能与所有早期定植细菌发生共黏附，而许多后期定植菌（尤其是一些厌氧菌）能与核梭杆菌共黏附。这种细菌被描述为早期和晚期定植菌之间的一种重要的"桥梁微生物"。在最初的几天里，生物膜的生长主要是细胞分裂的结果，垂直于牙齿表面的柱状微菌落的生长证明了这一点[22]。

然而，来自唾液中的单个微生物的连续吸附（共黏附）也有助于生物膜的扩展。在表层，以菌种的高多样性为特征，一些微生物与其他菌种共同聚集形成"毛刷"或"玉米棒"结构（图7.15）。"玉米棒"由中央细丝状菌和其上覆盖的球形菌组成，并且物种间的直接相互关系由表面的纤维丝状物所介导（图7.16）。

随着牙面生物膜的发展，一些细菌产生多糖，特别是通过蔗糖的代谢来产生（图7.3），这些多糖形成生物膜基质。生物膜基质不仅仅是一个物理支架来支撑生物膜的结构；基质也具有生物活性，参与生物膜内营养、水（从而防止干燥）和关键酶的保留[11]。随着生物膜的生长，其组成变得更加多样化，细菌可以常规的生化方式相互作用，也可以通过特定的信号分子相互影响。这些将在后面的一节中更详细地描述。

随着生物膜变厚，氧浓度降低（厌氧性增加）是推动微生物演替的因素之一。因此，在冠部菌斑形成过程中，可以观察到一个逐渐变化的过程：从早期主要是需氧和兼性厌氧菌逐渐转变为兼性和专性厌氧菌占优势，通常是9天后（图7.17）[81]。

顶点群落（成熟生物膜）的微生物组成和结构

牙面的环境条件并不均一。口腔清除力的保护程度存在差异，以及许多生物和化学因素（如唾液流速、葡萄糖和氢离子浓度，pH）的梯度上存在

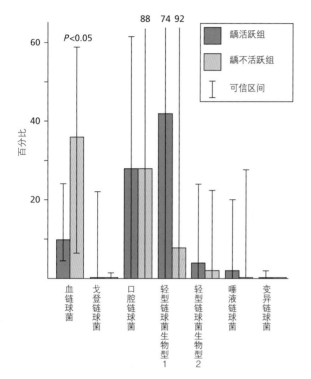

图7.14 龋活跃和龋不活跃个体的4小时龄生物膜中不同链球菌比例（%）[74]。经Karger Publisher许可转载。

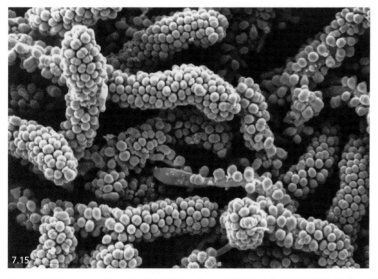

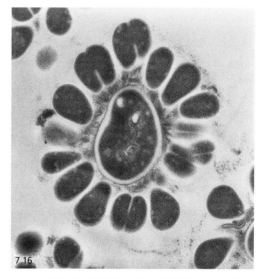

图7.15和图7.16 牙生物膜表面的一些细菌共聚形成"玉米棒"结构（图7.15）。单个"玉米棒"由中央丝状菌和周围球形微生物组成（图7.16，横断面）[72]。经John Wiley & Sons许可转载。

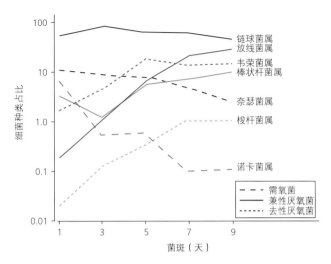

图7.17 冠部生物膜形成（第1～9天）所需特定微生物的相对比例。数据改编自参考文献[81]。

表7.1 健康牙齿不同表面的生物膜组成

细菌种类	活菌计数百分比		
	窝沟	邻面	龈沟
链球菌属	8~86	<1~70	2~73
放线菌属	0~46	4~81	10~63
An G+R	0~21	0~6	0~37
奈瑟菌属	+a	0~44	0~2
韦荣菌属	0~44	0~59	0~5
An G-R	+a	0~66	8~20
密螺旋体属	—	—	+
环境			
营养来源	唾液&食物	唾液，食物，& GCF	GCF
pH	中性—低	中性—低	中性—高
Eh	正电荷	轻微的负电荷	负电荷

G+R、G-R：分别为专性厌氧革兰阳性和厌氧革兰阴性杆菌；GCF：龈沟液；Eh：氧化还原电位（厌氧程度的量度）。a偶尔检测到。

差异，这些因素影响特定表面上的口腔微生物群的生长[27]。这些差异将反映在牙面生物膜的组成上，特别是在邻面、咬合面窝沟点隙和龈沟等存在明显差异的位点。这些位点的优势细菌种属如表7.1所示，但对特定位点的口腔微生物菌群的完整描述超出了本章的范围，建议读者参阅专业论文或更具概括性的教科书；例如，Marsh和Martin[60]。

菌斑生物膜的组成多种多样，包括一系列革兰阳性菌和革兰阴性菌，其中大多数是兼性或专性厌氧菌。与龋病相关的情况是在生物膜中存在大量产酸的革兰阳性球菌，如低pH、非变异链球菌和变异链球菌（变异链球菌、远缘链球菌；见下文）以及革兰阳性杆菌，如放线菌属和乳酸杆菌。然而，如前所述，这些细菌的产酸潜力可能会因菌斑中的其他微生物而降低，例如韦荣氏菌属（veillonella spp.），作为食物链一部分，将乳酸转化为更弱的酸；或者其他细菌，可利用精氨酸（血链球菌）或尿素（唾液链球菌、内氏放线菌）产生碱（图

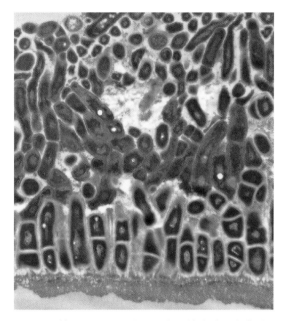

图7.18 3周龄生物膜，牙表面见类似放线菌的密集多形性细菌形成栅栏结构[71]。经Karger Publishers许可转载。

7.3）。这证实了寻找生物膜的微生物组成与龋病发展之间相关性时所面临的挑战非常复杂（见下文），并说明了疾病是如何由不同细菌之间的众多相互作用而形成的。

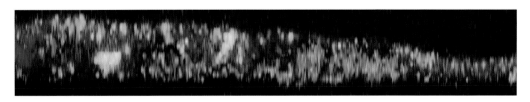

图7.19 牙生物膜荧光原位杂交二维图像，显示放线菌（蓝色）、链球菌（绿色）和其他细菌（红色）。注意放线菌在生物膜内层优先定植。由Irene Dige提供[21]。

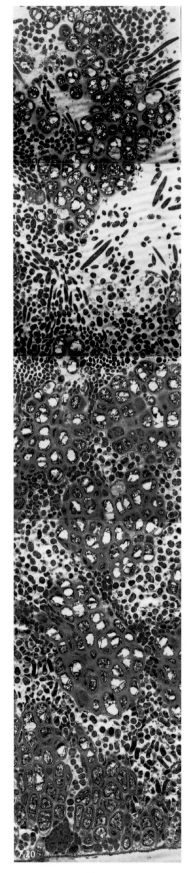
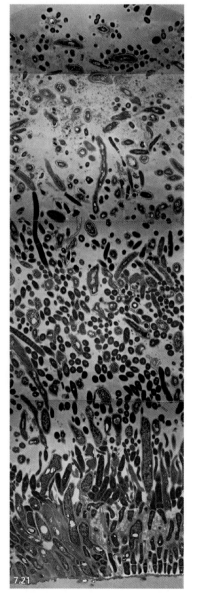
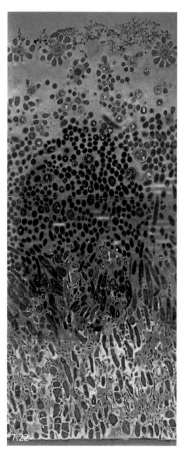

图7.20 ~ 图7.22 2周龄生物膜超微结构，3个个体的定植模式不同。注意除了厚度不同外，生物膜表层成分和结构也不同[71]。
经Karger Publishers许可转载。

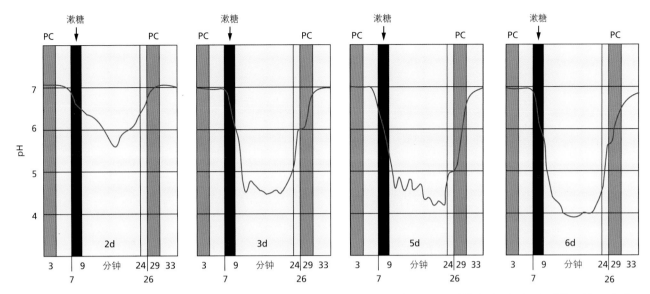

图7.23　遥测记录了62岁男性志愿者2天、3天、5天和6天龄牙间生物膜在漱糖时（10%蔗糖溶液2分钟）和漱糖后的pH变化。PC：咀嚼石蜡。注意酸生成速率和数量随着生物膜的老化而增加。改编自参考文献[36]。经American Academy许可转载。

随着生物膜的老化，生物膜底部会出现特征性结构变化。最显著的变化是邻近牙面形成密集堆积的，由革兰阳性多形性细菌组成的内层（图7.18）。这些细菌现在被鉴定为放线菌（图7.19）[23]，并发现它们与牙釉质表面和根面密切相关。放线菌在这个特定生境的定植可能有助于通过将乳酸转化为更弱的酸来支撑生物膜的稳态。成熟的生物膜较外层结构通常更松散，成分也有所不同（图7.20～图7.22）[71]。在某些个体口腔中，生物膜外部菌群可能被组织在一种特定类型的微生物球体中（图7.20），而在另一些层，不同的菌种大致平行于牙面排列（图7.22）。在某些情况下，生物膜外部结构松散，没有显示出任何特征性模式（图7.21）。

不管细菌定植的主要模式怎样，细菌都被嵌入在体积和电子密度变化很大的微生物间基质中。这种异质性的构成，结合菌斑生物膜形成初期含有充满液体的通道和空隙[99]，被认为会产生浓度梯度并影响生物膜的扩散特性。例如，研究表明，短期暴露于氟化物溶液（1.000ppm）30秒或120秒（相当于刷牙）会导致氟化物有限地渗入7日龄的菌斑生物膜[97]。因此，在口腔卫生很差的患者，刷牙时氟化物释放的防龋效果可能会降低。

菌斑生物膜必须生长够2天，这样摄入蔗糖后

表7.2　生物膜和微生物群落的特征

一般性质	牙生物膜示例
开放式结构	菌斑中存在通道
保护免受宿主防御、干燥等影响	形成细胞外聚合物，构成功能性基质；物理保护防止吞噬
抗菌药物的抗性增强	对氯己定和抗生素的敏感性降低；抗性基因转移；微生物群落效应提供相互保护（见下文）
中和抑制剂	相邻细胞产生过氧化氢酶，保护敏感微生物免受过氧化氢伤害
新基因表达	附着后合成新蛋白质；成熟菌斑中葡萄糖基转移酶上调
细胞–细胞信号	产生细菌–细胞信号分子（如感受刺激肽），来协调基因表达
空间和环境异质性	pH&O_2梯度；不同种类细菌之间共黏附
更广泛的栖息范围	口腔专性厌氧菌在有氧环境中生长；酸敏感微生物存活
更有效的新陈代谢	微生物联合体完全分解代谢宿主复杂大分子（如黏蛋白）；微生物食物网路的发展
毒力增强	脓肿中的致病协同作用

[a]基因表达改变的结果也能增加对抗菌药物的耐受性。

的产酸才足以导致釉质脱矿（图7.23）[36]。然而，这并不意味着人们不必每天都刷牙。大多数人并不能每次刷牙都能完善地清洁牙齿，当刷牙不充分时，留在牙齿上刷不到的位点的细菌可能会导致生物膜持续生长并产酸。

牙生物膜的特性

新的成像和分子技术已经证实，牙生物膜显示的特性与其他自然环境中的生物膜一致（表

7.2）。因此，物质分子在口腔生物膜中的自由运动会被减少，再加上细菌代谢，导致关键因素（氧气、营养素、pH等）在生物膜深度的距离内出现梯度。应用活/死菌染色剂的研究表明，菌斑内细菌活力各不相同，在生物膜的中心部位活细菌浓度最大，以及在任何空隙或通道中以活菌为衬里。非依赖于培养的鉴定方法（例如，16S rRNA基因扩增；荧光原位杂交）也证明并增加了菌斑生物膜中细菌多样性，许多新发现的和目前尚未培养出的细菌第一次被描述出来；例如，见Pasteret等[77]、Briniget等[12]、Dewhirstet等[20]。

在生物膜生长发育过程中，细菌基因表达存在直接和间接介导的变化。例如，口腔细菌与唾液蛋白质的结合可以诱导细菌基因编码黏附素。在体外变异链球菌生物膜形成的初始阶段（附着后的前2小时），有33种蛋白质差异表达（25种蛋白质上调；8种蛋白质下调；即这是一个在牙面附着后的直接效应），而且参与碳水化合物分解代谢的酶的合成相对增加[98]。相比之下，一些糖酵解酶在较"老"（3天）的变异链球菌生物膜中下调，而与其他生化功能相关的蛋白上调[85]。变异链球菌葡萄糖基转移酶的表达在较"老"的生物膜中明显上调，但这被认为是由于生物膜形成的间接影响造成的（例如营养限制、pH降低）[47]。随着生物膜的生长，细胞与细胞之间通过细胞信号系统相互作用的机会越来越多，以及与其他菌种之间的一系列协同和拮抗生化相互作用越来越多（表7.3）。

从上述陈述中可以清楚地看出，在牙面上成为生物膜的微生物的行为与在实验室中观察到的传统均质液体培养基（浮游培养）中的微生物行为有很大不同。特别具有临床意义的是，研究发现当细菌在一个表面生长形成生物膜的过程中，口腔细菌对抗菌药物的敏感性降低，特别是在成熟的生物膜中更明显。因此，杀灭较成熟的血链球菌生物膜需要4倍于杀灭较年轻血链球菌生物膜所需要的氯己定浓度。类似的，各种口腔细菌混合形成的生物膜则不受氯己定的影响，而该氯己定浓度为各组分细菌单独分别培养时的最低抑制浓度（MIC）（液体培养测定）。需要10倍以上的浓度才能对这种生物膜发挥一些作用，但即使在这么高的浓度下，一些菌种依然没有受到影响[40]。其他用于牙膏和漱口液中抗菌剂也有类似的发现，而杀灭血链球菌生物膜所需的阿莫西林和多西环素浓度是MIC（液体培养测定）的500倍[44]。对自然界菌斑生物膜的研究发现，氯己定仅影响24小时和48小时生物膜的外层细胞，这表明药剂要么在生物膜表面被淬灭或者缺乏渗透性[101]。这些观察结果可以部分解释为什么抗菌治疗来控制龋齿迄今为止也不是一个成功的方法。

菌斑不仅是生物膜的一个例子，它还起着微生物群落的作用；也就是说，它是相互作用的微生物组成的一个联合体[58]。这一点的意义在于，一个微生物群落的特性要大于其组成各菌种的所有特性之和（表7.2）。在一个复杂的生物膜如菌斑中，菌斑的细菌是密切接近，并相互作用。这些相互作用可能对一个或多个相互作用的菌种有利，而对其他物种则可能是拮抗（表7.3）。如前所述，拮抗性复合物的生产是一种机制，通过这种机制，外来微生物可以从口腔中被排除（定植抗性）。此外，抑制剂的产生可以使微生物在与菌斑内其他细菌相互作用时具有竞争优势。虽然对营养素的竞争是决定一个菌种在定植环境（如口腔）中是否为优势菌的一个非常重要的因素，但已经证明，细菌也必须合作才能完全分解代谢宿主来源的生化复杂的营养素，如唾液黏蛋白。为了充分代谢这些糖蛋白，需要具有糖苷酶和蛋白酶活性互补模式的每个菌种协

表7.3 菌斑中的微生物相互作用

有益的	拮抗的
酶互补	养分竞争
食物链/食物网	产物：
共黏附	·细菌素
失活抑制剂	·过氧化氢
破坏宿主防御	·有机酸
	形成低pH

同和连续作用。同样，初级供给菌（最初代谢底物的微生物）产生的代谢产物可以被次级供给菌（利用初级供给菌代谢产生的产物的微生物）代谢为更简单的代谢产物，从而产生食物链[15]。一个典型的例子是韦荣菌可利用糖酵解菌代谢糖产生的乳酸（图7.3）。这种代谢的相互依赖性可能在维持菌斑内微生物稳态起了很大的作用。

一些牙生物膜细菌可以分泌小的、可扩散的信号分子，使它们能够协调彼此的活动。革兰阳性细菌使用小肽类，变异链球菌合成一种能力刺激肽。这种肽被认为可以增强变异链球菌的耐酸性并诱导其相邻的变异链球菌细胞的遗传能力，因此在生物膜内生长的细菌吸收DNA（转化）的能力更强。这样，生物膜内细菌更容易传递遗传物质，包括毒力因素和对抗生素的抗性特征。不同的交流系统在革兰阴性菌（例如，它们使用自动诱导剂-2；AI-2）之间运行，这些系统可在许多属的细菌之间运行，以协调基因表达，这里需要强调将菌斑视为一个由微生物以合作伙伴关系组成的共同体。生物膜还可通过水平基因传递来促进交流（见参考文献[58]）。常驻口腔细菌［轻型链球菌（S.mitis），口腔链球菌（S.oralis）］与机会性病原体（肺炎链球菌）之间水平基因传递的证据来自具有共同结构的青霉素耐药基因的鉴定，这也强调了要谨慎给患者开抗生素。

菌斑内的微生物代谢会产生许多因素的局部梯度，而这些因素会影响其他菌种的生长（例如pH、溶解氧、必需营养素以及代谢产物和抑制剂的积聚）[55]。用这种方式，细菌就能够改变局部环境。这些梯度导致环境异质性的发展，确保在同质性环境中彼此不相容的菌种可以共存，从而建立起更加多样化的微生物群落。微生物群落显示出更广泛的定植范围，并表现出比实验室纯培养研究预测出的数据更高的代谢效率[59]。微生物群落也能更好地应对轻微的环境干扰和压力，在某些情况下，组成菌表现出增强的致病潜力（"致病协同作用"），这

通常见于口腔脓肿，病因通常是多种微生物。

龋病微生物学：一个简要的历史视角

1个多世纪前，W.D.Miller博士[63]认识到口腔微生物菌群在龋齿中的作用。Miller提出叫作"化学-细菌"的龋病学理论，认为龋齿发生"有两个因素起作用：酸的作用和细菌的作用"。然而，Miller与他同时代的同事（G.V.Black和J.L.Williams）不同，他没有意识到牙生物膜的重要致病作用，而是认为产生有机酸的细菌主要生活在唾液中。直到20世纪40年代末，随着抗生素的发展，利用无菌动物进行的实验研究才对龋齿的微生物学有了进一步的认识。实验表明，啮齿类动物感染特定细菌后会产生龋齿，龋齿可以从动物传染到另外一个动物，而其他研究则证明了饮食中的可发酵糖的重要作用[28,39]。细菌用它们的致龋性来进行排序，致龋性最强的细菌是变异链球菌家族，尤其是其中的变异链球菌和远缘链球菌。治疗性研究也证实了细菌的作用。与对照动物组相比，针对接种菌株应用抗生素和免疫方法处理会导致菌斑细菌数量的下降和龋损的减少。然而，很重要的问题是要了解，上述研究中采用的实验条件是高度人工的，在大多数研究中实验动物只接种了单一细菌菌株。这个实验环境与人类口腔有很大的不同，口腔内含有一个相互作用的细菌群落。然而，尽管存在这些局限性，这些观察结果被重量级的科学家们用来表明龋齿是一种特异性感染，变异链球菌是主要的"病原体"[48,93]，这一观点今天仍然在许多国家很盛行。

然而，龋齿并不满足某一特定传染病的经典原则[26]。从历史上看，考虑一种微生物是一种疾病的病原体，它需要满足科赫原则。因此，微生物应该具备以下特征：

- 在所有病例中发现，其分布与所观察到的病变相对应。

- 该微生物应在人工培养基上进行多代次培养。
- 纯的次代培养菌应该可以在易感动物中导致疾病。

如前所述，变异链球菌与龋病之间的关系不是绝对的。相对高比例的变异链球菌在牙面存活而不发生龋齿，同时，相反的情况也是真实存在的；也就是说，龋病可能在这些微生物明显缺失的情况下发生[60,68]。因此，变异链球菌的生长可能反映了牙面生物膜内稳态的失调，而不是必然会引发龋病发展。如果生物膜稳态被打破，那么组成微生物群落的各种微生物的相对比例就会发生变化，这可能会使一个位点易患疾病（"机会性感染"）。因此，将龋病视为"内源性感染"或一个（轻微的）"生态灾难"的例子可能更合适（见下文）[56]。

龋病微生物学研究中的方法学问题

牙面生物膜的菌种高度多样性使得对龋齿进行微生物学研究相当困难。因此，许多年来，由于易于获得选择性培养基，一些研究人员只研究龋病的主要嫌疑菌：变异链球菌和乳酸杆菌。鉴于上述讨论，我们应该清楚的是，这种被简化的微生物学研究方法在试图解释龋病的病因学时可能是具有误导性的。

在传统研究中，菌斑生物膜组成菌的鉴定是通过在一系列选择性和非选择性琼脂板上来培养这些组成菌，在适当的条件下，培养不同的时间。通过应用生理、生化和血清学试验，对所培养出的微生物菌落进行鉴定。然而，最近对总活菌数与总显微计数的比较表明，只有40%~50%的口腔微生物可以被培养，而且许多微生物种群被低估了。许多当代研究都采用了不依赖培养的（分子）方法，该方法使用通用引物把DNA（主要是16S rRNA基因序列）从菌斑样本中扩增出来，进行部分测序，并与国际数据库中的已知基因序列进行比较。新的微生物，

以及之前使用培养的方法发现的数量很少的细菌，已经被鉴定出来，特别是来自进展期龋损的微生物（见下文）。

在评估龋病微生物研究结果时，还应关注研究设计。菌斑、细菌在人类龋病中的作用的证据来自横断面和纵向研究，这些研究中菌斑的微生物组成与其下方牙面的完整性相关（图7.24）。在横断面研究中，在单个时间点从牙面取样，菌斑的微生物组成与当时牙齿表面的龋齿状况有关。这类研究的一个局限性是，无法确定在病变诊断时才分离出的菌种是导致龋病的原因还是由于有了龋损才存在的；因此，这些研究仅仅证明了两者之间有关联。相比之下，纵向研究在一段固定时间内有规律取样，最初临床表现健康的牙面，在研究过程中有一定比例的牙面才会出现龋齿。然后菌群微生物可以拿来进行比较：①在同一位点诊断龋损前后；②发生了龋坏的表面与在整个研究过程中保持无龋的表面之间。这种类型的研究设计更昂贵，也更难进

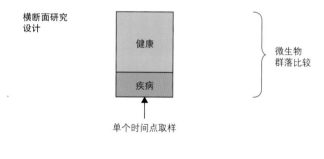

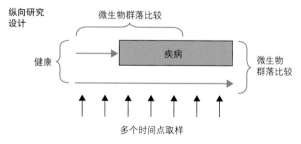

图7.24 牙生物膜细菌在龋病中作用的横断面和纵向研究设计的区别。横断面研究在不同人群中进行，相对快速且容易。由于每个位点仅在单个时间点取样，它们仅能显示微生物与龋齿的相关性。纵向研究为龋病的微生物病因提供了更多的信息，可以比较（a）病变诊断前后的微生物菌群，以及（b）发生龋损部位和无龋损部位的微生物菌群。所有观测位点在取样开始时均无龋损。

行，但更有可能建立原因-结果关系。横断面和纵向研究设计都面临同样一个实际困难，即通常很难确切地确定什么时候未成洞的龋损临床上可以检查到，因为这本质上是一个关于诊断方法改进的问题（见第10章）。同样，在龋损发展的纵向研究中，临床应用的龋病诊断标准应足够敏感，以反映龋损的变化（见第11章）。或者，可以通过使用实验性原位模型来评估龋损的发展，在该模型中，由人类志愿者把模型佩戴在口内矫治器上[75]，天然牙面的矿物质含量与生物膜组成的变化同步平行监测。

绝大多数研究仍然依赖于生物膜的常规培养，一些研究只关注于主要嫌疑致病菌（即变异链球菌和乳酸杆菌）的检测，带着一种预言实现的自我满足的风险。最近开发了一种适合口腔双歧杆菌筛选和培养的培养基，引发了几项研究，发现这组产酸和耐酸菌与儿童[52]和老年人[6]龋齿都有关系。一些当代研究正在采用非培养的分子方法，这些方法对进展期龋损的微生物群多样性提供了更多的视角。然而，其中一些研究忽略了龋齿是牙齿的局部疾病这一事实[76]。因此，为了获得足够数量的细菌进行分子分析，生物膜从集合菌斑收集或者收集唾液作为龋病的代理变量。然而，这种取样策略不能准确反映所定义的牙面生境，不可能对龋齿的生态学给出一个详细的洞察。

龋病微生物学

釉质龋

窝沟是牙列中最易发生龋齿的部位，而且变异链球菌生物膜水平与窝沟龋的相关性最强。

许多横截面研究和纵向研究表明，生物膜中变异链球菌的比例与检测到的龋损之间存在着密切的关系，但这种关系并非绝对的，有的龋损上覆盖的生物膜中没有检测到变异链球菌，并且在持续有变异链球菌存在的个体却没有发生龋坏；例如，见参考文献[43,49-51]（表7.4）。这些研究面临的一个

表7.4 在纵向研究中，无龋或患龋学龄儿童（7~8岁）牙齿上变异链球菌（MS）和乳杆菌（L）的比例[51]

龋齿诊断前的时间（月）	窝沟菌斑中的比例					
	龋损部位		充填部位		无龋部位	
	MS	L	MS	L	MS	L
0	29	8	—	—	9	2
6	25	8	15	3	17	1
12	16	1	20	2	9	3
18	9	<1	16	1	11	1

挑战是，生物膜的组成在窝沟的不同部位有所不同[62]，早期窝沟龋是沿着窝沟入口发展，而不是在窝沟内发展的（见第5章）。

邻面位点的研究也存在类似的问题；很难准确诊断早期龋损，但在取样过程中，生物膜不可避免地从整个邻面区获取，包括正常的和龋损的釉质表面。早期的横断面研究报告了变异链球菌水平升高与龋损发展之间的正相关关系（例如，见参考文献[35]），尽管在对英国儿童的纵向研究中发现此关联不太明确。某些位点，在放射检查发现脱矿之前，可以发现大量变异链球菌，而有些龋损是在变异链球菌明显缺失的情况下发展起来的[33]。再有，变异链球菌也可以长期大量出现在一些位点，而没有任何龋齿。

几项研究表明，高水平的变异链球菌与快速进展的婴儿龋之间相关，这些婴儿用奶瓶喂养配方奶，其中含有大量的高碳水化合物[48]。然而，最近一项研究中，针对不同牙面、不同龋形成阶段的严重早期儿童龋齿，联合应用厌氧培养技术和分子技术相结合的方法，研究发现该疾病与多种微生物有关，包括一些以前未被培养出的菌种。与这种严重龋损最密切相关的菌种包括变异链球菌、韦格斯卡多维亚菌、小韦荣菌、仓鼠链球菌和戈氏放线菌[92]。以往研究有类似的发现，该研究使用非培养方法对儿童早期龋病进行研究，但局限性在于分析前将所收集牙面生物膜样本进行了混合。血链球菌与健康的釉质相关，而戈氏放线菌、双歧杆菌属、

变异链球菌、唾液链球菌、星座链球菌、副血链球菌、发酵乳杆菌和韦荣菌属则与龋相关[4]。这些数据表明，一些放线菌可能在龋病的起始中起重要作用，而双歧杆菌可能在龋病进展中起作用。同样，在对儿童乳牙和恒牙龋损的集合菌斑的一项分子研究中，许多菌种包括变异链球菌在龋病发展中起作用；这些细菌包括韦荣菌属、乳酸杆菌属、双歧杆菌属，丙酸杆菌属、放线菌属和奇异菌属，以及低pH非变异链球菌[2]。

猖獗龋也可以发生在口腔环境发生异常改变的患者，例如那些由于放射治疗或药物治疗导致唾液流量显著减少的患者。在一项经典的研究中，辐射引起的口腔干燥使集合菌斑中的变形杆菌、乳酸杆菌和白色念珠菌比例显著增加，而血链球菌、奈瑟氏菌属和梭杆菌属数量减少。变异链球菌在放射治疗的最初几周内，龋病发生之前，在生物膜中占据优势，而乳酸杆菌的生长较慢，这可能反映了该菌属的耐酸性特性。然而，8个月后，菌斑中乳酸杆菌水平超过了变异链球菌，证明了唾液分泌停止对微生物生态和龋病的深远影响[13]。

总的来说，来自许多不同牙面、许多不同国家的不同年龄组患者以及具有不同饮食习惯的人群等的众多研究数据表明，变异链球菌水平的增加与脱矿起始之间存在着强烈的正相关关系。然而，并不是每个研究都能鉴定出临床样本中存在的所有细菌，有些研究只关注了已经与疾病有关的微生物（如变异链球菌和乳酸杆菌）。一些菌种可能作用于脱矿，而其他细菌则可能或者通过把糖代谢产生的乳酸利用掉（如韦荣氏菌Veillonella spp.）或者利用唾液成分生产碱（唾液链球菌、血链球菌、内氏放线菌）（图7.3）来减少产酸对牙面的作用。另外，"变异链球菌"是几个关系密切的链球菌菌种的通称，最初被描述为链球菌的不同血清型。特定的名称，变异链球菌，现在仅限于指代以前属于c、e和f血清型的人类分离株。这是从人类菌斑生物膜中分离出来的最常见的菌种。第二个最常见的菌种是

远缘链球菌（以前是变异链球菌的d和g血清型）。其中一些菌株利用蔗糖产酸比变异链球菌更多[19]，因此，将变异链球菌属鉴定到种的水平上更合适。

根面龋和感染牙本质

早期研究通过用动物模型和人类流行病学调查表明，革兰阳性丝状菌，尤其是放线菌，在根面龋病中起着关键作用。随后的研究未能证实这种联系，可能是因为早期的研究只集中在受感染的根面牙本质上。在横断面研究中，龋坏根面上的生物膜中变异链球菌单独分离出或与乳酸杆菌共同分离出的频率或所占比例较正常根面都更高[7,9,14,29,38,95]。然而，与釉质龋一样，这种关联不是绝对的。变异链球菌可以从正常根面分离出来[14,38]，而且在一些研究中，还不能检测到变异链球菌比例在正常根面和龋坏根面之间有任何差别。还无法检测健康根面和龋坏根面之间变异链球菌比例的任何差异[24-25]。在一项研究中，未能检测出健康牙根面和龋坏根面的菌斑微生物组成上存在明显差异[82]。

更多最近的研究使用新的选择性琼脂培养基或非选择性培养基，并同时采用新的取样技术，结果表明，根龋的微生物菌群具有多样性，而且除了变异链球菌和乳酸杆菌外，放线菌、非变异链球菌、双歧杆菌、罗氏菌属、韦荣菌属、念珠菌、肠球菌和厌氧革兰阴性菌如中间普雷沃菌和二氧化碳噬纤维菌属也很常见[8,10,53,75,83]（表7.5）。革兰阴性厌氧菌的存在可能对于根面龋的发生是很重要的，因为

表7.5 有龋和无龋牙根表面生物膜中特定细菌比例[8]

细菌	无龋	根面龋	
		早期（软）	进展期（硬）
变异链球菌	2	34	8
血链球菌	19	11	48
内氏放线菌	12	13	13
乳酸杆菌	ND	1	1
韦荣菌	ND	4	2

已从活动性根龋病损的感染牙本质中分离出一系列其他放线菌，包括戈氏放线菌、衣氏放线菌、龋齿放线菌和乔氏放线菌[10]。ND：未检测到。

根龋不仅涉及由于产酸导致的脱矿，还有牙本质胶原基质的蛋白水解。

如前所述，大多数龋病微生物学研究存在的一个关键问题是缺乏对病变形成和/或所研究龋损脱矿活动起始的准确定义。由于龋的动态性质，矿物质的丧失随着时间而变化，不仅在不同的龋损之间，而且在单个龋损内也会变化，这取决于微生物菌群的代谢活动。因此，优选对已知年龄和发展过程的龋损进行微生物菌群与龋病之间关系的研究。应用这种方法的一项研究表明，表现出最高矿物质损失的病变（通过对3个月内原位发生的根龋病损进行显微射线照相评估）主要由少数几种产酸菌种占优势，如放线菌属或变异链球菌和乳酸杆菌的组合[75]。仅损失少量矿物质的病变与更多样化的微生物群相关，包括多种产酸菌（变异链球菌、放线菌属、乳酸杆菌属和轻型链球菌生物型1）和乳酸代谢菌种（韦荣菌属）。微生物菌群定植模式和产酸潜力的这种差异可能反映了龋损生态上的差异，并暗示出要想了解龋病生态，可能有必要复原出这一位点的全部微生物菌群。

在进展成洞的根龋病损中，据报道有显著高水平变形链球菌，可能是以放线菌属减少为替代的，而乳杆菌更常见于软化和坏死的牙本质位点[84]。其他研究也报道了感染的牙本质中高比例的乳杆菌和其他革兰阳性杆菌[5]，包括几种放线菌，如内氏放线菌和戈氏放线菌[10]。专性厌氧革兰阴性菌也存在于根面菌斑中，但水平低于病损上的菌斑。它们仍然在促进与组织崩解相关的蛋白水解和胶原水解活性方面发挥重要作用。

最近，人们对龋损牙本质的生物膜进行了分子分析，以便更全面地描述龋损微生物的多样性。一系列乳酸杆菌，占所检测出菌种的50%，被鉴定为新的普雷沃菌属。其他分类菌群包括更常见于龈下菌斑中的菌群，如月形单胞菌属、戴阿利斯特杆菌属、真杆菌属和梭杆菌属[16,65]；还报道了一种新的丙酸杆菌属[64]。因此，菌群中细菌的多样性和比例

随着龋损在牙体组织中的进展而变化貌似是有道理的，这可能是对关键环境条件变化的直接反应。这些变化包括pH的变化、厌氧程度以及营养物质主要来源的变化。

综上所述，许多研究表明，变异链球菌可以更频繁、数量也更高地从一系列龋损中分离出，尽管一些进展期牙本质龋损通常产生种类更多样化的微生物群，包括产酸菌和蛋白水解菌种协同作用。临床研究的一个共同点是发现变异链球菌与龋齿的关联不是绝对的。因此，变异链球菌可以在没有脱矿的部位存在，而且在一定比例龋损中也未能分离出它们，这意味着其他细菌也有致龋作用。当考虑到与一种细菌的致龋潜能相关的特征时，其他菌种的参与不应感到始料不及；这将在"牙生物膜细菌的致龋特征"章节中进行描述。让牙科学生感到欣慰的是，了解细菌在生物膜菌群中对健康和疾病的潜在作用比记住细菌的特定名称更为重要。

牙生物膜细菌的致龋特征

为了在龋病中发挥作用，细菌必须具有某些促进龋病发生的特性，包括：

- 当与菌斑内其他细菌竞争时，具有快速转运可酵解糖的能力，以及将这种糖转化为酸的能力。菌斑中大多数可糖解细菌，包括变异链球菌，都具有几种糖转运系统，包括高亲和力PEP–PTS系统，该系统可以吃掉即使在口腔环境中仅以低浓度存在的糖。糖很容易通过糖酵解途径被转化为酸（图7.3）。
- 在极端环境条件下维持糖代谢的能力，如在低pH条件下。几种口腔细菌能长时间耐受酸性条件。例如，变异链球菌、乳酸杆菌和双歧杆菌不仅能在低pH条件下存活，还能继续生长和代谢；也就是说，它们既产酸又耐酸。这种能力依赖于一系列的生化特性：①质子转运ATP酶的活性（细菌

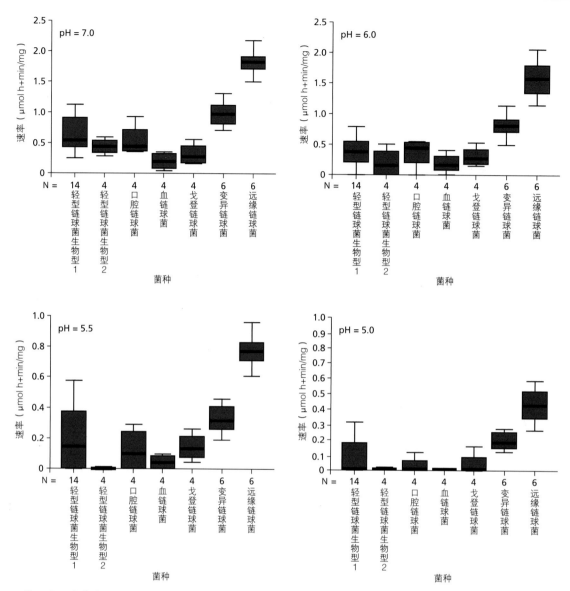

图7.25　6种口腔链球菌在不同pH条件下的产酸速率。粗线表示中值，方框和误差条分别表示95%和75%的置信区间[19]。经Karger Publishers许可转载。

细胞内外的质子排斥；图7.3，反应⑫）；②由于细菌尿素酶、精氨酸脱氨酶和其他产碱系统的活性而产生碱（图7.3，反应③和④）；③细菌细胞膜的质子不渗透性；④应激蛋白的产生（保护细胞结构和功能蛋白免受酸变性）[89]。

- 胞外多糖（EPSs）和IPSs的产生。EPSs包括葡聚糖和果聚糖，它们都有助于形成生物膜基质。除了支撑生物膜的结构外，基质还有助于将酸浓缩在生物膜的不同区域。此外，果聚糖不稳定，可在碳水化合物受限的条件下被生物膜细菌代谢。

IPSs是一种糖原样的储存复合物，可用于生产能量，当口腔中没有游离糖时可转化为酸。因此，IPSs的代谢可以延长生物膜产生酸的时间（因此，在生物膜中产生低pH）。

已知变异链球菌具有所有这些特性，因此被认为是最具致龋性的细菌之一[48]。然而，这些特性对于变异链球菌来说并非是特异性的，并不像那些拥有某些毒力因子（例如霍乱弧菌的霍乱毒素、百日咳杆菌的百日咳毒素）就可以被确定为特定的医学

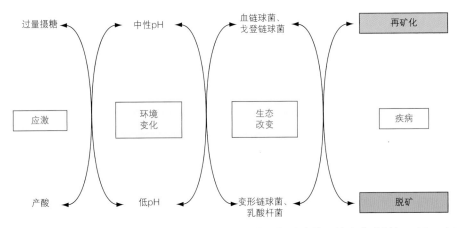

图7.26 生态菌斑假说和龋病病因。该图描述了一种动态关系，其中生物膜中的环境变化（例如，低pH）导致驻留微生物群落平衡的变化，转向牙釉质脱矿。控制龋病可以通过抑制假定病原菌（MS或其他产酸菌），或通过干扰促使生态改变的环境变化；例如，通过控糖、刺激唾液和/或去除生物膜来减少酸的作用。MS：变异链球菌。改编参考文献[56]。

经典病原体的细菌一样。实际上，特定菌种的产酸和产酸菌谱是一个连续统一体，越来越多的证据表明有相当大的重叠。非变异链球菌菌种的菌株[94,96]，例如缓症链球菌、戈登链球菌、咽峡炎链球菌和口腔链球菌[19]，已经被分离出来，可以像一些变异链球菌一样产酸和耐酸（图7.25）。由于这些菌种在牙面早期定植菌中普遍存在[74]，那么它们可以在环境准备中发挥重要作用，使局部环境适合更耐酸菌种，如变异链球菌和乳酸杆菌的生长。因此，上述3种致龋特性的重要性可能因病损形成的阶段和活动性而异。因此，发现变异链球菌和具有类似致龋特性的细菌在龋损位点的比例升高也就不足为奇了。然而，应该认识到，其他细菌也有促进生物膜的致龋潜力。其中一部分这类话题将在下一节中进一步阐述。

"生态菌斑假说"解释牙生物膜细菌在龋病病因学中的作用

多年来，在龋病病因学中关于菌斑细菌的作用，主要有两种学派观点。特异性菌斑假说指出，在构成常驻微生物菌群的各种细菌中，只有一种或很少数的菌种在龋病中非常活跃。这个假说很容易推广，因为它把工作重点放在针对数量有限的细菌

上来采取预防措施和治疗来控制疾病，例如通过疫苗或基因治疗，或通过抗菌治疗（见第16章）。相比之下，非特异性菌斑假说认为，龋病是全部菌斑菌群整体活动的结果，因此不仅需要考虑那些产酸的菌种，还需要考虑那些产碱或消耗乳酸的菌种。这样，可能是一个微生物的异质混合物在龋病中发挥作用。从某些角度来说，关于这些假设的优点的争论可能是关于字面意思的，因为生物膜介导的疾病本质上是混合（多微生物）感染，只是特定（可能是有限数量的）菌种能够占优势。然后，争论集中在术语特异和非特异的定义上。随后，提出了另一种假说（"生态菌斑"假说），该假说调和了前两个假说的关键要素[56]。

简言之，生态菌斑假说认为，与疾病相关的细菌也存在于健康位点，但水平太低而无法临床致病。疾病是由于局部环境条件的变化而驱动常驻菌群平衡改变而导致的结果。就龋病而言，频繁摄入糖后菌斑中低pH条件反复出现（或唾液分泌低后糖清除率降低）的状况将有利于产酸和耐酸菌种的生长，从而使某个位点易于龋坏（图7.26）。

大多数先前所述临床研究的一个一致性特征是偶尔但也有规律地发现龋坏位点无法分离出变异链球菌。如前所述，这表明除变异链球菌外的产酸细菌也可以对某一位点的致龋力产生生物学重要作

用[94,96]。相反的情况也并不少见，在菌斑中发现大量变异链球菌，但很明显菌斑下牙釉质没有任何脱钙。这可能是由于：

- 生物膜结构及变异链球菌在生物膜中的定位。
- 乳酸消耗菌种的存在（例如，韦荣氏菌）。
- 产碱而升高局部pH（例如，分别通过唾液链球菌和血链球菌从尿素或精氨酸产生氨）。

其他因素也很重要，包括饮食和釉质的化学性的影响。这些观察结果强调龋病的多因素特性（见第4章），它涉及产酸/耐酸微生物菌群在牙面的相互作用，由频繁摄入可快速发酵的碳水化合物饮食来"加油"。

总的来说，这些研究发现可以建立一个动态模型来解释菌斑生态的变化，这种变化导致了龋损的发展。潜在的产酸/耐酸菌在自然条件下的生物膜中可以发现，但在中性pH条件下竞争力很弱，而且在整个菌斑菌群中只占小的比例。在这种情况下，细菌产生的酸在临床上是微不足道的，或者可能被其他细菌中和，脱矿和再矿化的过程是平衡的。如果可发酵碳水化合物摄入频率增加和/或唾液流量受损，那么生物膜会有更多时间处于低于釉质脱矿的临界pH（约pH5.5）以下的状态。这对微生物生态的影响是双重的。低pH的状态有利于耐酸（和产酸）菌的增殖（特别是变异链球菌和乳酸杆菌，但并非完全如此）[94]，同时使平衡向脱矿方向倾斜。菌斑中大量的耐酸菌，如变异链球菌和乳酸杆菌，将导致更多的酸以更快的速度产生，从而进一步促进脱矿。其他细菌也可以在类似的条件下产酸，但速度较慢，或者在没有其他（更明显的）耐酸菌的情况下在更易感宿主引发病变。如果最初不存在高度耐酸菌种，那么重复的低pH条件加上对竞争菌的抑制可能会增加变异链球菌或乳酸杆菌定植的可能性。这一系列事件可以解释龋病微生物病因学缺乏特异性的原因，并解释在许多临床研究

中观察到的细菌演替模式。该模型构成了生态菌斑假说的基础（图7.26）[56]。在这个假说中，龋齿是由于局部环境条件的改变（例如，反复性高糖和生物膜低pH的条件）引起的菌斑菌群自然平衡变化的结果。这一假说也承认了微生物菌群与宿主之间存在的动态关系，因此关键宿主因素（如饮食和唾液流量）的改变对菌斑组成的影响也考虑了进去。这一点对于预防龋齿具有重要意义，因为这一假说隐含了这样一个概念，即龋病可以被控制，通过打破会导致微生物菌群平衡发生有害变化的因素，来瞄准打击已知的病原体（变异链球菌和其他产酸/耐酸菌种）来控制。确定这些关键控制点（例如，机械生物膜去除、唾液刺激和/或饮食控制）可以引导我们选择适合患者个性化需求的适当的防龋策略（见第17章）。通过这种方式，临床医生不仅要治疗疾病的症状，还要尝试识别和干预这些因素，如果不改变这些因素，将不可避免地导致更多的疾病。

最近，龋病的生态菌斑假说得到了扩展，是基于进一步理解生物膜中微生物对酸应力的生化反应（酸诱导的适应和选择）以及对龋病中脱矿和再矿化动态过程的最新认识。在"扩展的龋齿生态假说（The extended ecological caries hypothesis）"中[87-88]，龋病过程进一步细分为3个可逆阶段（图7.27）。在早期的龈上生物膜中，主要由轻型链球菌和放线菌组成，进餐时细菌通过微生物糖发酵产酸；然而，由于酸很快就被唾液和微生物产生的碱所中和，所以稳态得以维持（动态稳定阶段）。在这一阶段，脱矿和再矿化是平衡的，尽管产酸和产碱交替出现，牙体硬组织不会遭到临床上可检测到的矿物质丧失。频繁的糖摄入和随后的产酸，诱导出酸引发的微生物适应，其中各种对抗环境酸化的生化反应增强。这一系列的生化反应增加了微生物的产酸性（图7.28），导致环境酸化，并将矿物平衡转向脱矿（产酸阶段）（图7.27）。同时，更具产酸和耐酸性的非变异链球菌和放线菌菌株（已知为非变异链球菌和放线菌的"低pH"菌株）选择

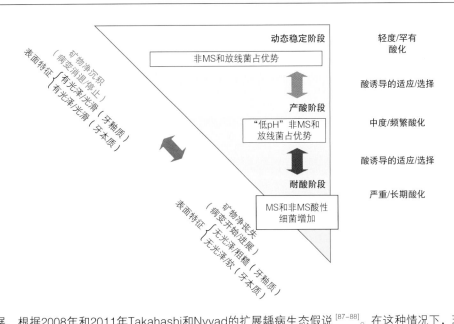

图7.27　龋病进展，根据2008年和2011年Takahashi和Nyvad的扩展龋病生态假说[87-88]。在这种情况下，环境酸化是微生物群落酸诱导适应和酸诱导选择的主要驱动力，微生物群落从动态稳定阶段通过产酸阶段进入酸化阶段。同时，龋病损向矿物质净损失方向动态进展。注意消除酸作用可以逆转反应。

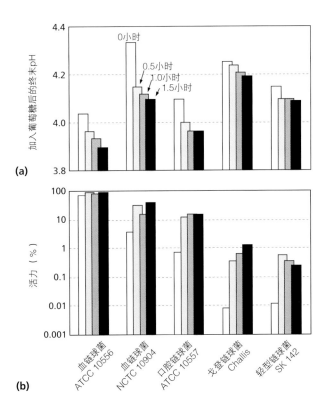

图7.28　非变异链球菌的酸诱导适应（数据改编自参考文献[89]）。（a）在pH7.0添加葡萄糖后的产酸性（最终pH）。细菌在pH7.0生长至对数生长期，并在pH5.5下继续生长0小时、0.5小时、1.0小时和1.5小时。（b）在pH4.0 1小时后的耐酸性（存活率）。细菌在pH7.0生长至对数生长期，并在pH5.5下继续生长0小时、0.5小时、1.0小时和1.5小时。细菌接种在血琼脂上，厌氧培养后菌落计数。

性地在生物膜中增加。在这一阶段，已形成的龋损通常保持一个较低的环境pH，随后选择出更耐酸的细菌，如变异链球菌、乳酸杆菌和双歧杆菌，因为这些细菌在低pH下的生长和存活均具有竞争优势[34,66]（图7.29）（耐酸阶段）（图7.27）。这些耐酸菌也可以通过酸诱导的适应性来增加其产酸性。由此而产生的严重且长时间的酸性化进一步打破了脱矿和再矿化的平衡，从而加速了龋病的发展。在扩展的生态龋病假说中，环境酸化是牙面生物膜中酸诱导的适应性和微生物菌群选择的主要驱动力。但是，必须认识到生物膜的这一系列的有害（对牙而言）而且艰难的（对细菌而言）生化方面和微生物方面的事件，可以在其发展的任何阶段通过酸性环境的正常化而逆转；例如，在糖消费过量的情况下，可通过限糖或糖替代实现。这种方法对矿物质平衡也产生影响，并向再矿化方向逆转龋损内的动力学。

结语

在这一章中，我们呈现了一个假说的证据，通

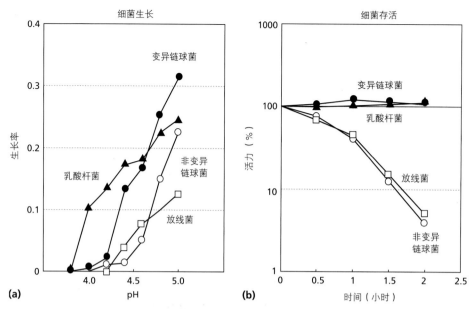

图7.29　口腔细菌的酸诱导选择。（a）细菌在酸性pH生长速率（数据改编自参考文献[34]）。通过定期加碱控制pH，不同pH培养细菌，在对数生长阶段计算细菌生长速率。数据来自两株变异链球菌、两株非变异链球菌和两株放线菌的平均值。（b）pH4.0时的细菌存活率（数据改编自参考文献[66]）。在pH7.0生长的细菌暴露于pH4.0缓冲溶液中0小时、0.5小时、1.0小时、1.5小时和2小时。将处理过的细菌接种血琼脂，厌氧培养后菌落计数。

过这个假说可以解释龋病的病因学：龋病的（扩展的）生态菌斑假说。根据这一假说，推测龋病是一种自然发生的生物现象，发生在牙生物膜内，作为生物膜群落生态紊乱的一个结果。生物膜群落的这种不平衡可能源于宿主自身的微生物菌群对各种外界因素的反应。例如，增加糖暴露或唾液清除受损可能导致变异链球菌和其他耐酸菌种的过度生长。这一假说与先前临床观察到的龋损中耐酸菌种比例增加相一致，同时也承认所涉及的微生物菌群缺乏绝对的特异性。生态假说也有助于解释为什么不间断被生物膜覆盖的牙面并不总是发生龋坏。这样，由于生物膜中不同类型的细菌之间存在许多相互作用，因此，随着时间的推移，其结果可能不一定以矿物质的净损失而告终（见第2章）。

　　我们对细菌在龋病中作用的理解不仅仅是一个理论问题。认识龋病微生物特征的方式对我们选择龋病控制策略具有重要意义。如果我们认为龋病来源于生物膜中的生态紊乱，那么我们应该将预防策略集中在恢复微生物群落生态平衡的方法上，如机械去除菌斑（见第15章）、控制糖（见第8章）和/或刺激唾液分泌（见第6章）。

扫一扫即可浏览
参考文献

8

饮食与龋齿

Diet and dental caries

C. van Loveren和P. Lingström

历史

在古代，当时人们的食物以未加工谷类、浆果、根茎和草本植物为主，几乎没有糖类和加工淀粉类食物时，龋齿的发生率很低。然而，最近摩洛哥北部的考古发现中，在中石器时代和石器时代晚期（公元前15000—13700年）的采集狩猎者们的头颅骨上发现了大量的龋坏牙齿，他们的饮食由开心果、橡子、松子和野生燕麦构成[48]。在中世纪晚期，当甘蔗（saccharum officinarum）中提取的糖被引入欧洲，一些人的饮食结构发生了变化。甘蔗是一种大型的、生生不息的草本植物，它含有13%的蔗糖。当它被引入后，糖就成了富人们独享的、昂贵的食品。历史上，外国大使就曾指出伊丽莎白一世（1533—1603）有黑的、腐烂的牙齿。她还缺失了一些牙齿，使得她的话有时很难让人听懂（http://www.elizabethi.org/contents/myths/）。

在18世纪，1780年，英国人糖的消费量从每人2kg上升到5.5kg。早在1746年，Fauchard[27]就提出糖或甜食与龋齿的关系，随后Berdmore[9]在1769年也写道"在那些摄取了过量的糖、茶、咖啡和甜食的地方，人们可以在很小的时候就有很多的坏牙"。

Dental Caries: The Disease and Its Clinical Management, Third Edition. Edited by Ole Fejerskov, Bente Nyvad, and Edwina Kidd.
© 2015 John Wiley & Sons, Ltd. Published 2015 by John Wiley & Sons, Ltd.

Miller[95]首次利用一系列的实验证实了碳水化合物与龋齿的关系，提出了有关龋齿发生的化学细菌学说。体外实验中，他发现将含有碳水化合物的食物和人类唾液一起培养，可以形成乳酸，而乳酸可以导致脱矿。烹饪后的碳水化合物，比如马铃薯和面包产酸比糖多；因此，他得出结论，淀粉对牙齿的危害比糖更大。尽管他非常清楚牙面上和龋坏部位中微生物的存在，但是他并没有像G. V. Black（见第7章）一样，指出菌斑在龋齿发生中的重要作用。

早期的生态学研究

在20世纪30年代，有关龋齿患病率和饮食之间关系的生态学研究被报道。比较肯尼亚的两个部落，马赛和基库尤，发现马赛人的口腔健康状况优于基库尤[111]。这种差别来自他们饮食结构的差别，马赛人的饮食以蛋白质为主，而基库尤人以碳水化合物为主。在东格陵兰岛的爱斯基摩人（因纽特人），住在贸易站附近的人们牙齿状况更差，因为他们的饮食结构从以肉类和脂肪为主，改变为以淀粉和糖类为主[114,119]。大西洋中的一个偏远的岛屿，特里斯坦·达库尼亚，当一个气象研究所和一家鱼罐头公司[46,138]入驻带来了西方的饮食结构后，龋齿的患病率增加了。1961—1963年间，由于岛上的一次火山爆发[29]，居民迁徙到英国，随着精致碳水化合物消耗量的增加，龋齿的发生率也显著增多了。类似的"西方文明"引入效应发生在瑞士的戈姆斯，由于高铁的修建[123]使得它的偏远地区开放。两次世界大战期间和世界大战后，一些斯堪的纳维亚国家和日本的儿童患龋率显著降低[137,144,148]。普遍的饮食变化是食物消耗量的减少，伴随着精致碳水化合物，尤其是糖和甜食的减少。在巴塞尔、瑞士，第二次世界大战期间的战时限制使糖的供应量从每人每年40kg减少到16kg，导致了无龋儿童的百分比从大约2%上升到15%。这种口腔健康的改善在战争结束后消失了，由于糖可以免费供应了。丹麦、芬兰和挪威也都报道了类似的数据[148]。瑞士的数据表明，那个时期的口腔健康改善是显著的，但是这个效果如果和开始氟化供应，校内口腔卫生指导和饮用水氟化相比，就相形见绌了[63]。这些观察结果为以下讨论提供了进一步的事实依据：作为预防龋齿的措施，到底是限制糖的摄取更重要，还是适当地使用氟化物更有效。

1960年，在引入含氟牙膏之前，餐间饮食对龋齿的影响引起了特别关注[151]。很少餐间饮食的儿童只有3.3龋、失、补乳牙（dmft），然而那些餐间进食超过4次的儿童平均有9.8dmft。在另一项研究中，住在一个澳大利亚的儿童之家，霍姆伍德（Hopewood House）的6~13岁的儿童，主要以素食为主、只吃很少的糖和精致面粉的试验组的患龋率比对照组低很多。然而，这些孩子离开家时，他们的龋齿水平上升到了普通人的水平[41]。有关糖的摄入和龋齿患病率的关系也在遗传性果糖不耐受的人群中做过研究，这个人群需要避免食用果糖和蔗糖。在果糖不耐受的17位受试者中，每天的糖摄入量是2.5g，对照组是48.2g。相对应的龋、失、补恒牙数（DMFT）分别为2.1和14.3[87,107]。

人体试验研究

除了历史数据，有关饮食和龋齿之间关系的知识是基于数量有限的人体试验研究。这是因为故意将人们的饮食改变为更易引发龋齿的试验性研究是不道德的。Vipeholm研究是一项在瑞典精神病医院的成年人中做的一项人体研究，试验中增加糖的消耗量，记录不同的糖摄入量和龋齿增加的关系[39]。这项5年（1946—1951）研究的主要发现如下（图8.1）：

- 当饮食中几乎不含糖时，龋齿发生率很低。

- 在饮食中加入糖以后，龋齿发展速度加快，根据糖的摄入方式不同，加快程度也不同。

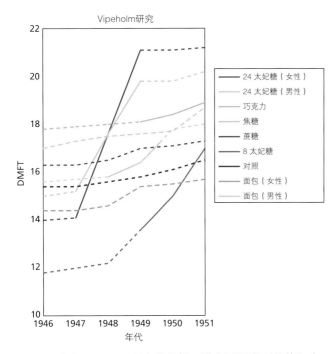

图8.1 来自Vipeholm研究的数据：进食不同类型的糖和含糖产品以及不同时间进食时的人均DMFT。实线表示两餐之间增加进食的实验阶段；虚线表示对照阶段或仅在用餐期间增加进食。数据来自参考文献[39]。

- 进餐时摄入糖类，比如甜饮料（不粘牙的方式）或甜面包（粘牙的方式），导致龋齿进展率小幅增加。
- 糖类摄入的频率影响龋齿的进展率：每天吃4次巧克力的组有中等程度的龋齿增加率，而在餐时或餐间吃22块焦糖、24块太妃糖或8块太妃糖的组，龋齿急剧增加。
- 餐间以更黏稠的方式进食糖类，导致最严重的龋齿进展。

　　然而，餐间、以不粘牙的方式进食糖类对龋齿的影响没有研究。因此，不能排除以非粘牙方式进食糖类可能与粘牙方式进食具有同样的致龋性。

　　尽管很经典，但Vipeholm研究也有很多严重的不足，包括它的试验设计太复杂，导致实施过程中有很多修改。它是在一个机构里实施的，而这个机构的人群并不能代表它的那个时代及现代社会的人群。参与者们的口腔卫生习惯很差，而且没有应用氟。今天，虽然Vipeholm研究的伦理仍受到质疑，

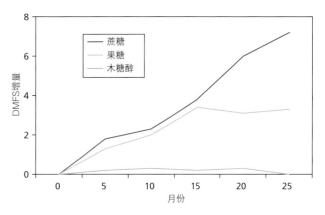

图8.2 在图尔库实验中，根据临床和影像学检查，包括白斑在内，三组的龋、失、补牙面（DMFS）的增加。数据来自参考文献[129]。

但更重要的是我们应该记住，糖和龋齿的关系直到这个试验时并没有明确建立。

　　在一些研究不同的糖替代品的临床研究中，对照组的龋齿进展可以作为糖对龋齿影响的间接证据。在图尔库的一项纵向对照人体糖类研究中，25个月的时间内，3组成人受试者的饮食中分别加入蔗糖、果糖或木糖醇[129]。与蔗糖组相比，木糖醇组的龋齿增加（有洞型和无洞型龋损都算在内）减少了85%，果糖组减少了32%（图8.2）。木糖醇组没有观察到龋齿进展，这表明从饮食中去除蔗糖对控制龋齿有效。当分别考虑有洞型和无洞型龋损时，蔗糖组比果糖组发生了更多无洞型龋损，而果糖组发生了更多有洞型龋损。目前对这些研究结果没有很好的生物学解释。因此，图尔库的研究并不能得出结论，认为在龋齿预防措施中用果糖代替蔗糖是有益的。

氟对饮食性龋齿的影响

　　在19世纪70年代末，当氟还没有被广泛应用，人们的口腔卫生习惯普遍很差的时候，饮食对龋齿的影响很容易被证实。一项47个国家，12岁儿童组的患龋率与每人糖类（单糖和双糖）摄入量关系的调查研究发现，每人每年糖摄入量低于18kg的21个国家的儿童患龋率是1.2（±0.6）。每人每年糖

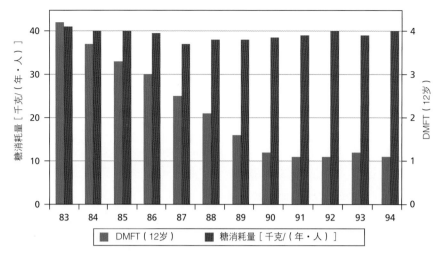

图8.3　1974—1997年间，丹麦的12岁学龄儿童的糖消耗量［千克/（年·人）］和龋经历（DMFT）。数据来自参考文献[109]。

摄入量在18~44kg的9个国家的儿童，平均DMFT是2.0（±0.7），而另外10个国家的平均DMFT是4.0（±0.9）。在每人每年糖摄入量超过44kg的7个国家，平均DMFT是8.0（±2.4）。Sreebny认为大约18kg可能代表了每人每年糖摄入量的安全上限[139]。

大约10年后，糖消耗量和龋齿的关系变得模糊了。在一项61个发展中国家和29个工业化国家[153]的研究中，发展中国家中大约26%的龋齿的变化可以用估计的糖消耗量解释。而在工业化国家中，仅有1%的这种变化可以被解释。这表明，氟化物的常规使用（例如在工业化国家中），糖摄入量的差异对患龋率的影响可能没有那么重要，因此限制糖摄入量对预防龋病方面可能没有那么有效。最近的一项评估[89]也表明，在那些高收入的国家中，糖消耗量和龋齿是负相关关系，而在一些低收入国家，这个关系仍为正相关。

在一些西方国家，过去30年的糖摄入量基本稳定在每人每年大约40kg。所以，这个时期大多数西方工业化国家患龋率的急剧下降不能归结为饮食的变化，更主要是由于含氟牙膏的广泛应用。很多国家的生态学研究证实，在患龋率下降的时期内，糖摄入量保持在高水平（图8.3）。在一项1450位英国学龄前儿童的大样本研究中，除非儿童每天使用含氟牙膏刷牙一次甚至更少，否则含糖食物和饮料

并没有和龋经历有任何关联[35]。

我们利用龋齿原位模型试验研究了碳水化合物的摄入频率，使用含氟牙膏和釉质脱矿之间的关系[24]。当受试者使用含氟牙膏时，只有每天摄入7次或更多的蔗糖时，釉质才会发生脱矿，而使用无氟牙膏时，每天摄入3次蔗糖后，脱矿就已经发生了。

König和Navia[64]讨论了由于以下原因，饮食和龋齿的关系很难被检测：

- 进食方式的不同影响了牙齿在糖类食物中暴露的时间。
- 固定供应数据，膳食回顾和食物日记都只能提供一个近似的实际食物摄入和糖类摄入模式。
- 糖类消耗模式的记录只是短期的，但龋齿的形成通常需要几年的时间。
- 龋齿的发生会被很多不可控制的因素影响，包括食物中的一些保护性因素，口腔健康，口腔卫生习惯，包括氟化物的使用和教育程度。

所以，要在考虑这些因素的前提下，再来分析以上研究的结果。然而，很明显，自使用含氟牙膏以来，个体龋病经历的变化中仅有一小部分可以用饮食来解释。糖摄入量可能只是那些不常规使用氟化物[15]和口干患者的风险因素。

致龋性的检测

食物致龋性的检测可以由食物的组成成分大致估算，或者进行体外研究，在动物实验中原位或体内检测。当我们意识到牙生物膜中的产酸过程是叠加的，这些方法的局限性就显而易见了。首先，糖类或可发酵的碳水化合物需要从食物转移到菌斑内。影响这个过程的因素包括食物的黏稠度（固体或液体），个体的咀嚼效率，温度（影响扩散），食物从口腔的清除效果（黏或不黏），水解成单糖，牙生物膜的位置、组成成分和pH。一旦糖类到达菌斑，各种酸，主要是乳酸和乙酸开始产生，使得局部pH下降（见第7章）。pH下降的最低点取决于细菌的种类和数量，酸的产生过程中可能伴随环境因素，比如食物的缓冲作用或伴随产生的抗微生物成分。在特定的时间间隔内，必须产生足够的酸才能引起脱矿。最终，食物会被清除，酸被唾液缓冲，唾液的产生是个体的特性，但也由食物引起，取决于食物的黏稠度和味道。单独吃一种食物，或将食物和别的食物一起进食，这些过程产生的结果是不同的。在两餐之间吃一块糖，和饭后吃同一块糖作为甜点的效果是不同的。

由此可见，评估食物的致龋性是非常困难的。在下面的部分中，我们描述了当前可以用来评估食物的产酸性和致龋性的一些方法。

菌斑pH测量法

所有常见的单糖和双糖，包括可水解的多糖淀粉，都可以被口腔微生物发酵，所以这些碳水化合物都有潜在致龋性。1940年Stephan和Miller[141]首次在体内测量了菌斑pH。他们发现，用葡萄糖溶液冲洗后3分钟内，上前菌斑pH从6.5（静止pH）下降到5，大约40分钟后才恢复到冲洗前的水平（图8.4）。随后，他们清洗左侧牙面，观察到蔗糖溶液冲洗后，这一侧牙齿的pH没有下降，而右侧牙齿的pH再次下降。从那时起，菌斑用碳水化合物激

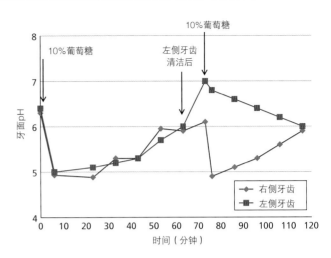

图8.4　1943年，Stephan和Miller测量了葡萄糖冲洗后，第一恒切牙的颊面pH的变化过程。左侧第一恒切牙清洁后，他们重复了实验过程。数据来自参考文献[141]。

发后pH变化的曲线被称为"Stephan曲线（Stephan curve）"。经典的Stephan曲线包括3个阶段：

- 由于细菌产酸，pH急剧下降。
- pH较低的一段时期，这段时期内产酸，缓冲和唾液清除酸之间存在平衡[76]。
- 当缓冲和唾液清除率逐渐取代酸的产生时，pH缓慢上升到实验前的水平。

当pH低于所谓的釉质临界pH（约5.5，见第9章）时，牙齿中的矿物质倾向于脱矿，而"再矿化"可能发生于这个值以上。

图8.5是Stephan曲线的典型代表，可以用于对患者进行教育的材料。这些简单的信息可以帮助龋活跃患者更好地了解膳食中糖的危害，并使他们理解为什么频繁摄入糖会导致严重的龋齿进展。与此同时，也很容易理解为什么减少糖的饮食可以促进已经形成的龋损"愈合"。

蔗糖通常被认为是口腔菌群最有效的酸化底物。然而，基于大量的体内和体外研究，很少或者说没有证据表明蔗糖、葡萄糖、果糖或麦芽糖之间潜在的酸性差异。乳糖和半乳糖的产酸性较低[50,65,127,147]（图8.6）。

当今，有3种可能的测量菌斑pH的方法：

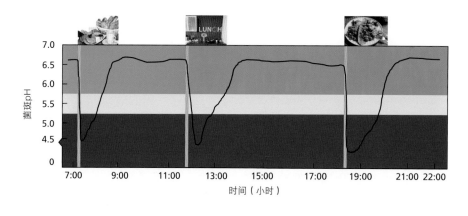

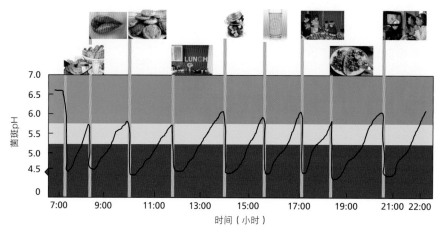

图8.5 用于健康促进材料的Stephan曲线示例。

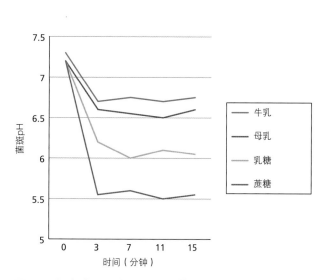

图8.6 用牛乳、母乳，7%的乳糖和7%蔗糖冲洗15分钟后菌斑的pH变化。数据来自参考文献[127]。

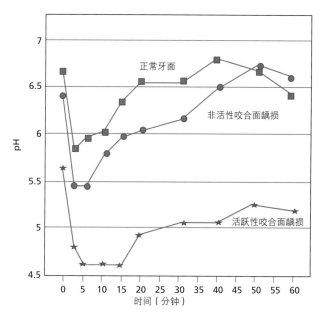

图8.7 蔗糖冲洗后，牙齿正常咬合面、非活跃性咬合面龋损、深的活跃性咬合面龋损的Stephan响应曲线（平均值）数据来自参考文献[28]。

- 菌斑取样方法（体内采集菌斑，体外测量pH）。
- 微触电极（microtouch electrode）（一种细的针状的电极在体内插入菌斑中）。

- （邻接点）遥测法（pH在体内留置pH电极的菌斑中测量）。

在使用适当的阳性（10%蔗糖）和阴性（10%的山梨糖醇）对照时，这3种方法中的任何1种都可以很满意地鉴别出非酸性食物[73,128]。然而，在比较蔗糖激发的结果时，pH曲线存在明显差异，遥测法产生最显著的pH下降。由于遥测法的技术复杂性和识别合适的测试对象的困难性，微触电极法是目前最常用的技术。图8.7显示用微触电极法测量

时，蔗糖冲洗后，与活跃性和非活跃性咬合面龋齿病损中菌斑pH相比，临床检查完整的咬合面典型的pH变化[28]。很明显，活跃性病损中的产酸反应比非活跃性病损和完整咬合面严重得多，因此支持龋病病损活性评估的临床概念（见第11章）。

图8.8a~f给出了摄入不同测试食物后，用pH遥测法测量的未受干扰的邻面生物膜的产酸性[50]。

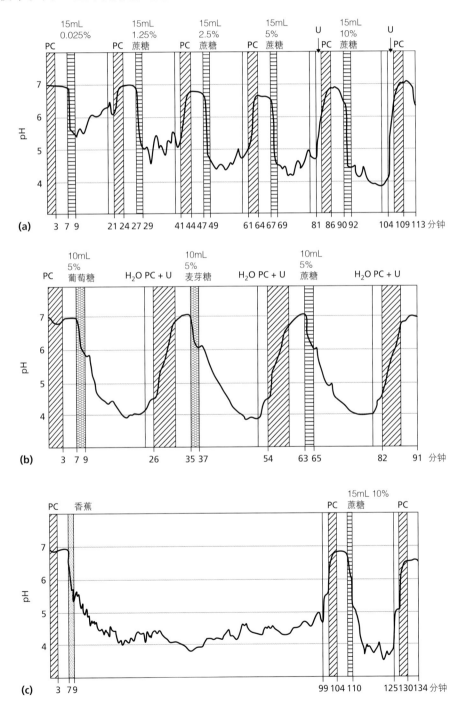

图8.8 （a~f）在不同冲洗条件下，用pH遥测法测量5天未受干扰的邻面菌斑的pH变化过程示例。PC：咀嚼石蜡；H₂O：水冲洗；U：尿素冲洗[50]。

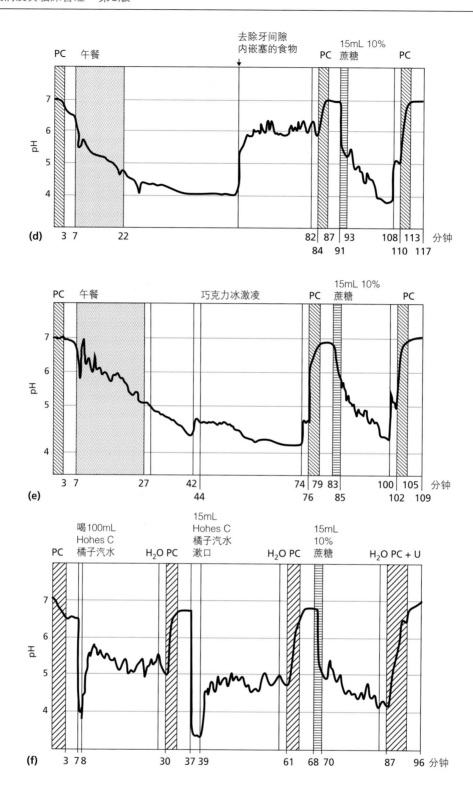

图8.8（续）

通常，试验开始前先咀嚼3分钟石蜡，以清洁口腔和中和pH。然后测试食物在口内咀嚼2分钟。15分钟后，测试对象用水或尿素溶液漱口，再次咀嚼石蜡以清洁口腔和中和pH。所有的样本中，试验菌斑都是5天形成的。图8.8a说明了用不同浓度的蔗糖冲洗后pH的下降。只要1.25%浓度的蔗糖溶液就能把pH降低到可以引起牙齿脱矿。图8.8b表明，由葡萄糖、麦芽糖或蔗糖引起的pH下降是相当的。图

8.8c和d表明，当pH中和冲洗和咀嚼干预被推迟，pH可以持续很低水平，直至酸被刺激性唾液清除或食物被去除。图8.8e演示了当之前的糖暴露导致口腔内pH仍然很低时，如果摄入奶油巧克力会发生什么变化。图8.8c~e表明基于30分钟pH下降时间的教育模式可能是不对的，因为pH下降可能会持续很长一段时间。图8.8f显示了酸性果汁诱发的pH曲线。被饮料中的酸性物质引发的初始低pH很快被菌斑缓冲系统中和，但随后由于饮料中糖类的发酵，pH仍在很长时间内维持在很低的水平。第二次果汁漱口后pH降低到和10%蔗糖溶液一样的水平。

正如本节开始时强调的，我们要意识到pH测量方法只能表明产物的产酸潜能，而不是真正的致龋潜能。如果一种食物的菌斑的pH与10%的山梨糖醇漱口液无统计学上的显著差异，那么这种食物就可以被认为是无致龋性的[21]。当菌斑pH低于山梨糖醇，但不低于5.7，需要进行原位致龋试验来进一步评估该食物。

原位龋病模型

原位龋病模型或口内致龋性试验方法，涉及用装置或其他设备将牙釉质或牙本质样本放置于受试者的口腔中进行磨损试验[145]。这些模型的优点在于自然龋病发展过程中的多方面因素都可被模拟。食品和饮料可以在临床相关的条件下进行测试，食物对牙齿样本的影响可以在实验室进行评估。Issa等[55]比较了10天内，每天食用7次完整的水果和果汁蔬菜对牙釉质原位脱矿的影响。使用横断显微照相技术研究了实验开始前和开始后，预脱矿的釉质厚块的脱矿过程，结果显示所有食品都可以引发渐进性脱矿。固体食物和果汁食物之间无显著性差异。作者得出结论，食物中的糖和游离糖有相似的脱矿潜力，不能认为其致龋性更低。

临床试验

最终，食物的致龋性可以用随机对照研究在临床试验中测试。在临床研究中选用合适的对照可以帮助我们评价龋病的局部危险因素，并在临床中评估龋病的增加。由于伦理学的原因，显然长时间的临床研究只能应用于那些预期没有致龋性或对龋病有益的食物。临床研究价格昂贵而复杂，理想的试验设计中应该包含一组有糖对照组，而这又不符合伦理要求。

甜味剂

当龋高危患者没有掌握恰当的菌斑控制方法时（见第17章），非致龋性甜味剂在龋病控制中发挥了重要作用。因此，牙医需要对现代饮食中的食品、饮料和糕点中添加的甜味剂的潜在致龋性有深入的了解。

在过去的几十年里，方便食品的使用急剧增加。从家庭制作食品转向对方便食品的依赖意味着消费者无法控制糖的添加量；因此，人们可能不知道自己摄入了多少糖。很多人不知道，比如谷物类早餐、风味薯片、番茄酱和面包等这些产品里主要的成分是糖。因此，在龋病控制过程中，如果一个人每天接触很多其他含糖产品，只关注糕点里的糖对减少龋病的活跃性几乎没有作用。一个误导性标识是"没有添加糖"。通常，这些产品的原始成分（比如水果）中的糖，可能使产品含糖量达到10%。

表8.1概述了牙医应该熟悉的各种碳水化合物和甜味剂，以指导他们的患者选择一种对牙齿有益的糖替代品。

致龋性甜味剂

单糖和二糖

单糖（葡萄糖，果糖，半乳糖，鼠李糖和木糖）和二糖（蔗糖，麦芽糖和乳糖；表8.2）通常被称为糖，而糖这个术语被用作蔗糖的同义词。除了赋予甜味之外，糖还对食品的安全和质量有很重要的功能。这些功能包括[30]：

表8.1 不同类型的碳水化合物和糖替代品：按照潜在致龋性、糖的种类和数量分类

致龋性甜味剂
单糖和二糖
高果糖玉米糖浆（HFCS）
淀粉

非致龋性填充剂
果糖聚合物
菊粉
葡聚糖
膳食纤维

糖替代品
致龋寡糖
葡萄糖聚合物和麦芽糊精
低聚异麦芽糖（IMOs）
舒可曼
低聚果糖（FOSs）
（可能）低致龋性或无致龋性单糖或多糖
塔格糖
海藻糖
蔗糖异构体：帕拉金糖，海藻酮糖，松二糖，麦芽酮糖，白菌二糖

非致龋性糖替代物
无热量的高效甜味剂

	蔗糖甜度的倍数	[a]ADI（mg/kg体重）
甘草甜，蒙那灵，非洲竹竽甜素，神秘果素和新橙皮苷二氢查尔酮	非洲竹竽甜素：3000	
安赛蜜K	200	15
阿巴斯甜	160~220	40
爱德万甜	20000	5
甜蜜素	30	7
糖精	300	5
三氯蔗糖	600	15
甜菊糖苷：甜菊糖苷，瑞苞迪苷	250	4

有热量的甜味剂

糖醇	相对蔗糖甜度（%）	Kcal/g
氢化单糖		
山梨糖醇	50~70	2.6
甘露醇	50~70	1.8
木糖醇	100	2.4
赤藓糖醇	60~80	0.2
D-塔格糖	75~92	1.5
氢化双糖		
异麦芽酮糖醇	45~65	2.0
乳糖醇	30~40	2.0
麦芽糖醇	90	2.1
氢化淀粉水解物	25~50	
麦芽糖醇糖浆/溶酶素		
山梨糖醇糖浆		

[a]ADI：每日允许摄入量。

- 在果酱和果冻中通过和水结合（渗透效应），抑制微生物的生长。
- 增加（烘焙）商品的口感、体积、滋味和颜色。
- 支持酵母菌的生长，以便发酵。
- 在沙拉酱、酱汁和调味品中平衡酸碱度。

当用别的甜味剂取代糖时，除了替代甜味，以上这些因素都应该考虑。

高果糖玉米糖浆

高果糖玉米糖浆（High-fructose corn syrup,

表8.2 双糖的组成和相对甜度

双糖	蔗糖相对甜度（%）	1单元	2单元
蔗糖	100	葡萄糖	果糖
乳糖	20	半乳糖	葡萄糖
麦芽糖（淀粉水解物）	30~50	葡萄糖	葡萄糖

HFCS）是一种致龋性甜味剂，在美国主要是出于经济原因应用于饮料中。HFCS是由玉米淀粉酶降解制成的。它在化学结构上类似转化糖，由50%果糖和50%葡萄糖组成。由于果糖比蔗糖甜，所以转化糖和HFCS都比蔗糖甜。HFCS中的果糖含量从42%（多用于烘焙食品）到55%（仅用于饮料中）不等。从龋病的角度来说，HFCS和转化糖一样可能仅有微乎其微的益处。细菌不能利用这些糖产生细胞外多糖，但研究已发现转化糖的致龋性仅略低于蔗糖[31]。

淀粉

淀粉不是细菌发酵的直接底物，但淀粉在口腔中可以被水解为麦芽糖、异麦芽糖和葡萄糖。唾液淀粉酶和细菌淀粉酶可以利用这些糖，并且已经证明，咀嚼饼干、薯片等食物后，由于淀粉、麦芽三糖和麦芽糖降解产生的中间物[75]，葡萄糖的清除时间延长。当淀粉类食物和菌斑相互作用后，酸形成的速度惊人地快。Pollard及其同事[117-118]检测了白面包、意大利面、长粒米饭和其他淀粉类食物，在添加和不添加糖的情况下的致龋性。用内置电极测量出的最低pH表明没有一种测试食物与10%的蔗糖溶液有显著性差异。所以，淀粉在口腔中就是产酸性的，这是毫无疑问的。淀粉类食物的致龋程度取决于多种因素。嵌塞在牙列中的淀粉类食物，尤其是淀粉经过加工后，会产生相当数量的酸，它们的致龋性必须被认为是很高的。Lingström等[74]用3种不同的pH测量系统表明，咀嚼软面包和薯片后菌斑内酸的形成比摄入蔗糖后更多、持续时间更长。淀粉也可能影响产物的黏性[5-6]，这可能是致龋性的

一种重要的辅助决定因素。因此，用复合碳水化合物代替糖以减少龋病危险的建议是值得怀疑的。

非致龋性碳水化合物填充剂

非致龋性碳水化合物填充剂是增加食品材料的重量或体积，而不增加额外功能或效用的添加剂。食物添加剂通常只添加很少的食物本身的价值或很少的热量到食物材料中，因此常被用于生产减肥食品。它们可能是纤维性的，有助于增加肠运动，导致粪便变大并保留更多水分。由于被提出具有促进健康的多种功能[61]，它们在各种食品中有广泛的应用，比如糖果类食品、水果配料、牛奶甜点、酸奶和新鲜奶酪、烘焙食品、巧克力、冰激凌和香肠。它们被认为是无致龋性的[26,102]。它们包括果聚糖（比如菊粉）、葡聚糖和Nutriose®（膳食纤维）。

蔗糖代替物

各种商业化生产的碳水化合物，包括葡萄糖的聚合物和低聚葡萄糖、果糖、半乳糖正在越来越多地使用到日常食品中，因为它们更便宜，而且厂家声称它们可能对健康有潜在的好处。比如，它们可能含有更多的纤维，不易被消化，更低或更高的能量或减少血糖水平的上升。这些糖类大部分通过大肠，刺激乳酸杆菌和双歧杆菌的生长，而这两种细菌可以抑制病原性微生物的生长[71]。然而，许多在结肠中发现的菌种在菌斑中也存在（比如双歧杆菌和乳酸杆菌，它们不一定对口腔健康是有益的）；因此，这些新型碳水化合物对牙齿健康的影响值得研究。这些成分以完整的形式到达结肠，使得胃肠道菌群的组成和/或活性方面产生特定的变化，对宿主的健康有益，通常被称为益生元。

一般来说，单糖、双糖和低聚糖片段很容易被口腔菌群利用发酵产酸。唾液淀粉酶水解α-1,4-糖苷键，将较长的链分解为单糖和双糖。其他键可能被细菌酶水解。如果蔗糖代替物不含有单糖，双糖和低聚糖或者这些产物不是在口腔中水解形成

的，则可以被认为具有低龋性或非致龋性。然而，有关所有碳水化合物的产酸性和潜在致龋性的确切结论只能从试验数据中得出。

致龋性低聚糖

葡萄糖聚合物由淀粉的酸水解产生，由单糖、双糖、三糖、四糖、五糖、六糖、七糖和α极限糖精的混合物组成。淀粉的聚合度以由DE值（葡萄糖的干重百分比）表示。淀粉的DE值接近0，葡萄糖为100。糊精的DE值在1~13，麦芽糖糊精的DE值在3~20，葡萄糖糖浆含有最少20%的葡萄糖（DE值≥20）。葡萄糖聚合物可能有同样的DE值，但组成截然不同，从而有不同的酸化反应。

葡萄糖聚合物和麦芽糊精常被用来增加食物的能量含量。它们可能被保健专业医生开具处方，用于患有肾衰竭、肝硬化、双糖不耐受、氨基酸代谢紊乱、吸收不良和需要高热量摄入的儿童[101]。它们几乎是无味的，可以添加到各种产品中，而不会对产品的味道和气味产生重大影响。葡萄糖聚合物常被添加到软饮料、婴儿食品和饮料、运动饮料、甜点、糖果和能量补充剂中。

如前所述，单糖、二糖和较小的寡糖都可以在菌斑中直接发酵。较大的寡糖先被唾液淀粉酶水解变为短链。淀粉酶水解的程度取决于在口腔中停留的时间。葡萄糖聚合物是有潜在致龋性的；然而，证明这一点的证据很少，大部分数据来自动物、菌斑pH和体外实验室研究。由于缺乏人体临床研究（并且，如前面解释的，这样的人体试验是违反伦理的），使用葡萄糖聚合物的建议应该和游离糖一样。它们不应该被推荐作为糖的代替品。在大豆婴儿配方奶粉中，用葡萄糖糖浆取代乳糖，引起了人们的广泛关注，因为这些配方可能有致龋性。

IMOs，又称低聚葡萄糖苷（glucosyloligos-accharides），含有主要由α1-6链（α1-6链不能被唾液淀粉酶水解）组成的单糖，包括异麦芽糖（葡萄糖α1-6-葡萄糖）、异麦芽糖醇（葡萄糖α1-6-果糖，也被称作帕拉金糖）和潘糖（葡萄糖α1-6-葡萄糖α1-4-葡萄糖）。这些低聚糖由淀粉或蔗糖商业生产得出。对菌斑pH的研究表明，IMOs比葡萄糖或蔗糖的产酸作用更弱，但尽管如此，也可以使pH下降低于5.0（见参考文献[99]）。

舒可曼是一种高热量的甜味剂糖浆。它被认为是糖和HFCS的低糖替代品。舒可曼是一种含水量为20%~25%的糖浆；它的干性内容物包括果糖（35%~40%）、白菌二糖（7%~15%）、其他二糖（≤3%）、更高的糖类（40%~60%）。

FOSs（低聚果糖）对上消化道的消化有抵抗作用，会促进双歧杆菌的生长。商品化的FOSs有Neosugar、Meioligo、Actilight和Nutraflora。Raftilose（也被称作低聚果糖）在食品中被广泛应用，尤其在日本。实验研究表明，FOSs可能像蔗糖一样引起龋齿；然而，需要进一步的动物和人类菌斑pH研究来证实这一点。

牙科保健专家应该意识到并提醒他们的患者，不可消化的寡糖在口腔中是可以被发酵的；但尽管如此，含有这些成分的产品可能会被贴上无糖标签（例如，咀嚼性无糖维生素片）。它们不应该被认为对牙齿是安全的。

可能低致龋或非致龋的单糖和双糖
单糖

塔格糖在结构上与果糖类似，它存在于包含乳制品在内的许多食物中。与蔗糖和其他糖类相比，塔格糖产生较低的血糖反应和零卡路里[113]。塔格糖具有和蔗糖相同的物理特性，甜度也相当。

双糖

海藻糖有两个葡萄糖分子组成（α1-1）。海藻糖天然存在于蜂蜜和未经加工的蘑菇（蘑菇糖）中。海藻糖最广为人知的作用是它可以稳定和保护多种生物活性分子。这种保护功能的一个例子是复活植物（卷柏树），它可以通过合成海藻糖达到

12.5%的干重，在干旱的沙漠中存活数年。甜味大约是蔗糖的45%。它只小范围使用。

蔗糖有5种同分异构体，按照葡萄糖分子和果糖的结合方式排列：帕拉金糖，海藻酮糖，松二糖，麦芽酮糖和白菌二糖。其中一些同分异构体有和蔗糖相似的感官特性。据报道，这些异构体是不引起龋齿的双糖，因为它们不能被变异链球菌作用产酸或者合成葡聚糖。海藻糖和白菌二糖已在大鼠中明确无致龋性[156]。

用从幼儿菌斑中筛选出的146株细菌对这些同分异构体进行发酵试验，发现培养中，33%的这些菌群（以放线菌属为主）可以将异麦芽糖发酵至pH低于5.5[90]。在这些异麦芽糖发酵菌中，25%可发酵海藻糖、70%可发酵松脂糖、23%可发酵白菌二糖。作者的结论是，相当数量的非链球菌属口腔细菌可以发酵蔗糖异构体。

非致龋性蔗糖替代物

非致龋性蔗糖替代物可分为两大类：强力甜味剂（无热量）和增量甜味剂（有热量）。除了对口腔健康有好处，使用这些糖替代品的原因还包括减轻超重和肥胖，降低2型糖尿病和糖尿病前期的风险。此外，使用这些甜味剂也可能对口腔健康有益。

无热量强力甜味剂

市场上有很多天然的和合成的强力甜味剂。有些比蔗糖甜几千倍。然而，它们没有蔗糖或其他糖类的一些功能性质，比如褐色、结晶和微生物抑制作用，因此限制了它们的使用。它们也不提供体积。此外，无热量的强力甜味剂可以促进减肥的普遍看法可能是错误的，因为有一些观察性研究[34]已经报道了无热量强力甜味剂的消耗和儿童及成人体重指数的增加呈正相关关系。

甘草甜（从甘草根茎中提取）、蒙那灵、非洲竹竽甜素和神秘果素是自然中存在的强力甜味剂

的代表。后3种是从很多水果中提取的。甜味剂阿力甜和阿斯巴甜是基于氨基酸和多肽的，而安赛蜜K、甜蜜素和糖精都是化学合成的甜味剂。新橙皮苷二氢查尔酮是一种改良的糖苷，从柠檬皮中提取的。阿斯巴甜的甜度是蔗糖的200倍，因此增加食物的甜度只需要很少的量，提供的热量也非常少（由于它是氨基酸构成的，只提供4kcal/g的热量）。爱德万甜是从阿斯巴甜和香草醛中提取出来的，是一种人工合成的甜味剂，它比蔗糖甜1000倍，比阿斯巴甜甜100倍，与其他甜味剂相比，可以少量应用在食品和饮料中。爱德万甜有一种干净、甜的味道，非常类似于阿斯巴甜，甜度持续时间稍长。

强力甜味剂可用于多种食品，比如软饮料、啤酒、糖果、甜点、冰激凌、果酱。它们也被用于牙膏中、甜味滴剂、片剂、咖啡和茶等。目前，美国消费的30%的碳酸饮料中都添加了阿斯巴甜。

出于安全原因，各国对强力甜味剂的使用有严格的规定。然而，应该指出的是，据报道，强力甜味剂对人体几乎无副作用。食品标签必须声明该产品含有甜味剂，在有阿斯巴甜的情况下，标签还必须说明该产品含有苯丙氨酸的来源，因为有一些人无法代谢这种氨基酸（即那些苯丙酮尿症患者）。

强力甜味剂不能被口腔微生物代谢产酸，因此它们不会导致龋齿。然而，一些食品中强力甜味剂和糖一起被添加进去（即水果味软饮料），这些产品仍可能产生龋齿。

三氯蔗糖，一种蔗糖的氯化衍生物，由于感官方面非常类似糖[17]，被广泛用于糖的代替品。三氯蔗糖已被证实对大鼠无致龋性[13]。Meyerowitz等[93]在体内试验中比较了不加糖和加糖的茶对体内菌斑pH的影响。在饮用含有三氯蔗糖的茶和不含有三氯蔗糖的茶后，60分钟内的pH没有变化。由于三氯蔗糖相对较甜，所以使用量非常小，食物和饮料中的典型用量低于0.02%。三氯蔗糖可以认为对牙齿是安全的。

甜菊糖苷

甜菊糖属向日葵科植物，包括大约240种草本和灌木，原产于亚热带和热带地区，从北美洲西部到南美洲。甜菊属，俗称甜菊叶、糖叶，或简单的称为甜菊，由于其甜叶子被广泛种植。作为一种甜味剂和糖替代品，甜菊的味道比糖能感受到甜味开始慢，但持续时间长，虽然它的一些提取物可能略苦，高浓度时有甘草样的余味。由于甜菊糖苷提取物（甜菊糖苷，甜菊糖甙和甜叶菊甙A，瑞苞迪甙A）的甜度是蔗糖的250～300倍，随着低碳水化合物和低甜味剂需求的增加，甜菊糖苷引起了关注。由于甜菊糖对血糖有负面影响，因此对那些碳水化合物控制饮食的人很有吸引力。甜菊糖苷和甜叶菊苷A对白化病大鼠的致龋性进行检测。结果表明甜菊糖苷和甜叶菊苷A均无致龋性。最近，市面上出售的甜菊糖片（含15%甜菊糖，含有7%的三氯蔗糖的70%乳糖）在牛牙釉质板[33]上的变异链球菌生物膜模型中进行了测试。釉质板有一些脱矿现象，但远低于蔗糖孵育后的脱矿。作者认为轻度脱矿是由于片剂中的乳糖导致。甜菊糖对牙齿是安全的。

高热量甜味剂
糖醇

在高热量甜味剂中，糖醇如山梨糖醇（sorbitol）和木糖醇（xylitol）因其良好的工艺性能（甜度，吸湿性和溶解性）以及良好的安全性和合法性而扮演着重要角色。自20世纪70年代以来，使用糖醇作为改善牙齿健康的战略一直是重点，这些物质目前被用于糖果、口香糖、巧克力、果冻和其他糖果。糖醇的主要生产路线见图8.9。表8.3概述了糖醇的主要性质和用途，说明不是所有的糖醇都适合所有类型的产品。

与单糖、双糖和碳水化合物的4Kcal/g相比，糖醇提供的热量更少，平均2kcal/g。糖醇的缺点之一是它们只在小肠被部分吸收，通过结肠时可能引起渗透性腹泻。耐受性上限因人而异，不同的糖醇也不一样。因此，含有大量甜味剂的食品和饮料不推荐给3岁以下儿童。有些人每天摄入的糖醇超过20g甘露醇和≥50g山梨糖醇时，可能会产生通便作用。

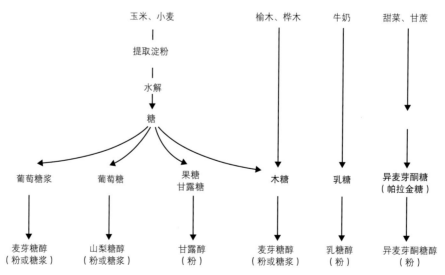

图8.9 糖醇主要生产路线。

表8.3 各种糖醇的性质和用途

	性质	用途
山梨糖醇晶体	冷却效果 可压缩 低温保存	口香糖 片剂 鱼肉酱
麦芽糖醇晶体	高熔点 结晶	巧克力 口香糖、面包
山梨糖醇液体	湿润剂	糕点 调味料
麦芽糖醇液体	抗结晶 增塑剂	硬糖 果冻，口香糖
木糖醇	冷却效应，结晶	口香糖
甘露醇	不吸湿性	口香糖（防粘）
异麦芽酮糖醇	结晶 低吸湿	硬糖

山梨糖醇（sorbitol）

山梨糖醇是一种六碳糖醇，不能被菌斑中的微生物利用。然而，大多数变异链球菌、乳酸菌和其他一些不常见的口腔微生物都可以发酵山梨糖醇。有人担心山梨糖醇的可发酵性，特别是可被变异链球菌发酵，会限制其作为非致龋性糖替代品的价值。必须记住的是，由变异链球菌和其他山梨糖醇发酵微生物[10]发酵蔗糖和山梨糖醇之间存在着根本的区别。首先，山梨糖醇的发酵速度相当慢，液体培养基的最终pH通常不会达到葡萄糖或蔗糖的低水平。其次，山梨糖醇被诱导酶（诱导酶通常是无活性的，只有在接触底物时才被激活）代谢，只有当细菌接触山梨糖醇足够长的时间时，诱导酶才被合成。这意味着，在葡萄糖存在的情况下，细菌的新陈代谢会迅速转换回这种更容易获得能量来源的代谢方式。唾液中持续存在低水平的葡萄糖，唾液淀粉酶从膳食淀粉中间歇性释放大量葡萄糖，这意味着菌斑是否能维持高山梨糖醇代谢是值得怀疑的。再次，山梨糖醇的降解产生一定量的与蔗糖分解代谢产物不同的发酵产物。在厌氧条件下，蔗糖发酵的主要产物是乳酸，而山梨糖醇产生大量的乙醇和甲酸，但乳酸的比例较小。这个观察结果是相关的，因为乳酸比其他挥发性发酵终产物产生更强的脱矿作用（见第7章）。

许多研究在用山梨糖醇溶液冲洗或食用山梨糖醇类糖果后测量了菌斑pH的变化，得出的结论是，菌斑pH仅略有下降，在食用山梨糖醇后，菌斑的临界pH很少低于5.7。有人认为，长时间暴露在菌斑中可能会发生适应性变化（例如，口腔干燥的人），这可能会导致暴露的牙根面[59]发生龋齿的风险增加。一些研究表明，长期或频繁接触山梨糖醇会导致菌斑生态向着有利于山梨糖醇发酵细菌的变化。然而，只有一些不确切的证据表明，这些适应性变化将使菌斑代谢山梨糖醇像蔗糖或葡萄糖一样迅速[10]。有关变异链球菌增加的潜在可能性，毫无疑问，频繁的蔗糖暴露为这种产酸微生物提供了生态优势，而频繁的山梨糖醇暴露几乎没有任何临床相关的影响。因此，山梨糖醇的潜在产酸性似乎不会对大多数人造成龋病的危险。

木糖醇（xylitol）

木糖醇是一种戊糖，一种有5个碳原子的糖醇。一些研究表明，大多数口腔链球菌和其他微生物不发酵木糖醇。与山梨糖醇相比，木糖醇对变异链球菌有体外抑菌作用。抑制作用的原因是由于木糖醇进入细菌细胞，导致木糖醇5-磷酸在细胞内积累。在对变异链球菌和远缘链球菌的超微结构研究中表明，木糖醇的存在会导致细胞降解，细胞内空泡和其他细胞损伤。木糖醇在体内或体外都不会降低菌斑pH（图8.10）[103]。推测木糖醇可能对菌斑中的蔗糖和葡萄糖产生的酸有抑制作用。然而，这些数据是相互矛盾的，因为有一些体外研究表明了这种作用[150]，而体内研究未能证明木糖醇对糖产酸的直接抑制作用[103]。这意味着，在同一产品中混合木糖醇和其他糖，然后以"低龋性"的名义去销售它们是有问题的。尽管如此，木糖醇在菌斑中的非酸性是有充分证据证明的，这也可能与它是非龋性相关的最重要的因素之一。当木糖醇被长期频繁消耗时，菌斑的代谢被改变了，导致糖[1]产生的酸减少。这可能是由于微生物群的生态变化或减少了菌斑的产生。另一种可能的机制是木糖醇暴露后，菌

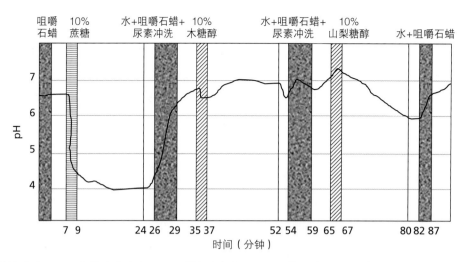

图8.10 用10%蔗糖冲洗、10%木糖醇冲洗和10%山梨糖醇冲洗后，邻面菌斑的pH变化过程。

斑细菌中的木糖醇5-磷酸积聚。

　　木糖醇被认为可减少菌斑中的变异链球菌的数量[53,80]，使菌斑黏附性下降，减少变异链球菌与牙齿表面的结合[134]。研究发现，这种效应取决于咀嚼的频率和变异链球菌的初始水平[78,80,94]，并且似乎在使用木糖醇的习惯停止[53]后仍会持续。然而，其他有关木糖醇作用的研究并没有证实它对变异链球菌的抑制作用[11,135,152]。此外，这种细菌减少的临床相关性仍有待证实。

　　母亲在数年内习惯性消耗木糖醇可能会减少变异链球菌的母婴传播[136]，这可能会防止乳牙列的龋齿[54]。在20世纪90年代，芬兰进行的一项研究中，患龋风险高的母亲在婴儿3～24个月大时每天使用木糖醇口香糖。对照组高危母亲接受一年两次氟化物或氯己定治疗。木糖醇计划减少了变异链球菌的定植和儿童早期龋。在对10岁儿童的试验后随访显示，木糖醇组的中位无龋年龄（dmft=0）为8.2岁，对照组为5.8岁[66]。因此，虽然木糖醇组儿童比对照组儿童不发生龋齿的时间更长，但随着时间的推移，他们仍会发生龋齿。这些研究结果受到质疑，因为评估是在参与者的行为长时间没有被控制之后进行的。这些家庭的预防行为可能完全不同。

其他糖醇

　　除山梨糖醇和木糖醇以外的多元醇目前被用作填充型甜味剂，尤其在糖果类产品中。这些包括甘露醇、麦芽糖醇、乳糖醇、异麦芽糖和Lycasin®。虽然这些甜味剂并没有像山梨糖醇和木糖醇一样被广泛评价，但动物研究，体内菌斑pH研究和体外培养研究表明，它们具有非致龋性或低致龋性。其他糖醇也正在出现，比如赤藓糖醇（一种四碳多元醇）[62,85]。与多种链球菌的体外孵育表明，赤藓糖醇不会产生酸。在临床试验中，赤藓糖醇与木糖醇在菌斑数量和变异链球菌水平上有相似的作用[86]。然而，最近的一些临床试验表明，在相对较低龋的情况下，在学校使用木糖醇/麦芽糖醇或赤藓糖醇/麦芽糖醇含片并不比传统的氟化物预防方案有更好的防龋效果[72]。

　　甘露醇和山梨糖醇一样，也是一种糖醇。它是由转化糖、蔗糖或单糖氢化制备而成的。乳酸菌和变异链球菌是独特的，因为它们能发酵双糖醇，甘露糖醇和山梨糖醇（见"山梨糖醇"部分）。然而，参与己糖醇分解代谢的酶，甘露醇6-磷酸脱氢酶和山梨糖醇6-磷酸脱氢酶是可诱导的（这种酶只有在接触底物时才被激活），它们的合成被唾液[14]

中存在的葡萄糖所抑制。因此，甘露醇的产酸性较低[2,49]。

麦芽糖醇是一种12碳多元醇，由麦芽糖加氢产生。这种糖醇不能被大多数口腔微生物代谢，但可以被变异链球菌、放线菌和一些乳酸菌[25]缓慢发酵。动物实验和人类志愿者菌斑pH研究都表明，麦芽糖醇实际上不会引起龋齿。每天吃4次麦芽糖醇含片，持续3个月，不会影响菌斑的形成、酸的产生，也不会影响牙齿中变异链球菌和乳酸菌的数量[11]。

乳糖醇（12碳多糖醇）作为一种糖替代品的增甜剂，其口腔特性研究表明，乳糖醇不易被口腔微生物代谢产酸和产生多糖。由乳糖醇引起的人类口腔内产酸和菌斑的形成明显低于蔗糖[38]。

异麦芽酮糖醇或帕拉金糖醇两个12碳多元醇的1:1混合物。当从细菌学的角度评价异麦芽糖醇的致龋性时，它被认为可以与山梨糖醇、麦芽糖醇和Lycasin®相媲美[12]。

Lycasin®是以马铃薯或玉米淀粉为原料，经部分酸水解或酶解，随后在高温高压下加氢制得的。已经生产了各种型号。动物和细菌学研究表明，Lycasin®具有低至中度的致龋潜力，这主要取决于使用了哪种型号的Lycasin®。加入Lycasin®的高硬度糖果，含有高含量的麦芽糖醇和低含量的高糖类，导致菌斑pH下降相对较小[51]。

山梨糖醇的临床试验

在首次使用山梨糖醇的临床试验中，服用山梨糖醇片剂的儿童患龋率比未服用该片剂的对照组儿童低48%[133]。在这个初步研究之后，很多研究使用山梨糖醇口香糖[8,37,79,81,97,98,115,142]和巧克力[7]进行。大多数山梨糖醇口香糖的临床试验结果表明，与不使用口香糖的对照组比，每天在餐间或餐后使用3~5次含山梨糖醇的口香糖有抗龋作用。在一项系统性回顾中，Deshpande和Jadad得出结论：对于恒牙，山梨糖醇混合口香糖的预防效能为20%，山梨糖醇-甘露醇混合口香糖的预防效能为11%。咀嚼山梨糖醇口香糖对预防乳牙列龋病可能也有效，但由于研究数量有限，无法量化其效果。在6岁儿童中，经过2年的评估后，与不咀嚼口香糖的儿童相比，咀嚼山梨糖醇口香糖的儿童，乳牙列的龋病增加减少了55%[83]。当咀嚼山梨糖醇口香糖时，减少了30%。

木糖醇的临床试验

在第一个木糖醇的临床研究——图尔库糖研究中，饮食中的蔗糖几乎完全被木糖醇所取代（图8.2）。2年后，蔗糖组增加了7.2个新发DMFS，木糖醇组为0[131]。在一项为期为1年的口香糖研究中，接受含蔗糖口香糖组增加了大约3个新发DMFS，而木糖醇组（用50%木糖醇和6%山梨糖醇使口香糖变甜）的DMFS（包括没有成洞的病损）减少了1[130]。龋齿的逆转可能并不完全归因于木糖醇。咀嚼使得唾液流量的增加也可能是龋齿减少的原因。然而，由于研究中没有设置咀嚼安慰剂口香糖的对照组，所以不能区分出龋齿减少的不同原因。

芬兰的Ylievska研究评估了咀嚼频率的影响：每天咀嚼≤1.5片木糖醇口香糖，1.5~2.5片或3片[52]。2年后，≤1.5片木糖醇口香糖组的DMFS增量与不咀嚼口香糖的对照组没有差异。在1.5~2.5片组大约有30%无显著性差异，而在3片组，55%~60%的人DMFS显著减少。在随后的几项研究证实，每天使用木糖醇口香糖3~5次对儿童和青少年[3,52,60,79,81]，以及对于老年人好发的根面龋，都有减少龋齿的作用。在成人人群评估时，使用木糖醇含片的参与者比使用安慰剂组根面龋少40%[122]。

研究还发现，每天嚼5次含有山梨糖醇和木糖醇的口香糖也很有效[3,60,81]。总之，相当数量的证据表明，每天使用木糖醇或木糖醇和山梨糖醇混合制成的口香糖几次，几分钟可以预防龋齿。与没有使用口香糖的对照组比，预防效能从59%（木糖醇）到53%（混合山梨糖醇）[23]。

有人提出使用木糖醇可以使牙齿"再矿化"，但临床证据尚不明确。在伯利兹口香糖研究中，10%～27%的幼儿牙本质病变中出现了"再硬化"[82]。每天嚼5次木糖醇口香糖比不经常嚼口香糖或使用山梨糖醇的口香糖更有效。然而，这个研究的病损类型大多是大的，开放型的咬合面龋洞很容易受到功能磨损和在咀嚼过程中清除菌斑。因此，很有可能是咀嚼的机械作用，而不是木糖醇本身导致了这些临床变化。因此，尽管有一些作者建议，但目前的技术水平并不支持木糖醇有对于活跃性龋病的"再矿化"效应。

咀嚼或多元醇（polyol）的作用

为了测量多元醇本身的防龋效果，添加多元醇的口香糖应该与不添加多元醇但添加了非酸性/非致龋性甜味剂的对照口香糖进行比较。最近的研究表明，这种对照口香糖与山梨糖醇或木糖醇口香糖一样有效，表明咀嚼无糖口香糖预防龋齿的作用与咀嚼过程有关，而不是多元醇的作用[79]。正如伯利兹研究所证明的[81,83]，咀嚼的重要性也解释了为什么较硬质地的片剂在预防龋齿方面比质地较软的口香糖棒更有效。咀嚼刺激唾液流动[124]，含片也是如此[146]。因此，有报道称，用木糖醇、麦芽糖醇或多聚葡萄糖制成的糖果的预防龋齿的效果与嚼木糖醇口香糖相似[3]，这并不奇怪。如果多元醇本身有防龋作用，当受试者使用多元醇溶液冲洗就应该有明显效果。Giertsen等[36]的研究表明，4周内，每天3次用40%的木糖醇溶液冲洗1分钟，对唾液流率、唾液中的链球菌或变异链球菌的菌群总数、菌斑的堆积、牙龈炎症的进展或细菌的产酸潜能方面没有任何影响。

上述许多研究表明，适量食用木糖醇可以有效地预防龋齿。然而，关于含有不同数量木糖醇的口香糖的研究并不支持这种说法。比如，Kandelman和Gagnon[60]的研究表明，口香糖中含有0.9g木糖醇就足以预防龋齿，而Ylivieska的研究[52]表明至少7g

木糖醇是必要的。此外，在伯利兹研究中，比较了混合木糖醇/山梨糖醇的效果，结果表明木糖醇摄入量最低的组（每天2g对6g）的龋齿增量最低，尽管无显著统计学差异[81]。

食物中的保护因素

乳制品

尽管牛奶是幼儿饮食中糖的主要来源之一，但牛奶是不会引起龋齿的。牛奶中的糖是乳糖，是产酸和致龋性最低的糖，牛奶也被认为含有保护因素。

与牛奶比，母乳中含有更多的乳糖（约7%对4%~5%），较低浓度的钙和磷酸盐，理论上可能更容易产生龋齿。然而，流行病学证据表明，母乳喂养与低患龋相关[47,132]。这可能是社会经济地位造成的次要影响，社会经济地位与母乳喂养和低糖摄入有关。无论如何，没有机会在母乳喂养中添加额外的糖，而且母乳喂养的婴儿不太可能使用含糖液体的奶瓶[125]。有报道称严重龋齿与延长母乳喂养（通常超过2年）有关，而且通常是婴儿需要夜间哺乳[40]时。然而，这种病例很罕见，并且与不寻常的喂养方式有关（见第17章）。应该提倡母乳喂养，因为它能给婴儿提供最好的营养。

大量的动物和人体试验研究表明，奶酪是防龋的（详见参考文献[100]）。据推测，食用奶酪可以通过刺激唾液流动和提高菌斑钙浓度来增加口腔pH，这两者都可以防止脱矿。含有熟奶酪的食物也被证明可以增加菌斑钙浓度，这可能对减少龋齿有效[57]。2年内没有发生龋齿的儿童的奶酪摄入量比那些发生了很多龋齿的儿童高[126]，2年间，早餐后摄入5g Edam干酪的儿童龋齿增加量明显低于对照组[32]。另一项最近的瑞典研究也证实了这种关联[110]。

乳制品中具有抗龋特性的成分有钙、磷酸盐、酪蛋白和脂类。在食品中（比如巧克力）添加酪蛋白可以降低致龋性，但是这个效果需要添加大量的酪蛋白，这样会使食品的口感变差，因此在食品中的使用被排除了[121]。在人类口腔龋齿模型上，酪蛋白的消化并没有破坏蛋白质防止牙釉质再矿化的能力。两种酪蛋白消化蛋白，酪蛋白磷酸肽（CPP）和糖肽（GMP），已获得专利，可用于普通个人卫生用品，以预防龋齿。研究表明，CPP和GMP可以抑制变异链球菌等其他口腔菌属的生长[56,105-106]。此外，CPP与非晶态磷酸钙在牙齿表面形成纳米团簇，提供钙和磷酸盐离子的储存，以维持牙釉质的过饱和度。在一个原位研究中，与无CPP–ACP口香糖和无口香糖组相比[19]，CPP–ACP无糖口香糖产生更多的再矿化。

益生菌（probiotics）

利用细菌（通常在食品中使用）来改变菌斑毒性的想法已经研究了很多年。有几种方法。已有研究致力于怎样使有利于口腔健康的菌群定植优于口腔致病菌。很多早期的研究集中于使用已知能与致病菌竞争的细菌[45,143,149]。另一种方法是使用毒性减弱（乳酸脱氢酶缺乏）和增强竞争力[45]的菌株代替变异链球菌菌株。另一项研究使用了表达脲酶的变异链球菌重组菌株，在动物模型[18]中被证明可减少菌斑的致龋性。近年来，益生菌方法，即通过改变非定居菌维持口腔菌群的健康已成为人们关注的焦点。这种控制口腔健康方法的原理来自医学研究，该研究表明，益生菌可以通过减轻胃肠道感染而对健康有益（详见参考文献[108]）。

益生菌包括大量的菌属，主要属于乳酸菌属和双歧杆菌属[112]，是口腔微生物的常驻菌群。研究表明，这些细菌可以在体外吸附于被唾液包裹的羟基磷灰石[20,42]。这些细菌能在体内发酵多种糖，这可能导致pH下降，超过牙齿硬组织溶解的"临界值"[43-44]。益生菌的产酸特性引起了人们的关注，摄入益生菌可能产生副作用，促进龋齿的进展。然而，临床研究并没有证明菌斑在体内可以作为益生菌的储库[88,120]，而且短期内服用益生菌（片剂）对龈上菌斑的产酸也没有影响[88]。因此，以目前的知识水平，很难想象益生菌会像一些临床试验中所描述的那样对龋病有抑制作用[104,116,140]。为了澄清这个问题，需要进行良好的研究和合理的研究设计（详见参考文献[91-92]）。

饮食与牙酸蚀症

除了是龋齿的主要驱动因素，饮食在牙酸蚀症中也起着重要作用，这是一个破坏性的过程，导致牙齿硬组织的表面溶解。如第9章所述，龋齿的定义是牙齿表面附着的生物膜产生酸，导致牙齿硬组织的化学溶解。相比来说，酸蚀被定义为任何其他来源的酸（软饮料、食物、水果、胃内容物、空气等）引入口腔环境中导致羟基磷灰石矿物的溶解。酸蚀将矿物一层一层地从牙齿表面去除（比较图9.8和图9.7）。牙齿病理性磨损的主要驱动因素是酸性物质暴露导致的牙齿酸蚀，而随之伴随的磨损和磨耗共同导致了这种情况的多因素性质[68]。

牙齿酸蚀的临床表现根据食物或饮料的化学和物理特性[69,77]，以及生物和行为因素[155]而改变。生活方式的改变，酸性饮料和果汁的增加被认为是导致牙酸蚀症发病率增加的主要原因，主要是儿童和青少年[4,96]。此外，口腔卫生的改善和对"美白牙齿"效果的痴迷可能会产生意想不到的负面后果，使牙齿更容易受到外部和外源性酸的影响。

人们很早就知道酸性食物和饮料可能会引起酸蚀。广泛的酸性食物被不同程度的科学证据证实，包括柑橘类果汁与其他酸性果汁，酸性碳酸饮料，酸性非碳酸饮料，酸性运动饮料，葡萄酒，苹果酒，酸性凉茶，柑橘类水果，其他酸性水果与浆果，沙拉酱，醋浆和酸性的水果味糖果（详见参考文献[154]）。在饮食方面，尤其值得关注的是酸性饮料的大量摄入，尤其是果汁和软饮料[67]。在美国，青少年对果汁和软饮料的消费在过去30年里增加了1倍多，而在同一时期，牛奶的消费量下降了36%[16]。

食物或饮料的最终酸蚀潜能取决于其化学性质（pH，总酸含量，钙和磷酸盐含量和黏附性）、生物因素（唾液流速、缓冲能力和组成、获得性膜形成、牙齿成分、牙齿和软组织解剖），以及行为（生活方式）因素（饮食习惯，特别是接触的频率、持续时间和暴露时间）。特别是与酒消费有关的饮酒习惯，被发现是影响牙酸蚀风险的一个可能因素[58]。在一个给定的牙齿表面，所有这些因素的相互作用，决定了与牙齿矿物质（见第9章）相关联的饱和程度，以及酸蚀是否会发生。需要强调的是，氟化物并不能减少软饮料引起的牙齿酸蚀，原因见第9章。

结语

没有天然糖和可发酵碳水化合物的饮食是不可行的，没有添加糖的饮食将很难实现和保持。然而，通过使用含氟牙膏和营养合理的饮食，大多数人应该能够享受那些被认为是对牙齿有害的食物，而不会对他们的牙齿健康造成任何风险。饮食调查的实践方面和对个别患者的建议见第17章。

扫一扫即可浏览
参考文献

9

脱矿和再矿化：理解龋病临床特征的密钥

Demineralization and remineralization: the key to understanding clinical manifestations of dental caries

O. Fejerskov和M.J. Larsen

引言

人常说，"牙齿泡在唾液中"，这一说法容易让人产生误解，错以为口腔是一个充满唾液的密封水槽。而真实的情况是，我们的牙齿表面覆盖着仅约10μm厚度的唾液薄膜。当我们吞咽、咀嚼、说话等时，唾液薄膜会沿着牙齿表面持续流动。唾液的成分和唾液薄膜的流动速度对于维持牙齿硬组织的完整性起到关键作用。

当我们研究牙齿硬组织中生物磷灰石的化学反应时，应特别注意，这些化学反应并不像将纯羟基磷灰石暴露于已知组成的液相环境那样简单。唾液来源的蛋白质将会覆盖裸露的牙齿组织（见第6章），从而在牙齿表面形成非常薄的有机薄膜。这

Dental Caries: The Disease and Its Clinical Management, Third Edition. Edited by Ole Fejerskov, Bente Nyvad, and Edwina Kidd.
© 2015 John Wiley & Sons, Ltd. Published 2015 by John Wiley & Sons, Ltd.

一有机薄膜称为唾液薄膜（pellicle），是唾液蛋白选择性吸附到牙齿表面的结果[1,26]。羟基磷灰石的表面呈两性状态，与酸性和碱性蛋白质均可良好结合。酸性蛋白质可与磷酸盐或其他阴离子结合，从而解吸附（desorbed），而碱性蛋白质可与钙离子结合而解吸附。常态下，靠近羟基磷灰石晶体表面的磷酸基团会一定程度上屏蔽带正电的钙基团，从而使得羟基磷灰石表面带有净的负电荷。

本章旨在阐明牙齿硬组织如何溶解于口腔，以及如何与唾液和生物膜中液体（即菌斑液，plaque fluid）进行相互作用的化学动力学过程。只有充分了解这一化学动力学过程，才能更好地了解牙齿硬组织脱矿和再矿化的动态变化进程。在过去的二三十年里，对牙齿再矿化的临床作用有些宣传"过头"。因此，作为临床医生，我们应该明确知晓脱矿和再矿化的含义以及临床上如何有效促进再矿化的进程，这对于临床工作至关重要。

釉质的矿物

釉质晶体与纯羟基磷灰石的不同之处在于釉质晶体中含有数种外来无机离子。磷灰石晶格具有很大的"伸缩性（flexible）"，可以允许外来离子进入钙离子、磷酸盐或氢氧根离子的预留位点中。例如，在釉质晶体中，某些磷酸根离子可被碳酸根离子替代，同时钙离子常会被钠离子替代。然而，在不破坏晶格的条件下，可进行替代并容纳其中的碳酸盐含量存在一定限制。此外，一些羟基可被氟离子替代，而氟离子的替代量不受限制；假设氟离子替代羟基的量达100%时，则成为氟磷灰石，但氟磷灰石矿物在生物硬组织中极少发现［鲨鱼的类釉质结构（enameloid）除外］。可以说，碳酸盐和氟离子是晶体的组成成分，因为二者的存在能够改变釉质晶格尺寸。因此，釉质磷灰石和其他的大多数生物磷灰石都是碳酸盐化的氟代羟基磷灰石（carbonated fluor–hydroxyapatite）。其他外来离子如氯离子和镁离子也常会掺入生物磷灰石的结构中，但往往含量较低。另外一些离子的替代也可能发生（例如锶离子替代钙离子），然而含量极低，目前认为意义不大。

釉质晶体表面积很大，为外来离子的吸附提供了很大机会。可以推测，在釉质晶体表面的结合水层（bound water layer）中，所有前文所述的离子都可能吸附于晶体表面。结合水层即"水化壳（hydration shell）"，包括HPO_4^{2-}和Ca^{2+}离子（图9.1）。与晶格内部的离子不同，晶体表面吸附的这些离子易于进行离子交换。釉质微量元素如钾、锌、铅和铜等离子也可吸附在晶体表面[3]。在图

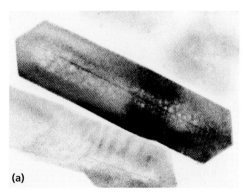
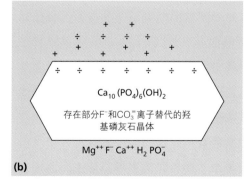

图9.1 （a）横截釉质晶体，源自人类牙齿最外层矿化度最高的牙釉质。六边形晶体显示出深色的中心线和晶格条纹，这些线之间的间隔为0.817nm（大约8.2Å），彼此相交角度为60°，反映出羟基磷灰石的晶胞形状。引自参考文献[32]，经Oxford University大学出版社许可转载。（b）"典型"釉质晶体的示意图。这些晶体的厚度约为350Å，宽度约为1000Å。水合壳中的离子可以轻松交换。一旦离子键合在羟基磷灰石晶格中（例如氟化物），除非晶体溶解，否则不容易发生离子交换。有关图片的说明，请参见文本。

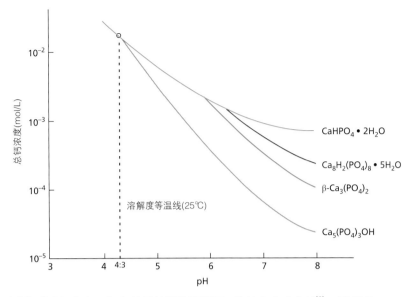

图9.2 生理条件可能形成的磷酸钙盐在25℃条件下的相溶解度图。改编自参考文献[2]。经US Department of Commerce许可转载。

9.1b中，我们假设磷灰石表面带负电，从而吸引带正电的离子，进而吸引带负电的离子，依此类推。在短距离的3~5层离子吸附之后，这些离子间的结合作用变得非常弱且杂乱无章。在这样的系统中，由于水分子具有立体分离的正电荷和负电荷，从而非常易于被晶体捕获。水分子是每个晶体环境的主要组成部分，如前所述，这一晶体表面结构被命名为"水化壳"。只有将晶体长时间加热到约500℃温度的情况下，水化壳才能消失。需要知道的是，离子扩散进而置换进入晶体内部的过程是极其缓慢且漫长的。

除了离子吸附导致釉质晶体表面成分不同外，釉质晶体本身的结构也不均匀。目前认为，釉质晶体表层覆盖着一层非特异的（indistinct）、具有更高稳定性的磷灰石矿物，这层结构含有更少的碳酸盐和/或更多的氟化物。因此可以说，离子替代的程度在整个釉质晶体中不具有一致性。

磷酸钙盐的稳定性

在pH高于4.3时，羟磷灰石是最稳定的磷酸钙矿物质，因而也是牙齿硬组织发育过程中最终形成的结构形式。但是，在牙齿萌出后，由于食物、汽水和菌斑的代谢，牙釉质和牙本质的磷灰石将会暴露于pH变化范围很大的环境当中。利用时相图（图9.2）可预测，在pH低于4.1以下，磷酸氢钙石（brushite）比羟基磷灰石更稳定，因而可能沉淀为分离的晶体形式或覆盖在原有釉质晶体的表面。但是，在pH高于4.3时，羟基磷灰石比其他所示的3种磷酸钙中的任何一种都更稳定。此外，其他离子如氟离子或镁离子的存在能够促使其他稳定磷酸钙矿物质的形成，如氟磷灰石和菱镁矿（whitlockite），而二者均比羟基磷灰石更先沉淀。

晶体的溶解

任一矿物质在特定的温度下都有其固有而恒定的水溶解度。矿物质在纯水中的溶解初始时较快，但随着晶体中离子在溶液中富集，矿物质的溶解速率逐渐减慢。最终，尽管晶体和溶液之间的仍然存在缓慢的离子交换，但矿物质的净溶解过程（net dissolution）停止，即认为该矿物质溶液已达到饱和。水在溶解无机晶体方面的特点几乎是独一无二的。在溶解过程中，水分子能够减少带相反电荷的离子之间的吸引力，从而可以进入晶体表面，并从晶格中清除离子。水分子的这一能力源于水的高介电常数（high dielectric constant）。此外，水分子能够环绕新释放的矿物离子，而这种水合能可以克服将晶体保持在一起的晶格能。

就羟基磷灰石而言，溶液是否饱和可以根据溶度积原理（solubility product principle）来确定。这一原理源于质量作用定律，该定律指出化学反应速率与各个反应物质量的乘积成正比，每种反应物质量的幂指数等于参与反应分子的数量。按照惯例，当一单位质量的固态羟基磷灰石溶解时，5个钙离子、3个三价磷酸根离子和1个羟基离子释放到溶液中：

$$Ca_5(PO_4)_3OH \leftrightarrow 5Ca^{2+}+3PO_4^{3-}+OH^-$$

因此，对应于羟基磷灰石的离子活度积（ion activity product）IAP_{HA}，等于钙离子浓度（或更确切地说是化学活度）的5次方，乘以三价磷酸盐浓度的3次方，再乘以羟基浓度，这些浓度值均以mol/L计：

$$IAP_{HA}=(Ca^{2+})^5 \times (PO_4^{3-})^3 \times (OH^-)$$

在高度稀释的溶液中，离子活度（ion activity）与其浓度相似，但是随着溶解盐浓度的增加，由于离子间相互作用，离子活度将显著小于其浓度。离子活性与离子浓度的关系以活度系数（activity coefficient）来表示，活度系数可以通过离子强度（ionic strength）来进行计算；离子强度即溶液的盐度（saltiness）。离子浓度反过来受到络合物离子如$CaH_2PO_4^+$等形成量的影响。

当含有羟基磷灰石的溶液达到饱和时，矿物与溶液中的离子处于平衡状态，IAP_{HA}等同于羟基磷灰石的溶度积KSP_{HA}，而KSP_{HA}是一个在37℃时值为7.41×10^{-60} mol^9/L^9的常数。因此，在平衡状态下：

$$IAP_{HA}=KSP_{HA}=(Ca^{2+})^5 \times (PO_4^{3-})^3 \times (OH^-)$$
$$=7.41 \times 10^{-60}mol^9/L^9$$

另外，在pH=6和37℃条件下，溶液钙和磷酸盐的浓度均为0.2925mmol/L，也可以据此计算该数值（表9.1，示例2）。

许多盐类（例如NaCl）在热水中的溶解度要高于冷水中，但是羟磷灰石和其他大多数钙磷酸盐在冷水中的溶解度稍高。例如，在25℃下，$KSP_{HA}=3.72 \times 10^{-58}mol^9/L^9$。因此可以认为，同一种液体，喝热的与喝冷的比较，牙硬组织更不容易溶解。

为什么酸可以导致磷灰石溶解度增加

与许多盐如食盐（NaCl）不同，羟基磷灰石和其他磷酸钙的溶解度受溶液pH的影响很大，这一点在前文也有阐述。随着溶液中PO_4^{3-}和OH^-以及Ca^{2+}的富集，羟基磷灰石的溶解逐渐减慢并随着溶液的饱和而停止。如在此时添加酸，则PO_4^{3-}离子和OH^-离子与H^+结合，分别形成HPO_4^{2-}离子和H_2O，导致溶液中PO_4^{3-}离子和OH^-离子相应减少：

$$Ca_5(PO_4)_3OH \leftrightarrow Ca^{2+}+3PO_4^{3-}+OH^-$$
$$\downarrow H^+ \quad \downarrow H^+$$
$$HPO_4^{2-} \quad H_2O$$
$$\downarrow H^+$$
$$H_2PO_4^-$$

在这种情况下，IAP_{HA}降低，导致溶液呈现不饱和状态，从而更多的羟基磷灰石溶解，直到重新建立饱和状态。例如表9.1和示例1，含0.2925mmol/L钙离子和磷酸盐的溶液pH变为5时，IAP_{HA}值将远

表9.1 在pH分别为5、6、7，而温度均为37℃的同一溶液中，相对于羟基磷灰石的钙和磷酸盐的浓度、活性和活性产物

	示例1	示例2	示例3
pH	5.0	6.0	7.0
碱性强度 (mol/L)	8.887×10^{-4}	8.926×10^{-4}	9.653×10^{-4}
总钙浓度 (mol/L)	2.925×10^{-4}	2.925×10^{-4}	2.925×10^{-4}
Ca^{2+}活度 (mol/L)	2.553×10^{-4}	2.539×10^{-4}	2.452×10^{-4}
总磷酸盐浓度 (mol/L)	2.925×10^{-4}	2.925×10^{-4}	2.925×10^{-4}
总PO_4^{3-}浓度 (mol/L)	1.652×10^{-13}	1.546×10^{-11}	9.395×10^{-10}
PO_4^{3-}活度 (mol/L)	1.215×10^{-13}	1.136×10^{-11}	6.822×10^{-10}
OH^-活度 (mol/L)	4.787×10^{-10}	4.787×10^{-9}	4.787×10^{-8}
总离子活度积(mol^9/L^9) $(Ca^{2+})^5 \times (PO_4^{3-})^3 \times OH^-$	9.31×10^{-67}	7.41×10^{-60}	1.35×10^{-53}

在每种条件下，钙和磷酸盐的总浓度相同，均为0.2925mmol/L。示例2中，IAP=KSP（7.41×10^{-60}），因此该溶液相对于羟基磷灰石呈饱和状态。

小于KSP$_{HA}$值，溶液呈不饱和状态。相反，当pH变为7时，IAP$_{HA}$值大于KSP$_{HA}$值，溶液呈过饱和状态（表9.1，示例3）。当过饱和溶液的pH逐渐降低时，就会出现矿物溶液刚好达到饱和的pH节点值。在表9.1的示例中，这一pH节点值为6。物理学上，羟基磷灰石晶体的溶解不是各向同性的，而是沿晶体c轴的溶解速率更快。这一特性可能会导致部分溶解的晶体上形成中心腔，有时能在龋齿牙釉质的电子显微镜图像中观察到这一现象（图9.3）[30]。

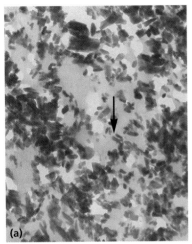
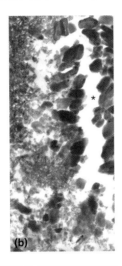
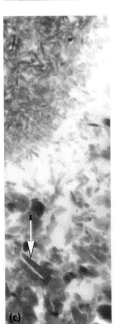
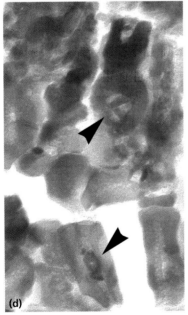

图9.3 严重脱矿的龋病病变主体的显微透射电镜照片（a）。（a）和（c）中的箭头表示发生中心溶解的晶体。（b）和（d）显示了所谓的龋齿晶体（caries crystals）。其中一些实际上是部分溶解的晶体，矿物重新沉积在箭头所示的晶体中心。

从溶度积方程式可以明显看出，如果溶液中有某一离子过量，则达到KSP$_{HA}$所需的其他离子数更少，这一现象可被称为"共离子"效应。"共离子"效应可以用于解释为什么在羟基磷灰石溶液中添加钙或磷酸盐可以减少羟基磷灰石的溶解量。此外，溶度积原理能够解释为什么从平衡溶液中去除钙离子（例如，使用如乙二胺四乙酸等钙结合剂）会导致更多羟基磷灰石发生溶解。

由于羟基磷灰石的活性产物是钙离子浓度5次方的函数，因此可以预测溶液中钙离子浓度的变化对IAP$_{HA}$的影响最大。但是，pH变化会影响OH$^-$的量以及PO$_4^{3-}$在总磷酸盐中的比例，同时也会影响络合物离子的形成。在口腔唾液特定的浓度环境下，改变pH比改变钙离子浓度对活性产物的影响更大[21]。

总之，羟基磷灰石晶体溶解在酸中，因为酸导致溶液中PO$_4^{3-}$和OH$^-$减少而使溶液变得不饱和。不饱和度是溶解发生的驱动力。

碳酸盐和氟化物对磷灰石溶解和生长的影响

离子替代会影响矿物的物理和化学性质，尤其对牙釉质而言，会改变其溶解度。碳酸盐的掺入使得羟基磷灰石更容易发生溶解[17]，但氟化物的掺入具有相反作用，能够降低有效KSP。氟磷灰石KSP$_{FA}$为3.2×10^{-61}，比羟基磷灰石较难溶解，而氟化物替代率约为50%时将产生溶解度最低的矿物：KSP$_{FHA0.5}$=6.6×10^{-63} [16]。由于天然牙釉质中氟化物的含量相对较少，因此碳酸盐对牙釉质溶解度的影响更大，可将KSP$_{釉质}$增加至5.5×10^{-55} [15]。尽管有证据表明，单纯釉柱连接材料（only prism junction material）的可溶性较高[25]，但釉质整体的KSP可接近10^{-58}。在评估口腔唾液中牙釉质的饱和状态时，应使用10^{-58}数量级的KSP而非KSP$_{HA}$。然而，在实际中，由于牙釉质矿物组成的多变性，很难确定一个

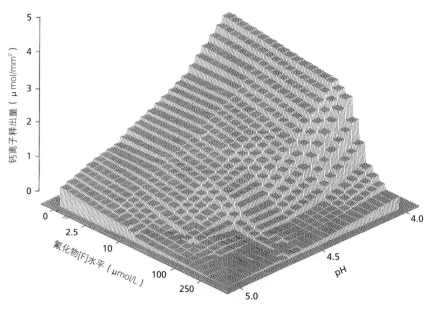

图9.4 在所示的pH和氟化物[F]含量条件下，最初包含2.2mmol/L氯化钙和2.2mmol/L磷酸钾的溶液中，牙釉质脱矿过程中排出的钙离子量。有关的原始图片请参见参考文献[27-28]。

确切的$KSP_{釉质}$值。

当羟基磷灰石发生溶解时，溶液中少量的氟化物能促使该溶液相对于氟磷灰石尤其是氟羟基磷灰石呈高度过饱和状态，从而导致氟磷灰石及氟羟基磷灰石晶体更易在原有羟基磷灰石表面发生沉淀或增长。因此在磷灰石晶体再增长期间，溶液中氟化物的含量会减少。然而，由于不含碳酸盐或低碳酸盐含量的磷灰石溶解性较低，因此这种磷灰石的形成将优先于初始结构的磷灰石。因此，当含碳酸盐的氟羟基磷灰石晶体溶解并再沉淀的过程中，氟化物倾向于再结合，而碳酸盐则倾向于解离[13]。溶液中氟化物的作用则在于大大降低了酸性溶液中牙釉质可能释放的钙离子量。在这一科学依据的支持下我们认为，正如Fejerskov等[4]于1981年文章所述，维持牙齿唾液环境中低浓度的氟化物比在牙釉质中掺入高浓度氟化物（图9.4）更有利于减少龋齿的发生。

将釉质粉末持续暴露于酸性溶液中时，其溶解度将变得不均一，表明溶解初期产物并非釉质晶体的最终溶解产物。碳酸盐、钠和镁离子在牙釉质暴露于酸性环境的初期会优先释放[12]，可以是吸附离子的解离或釉质矿物成分的溶解，同时这一过程可

能伴随着具有更低溶解度的氟羟基磷灰石的再沉淀。在这一再沉淀过程中，釉质晶体可能会被不同的磷酸钙相（例如，磷酸氢钙石）覆盖，最终变成"溶解度调控相（solubility-controlling phase）"[22]。此外，单独的白钨矿晶体可能发生沉淀[25]，导致"龋齿晶体（caries crystals）"的形成，这一晶体为相对较大的菱形晶体，有时可见于龋齿牙釉质的釉柱周围（图9.3）。

釉质全层结构不均匀，例如，在牙齿萌出时，$50\sim100\mu m$的釉质表层的晶体比釉质内部晶体含有更多的氟化物和更少的碳酸盐（见第14章）。这一现象很可能是由于在牙齿萌出前的釉质成熟过程中，成釉细胞频繁进行细胞调控而引起的pH波动所导致[8]。理论上讲，这将使得牙釉质表层的溶解度低于釉质的内部结构。

牙硬组织的脱矿和再矿化

在生理条件下（pH7.4），唾液和口腔液体相对于羟基磷灰石和氟磷灰石呈过饱和状态（图9.5），这是维持口腔中磷灰石稳定的必要先决条件。如果口腔液体相对于磷灰石呈不饱和状态，

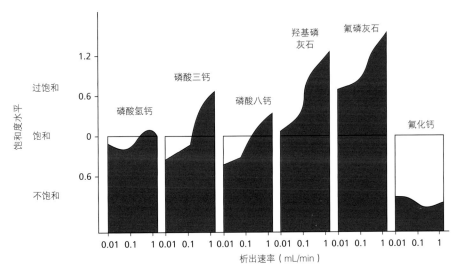

图9.5 腮腺唾液中各种磷酸钙和氟化钙的饱和度[14]。饱和度由log n（唾液中的离子积）/（溶度积）计算得出，其中n是对应盐类矿物质中的离子数。所有这些盐类都可能作为牙齿或牙结石的一部分，或作为局部应用氟化物后的沉淀物而或多或少地出现在口腔中。唾液相对于磷灰石而言过饱和度高，这是牙齿在口腔环境中保持完整性的基础。唾液相对于其他磷酸钙盐饱和，解释了磷酸钙盐在牙结石中的发生。而唾液相对于氟化钙的不饱和表明唾液能够溶解该盐类。经Elsevier许可转载。

则牙齿硬组织将发生溶解。一般而言，矿物盐溶液的过饱和程度越高，则矿物晶体形成的趋势就越明显。因此，如图9.5所示，当刺激唾液分泌时，氟羟基磷灰石和羟基磷灰石的形成明显增加，呈现较大的显著性差异，这也解释了为什么大多数龈上牙结石由氟羟基磷灰石和羟基磷灰石混合组成。这一现象也提示，由于唾液已呈过饱和状态，在各种饮食化合物中添加额外的钙或磷酸盐对于促进牙釉质矿化毫无意义，而唯一的结果可能是增加牙结石的形成。少数情况下，可以在牙结石的成分中观察到磷酸八钙或磷酸氢钙石。如图9.5所示，唾液相对于氟化钙而言是不饱和的，这就解释了为何CaF$_2$仅能短期存在于口腔中［例如，在用高浓度氟化物如氟化物漆（varnishes）或2%NaF溶液进行局部氟化物处理之后］，最终总会溶解。当然，如果CaF$_2$在多孔釉质（a porous enamel）的表面孔隙内形成时（例如，在酸蚀后进行局部氟化物处理），CaF$_2$的溶解速度要比在牙齿表面上形成时的溶解速度减慢，其溶解过程可长达数日。

当周围介质（唾液/菌斑液）的pH降低时，牙齿矿物磷灰石的溶解度会大大增加（图9.6）。通常，磷灰石的溶解度会随着每个pH单位的下降而

增加10倍。因此，磷灰石矿物的溶解极易受酸性环境的影响。牙齿暴露于酸中可能导致两种类型的病变：龋病病变（图9.7）和酸蚀病变（图9.8）。龋病形成初期的特征是最表层牙釉质部分溶解以至完全侵蚀，但由于上文所述的化学反应，釉质表层立即形成了厚度为20~50μm的高度矿化结构，而表层下的病变区矿化程度明显降低（图9.7）。随着龋病的持续长期进展，病变延伸到釉质深层和牙本质（图5.47和图5.59），伴随高达30%~50%矿物质流失，而仅保留20~80μm厚的矿化度较高的表层区域。

相反，酸蚀病变则表现出完全脱矿和逐层溶解的特征。因此，即使严重酸蚀的牙齿，残留的牙齿硬组织仅表现为表面溶解，而非部分脱矿。酸蚀牙齿存在釉质缺损，而剩余牙釉质的矿物质含量保持不变。在酸蚀病变中，不存在多孔的釉质表面使得矿物重新沉积到其中，因此，从逻辑上讲，氟化物的使用不能够治疗酸蚀病变或预防其发生（参考本章前述的相关化学理论）。

龋病和酸蚀病变的组织学特征能够反映在牙齿的临床外观上，表现为活动性龋病病变呈白垩色和多孔状，而酸蚀病变的牙釉质则常常坚硬而有光泽。

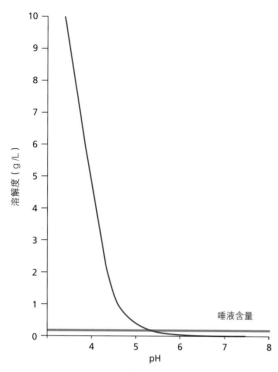

图9.6 羟基磷灰石的溶解度与pH的关系。水平线表示唾液中钙和磷酸盐的浓度。磷灰石的溶解度随着pH的降低而显著增加。应注意到，在pH4.0~5.5范围内龋病病变发生，而在pH2.5~4.0的范围内酸蚀病变发生。

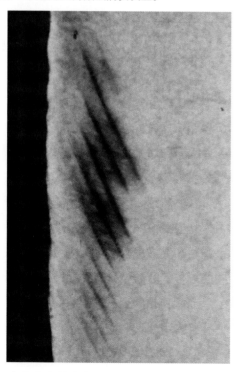

图9.7 白色斑点状病变的显微放射照片，显示了表层下区域的病变，病变从深层的脱矿层延伸至矿化度相对较高的表层区。注意Retzius线的矿物质趋向于最先流失，使得照片上这些条纹以及釉柱外形变得更加清晰。

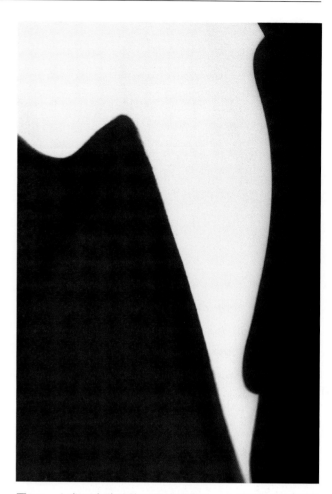

图9.8 人类牙齿酸蚀的显微放射照片。由于牙釉质是逐层溶解的，因此看不到表层下脱矿的现象。

当使用酸蚀剂对牙釉质进行酸蚀处理以进行树脂充填时，可以出现第三种类型的釉质溶解方式。这种酸蚀剂作用的方式类似酸蚀病变，也表现为釉质表面酸蚀脱矿，且釉质表层不形成覆盖表面下脱矿区的再矿化层。但是，酸蚀剂渗透入釉质的深度要远大于酸蚀病变中的情况，从而使得釉柱暴露程度更大。经干燥除去这些表面酸蚀剂中的水时，酸蚀区域呈现白垩色（见图9.9中的扫描电子显微照片）。

龋病可以定义为细菌低分子量糖降解产生的酸性产物对牙齿硬组织的化学溶解。而酸蚀则是指口腔环境中任何其他来源的酸性物质导致的磷灰石矿物溶解，但牙齿修复中用于处理牙釉质和牙本质的酸蚀剂除外。

龋病脱矿

随着口腔液体、唾液和菌斑液中pH降低，这些液体中相对于羟基磷灰石的过饱和度降低，并在"临界（critical）"pH时达到刚好饱和。由于氟磷灰石的溶解度低于羟基磷灰石，当菌斑液相对于羟基磷灰石饱和度低时，相对于氟磷灰石仍然是过饱和的（图9.10和图9.11），这时可能发生龋病。龋病开始时，釉质表层羟基磷灰石溶解，而在其中形成氟羟基磷灰石。一般而言，菌斑液相对于羟基磷灰石的饱和度越低（即pH越低），釉质磷灰石越趋向于溶解。

菌斑液相对于氟磷灰石的过饱和状态对于维持釉质表层的完整性非常重要。实验证实，龋病过程中，溶液相对于氟磷灰石的过饱和程度越高，釉质表层区域剩余的厚度越大，且脱矿程度越低。然而，需要重视的是，致龋口腔环境中反复波动的pH如持续至数天、数月甚至数年时，釉质表面区域将会不断溶解和沉积矿物质，在显微照片中呈"虫噬样（moth-eaten）"表面外观（图9.12）。这种釉质表面氟磷灰石的形成是通过替代羟基磷灰石完成的，使得病变表层氟羟基磷灰石的含量较高（图9.13）。

在图9.13中，应注意到，牙釉质病变表面下区域的氟化物浓度并未增加。只要釉质表层仍保持完整并具有一定的矿物质含量，氟化物就不会扩散到病变内部。氟化物在向内扩散时会发生化学反应，从而主要在外层形成氟羟基磷灰石。从多个角度而言，只要pH的波动范围为4.0~5.6，釉质表层就能够发挥保护作用，以防止病变牙齿的进一步溶解（图9.10）。

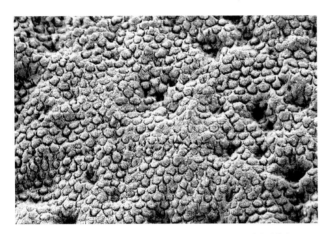

图9.9 用磷酸进行条件性酸蚀后的釉质表面的扫描电子显微镜照片。可以清楚地看到釉柱图案，并带有清晰的拱形边界。

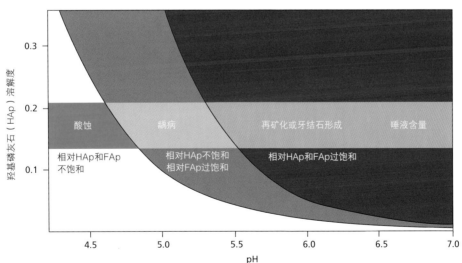

图9.10 羟基磷灰石（HAp）和氟磷灰石（FAp）的溶解度随pH范围在4~7内的变化。在HAp的溶解度线以上，溶液将相对于HAp和FAp呈过饱和状态，在唾液中可能会发生形成牙结石以及龋损的再矿化。在两条溶解度线之间，溶液的HAp饱和度将低于FAp饱和度，此时在唾液中，HAp趋于溶解，并且可能形成FAp，这也就是说，可能会出现龋病病变。在FAp的溶解度线以下，两种磷灰石都可能溶解并形成酸蚀病变。

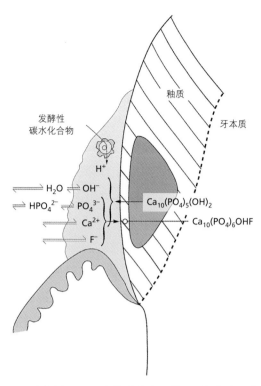

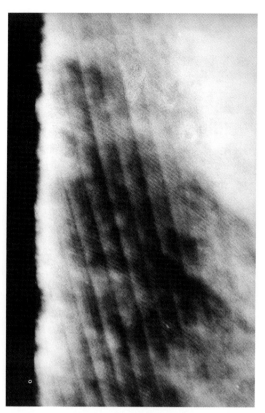

图9.11 示意图显示了生物膜内大量的pH波动对牙釉质的影响。该图反映，羟基磷灰石和氟磷灰石的溶解度随pH 4.5~5.5范围内波动的变化，如图9.10所示。当羟基磷灰石在表层下区域溶解时，氟磷灰石会在牙齿表层堆积。

图9.12 牙釉质中龋病病变的显微放射照片，病变体内的矿物质流失的变化很大。可以清晰看到Retzius线和带有多个釉柱交叉条纹的晶体图案。值得注意的是，矿化程度较高的表层区域呈现出明显的表面溶解，从而形成虫噬状外观。在临床上，当将探针的尖端移动到病变表面时可有粗糙感觉，且病变区域具有不透明外观。

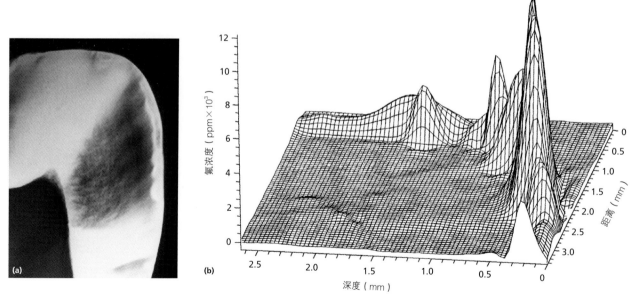

图9.13 （a）具有高度矿化表层的龋病病变的显微放射照片，在表层下区域发生脱矿，并继续延伸进入牙本质。（b）该图表明尽管暴露于高氟化物环境，但仅表层的氟化物含量高，而在表层下病变体中的氟化物含量极低。氟化物含量在牙釉质和牙本质交界处稍有增加。

釉质再矿化

可以理解，釉质的再矿化需要钙和磷酸根离子能够通过相对完整的表面区域扩散到多孔的表层下区域中。牙釉质中的所有孔隙都不是"空的"，不论是健康牙釉质还是多孔的龋病牙釉质，孔隙内都充满了蛋白质。唾液蛋白能够渗入牙釉质表面，但应注意在活髓牙中由于牙髓血压的作用，离子也可以从牙本质流向牙釉质。一般地，即使在严格实验室条件下，离子也只能缓慢渗透到具有完整表层的釉质病变中，单独菌斑中的pH波动不太可能影响病灶内部的pH[11]。但当釉质层完整性丧失时，菌斑中pH下降产生的影响将大大增加。在实验室条件下[9-10]，研究者们尝试用磷酸盐和钙离子持续填补脱矿釉质病变的孔隙，随后升高环境中的pH，形成釉质内的过饱和状态。然而，实验中未能检测到龋齿釉质病变中的再矿化，矿物质并没有像体内口腔环境中那样将病变区域进行再矿化，而是仅沉积于牙齿表面（图9.14）。牙釉质病变的再矿化过程中，部分脱矿的磷灰石晶体暴露于磷灰石过饱和的溶液中，从而磷灰石晶体尺寸增大。因此，釉质的表层下病变中不太可能形成新的晶体，而仅在pH波动的表层病变才能看到新晶体的形成（图9.15）。这些情况为再矿化的发生设定了限制条件。

牙釉质酸蚀病变的特征是牙釉质完全脱矿、晶体丧失，因此，即使酸蚀病变长期暴露于过饱和的唾液中，也极少出现病变区域的再矿化。酸蚀病变区的表面被唾液蛋白覆盖，接着最外层的晶体很快磨损丧失（见第5章）。即使在酸蚀病变发生几周后，牙釉质表面仍呈现为模糊（faint）的酸蚀状釉质图像（图9.16）。

相反，由于龋病病变内含有部分脱矿的晶体，无菌斑的龋病釉质表面常可观察到大量的再矿化现象（图9.17）。正畸治疗过程中，龋病病变表层的再矿化比较常见（见第5章），可以在有光泽且质

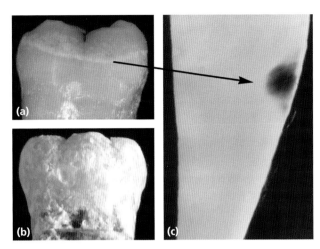

图9.14　实验室中，取材于自然发生的活跃龋病病变图（a）和（c）的牙齿样本，并将它们依次暴露于分别相对于磷酸盐和钙饱和的溶液中，以期这些离子能填充病变的孔隙，紧接着，通过升高溶液的pH来在牙釉质病变内达到过饱和状态。实验结果发现，矿物质沉积且仅沉积于牙齿表面（b）。引自参考文献[9-10]。经John Wiley & Sons许可转载。

硬的表层结构下观察到白色瘢痕状的病变牙齿（图9.17），图9.18的原位实验中也可见此现象。釉质表层再矿化一方面是多孔釉质的磨损，另一方面是矿物在部分溶解的釉质晶体中的缓慢再沉积，二者综合作用导致表层结构的再矿化（图9.16）。然而，由于扩散缓慢，很难在病变区域的液体中维持必要的过饱和度，因此，在体内无法获得明显的病变主体部分的再矿化。病变表层的再矿化虽然能够减缓下方的主体病变的脱矿进程，但同时也干扰了主体病变区域的再矿化。

研究者们通过对龋病病变进行原位在体实验，针对上述龋病再矿化过程进行了系统研究（图9.18和图9.19）。显然，临床上所谓的"再矿化"主要是表层结构的改变包括磨损和矿物质吸收的共同结果，而并不反映病灶体内矿物质吸收的情况，这一原理也充分解释了显微镜下观察到的天然龋病病变的组织学特征（图9.20）。

在极少数情况下，当表层结构丧失并且原本覆盖着粗糙表面区的生物膜被清除时，病变内部有可能会发生再矿化。在这种罕见的条件下，唾液中的钙、磷酸盐和氟离子可以自由进入釉质病变内部

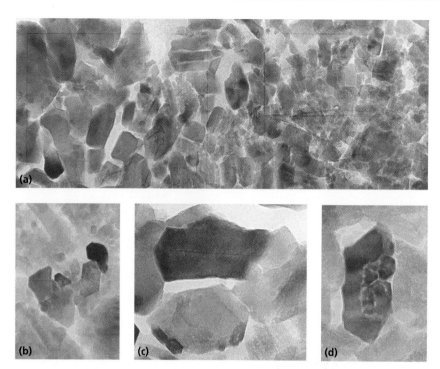

图9.15 非活跃期的再矿化釉质龋病病变表面的透射电子显微照片。除了六边形釉质晶体（a）之间的不规则矿物沉积外，许多小的六边形晶体还形成在部分脱矿的较大晶体上（b，c），最终沉积于溶解晶体内（d）。

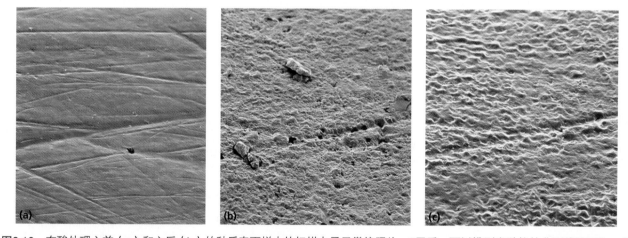

图9.16 在酸处理之前（a）和之后（b）的釉质表面样本的扫描电子显微镜照片。3周后，可以辨别出釉柱的典型酸蚀图案。在（b）和（c）中也可以看到（a）中的牙釉质划痕（用磨砂牙膏刷牙所造成），但其中浅小的划痕已在酸蚀过程中去除。

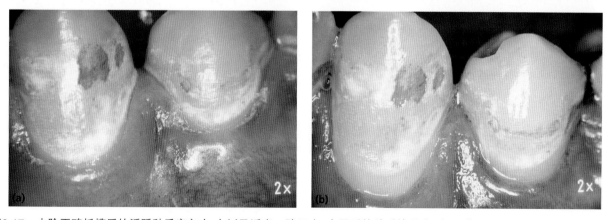

图9.17 去除正畸托槽后的活跃釉质病变（a）以及适当口腔卫生1个月后的釉质外观（b）。进行适当口腔卫生1个月后，釉质病变的不透明度有所降低（一部分是由于吸收矿物质，但主要是由于表面抛光），并且病变趋于不活跃状态，但会以瘢痕形式持续存在于釉质表面。

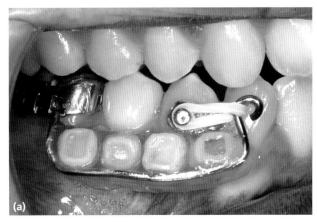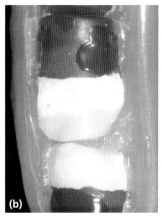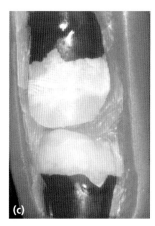

图9.18 原位实验中龋病的发生和再矿化。（a）显示如何将小的釉质样本插入装置并放置于志愿者口中1个月。针对在实验室中产生的龋病病变（b），进行持续3个月的适当口腔卫生（c）。需要注意的是，即使是非常标准的表层下人工龋病病变，也无法通过吸收矿物质以及使用含氟牙膏进行广泛牙齿抛光的方法来完全消除。

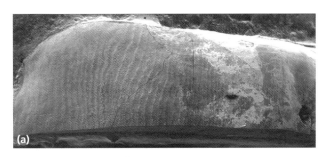

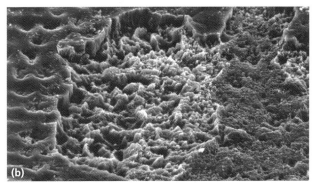

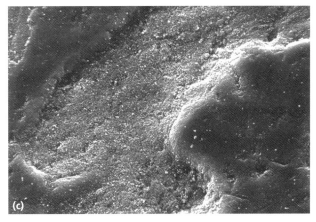

图9.19 釉质病变的扫描电子显微镜照片如图9.18b和c所示。请注意，（b）中的酸蚀表面在3个月（c）后被部分抛光。

（图9.21）。然而，必须注意的是，表层结构丧失也意味着致龋酸性物质能够自由进入病变内部，可能导致脱矿速率的增加。因此，除外一些可能的正畸病变外，一般不建议为了增加再矿化而治疗性地去除表层结构。

牙本质再矿化

如第5章所述，天然牙的牙根表面龋病特征是表层下矿物质的丧失，这一点与釉质龋病非常相似。并且，无论是牙根表面仍被牙骨质覆盖还是已有暴露的牙本质，牙根表面龋病均表现为上述特点。因此，从化学的角度来看，很容易误以为牙根表面龋病病变的化学原理与牙釉质龋病的发生非常相似。但事实上，由于牙骨质和牙本质结构与牙釉质不同，导致龋病进展中微生物与牙本质和牙根表面相互作用的方式与牙釉质病变存在实质性差异（见第5章）。因此，除了无机化学反应外，牙骨质和牙本质的脱矿过程还同时存在蛋白水解反应，以去除脱矿后残留的部分蛋白基质。为了明确牙本质和牙骨质龋病进展过程中发生的化学事件，研究者们曾使用不同的原位实验模型进行实验探索。这些原位龋实验模型通过将牙齿组织样本置入受试者的口腔环境中，来研究病变的形成过程（图

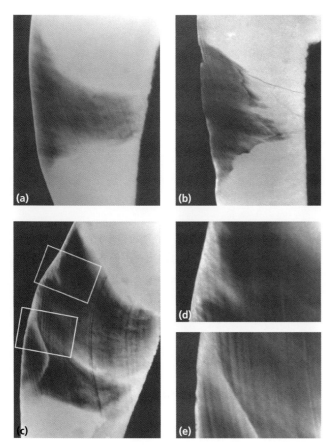

图9.20　停滞数年的3个非活跃性龋损病变的显微放射照片。可以看到，脱矿会贯穿整个牙釉质。在不同病变之间（a，b）和病变内部（c~e）表层区域的矿物质含量差异很大。

9.18）。然而，由于设计方法的差异，原位龋实验模型的结果可能会有很大的不同[5]，因此模型的选择可能会大大影响这些实验的研究结论。例如，在一种实验模型的设计中，将牙根标本安装在腭侧矫治器正畸带环下方的隐蔽位置，并在口腔环境中暴露1~4周[19]。实验发现，在这一条件下，牙根表面的病变类型以浅表蚀刻为特征。

与上述实验设计方法不同，本部分主要研究牙根表面自由暴露于口腔液体3~6个月条件下，牙根表面病变进展过程中的化学反应事件[18]。在图9.22中，研究的前3个月，不进行牙齿表面的微生物沉积物的清除。接下来的后3个月期间，用2%的氟化钠溶液进行两次局部治疗，每次治疗持续2分钟，第一次是在开始菌斑清理治疗前，第二次是在常规菌斑洁治1.5个月之后。该图显示，氟化钠治疗可以引起病变表层和内部的矿物质总量的增加。在一个独立实验组中，实验的后3个月期间没有采取额外口腔卫生措施，这种条件下实验样本表现为矿物质含量降低（图9.23）。仅靠这些实验研究，尚不能权衡氟化物牙膏、局部氟化物治疗和菌斑清理对病变发展的相对重要性。已有研究表明，单独局部氟化物治疗可以抑制龋病进展，尤其是在牙齿清洁

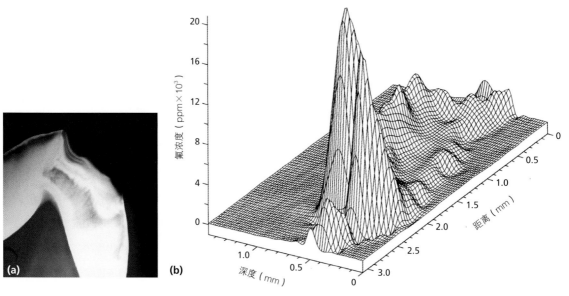

图9.21　体内发生再矿化数年的龋损病变的显微放射照片（a）。第三磨牙的表层已被磨掉，使唾液可进入病变部位，并导致大量矿物质的摄入吸收。氟化物扫描图（b）显示病灶的再矿化区域吸收了大量氟化物。

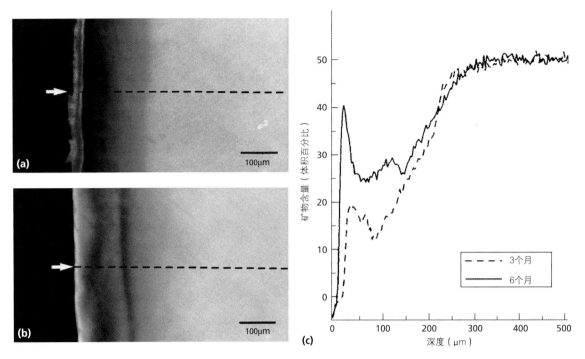

图9.22 原位实验中，（a）每天去除菌斑3个月，然后（b）每天去除菌斑联合局部氟化物治疗3个月后，对实验性根面龋病变进行显微放射照相。（c）矿物质含量随深度呈现函数变化，其中深度与（a）和（b）中虚线相对应。这些治疗措施增加了表层中矿物质的含量，并在病变体内形成了距表层深达125μm的矿化区，从而增加了矿物质的总量。比例尺：100μm。有关原始图片请参阅参考文献[18]，经Sage出版公司许可转载。

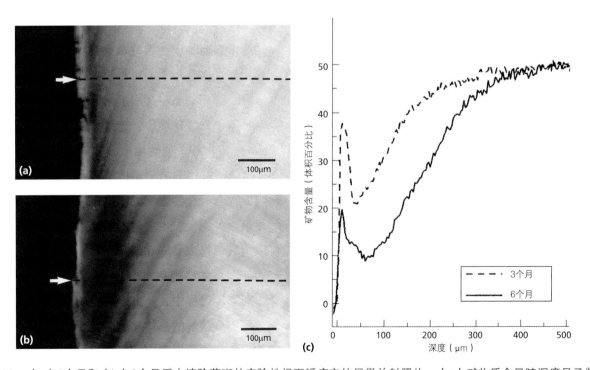

图9.23 （a）3个月和（b）6个月后未清除菌斑的实验性根面龋病变的显微放射照片。（c）矿物质含量随深度呈函数变化，其中深度与（a）和（b）中的虚线相对应。需要注意的是，随着时间的推移，病变深度增加，表层矿物质的含量降低。比例尺：100μm。有关原始图片请参阅参考文献[18]。经Sage出版公司许可转载。

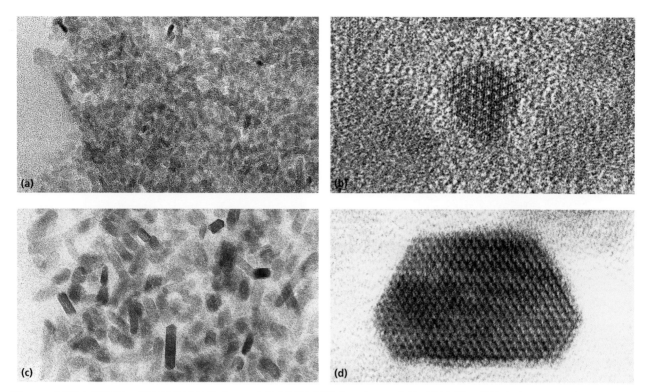

图9.24 正常未暴露于口腔环境的牙骨质（a，b）和暴露的牙根表面（c，d）的透射电子显微镜照片。可以观察到，当牙骨质中的磷灰石晶体暴露于口腔时，不同的晶体尺寸显示出晶体生长的证据。有关原始图片请参阅参考文献[31]。经Sage出版公司许可转载。

不到位的情况下[20]。然而，值得注意的是，还没有实验研究尝试区分单独菌斑清理或单独氟化物去除对病变发展的影响。

随着表层矿物质含量的增加，活跃进展中的牙根龋病病变可能会停滞。矿物质的增加一方面可能由于牙膏中氟化物的日常接触，另一方面可能由于定期菌斑清理导致患龋风险降低。从多方面来看，牙釉质、牙本质和牙骨质在龋病发展过程中发生的基本化学事件存在相似性。正如本章前文所述，在脱矿和再矿化过程交替进行的情况下，氟磷灰石能够逐渐沉积在组织的表面，因此，表层下的釉质龋坏病变往往被氟化物含量高于周围正常牙釉质的表层区域所覆盖。同样，在牙本质或牙骨质表层下病变区域的表面，覆盖着一层高度矿化的表层区域，其氟化物含量比正常牙本质或牙骨质高得多[31]。

牙根表面（暴露的牙骨质/牙本质）比牙釉质表面更容易受到龋齿侵袭，临床上表现为，在一些口干症患者中仅可见到牙本质龋坏病变，而牙釉质未患龋。在上述原位龋实验研究中，意外的是，即使每天进行菌斑控制，健康且未曾暴露于口腔环境中的牙根表面的矿物质分布也会发生变化，这可能会导致仅在微观水平上可检测到的表层下矿物质丧失。由于牙龈萎缩或牙周手术，未萌出的牙根表面可能暴露于口腔环境中，这些牙根表面非常容易罹患龋病[7,23]。与牙釉质相比，牙本质和牙骨质中极小的磷灰石晶体具有更活泼的表面，因此，由于生物膜中代谢活性的影响，暴露在口腔环境中的未萌牙根表面可能会发生大量的矿物质修饰。这一现象可以用来解释未暴露和暴露于口腔的牙根面龋坏病变为何在晶体结构和大小上存在差异（图9.24）。牙根面龋坏过程中，一方面矿物质被大量吸收，另一方面部分溶解的晶体又重新发现矿物沉积，这些反应可能导致牙根表面的通透性和活性改变，从而患龋风险降低[29]。

直至今日，研究者们尚不完全明确口腔内牙齿硬组织中矿物丢失和沉积的复杂化学反应过程。尽管原位在体模型可以模拟体内病变形成过程中的物理化学反应，但与体内实际情况仍有差异，例如活髓牙在大多数外源刺激下将趋向于沿牙本质小管以及小管内部沉积矿物质[6]。上述这种现象以及牙髓中牙本质液的外流，可望大大降低体内牙本质龋病变的进展速度[24]，这些也可以用来解释牙本质龋在非活髓牙中发展更快的原因。

扫一扫即可浏览
参考文献

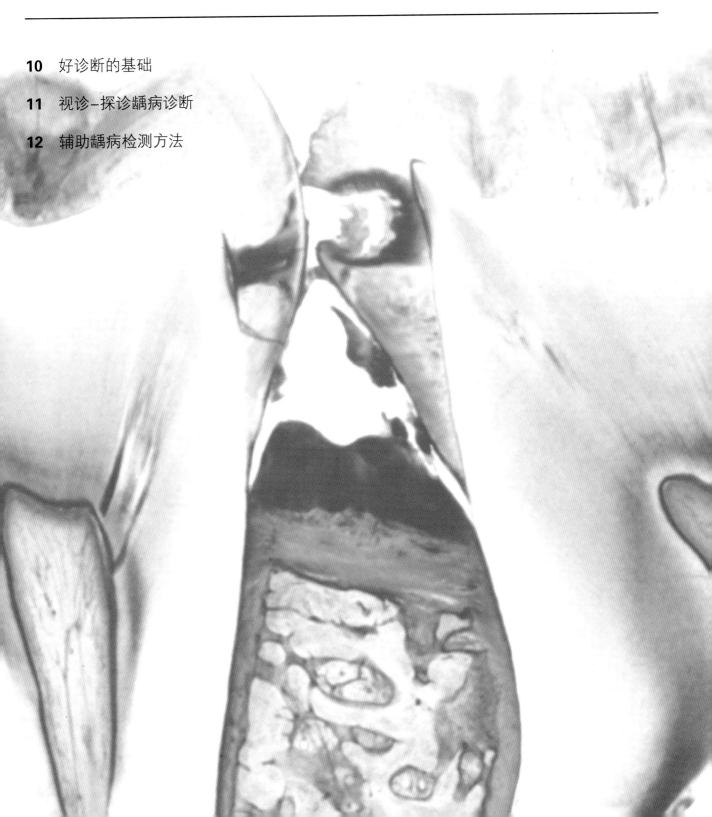

第3部分
龋病诊断
Diagnosis

10

好诊断的基础

The foundations of good diagnostic practice

V. Baelum, B. Nyvad, H.-G. Gröndahl和O. Fejerskov

引言

人们普遍认为牙科是一门艺术工艺，正如"牙科的艺术"这一名词的内涵一样，牙科的手段和方法只能通过积累临床经验来学习和优化。然而，事实并非如此，我们同样还需要学习概念、原则、规则和指南。我们必须运用循证的方法，通过获得科学知识搭建一个平台——我们的知识库，在这个平台上我们可以获得临床经验。

在这一章中，我们将回顾龋病诊断概念的基

Dental Caries: The Disease and Its Clinical Management, Third Edition. Edited by Ole Fejerskov, Bente Nyvad, and Edwina Kidd.
© 2015 John Wiley & Sons, Ltd. Published 2015 by John Wiley & Sons, Ltd.

础。无论是牙科学生还是专业医生，都可能对日常临床的好诊断策略所需的知识有更深的理解。牙医要想使自己的核心诊断技能适应不同状况，并能够选择最佳的治疗方案，必须对临床决策的基础有透彻的理解。龋病诊断所涉及的治疗方案和决策对于所有患者或不同龋病类型的不同人群因人而异。我们也不能断定龋病诊断在未来的所有情况下都会保持不变。因此，牙科专业人员对影响其诊断的因素有一个清晰的了解至关重要。诊断的基础训练是在本科培训期间奠定的，因此，这一章将探索如何将牙科学通俗易懂地传授给聪明、知识空白的医学生。然后，将继续探索我们关注龋齿诊断的原因，展示龋齿诊断方法中如何应用两种完全不同的思路。最后需要强调的是，无论使用何种方法，龋齿诊断都无法避免会有错误倾向，诊断决策也可能基于这种不确定做出的。增加不同的龋病诊断方法，或者龋病诊断方法的重复，不可避免地会导致更多的错误。这种基本的诊断的不确定性要求牙医在进行龋齿诊断时保持一定程度的克制，如果诊断不正确，可能会产生无法挽回的失误。在当下大多数人群中，患龋率、龋新发率和龋损严重程度都在持续下降。因此，导致不良健康预后的原因缘于过度热心的手术干预，而非对龋病的忽视。

牙医的造就

牙科的临床学习是临床"专家"采用指导形式下教授。"艺术和手艺"的诊断与治疗决策多采用椅旁学习的实践方式。然而，在临床实习期间教授的实践科学和概念基础却被忽视。当然，临床专家和普通牙医都不情愿将他们使用的临床决策过程规范化，而更愿意将这些决策视为"牙科艺术"内涵的一部分[8]。"牙科艺术"的概念意味着临床决策过程是非正式的和直观的，只有通过积累临床经验才能优化。牙科学生会在实践中重现临床"专家"告诉和展示给他们的东西，临床"专家"的意见、

认知、偏倚和价值判断决定了所采用的方案。缺乏专业培训会导致教学前后不一致，甚至自相矛盾。

"牙科艺术"与龋病脚本

当发生明显的不一致和矛盾时，牙科学生通常被告知这是缘于"患者个体差异导致牙医做出的临床判断不一致"[8]；也就是说，它们反映了学生需要学习的"牙科艺术"的过程。学生们似乎不需要探究不同之处，也不应该对这一论点提出质疑。取而代之的是，鼓励他们尽可能多地理解和记忆每个患者的细节（"没有两名患者是一样的！"）。以及每种临床情况，以便将这些细节纳入临床经历的认知清单[10]。这些临床诊断结合了鉴别诊断的考虑，即一方面要区分龋病病变，另一方面要和氟牙症、釉质白垩斑和牙釉质发育不良相鉴别。因此，当我们下一次遇到类似的临床表现时，龋病脚本可以作为整个临床决策过程的指导。因此，牙科的临床决策不能被划分为不同的诊断和治疗实体。龋病诊断并不完全独立于干预选择，临床决策更多的是通过实践类似于"这个-临床-表现-需要-这种-治疗"的脚本来实现的[10]。

临床决策的差异性

鉴于所描述的学习过程，难怪许多牙医关注每一种临床表现的细微之处，并重视专家意见和临床经验，远远高于科学证据和循证实践指南。同样不足为奇的是，牙科的实践方式存在着巨大的差异[9,71-72,74]。这种变化是诊断和治疗决策的特点，意味着一些牙医在面对相似的患者时，比其他牙医能提供更好或更有效的牙科护理。

这种变化有问题吗？难道我们不能让事情保持原样，继续让牙医自行制订自己的临床龋病脚本吗？我们的答案是明确的"不"！虽然这种巨大的差异似乎并不是牙科专业人士主要关注的领域，但如果患者意识到他们由不同的医生提供不同的护理标准，这将是一个切实的问题。因此，在患者期望

值不断提高和患者发起诉讼增加的情况下，牙科专业面对这种变化可能是明智之举，面对变化，以免成为蓄意违背伦理诊疗的牺牲品。因此，可能会在我们服务的人群中无可挽回地丧失可信度[32,111]。

龋病的脚本可以改变吗

牙医的龋病诊断受到许多因素的影响[10]，包括牙医的个人特征，比如年龄和经验、技能和勤奋、知识和对不确定性的容忍度；牙医对修复体的专业理解、治疗偏好、使用的诊断技术和处理差异的经验的偏见（例如，看起来无害的病变最终覆盖了一直延伸到牙髓的龋损）；最后，还有执业特征，比如忙碌程度、规模大小、供给系统、设备、指南和人员。

如果要减少牙医临床决策的差异，一些牙医必须改变他们的临床龋病脚本。这可以通过两种方式来实现[10]：或者通过引入新的显著因子，或者更有可能的是，通过重新解释现有的显著因子。这种重新解释的例子很多。众所周知，年纪较大的牙医在决定介入时往往不那么激进[7]，这可能是因为他们积累了更多的临床经验，使他们能够逐步重新决定龋齿治疗方案的一些因素。因此，年长的牙医可能有过这样的经历，即龋齿不会以他们曾经认为的速度发展，或者修复不会像他们曾经相信的那样持续很长时间。其他例子包括，观察到在含氟水地区执业的澳大利亚牙医比在挪威执业的牙医遇到特定的放射损伤时更倾向于采取观望态度[42]。这归因于澳大利亚牙医对龋损进展有不同的经历。其他人指出，与非氟化地区的患者相比，居住在氟化地区的患者中发现的龋齿或"不满意"充填的牙齿修复的可能性更小[49-50]。

在这种情况下，重要的是要认识到在我们的牙科学校看到的患者通常不能代表普遍人群。牙科学校的患者往往是基于在本科牙科培训期间教授的特定机械和技术程序的需要而被接纳的。这意味着，呈现给牙科学生的口腔疾病可能严重偏向于更普遍和更严重的口腔疾病，而不是一般人群的实际特征。因此，牙科学生可能会有这样的印象，即良好的牙科实践更多地取决于机械/技术干预，而不是适合于普通人群。

上述例子都与干预倾向有关；也就是说，是否以及如何针对给定的临床或放射学表现进行热干预。然而，在达到决定干预措施的阶段之前，已经采取了许多步骤，如通过增加咬合翼片或其他增强认知的诊断方法做出临床决策。这些决定不是有意识地针对每名患者的每一颗牙齿重新做出的，而是由牙医的常规做法决定的，正如最初在牙科学校学到的那样，后来通过经验进行了修订。因此，这些诊断决定也是牙医临床决策变异的一个来源。有证据表明，这一来源的变异可以减少。因此，在对牙医进行1.5小时研讨培训临床诊断关键要素之后，研究表明，由于接受了短暂的概率推理教育，诊断决定得到了改善，并变得更加一致[24]。虽然学习不确定性将提高诊断一致性似乎自相矛盾，但也有来自牙科其他分支的类似例子表明，临床经验和专业知识并不能保证最一致的诊断[46]。

牙科检查：以患者最大受益为宗旨

患者来找我们有两个不同的原因：他们要么有具体的牙科问题，例如牙痛或牙齿松动，因此他们寻求我们的帮助；要么他们去做例行检查。在许多高收入国家，常规的筛查检查在牙医患者接触者中占主导地位，而在低收入国家，症状驱动型接触者的频率要高得多，就像几十年前高收入国家的情况一样。

以症状为导向的牙科就诊

这两种情况，症状驱动的牙科就诊和常规（筛查）体检，对患者有根本不同的影响。以症状为导向的牙科就诊，严格由患者主动提出，由实际症状推动，即具体、有形的投诉，使患者寻求帮助以获得症状缓解。在这种情况下，牙医的成败是显而易见的。如果所采取的诊断活动确定了问题的根源和原因，随后的干预措施缓解了症状，那么牙医和患者都会立即感到满意：诊断正确，牙医解决了问题，患者消除了症状。

例行（筛查）体检

另一方面，例行体检涉及的是没有症状的患者，因此相当于筛查。在许多情况下，例行的牙科就诊将是由牙医设计的某种召回方案促使的，而不是严格由患者发起的。在这次例行检查中，牙医会寻找口腔疾病的迹象，其中包括检查所有牙齿表面是否有龋齿的迹象。如果发现这样的迹象，就会采取某种形式的干预措施，以防止疾病的进展。因此，牙医和患者的满足感都是建立在一系列假设的基础上的，这些假设可以总结如下：如果没有进行筛查，因此没有进行干预，患者未来的情况会更糟。然而，这两种情况有一个共同点：牙科专业人员会说，他们的行为是为了患者的最佳利益。换句话说，我们寻找龋齿是为了找到患者出现有形症状的原因，或者防止无症状的龋损发展成有形的症状，以及由此可能产生的所有严重的后遗症。

我们的目标是什么？何谓龋病

这本书的读者无疑已经注意到龋病的概念各不相同。在前后的章节中从不同的角度，如化学、生物成像、微生物学、病理学和流行病学，提到许多术语都与龋病相关。这说明人们对"龋病"这个术语的含义缺乏共识[15]。这种模棱两可源于对什么构成"疾病"，缺乏根本的认识[114-115,135]。对"龋病"的一种普遍理解认为，龋病是一个过程——通常用"引擎"来描述"龋病过程"，将龋病的直接原因（牙面上的微生物生物膜和饮食中可发酵的碳水化合物）转化为龋病的体征和症状，即龋损（图10.1）。这种被称为本质主义理解[115,135]，可以证明

在逻辑上是错误的[15]。尽管如此，这种本质主义的思维导致了一种不佳的信念，即存在一个固定的龋病"真相"，处于龋病病因与龋齿症状和体征之间的某个悬而未决的位置。如果我们应用一个时间线，这可能是最好的理解。因此，根据病因的定义，龋病的病因必须先于龋病过程，如果龋病过程导致体征和症状，则必须先于其产生的龋病体征和症状（图10.1）。这种错误的信念是诸如"诊断是根据症状和体征来识别疾病的行为或艺术"[76]和"诊断被定义为对疾病的判断，而不是对其体征和症状的判断"[120]等说法的基础。

研究还表明，"龋病过程"只不过是对产生我们称为"龋损"的体征和症状的整个因果因素复合体的一个方便的描述。这些因果过程的结果就是龋损的形成。因此，龋齿只不过是贴在具有某些定义特征的临床表现上的标签。换句话说，龋齿是一个术语，描述了由于龋病病因复合体的完善而导致的体征和症状。这种龋病观点被称为名义主义（图10.1）。名义主义是"没有疾病，只有生病的人"，以这句古老格言为基础。这句格言只说明了这样一个事实，即疾病分类的使用极大地方便了患

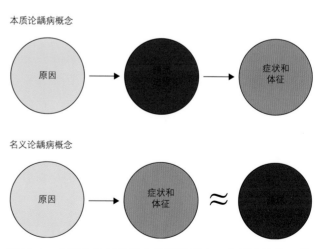

图10.1 本质主义与名义主义龋病观点。本质论认为，龋病的真相存在于病因和症状体征之间。名义论认为龋齿只不过是附着在具有某些定义特征的牙齿表面的一个标签，具有某些明确的特征，这是一种方便而且便捷的描述症状和体征的方法。

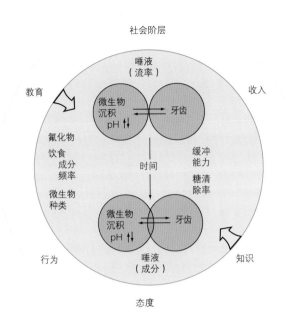

图10.2 "龋齿过程"——龋齿病变原因示意图（=体征和症状）。那些在牙齿表面水平作用的原因在内圆中被发现，而相对次要的决定因素置于外圈。改编自参考文献[43]。经University of North Carolina School of Dentistry允许。

者的临床管理，因为疾病名称（例如，"龋齿"）可以（以非常简短的形式）用来交流与具有特定体征和症状的患者相关的所有关于病因、发病机制、治疗和预后的知识，这些知识被标记为"龋齿"。

本质主义龋齿观念与名义主义龋齿观念

理解本质主义和名义主义的龋病概念之间的区别对于理解龋病诊断的逻辑基础很重要。本质主义的观点导致人们相信龋齿真理的存在，这是一把钥匙，被称为龋齿的黄金标准，可以用来评估龋齿诊断方法和标准。因此，龋齿诊断变成了寻找龋齿真相的问题，这种观点假定"龋齿"和"声音"之间存在普遍而固定的区别。然而，正如将要展示的那样，关于龋齿的真相很难确定，"龋齿"和"声音"之间的区别也是无法定义的。对龋齿的名义论观点导致了一种更以患者为中心的方法，因为我们给龋齿和龋损贴上标签，以满足我们的特定需求；也就是说，以一种能够为相关牙齿或患者实现最佳

长期健康结果的方式。在名义主义的观点中，我们并不特别关心龋齿的"真相"，因为我们知道它是无法定义的。重点是开展我们的诊断活动对健康的好处。我们寻求通过选择诊断方法和类别来优化健康结果，这些方法和类别可以引导我们进行最佳干预，从而为患者带来最好的长期健康结果。管理选项和相关龋齿诊断类别之间的密切联系是名义龋齿概念的核心。

关于龋病难以捉摸的真相

关于因果过程，真相必然是难以捉摸的（图10.2），我们不能观察到的[135]。但我们可以观察到一些重要的成分，比如牙齿表面的生物膜。我们从相关的科学领域（见第5章～第7章和第9章）知道，在牙齿和生物膜之间的界面上正在发生某种东西（龋齿的起因过程），我们可以选择性称之为"龋齿"（这就是本质学家会做的事情）。然而，这将导致我们得出结论，无论哪里有生物膜附着在牙齿表面，龋损的形成都是无处不在的[43]，我们知道这是不正确的。此外，如果我们要遵循这一逻辑，我们应该简单地利用生物膜的存在来诊断龋病，我们就不需要真的检查牙齿表面的其他东西了。这并没有发生，因为我们知道，发生在生物膜和牙齿之间的界面上的过程并不是只导致脱矿和龋损形成的单向过程。例如，我们知道，这些过程有时可能会朝着相反的方向漂移，走向斑块中结石的形成，这与本质主义对龋齿的理解是不相容的。

有人试图将龋病定义为净矿物质损失[58]，但问题马上就出现了。因此，下一个合乎逻辑的问题是，应该发生多少矿物质流失才能诊断为龋齿？任何矿物质的净损失，无论多么微小，都是矿物质的净损失。因此，我们对龋齿真相的评估依赖于我们可用的测量仪器和技术的分辨率。从原理上讲，可以设想无限高分辨率的测量装置，而高分辨率的透射电子显微镜可以在晶体水平上记录矿物的损失。因此，不可能独立于测量范围来陈述一个固定的龋

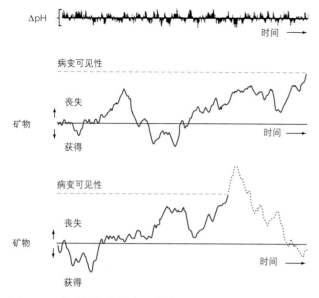

图10.3 随时间变化的表面微事件示意图。上面的波动线表示生物膜的pH随时间（分钟、小时、天）的波动。这些曲线显示了不同的例子，由于pH的无数波动，牙釉质中矿物质的流失（上升）或增加（下降）。水平的虚线表示在临床上矿物质的丧失表现为白垩斑。

齿真相。几十年前，Mandelbrot[89]指出，地理曲线（如海岸线）的长度没有真实值，任何给定的估计值总是指特定的测量尺度。同样的道理也适用于龋齿：诊断的"声音"或"无龋齿"总是指特定的测量尺度，反映在诊断仪器的分辨率中。

即使我们确实能够测量到牙釉质表面的第一次矿物质流失，从临床的角度来看，这也没有什么意义。如图10.3所示，牙齿表面生物膜中发生的代谢活动导致pH波动。这些波动可能很小且不稳定[44-45,116]，甚至可能在没有明显外部刺激（如蔗糖摄入量）的情况下发生[116]。当这种pH波动的影响随着时间累积起来时，它们描述了牙体硬组织的一系列矿物质损失（"脱矿"）或增加（"再矿化"）[90]，这取决于菌斑液的化学成分。大多数矿物质流失可以被矿物获得的作用所抵消，整个系列的事件不会导致明显的龋齿迹象和症状（即龋损），更不用说危及牙齿结构的完整性了。只要过程的结果保持在这些范围内，就没有人需要关心关于网络中矿物是损失或增加的确切状态。因为矿物

损失和增加在本质上是短暂的和自我限制的。所描述的生物过程是发生在牙齿表面任何生物膜中的生理过程，不应与龋齿混淆。

关键信息有两个方面：

• 继续纠缠于试图完善对龋齿"真相"的探索是毫无意义的。相反，我们需要从以患者为中心的临床健康结果的角度考虑什么是明智的和有意义的。本质主义的龋齿金标准是无济于事的，因为它把我们带进了一条死胡同，去寻找一个难以捉摸的龋齿真相。

• 对于未来，我们应该以名义上的、以患者为中心的模式为基础，根据这种模式，我们选择那些与干预措施相对应的龋齿诊断标准，为牙齿和患者带来最佳长期健康结果。

龋病诊断方法和标准

从第11章和第12章也可以看出，牙医可供选择的龋齿诊断方法是丰富而广泛的。从广义上讲，它们可以分为经典、新兴和未来3类。经典包括视诊–探诊检查，可能还含有光纤透照技术（FOTI）和咬合射线照相，及数字射线照相（见第11章和第12章）[3,33,58,65-68,70,100,133]；新兴的检查技术包括激光荧光（Diagnodent®）、定量激光荧光（QLF）和电动龋齿监测器（ECM）（见第12章）[11,52,78,83,86,104,118-119,124]。未来的检查手段基于尚未开发用于临床的多光子成像、热成像、红外荧光、光学相干断层成像、超声波和太赫兹成像[26,54]等技术。

在每种诊断方法中，存在用于该方法的几组不同的标准。经典的方法说明了这一点，Ismail[68]在1966—2000年间的文献中报告了29组不同的视诊–探诊诊龋齿诊断标准。在这些标准下，视诊–探诊临床检查期间所采取的实际操作可能有很大不同。例如，关于探诊器的使用[55]，或者在检查前清洁和干燥牙齿的必要性[68]。同样，咬合式射线照相涵盖许

多选项[58,132-133]，包括常规射线照相与数字射线照相、曝光次数、不同的胶片和存储荧光板的类型，以及用于描述射线照相观察的不同标准。

龋病诊断方法的演变

毫无疑问，现代临床实践中进行的大多数龋齿诊断活动都是从传统演变而来的。因此，他们深深根植于牙科的历史。直到20世纪初，牙科专业人员唯一可用的龋齿诊断选择是视诊–探诊临床检查，或当时被称为"视觉–器械"检查[109]。20世纪初是局部感染理论的倡导者的黄金时代[14,22,130]，牙科专业人士主要担心的不是龋齿本身，而是龋齿可能导致"死髓牙"的危险。"死髓牙"被认为是发生全身严重系统疾病的危险因素，几十年来，根尖X线片一直被用于诊断这类死髓牙。然而，1925年，另一种不同形式的X线检查被提出[109]——X线咬合翼片检查，每年或每2年使用一次，以在引起疼痛之前发现蛀牙，因为疼痛是牙髓受累的征兆。Raper[109]指出，当只使用"视觉–器械"检查时，医生们忽略了许多龋齿，并通过让一名拥有"相当好的一副牙齿"的年轻女子进行放射咬合检查来证明这一点，检查结果显示有5颗蛀牙和2个不良充填物。随后，这位女士分别找了10位医生，进行了一次"普通视觉–器械"检查，重点是观察牙齿邻面的情况。这十之八九找不到伦琴射线揭示的东西。这一推理标志着"额外龋齿诊断率"这一概念的诞生，我们将

在后面更详细地讨论这一概念。

本质主义金标准模式下的诊断性测试评价

尽管本质主义金标准模式下存在明显的缺陷，但牙科行业在评估龋齿诊断方法时，几乎完全是基于对龋齿金标准——龋齿"真相"，存在的错误信念。鉴于从这个信念而来的推理的流行程度，更全面地了解所使用的方法及其局限性是很重要的。

在金标准模式中，关注的焦点是诊断的正确程度。我们通过将使用诊断测试方法的实际结果与我们的金标准参考方法所表达的"真相"进行比较来估计这种正确性（参见下面的讨论）。使用龋齿诊断试验方法进行的观察属于4种测量尺度之一（表10.1），即二分、标称尺度、序数尺度或数值尺度，后者可以是连续的，也可以是离散的。二分尺度是指观测值落在两种可能类别中的一种，例如存在龋洞/不存在龋洞。标准尺度是指观察结果属于几个类别中的一种，例如声音/牙釉质龋齿/牙本质龋/充填。对于属于序数尺度等级的观察，可以对类别进行排序，如无/轻度/中度/重度，但类别之间的距离，即"中度"比"轻度"差多少，是未知的。对于属于数值尺度的测量，我们既可以对观测结果进行排序，也可以准确地判断它们之间的距离。在离散数值尺度下，观测值被限制为整数，而在连续数值尺度上的观测值可以取任何值。后者的

表10.1　用于龋病诊断的测量示例

	测量尺度			
	二分	标准尺度	序数尺度	数值尺度
诊断方法	视觉和触觉	视觉和触觉或影像学	影像学	激光荧光
可能结果	有龋 无龋	健康 龋坏 充填 继发龋 缺失	健康 龋坏 < 1/2牙釉质 龋坏 > 1/2牙釉质；未及牙本质 龋坏累及牙本质；深度 < 1/2 龋坏累及牙本质；深度 > 1/2	读数范围0~9

表10.2 龋病诊断中二分类试验结果（T）的诊断试验矩阵

		确诊龋齿状态=金标准	
		有龋	无龋
试验结果	T+	真阳性（TP）	假阳性（FP）
	T−	假阴性（FN）	真阴性（TN）

一个例子是当牙齿硬组织暴露在来自激光的相干光下时产生的磷灰石荧光。荧光属于连续测量标度，但可以表示为整数，如龋齿检测诊断设备所做的那样，其中信号被转换为理论范围为0~99的整数。临床和放射学龋齿诊断记录在类型上属于二分、标准尺度或序数尺度（表10.1），而更先进的方法，如激光荧光法（Diagnodent，QLF）和电阻测量法（ECM），原则上产生连续数字刻度的记录，如上所述，可以转换为离散的数字刻度。

诊断准确性：敏感性和特异性

如果我们的龋齿诊断观察是从一个二分尺度开始的，那么很容易将我们的发现与我们的黄金标准参考法所表达的龋齿"真相"进行比较。这是在一个简单的2×2表格中完成的（表10.2）。根据该表，我们可以计算出诊断试验的敏感性为TP/（TP+FN），试验的特异性为TN/（FP+TN）。测试敏感性表示我们的诊断方法（测试）在确实存在龋齿时显示"龋齿"的概率；而测试特异性表示在确实不存在龋齿时测试显示"无龋齿"的概率。理想的龋病诊断试验方法具有敏感性=特异性=1，表明试验总是反映真实情况。

从临床的角度来看，敏感性和特异性不值得关注，因为它们是基于对真实存在的预测，即有龋或无龋。在现实的临床诊断情况下，龋齿的"真相"是未知的，而牙科临床医生感兴趣的概率是讨论龋齿诊断试验的阳性和阴性预测值。参考表10.2，临床医生更感兴趣的是知道阳性的诊断测试结果是否可以被信任为龋齿的证据（预测值为正），以及阴性的测试结果是否确实指示表面完好（预测值为

负）。

预测值：正值和负值

在龋病诊断研究中，预测值是从产生精度参数的完全相同的数据集计算出来的（即基于与表10.2对应的数据），或者通过应用贝叶斯定理来计算。贝叶斯定理可用于将先验疾病概率（通过敏感性和特异性）转换为后验疾病概率（用预测值表示，正值和负值）。先验概率和后验概率的概念也许最好通过考虑一个例子来理解。假设一个男人在你的牙科诊所给你打电话，问你是否认为他可能有龋齿。在没有任何其他信息的情况下，你对龋齿概率的最佳估计是0.50，相当于猜测正确的概率为50%。考虑到一个人年龄越大，患龋齿的可能性越大，你可能会尝试提出一个更有见地的预估，例如通过询问他的年龄。这是记录患者病史的一部分，可以被认为是（非常简单的）诊断测试。此外，如果你碰巧知道你所在地区50~59岁的男性（打电话的那个年龄段）的龋齿患病率为90%，你可以将之前的龋齿概率估计值0.50修正为后验概率估计值0.90。这正是贝叶斯定理的意义所在：使用新的证据（诊断测试信息）将先前（不是那么知情的）疾病概率修正为之后（更知情的）疾病概率。

贝叶斯定理指出，龋齿预测值正值（PV+）和负值（PV−）可以使用以下公式计算：

$$PV+ = \frac{Prev \times Sens}{Prev \times Sens + (1-Prev) \times (1-Spec)}$$

和

$$PV- = \frac{(1-Prev) \times Spec}{(1-Prev) \times Spec + Prev \times (1-Sens)}$$

其中Sens和Spec分别表示龋病的敏感性和特异性，Prev表示龋病的患病率（先验概率）。

有一种密切相关的方法使用可能比分析将既往发病概率转换为后发病概率。将阳性试验结果的似然比定义为敏感性/（1−特异性），阴性试验结果的似然比定义为敏感性/（1−特异性）。赔率与疾

病概率在数学上通过公式赔率/（1−PP）相关，因此相关的预测值很容易计算。

受试者工作特性曲线

当龋病诊断观察属于序数尺度或数值尺度时（表10.1），可以为每个可能的阈值计算成对的敏感性和特异性估计值，这些阈值可用于将测量标尺转变为二分标尺。由特异性、敏感性定义的精确度估计值是曲线的定义点，称为受试者工作特性（ROC）曲线（图10.4）。在金标准范例中，理想的诊断测试具有敏感性=1，表明所有龋损都已被发现；以及1−特异性=0，表明没有声音表面被错误地认为是龋齿。这对应于图10.4中图表左上角所定义的点。ROC曲线通常通过计算曲线下面积（AUC）来总结，AUC是介于0和1之间的分数。对于给定的龋齿诊断测试，AUC的数值可以解释为随机选择的龋病病变将获得比随机选择的健康牙面更高的诊断测试值的概率[56,80]。AUC值为0.50相当于图10.4中对角线下的面积，表明龋齿表面比声音表面获得更高测试值的可能性各占一半。换句话说，AUC值为0.50表示无用的龋齿诊断测试。

评价龋病诊断的方法

虽然自20世纪初以来，临床和X线咬合翼片检查一直是龋病诊断的核心，但更正式的评估临床和X线龋病诊断的方法必须等到20世纪中下半叶。随着第二次世界大战的临近，焦点从局部感染转移到与龋齿有关的主要问题上。关于治疗和预防这一疾病的最佳方法的问题日益受到重视。20世纪30年代末，氟化物对龋病发病的有益作用开始显现，临床和放射学龋病诊断的正确性（有效性或准确性）逐渐成为人们关注的领域[4,21]。从放射诊断方法的再现性（可靠性）的正式统计评估[6]开始，也开始了对正确性（有效性）的正式统计评估。使用黄金标准方法进行的龋齿诊断[31]。随着龋病流行病学的关注，人们对龋病诊断方法的正确性和重复性的问题进一步扩展，并要求标准化诊断方法和标准，并对检查员进行校准。随后概述的诊断测试评估方法在过去几十年中越来越多地被应用于评估在开发牙科实践和提供的一系列新的诊断选项。

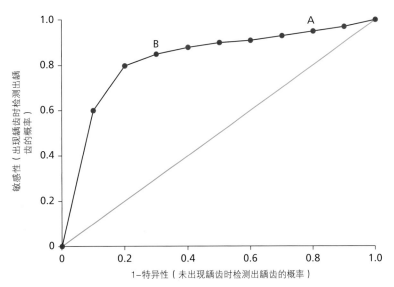

图10.4 （1−特异性，敏感性）确定的ROC曲线连接点。该测试是一个假设的龋齿测试，有9个阈值［端点（0，0）和（1，1）不计入阈值，因为它们分别对应于从不宣告龋齿存在或总是宣布龋齿存在］。A点和B点的解释见正文（第187页和第188页）。

本质主义金标准推理的飞跃

龋齿的金标准

在前面，我们已经证明了龋齿诊断的模糊性。因此，许多不同的方法被提出并用于建立龋病金标准[58,64,134]也就不足为奇了。金标准参照法的差异如此之大，以至于在一项研究中调查的试验方法可以作为其他研究参照的金标准方法[58,60]。如此多的金标准不仅可能导致循环推理，而且还存在一个相当大的危险，即仅仅因为新的参考方法与旧的参考方法在统计上没有显著差异而采用新的参考方法。由于从来没有观察到一种新的测试方法比用于比较的参考（金本位）方法表现更好[134]，因此真正存在的危险是，混淆使用金本位方法论可能使新的测试方法看起来更差，即使它们实际上是更好的方法[47]。

频谱偏差与可转移性

龋病的金标准参考通常是使用体外方法建立的，这些方法应用于通过放射、视觉或组织学方法观察拔除离体牙是否脱矿和脱矿深度[58,64]。可用于这种评估的牙齿材料通常是有限的和可选择性的，使用这些体外方法通常会导致与自由生活的人群中体内观察到的疾病谱相比扭曲的疾病谱，而龋齿诊断方法就是针对这些疾病谱的。Bader等[12-13]的综合评论研究表明，用于龋齿诊断方法的金标准评估的牙齿"人群"中的龋齿"患病率"通常非常高（50%~90%），而在自由生活的自然人群中，估计的患龋率更有可能低于20%。这意味着在被研究的牙齿"人群"中，龋损的比例严重偏高，而健康牙齿表面的比例严重偏低。人们越来越认识到，诊断准确性参数（敏感性和特异性）不是诊断试验常数，而是随着疾病谱的不同而变化[18,47,51,77,108]。疾病谱反过来又受到一系列社会人口因素的影响，包括年龄、性别、居住地和获得牙科保健的机会。这意味着存在相当大的风险，即文献中提供的大多数准确性估计对于自由生活人群中的龋病诊断可能具有有限的相关性和可转移性。这个问题也会影响预测值，无论是用贝叶斯定理、似然比法计算的，还是从产生敏感性和特异性参数的有偏表计算出来的。不管怎样，所获得的预测值将获得对自由生活人群的同样有限的可转移性，因此，可能对临床龋病诊断决策的相关性不大。

关于解释敏感性和特异性的几个问题

如上所述，理想的龋病诊断试验的敏感性和特异性为1，预测值为1，ROC曲线下面积为1。然而，在现实生活中，这些参数永远不会达到1，必须做出一些权衡。根据敏感性和特异性评估诊断试验的适当性的一个规则是基于Youden指数[136]。如果适用，索引值是所有可能的切割点（阈值；见第184页）上精度参数之和减1〔即max（敏感性+特异性−1）〕的最大值。Youden的指数范围在0（表示测试的有限正确性）到1（表示测试的高度正确性）之间[117]。被认为有用的测试所需的Youden指数值通常在0.6以上，Bader等[12-13]对龋齿诊断方法的广泛综述证明，没有一种龋齿诊断测试能够始终如一地满足这一要求。在Youden指数中，检测的敏感性和特异性被赋予相同的权重，这意味着做出假阳性诊断的后果被认为等同于假阴性诊断的后果。然而，这并不是一个合理的假设。错误地插入修复体和忽视龋损的长期后果是截然不同的。这种差异在低龋率人群中的定期牙科就诊者中变得很大，他们在下一次预约时可能会发现被忽视的病变，然后病情发展到可能改变治疗选择的程度。

龋损：纳入或者纳出

诊断性试验有望帮助我们实现纳入和排除疾病的双重目标。然而，诊断性测试通常只对其中一种有效，但很少同时适用于这两种[126]。当敏感性接近1时、当疾病出现时，该试验就能很好地检测出疾病；而当特异性接近1时，该试验就能很好地检测出健康状况。然而，在解释敏感性和特异性的绝对值时必须非常小心，如表10.3中所示。所显示的数据来源于一项活体研究[61]，该研究对3种常用的近表面龋洞检测方法进行了研究：传统的视诊–探诊临床检查、X线咬合翼片和FOTI。FOTI和X线咬合翼片都不能立即检测到蛀牙，FOTI和X线咬合翼片观察需要解释。在FOTI中，阴影延伸到牙本质中被解释为龋洞的证据，而X线咬合翼片中延伸到牙本质中的透射线被认为是龋洞的迹象。随后，在使用正畸橡胶环或分离弹簧进行为期3天的牙齿分离后，通过对表面的直接肉眼检查来确定表面的真实空化状态。

目视诊断法的总误诊率最低（5.3%），其次是FOTI（5.9%），而咬牙术几乎是总误诊率（9.2%）的2倍。

错误的方向不同：视诊–探诊临床检查和FOTI检查的错误倾向于忽略龋齿（60个龋齿中分别有65%和97%被忽略），而X线咬合翼片产生的假阳性洞诊断过多（108个阳性诊断中有65%是错误的）（表10.3）。尽管X线咬合翼片具有最高的Youden指数值（X线咬合翼片为0.556，视诊–探诊临床检查为0.327，FOTI为0.040），敏感性最高（0.631比0.342和0.041），且特异性（0.925）明显低于视诊–探诊临床检查（0.985）和FOTI（0.999），但仍会发生这种情况。然而，恰恰是稍低的特异性和较高的无龋洞表面发生率（即低龋齿患病率）相结合，结果X线咬合翼片比视诊–触诊临床检查产生的假阳性诊断要多得多。

表10.3中显示的预测值表明，X线咬合翼片（PV–=0.98）最好排除龋洞，而视诊–探诊临床检查（PV+=0.60）最好排除龋洞（FOTI的阳性预测值似乎略高于临床检查，但仅基于3个阳性诊断的计算是相当不可靠的）。换句话说，如果这些结果是普遍适用的，它们将表明我们应该相信正面的视觉器械检查临床发现，且信任负面的咬合发现。

解释受试者工作特性曲线的问题

AUC值经常被用来比较龋齿诊断方法[40,53,62,95]，通常是对两种方法的AUC值做出在统计学上无显著差异的零假设，然后再去检验假设。这些研究很少讨论临床意义和统计学意义之间的区别，就像两种方法无统计学差异的结果通常会（误）引导研究者得出两种方法的等效结论。这是非常有问题的，因为对最合适的龋金标准缺乏共识，导致上述诊断试验方法与金标准参照法的混淆。

ROC曲线被解释为诊断测试性能的全局测量，因为它们产生一个单一的曲线或AUC，它将用于声明龋齿存在或不存在的诊断阈值（切入点）的几个可选选项浓缩为一个数字。这意味着ROC曲线及其面积不能立即适用于临床诊断情况。在临床情况下，我们不能对ROC曲线或AUC值采取行动；我们需要在定义ROC曲线的许多点中只选择一个点来作为我们的诊断阈值水平。考虑到图10.4可能是最好的理解，它显示了一个假设的龋病诊断测试的ROC曲线，有9个可能的阈值。让我们假设这些是：病

表10.3　3种龋病诊断方法用于检测龋洞的误差数

牙齿	N	龋齿诊断方法					
		视诊–探诊		FOTI		影像学	
		C	NC	C	NC	C	NC
有龋（C）	60	21	39	2	58	38	22
无龋（NC）	940	14	926	1	939	70	870
总数（N）	1000	35	965	3	997	108	892
预测值		0.60	0.96	0.67	0.94	0.35	0.98

方法包含视–诊探诊临床检查（敏感性0.342，特异性0.985），FOTI（敏感性0.041，特异性0.999）和X线咬合翼片（敏感性0.631，特异性0.925）。假设真性患龋率为6%。

变<1/4牙釉质，≥1/4牙釉质，≥1/2牙釉质，≥3/4牙釉质，<1/4牙本质，≥1/4牙本质，≥1/2牙本质，≥3/4牙本质，或到达牙髓。如果我们选择进入牙釉质的A点≥1/4的诊断阈值水平，我们将发现比选择一个更严格的阳性诊断阈值水平（例如B点≥1/2进入牙本质）的龋损更多的龋损。如果选择阈值A，我们诊断龋病的敏感性高（0.95），但特异性低（0.20）；如果选择阈值B，我们诊断龋病的敏感性（0.85）较低，但特异性（0.70）较高。因此，我们又回到了上述情况对解释敏感性和特异性的估计。因此，为了选择我们的诊断阈值，我们必须在敏感性和特异性之间进行权衡。这是一个我们对假阳性诊断（即过度进行性病变诊断）还是假阴性诊断（即忽略病变）更满意的决定，而这一决定不能仅仅基于ROC曲线或AUC估计来做出。

龋病诊断的准确性：一条死胡同

牙科是一门从家庭手工业发展而来的手艺，它试图采用一种专业的、以科学为基础的方法来开展正在进行的活动。由此看来，必须对我们的龋病诊断方法进行基于本质金标准推理的正确性评估。然而，如上所述，当在自然发生的生理过程中发现定义"真理"的特征时，本质主义思维会导致失败，比如那些由位于牙齿表面的生物膜中的微生物活动决定的过程。生物系统和过程往往涉及多种自我调节机制。这影响了诊断，因为生物系统中潜在有害的事件序列通常会自然地被随后有益的事件序列抵消，因此既不需要诊断，也不需要干预。想想看，在维持人体器官功能所必需的无数次细胞分裂过程中，发生了无数的"错误"。这些都是由自然产生的清理机制来处理的。这种自我调节意味着诊断性研究将逐渐认识到，试图识别潜在有害事件序列中的"第一步"可能等同于进入死胡同。相反，研究人员和临床医生都应该关注与临床相关的"不归路点"的识别。这些可以被定义为，如果它们被超越，就会明显改变患者的预后，或者实质上改变治疗方案，使之变得更糟。

名义主义龋病范式中的诊断试验评价

到目前为止，我们已经证明，没有简单或"客观"的方法来判断龋齿诊断是否正确。适当的龋病诊断的关键不在于黄金标准的参考方法，而在于我们的医疗诊断活动的结果。最好的龋病诊断方法是为牙齿和患者带来长期牙齿健康的方法。因此，更相关的龋病诊断试验评估方法采用随机对照临床试验（RCCT）研究设计，以确定一种新的龋病诊断方法是否比其他方法具有更好的维持长期健康结果。传统的方法是这样做的：RCCT设计的方法允许由专业人员评估确定牙齿的健康结果，还可能包括对患者偏好和成本方面的评估。然而，目前还没有开展这样的区域协调机制，因此，我们只能凑合着采用另一种方式。所采取的方法是澄清和阐明在制作龋病脚本中涉及的关键显著因素[10]。正如本章前面所指出的，许多因素决定了牙医用于龋齿管理的"这个–临床–表现–需要–这种–治疗"的龋齿脚本性质和内容。

长期健康结果：管理选项

正如前面指出的，龋齿管理选项在决定应该诊断什么方面至关重要。龋洞的龋损通常需要修复，因为很难将这种病变保持在足够的菌斑控制下，以防止病变的进一步发展。位于容易接近的颊面和偶尔的咬合面的龋洞可以不受这一般规则的限制，因为可以保持这些龋洞完全没有斑块，从而阻止进一步的进展[99]。然而，美学上的考虑可能会阻止患者接受这种治疗方案，因为受阻的龋损往往是深色的，在美学上令人不快。无龋洞性病变可分为非活动性/阻滞性病变或活动性/进行性病变（见第11章）。显然，非活动性的无龋洞性龋损不需要干预，除非患者表现出审美上的顾虑。活动性无龋洞性龋损的治疗选择是非手术的，包括菌斑控制、局部氟化物的使用和饮食干预（见第17章）。因此，在进行临床龋病诊断检查时所寻求的信息与病变龋洞和病变活动性有关，因为这些特征对最佳治疗方案具有决定性作用，因此也是最佳的长期健康结果。

龋病诊断中检查者自身和人员之间的偏差

任何龋齿诊断测试方法都容易出错，因为检查者和检查者间的重复性不够理想[61,87,100]。牙医既不能完整地复制他们自己的龋齿记录，也不能复制其他牙医的记录。表10.4[100]中显示了一个实际的例子。一名牙医被要求在不同的日期重复对50名儿童进行的临床龋病检查。在第一次检查中，牙医观察了5510颗牙齿表面中的90颗蛀牙。在第二次检查中，观察到了类似数量的蛀牙（87颗），表明两者之间只有3颗龋齿的差异。在牙科诊断研究文献中，使用百分比一致性来描述检查者或检查者之间的一致性是很常见的。表10.4显示，这一比例很高，占所有诊断的99%。然而，由于一些协议可能是偶然获得的，因此也习惯于以科恩的κ[25]的形式计算机会修正后的协议来说明这一点。在表10.4中提供的示例中，κ为0.82，表示该一致性是最大可获得机会校正一致性的82%。

这是好协议还是坏协议？牙科研究通常通过引用κ值作为解释标准来回答类似问题[23,79]。根据参考标度的选择，κ值为0.82时，可以证明诸如"非常好""极好"或"几乎完美"之类的描述符是合

理的。然而，这样的描述往往导致牙科研究人员完全忽视测量误差的存在，这是许多牙科诊断推理中的一个根本缺陷。表10.4显示，共有104颗牙齿在一项或另一项检查中接受了龋齿诊断。其中只有73颗（70%）来自同一颗牙齿，从临床医生的角度来看，人们可能真的会想，确认只有70%的蛀牙是否暗示着龋齿诊断方法的近乎完美的重复性。在现实生活中，如果进行第二次检查，牙医可能会恢复第一次检查中观察到的所有90颗蛀牙，尽管其中17个不会被确认。此外，表10.4的再现性数据表明，再次对儿童进行检查（例如，在6个月的召回期之后），可能会导致另外14颗蛀牙被检测和修复。毫无疑问，大多数牙医会认为第二次检查时观察到的额外龋齿是龋病进展的结果，就像他们永远不会意识到第一次检查后他们修复的17颗未经证实的龋齿可能过度治疗一样（表10.4）。

这个例子强调了诊断决策是在不确定的情况下做出的，重复不太完美的诊断方法会导致积累诊断错误。由于不存在无错误的诊断方法，我们应该认识到这种不确定性，并将其整合到我们的临床脚本库存中。常规的牙科筛查检查（体检）涉及对无症状患者定期重复不太完美的诊断方法，这显然需要考虑检查员内部对我们的诊断方法的一致意见。检验者之间的一致性通常低于检验者自身的一致性[61,87,100]，这些发现暗示，过于频繁地更换牙医会提高出现诊断错误的可能。由于许多牙医认为修复性治疗就是龋齿的治疗[39]，这些诊断错误只会增加患者进入重新修复周期的风险[34-38]，也就是所谓的"医源性"[37]。

70多年前发表的一个著名的扁桃体切除术的例子[2,17]，后来被证实用于其他治疗[5]，可以用来说明所涉及的潜在问题。扁桃体切除术研究是基于对1000名11岁儿童进行扁桃体切除术需求筛查的基础上进行的。在第一次体检中被认为是阴性的儿童，由另一名医生重新检查，这一计划持续了3轮。这项研究清楚地表明，接受更多的筛查会导致更多的

表10.4 评估龋齿水平上做出的龋病诊断的检查者内部可靠性时产生的数据示例

		二次检查		总计
		无龋坏	有龋坏	
初次检查	无龋	5406	14	5420
	有龋	17	73	90
	总计	5423	87	5510

% 一致性 =5479 × 100/5510 =99.4%。

$\kappa = (P_{obs} - P_{exp}) / (1 - P_{exp}) = 0.82$。

"疾病"被发现，荒谬的最终结果是，1000名儿童中只有65名在经过3次常规筛查后仍未得到治疗。虽然这个例子是极端的，但考虑到牙科专业鼓励接受服务的人群6~12个月进行常规检查，通过该方法来对患者进行筛查，这一模式值得推行。

我们如何应对不可避免的诊断的不确定性

首先，我们必须认识到犯错是人的本性。追求完美有悖于人观察能力的真相。作为一名牙科专业人员，我们显然应该努力尽可能地减少诊断的错误，毫无疑问，我们在这方面可以取得更大的成就。定期的校准练习可能会减少牙医之间的差异，使他们在不同的临床表现上有更多的意见一致。然而，从来没有人能够证明诊断错误可以通过密集校准的方式来消除。关于检查人员在龋病诊断中的重复性的数据便证明了这一点，因为没有任何检查人员能够始终如一地避免龋病诊断中的诊断错误。底线是，我们应该适应这样一个事实，即我们不能完全消除龋病诊断中的诊断错误，从而诊断错误成为我们在做出临床决策时需要考虑的不可避免的事实。

要回答的关键问题是：如果我犯了诊断错误，会发生什么？在没有龋齿的情况下，假阳性诊断可能会不必要地使牙齿进入重新修复的恶性循环[20,39]。相对于人类寿命而言，修复的存活期有限[20,105,107,112,131]，而且每更换一次，修复就会变得更大[20,39]。每一次置换都有对牙髓产生不良影响的风险，对邻近牙齿造成医源性损伤的风险[81,85,91,106]，以及给患者带来的经济成本。

龋洞的假阴性诊断（即忽略龋齿）的后果取决于许多因素。如果患者有快速龋齿进展的高风险，只有在出现症状时才去看牙医，那么在牙医有机会发现之前，被忽视的龋齿很有可能会发展成牙髓受累和严重的牙齿硬组织破坏，导致疼痛并危及牙齿存活。然而，有证据表明，这种风险往往被夸大了。研究表明，乳牙被拔除[97,122]、发生疼痛[96]或因疼痛[96,123]而被拔除的风险不受牙齿修复与否的影响。虽然这些结果可能在一定程度上是因为难以对儿童进行适当的修复[112]，但它们也挑战了广泛持有的治疗理念。

另一方面，如果我们忽略了龋洞的患者的特点是龋齿进展缓慢，并且相当定期地去看牙医，那么很可能在以后的牙科检查中，在任何严重的额外组织破坏发生之前，被忽视的龋洞就会被发现。如果是这样的话，忽视病变的健康后果可能是有限的。活动性无龋洞性龋损的假阳性诊断不会导致手术治疗，而是非手术干预，包括菌斑控制、顶级氟化物和饮食干预。虽然这代表了患者的成本，但它不会导致影响健康的后果。

忽视活动性无龋洞龋损（假阴性诊断）的后果取决于几个因素。如果患者是龋齿活跃症患者，并且有规律的牙科就诊，那么病变在被发现之前就有可能进展到龋洞阶段。因此，其结果可能是不必要地进入如上所述的重新修复周期。然而，如果患者表现出低风险/缓慢的龋病进展和/或是常客，那么在进展到龋洞阶段之前，龋损很可能会在以后的就诊中被发现。

生活在高收入国家的人患龋病主要的特点是患病率和严重程度持续下降，表明龋齿进展率继续降低（见第4章）。讨论的关键问题的答案暗示，在这种情况下，牙医应该采用非常严格的龋病诊断标准，并允许所有诊断疑点通过选择非手术方案，而不是不可逆转的手术方案来使牙齿受益。在以龋患率上升为特征的高龋率国家的人群中，牙科临床医生应该勤奋和细致地发现龋损形成的无龋洞阶段的迹象，以便尽可能地推迟进入重新修复的恶性循环。在这些高龋齿人群中，怀疑是否存在龋洞病变的好处应是倾向于提供非手术的治疗方法。换句话说，如果诊断不是龋，则应考虑采用非手术治疗方法。话虽如此，传统的椅旁治疗对控制龋高危人群患病率增加的作用甚微，在人群的治疗策略中应该补充有效控制龋齿状态的措施。

附加诊断引起的争议

如前所述，X线咬合翼片检查是作为视诊——临床龋病检查的辅助手段介绍的，其依据是X线咬合翼片检查是可以发现，否则仍未检测到病变。虽然这并不意味着我们坚持金本位的传统，但这个额外的诊断收益率论点是有效的敏感性增强的论点。在龋病诊断文献中仍然经常引用额外的产量论据，尽管焦点已经从龋齿的检测转移到龋损形成的早期阶段的检测[57,59,75]，也就是所谓的咬合面的"隐藏"龋齿[128-129]。

事实上，从大多数比较了临床和X线龋病检查诊断效率的研究得出结论，与仅通过临床检查相比，使用X线咬合翼片在近牙面[30,63,75,82,102]和咬合面[27,48,103,127]中发现的病灶要多得多。这就解释了使用X线咬合翼片作为临床检查的辅助手段的普遍建议。在附加诊断产率论证中隐含的是，当所使用的诊断测试方法中至少有一种是阳性时，就已经达到了阳性诊断。然而，虽然这一决策规则提高了组合诊断测试的敏感性，但它也降低了特异性，这很可能会产生无意的后果，实际上增加了诊断错误的总数[16]。使用表10.3中的数据可以显示，在视诊-探诊检查中添加X线咬合翼片检查，并考虑至少在以下情况下达到阳性诊断的其中一个诊断测试是阳性的，将导致错误总数从53个（单独进行视诊-触诊检查）增加到97个（两种方法结合使用）。更多的蛀牙被正确检测到，但这是以假阳性诊断的数量从14个增加到83个为代价的。因此，添加诊断测试方法也意味着添加诊断错误[16]。

这一问题的潜在规模和严重性也在一项关于牙医在X线龋病诊断中的差异的研究中得到了强调[41]。这项研究表明，牙医在检查牙面或咬合面时，通常会出现许多牙本质龋的假阳性诊断，这些面要么是健康的，要么是龋齿局限在釉质上的，实际上大多数牙面也是如此。总体而言，21%的诊断是假阳性诊断，超过70%的牙医在16个可能的诊断中至少有3个假阳性诊断。

在盲人的土地上，独眼为王

附加诊断产量论证的严重局限性在于，观察到的实际产量取决于与所添加的诊断方法一起使用的诊断标准。只有当临床标准仅限于记录龋洞病变时，X线咬合翼片的益处才是真正明显的[16]。当临床龋病检查还包括记录病变形成的无龋洞阶段时，X线咬合翼片的附加价值不再明显[16,87-88]。事实上，这些研究表明，在这种情况下，临床龋病检查将比X线咬合翼片检查发现更多的病变，这表明临床检查在发现可以通过非手术手段控制的早期龋损方面优于X线咬合翼片[87-88]（见第11章）。

不同的诊断方法讲述不同的故事

在考虑是否在基本的临床视诊-探诊检查基础上增加另一种龋病诊断方法时，必须考虑到不同的诊断方法描绘的龋损是相当不同的。视诊断标准的具体情况而定，视诊-探诊临床检查主要关注牙表面的变化（见第11章），其次是病变大小/深度。相反，X线咬合翼片主要反映脱矿对牙齿硬组织的渗透深度，而更先进的方法反映龋损的其他物理化学方面（见第12章）。因此，添加观察结果并不是一件简单的事情，它涉及许多关于标准的假设，这些标准最好地描绘了相同的潜在维度或所寻求的特征。返回到表10.3中给出的示例，用于指示龋洞的咬合射线诊断标准是至少延伸到牙本质的外1/3[61]。因此，我们假设所有延伸到牙本质外1/3的放射物都是龋洞的龋损。但这是一个站得住脚的假设吗？这本书的封面插图（图10.5）显示事实并非如此。科学文献也倾向于否定的答案，因为只有两项研究[93,113]能够证明所有（100%）深达牙本质的龋坏在临床和放射学检查上具有一致性。大多数其他研究表明，放射学牙本质病变有很高的空化频率（75%~90%）[1,28-29,92]或较低的空化频率（28%~65%）[19,84,101,110,121]（表12.1）。因此，如果我们不加批判地利用对牙本质放射学病变的观察来否决临床观察，插入不必要的修复的风险可能是巨大的。与植入修复体相关的不良反应很多，包括医源性的邻牙损伤[81,85,91,106]和有限的修复寿命[20,105,107,112,131]（见第21章）。虽然在有需要修复时，我们不得不接受这些负面影响，但无论在任何可以避免的情况下，这些负面影响都是不能容忍的。

结语

在这一章中，我们已经证明了在龋病诊断推理中存在两种不同的思路。本质主义的观点追求寻找龋齿的"真相"，而名义主义的观点更关心的是做出最佳龋齿管理选择的诊断。到目前为止，尽管不

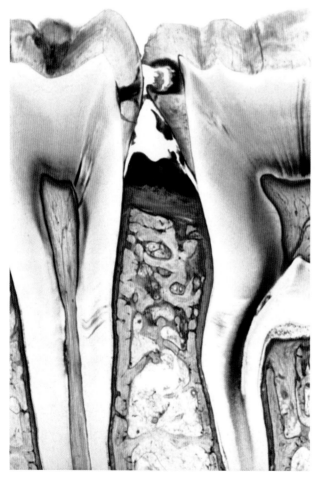

图10.5 下颌第一磨牙和第二前磨牙未脱矿切片均显示龋损，并伴有牙髓牙本质复合体的并发症。只有第一颗磨牙有龋洞，前磨牙可能被认为无龋。Hannagawa收集，日本Ciba大学Yanigazawa教授提供。

断变化的龋病概念已经使这一黄金标准范例日益不足，但是前者一直主导着龋病诊断研究和龋病诊断试验评价。根据名义主义的观点，龋病诊断的关键是对龋损进行分类，以反映最佳的治疗方案，这反过来又需要对龋病的致病过程以及它们可能受到的干扰有深刻的了解。我们已经证明，临床检查和咬合翼X线检查在龋病诊断中的核心作用不是起源于正式的诊断试验评估，而是深深植根于牙科的历史。X线咬合翼片作为临床龋病检查的辅助手段在80多年前被引入，使用的是额外的诊断率论证。然而，只有当临床检查仅限于龋洞诊断时，X线咬合翼片的额外诊断效率才是不明显的。当临床检查包括龋损形成的无龋洞阶段时，X线咬合翼片检查的额外益处确实可能会受到质疑。我们已经指出，视诊–探诊临床检查和X线咬合翼片检查反映了龋损的不同特征，与选择最佳治疗方案最相关的特征是视诊–探诊在龋病检查中反映的特征。

基于这些考虑，我们建议良好的龋齿诊断包括以下要素：

- 选择与龋齿管理选项直接相关的视诊–探诊诊断方法：龋坏与无龋，以及活动的与静止的是决定龋病管理的关键，因此应予以记录。
- 竭尽所能使用视诊–探诊诊断方法，即必须记录无龋坏。
- 仔细考虑在视诊–探诊方法的基础上增加和考虑其他诊断测试方法的利弊，例如X线咬合翼片。
- 继续关注诊断错误的可能性，这样怀疑就应该总是偏向侵入性较小的决定。

扫一扫即可浏览
参考文献

11

视诊–探诊龋病诊断

Visual–tactile caries diagnosis

B. Nyvad, V. Machiulskiene, V.M. Soviero和V. Baelum

引言

本章视诊–探诊龋病诊断讨论临床龋病学的基础知识。牙医每天都在临床实践中诊断龋病。 但是他们真的做出正确诊断了吗？ 思考一下第2章中关于龋病的描述："龋病是覆盖在牙齿表面任何位置的微生物沉积物新陈代谢活动的结果。"显然，椅旁临床检查牙齿并不允许牙医观察龋病过程本身。牙医可以做的是检查微生物代谢活动的结果，寻找病损的迹象。检测龋病的体征和症状：这就是龋病诊断的意义。

视诊–探诊龋病检查的历史可以追溯到古代。然而，随着时间的推移，所使用的龋病诊断标准以及所采用的手段和方法也发生了改变。直到大约90年前，X线咬合翼照相技术被引入前[60]，临床龋病的诊断完全依赖于视诊以及使用探针精细探查龋损。这种方法仍然普遍存在，尤其是在牙医无法轻松获得X线片或其他"先进"诊断方法的国家。但

Dental Caries: The Disease and Its Clinical Management, Third Edition. Edited by Ole Fejerskov, Bente Nyvad, and Edwina Kidd.
© 2015 John Wiley & Sons, Ltd. Published 2015 by John Wiley & Sons, Ltd.

是，随着X线照相技术的普及，牙医似乎已经不再依赖经典的视诊-探诊检查龋病。X线咬合翼照相技术削弱了视诊-探诊检查，这有许多原因，包括对技术的普遍迷恋和对文档记录的追求。但是，诊断不足的风险[60]（见第10章）可能是大多数龋病学课程持续强调X线咬合翼片重要性的主要原因。尽管如今许多人的龋病进展速度明显降低，但这一信念仍萦绕着该行业。因此，现在世界的某些地区，认为对患者进行龋病筛查时，不同时进行X线检查是不合适的[14]。有几个原因可以解释为什么这种信念和由此产生的临床实践是非常不好的，本章将证明大多数的初期龋损仅通过视诊-探诊检查就能得到更好的诊断，即使在类似邻面这种难以到达的区域。但是，要做到这一点，牙医们必须掌握必要的知识和技能。

本章的目的是讨论视诊-探诊龋病检查的基础理论和实践要素，这是为选择适当治疗提供必要信息的唯一临床方法。

诊断过程

在牙科领域，我们在寻求概念和方法的说明时经常求助于医学，龋病诊断也不例外。在医学上，诊断被定义为"根据疾病的体征和症状识别疾病的艺术或行为"[49]。

诊断的医学视角

医学诊断推理被认为是一个复杂的过程，涉及简单的模式识别（病理症状和体征）；考虑各种鉴别诊断替代方案的可能性，并生成相关潜在疾病的假设，然后进行诊断测试，其结果可用于区分鉴别诊断（假设-推论思维）[68]。基本上，患者呈现主诉（症状），例如腹痛。临床医生会在脑子里列出最有可能导致该症状的疾病清单（一份假设诊断清单）。以最有可能的假设诊断开始推论过程，其中包括记录患者病史，进行体格检查并开具诊断测试，以获取信息让临床医生确认或反驳该假设诊断。这种模式识别和其他假设诊断的测试过程将继续进行，直到获得最终诊断，与所进行的各种测试的结果相符。当确诊后，就开始选择治疗过程。一旦诊断明确，这通常是相当简单的。如果由于不可预见的原因，患者对治疗无反应，医生可能最终不得不重新考虑并修改诊断。

牙科视角

医学和牙科诊断在重要性方面有所不同[6]。在高收入国家，牙科全科诊所就诊的大多数患者都是无症状的，他们来做常规检查，相信这样做可以获得更好的口腔健康效果。这意味着要对龋病、牙周疾病和其他口腔疾病进行筛查。牙医不应遗漏需要治疗的口腔疾病，同时也应避免会导致过度治疗的不合理诊断。因此，牙医的主要任务不是要找出患者患有什么疾病，而是要确定患者是否患有龋病、牙周疾病或其他形式的口腔疾病，并且最重要的是，患者是否将从治疗中受益。这一策略背后的逻辑是，如果这些疾病在出现症状或需要更多侵入性干预的阶段之前就能被发现和治疗，可能更好地改变这些疾病的进程。因此，在牙科实践中，诊断与治疗选择密切相关。

龋病脚本

在筛查口腔疾病时，牙医不会使用针对医学状况描述的鉴别诊断方法。牙医知道他们正在检查的口腔疾病数量相对较少（龋病、牙周炎、黏膜疾病）。此外，主要的口腔疾病影响不同的解剖位置（例如，口腔黏膜、牙周或牙体硬组织），这些部位是分开检查的。尽管具有鉴别诊断相关性的牙科疾病数量有限，但对每位患者存在的每个牙面重复进行鉴别诊断推理也是很难的。对一个拥有32颗牙齿的完整牙列的患者进行龋病检查时，将涉及148个鉴别诊断过程（各有5个牙面的20颗磨牙和前磨牙，外加各有4个牙面的12颗切牙和尖牙）。显然，这不会发生。当牙医诊断龋病时，他们会使用预想的

"龋病脚本"来识别感兴趣的特定临床表现。所有与牙体硬组织检查相关的鉴别诊断以及所有的疾病管理考虑均包含在这些"龋病脚本"中。龋病诊断推理主要由牙齿表面的"这个–临床–表现–需要–这种–治疗"的分类组成[4]。但是，正如我们将在本章中看到的，所寻找的临床表现和所使用的"龋病脚本"随着时间的推移发生变化，这是随着对龋病过程和可用管理方案的知识不断改变而引起的。

我们为什么要诊断龋病

关于诊断的医学文献至少提到了5个原因说明诊断的重要性[37]。其中包括：

- 发现并排除疾病。
- 评估预后。
- 有助于进一步诊断和治疗管理的决策过程。
- 告知患者。
- 监测疾病的临床过程。

如前所述，由于医学对鉴别诊断的重视，该清单很好地适用于医学情况。但是，牙科学情况不同，并且往往相反。在龋病诊断中，我们知道要寻找什么样的疾病，也就是我们认为是龋病的体征和症状。我们没有从医学意义上进行经典的鉴别诊断，但是我们试图区分"无龋"和"受龋影响"的牙面，就像我们试图将病变分类一样。在选择病变分类时，我们应始终认识到进行龋病检查是为了更好地影响患者的口腔健康结果。因此，病变分类必须反映可用的最佳龋病治疗方案。当龋病治疗方案因新的证据发生变化时，病变分类也应相应变化，以确保我们为患者带来最大的健康效益。

从龋病角度诊断

在此讨论的基础上，我们现在可以修改

Knottnerus和van Weel[37]提供的诊断原因列表，以适合龋病诊断。我们对龋病进行诊断，或者更准确地分类，以便能够：

- 通过为每种龋病类型选择最佳治疗方案，为患者获得最佳健康结果。
- 告知患者。
- 监测疾病的临床过程。

通过对每种龋病类型选择最佳治疗方案，为患者获得最佳的健康结果

现在应该清楚的是，如果不参考可选的治疗方案，我们就无法讨论最佳的龋病诊断分类。正如在第7章和第9章中详细解释的那样，当生物膜中细菌的代谢活动将生物膜–牙齿界面的生理平衡转化成单纯的矿物流失时，龋病可能发生。如果不加以干涉，这种矿物流失可能会持续到牙齿的整个冠被破坏，仅留下一个残根（"龋病"一词起源于拉丁语，意思是"腐烂"）。因此，我们对龋病的分类应反映出龋损不同阶段的最佳治疗方案。

龋洞病损

龋病过程中一个独特的阶段是龋洞形成。当龋洞已经形成时，通过口腔卫生控制生物膜更加的困难。因此，对这类龋洞的治疗通常选择以修复体的形式进行手术干预（见第19章）。这种干预措施无法解决龋病的病因，但是牙齿的修复使得适当的口腔卫生保健能够更容易地进行。该规则的一个例外是龋洞基底质硬（非活动性病损），且患者已经学会了适当的生物膜控制（见第13章）。此类病损可能仅需要功能或美学原因的修复。

无龋洞和微小龋洞病损

无龋洞和微小龋洞病损可以通过非手术手段进行处理（见第13章～第18章）。像临床上健康的牙面一样，所有无龋洞病损至少应便于基础防护，例

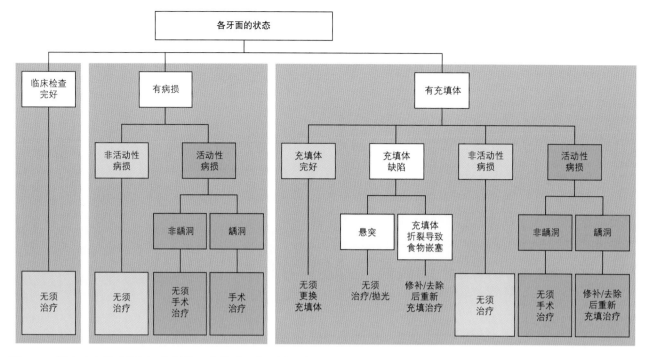

图11.1 龋病治疗的决策树，包括作为决策过程中关键因素的活动性评估。流程图提出了一个概念，即活动性病变（龋洞、非龋洞以及继发龋）需要专业治疗，而非活动性病变不需要治疗，除了自己使用含氟牙膏刷牙。流程图没有考虑可能影响专业治疗方式或强度的个人因素。更多解释见正文。在参考文献[52]基础上修改。经John Wiley & Sons公司许可转载。

如每天的含氟牙膏刷牙。这是一种简单且高效的非手术龋病控制方法（见第13章和第14章）。但是，根据病变的活动状态和患者的危险因素，某些无龋洞病损可能需要专业的非手术治疗（见第17章）。

活动性病损

活动性无龋洞病损总是需要专业的非手术治疗，否则这些病损可能会进一步发展[54]（图11.1）。通过专业治疗，可将伴有或不伴有微小龋洞的进展性（活动性）龋损转变为静止性（非活动性）龋损。必须进行针对特定病损的指导，以改善口腔卫生，对活动性无龋洞病损的最有效治疗包括每天清除生物膜并结合使用氟化物牙膏。有时，牙医可能需要定期专业清洁牙齿，来帮助患者实现这一目标。局部应用氟化物是另一种专业的治疗选择，可用于患有多个无龋洞性病损的患者。此外，在某些患者中，如果没有适当饮食的指导，就无法控制龋病。这突显了一个重要的事实，即图11.1中决策树提倡的活动性病变的一般治疗理念，应根据

患者的特定需求量身定制（"活动性龋病需要专业管理"）。

非活动性病损

相比之下，非活动性/静止性龋损不需要专业干预（图11.1）。确实，这样的专业干预将浪费时间和金钱。重要的是要注意，从未接受过专业非手术干预的患者中，也可能见到非活动性无龋洞龋损，由于牙齿萌出和口腔健康行为的显著变化，可能导致了病损停止进展。

本章后面将介绍，活动性和非活动性的无龋洞性病损在临床上具有不同的特征。因此，理想的龋病诊断方法是区分龋洞性和无龋洞性病损，以及活动性和非活动性的无龋洞性病损的方法。视诊–探诊临床检查是迄今为止唯一可以实现此目的的方法。

告知患者

患者是龋病管理的核心。由患者来控制过程，而不是牙医。牙医的职责是告知患者诊断和治疗方

案，以及是否需要采取一些措施。

许多患者仍然希望牙医"照顾好他们的口腔"，并认为仅通过定期去看牙医就可以控制龋病。如果牙医不与患者分享诊断信息，并告知患者其在控制和管理龋病中的关键作用，这可能会导致轻则失望、重则法律诉讼的发生。

龋病过程的纵向评估

一旦决定干预活动性龋损，牙医应监视病变随时间的变化，并记录牙面完整性和活动状态的任何变化（见第17章）。一个活动性病损转化为非活动性病损或消退至正常表面被认为是积极的结果。活动性病变保持活动性状态通常反映出缺乏医从性。在这种情况下，应考虑选择的干预措施是否合适。

龋病的纵向监测在人群水平上也很重要。卫生服务规划人员组织流行病学研究，以监测特定人群的龋病状况。此类报告用于确定特定人群龋病状况随时间变化的可能趋势，以便以最合适的方式分配有限的经济资源。

龋病可在多早发现

龋病的症状和体征是一个完整的连续的变化，从超微结构上几乎看不出来发展到明显的龋齿。这就提出了一个问题，要用什么阈值（较低）区分龋病和无龋病。到目前为止，这个较低的阈值主要由传统诊断方法的检测极限决定；也就是说，我们能够根据视诊-探诊检查或在X线咬合翼片中检测到什么。目前许多低患龋率的国家鼓励研究人员寻找更精细的诊断工具以便更早地发现龋病（见第12章）。这种发展的主要推动力是，人们相信越早发现病变，通过非手术干预可能获得的成功性越大。然而，有一些原因使得这种更早发现龋病的哲学可能受到质疑。首先，降低诊断阈值不仅会导致更多的小病灶被发现，还会导致更多的假阳性诊断，因为龋病诊断与任何其他衡量过程一样，都容易出错

（见第10章）。因此，降低检测阈值的一个后果可能是导致更多不必要的非手术治疗。其次，由于生物膜中的自然生理过程，许多亚临床病变在没有积极的专业干预的情况下也会停止或退行[20]。因此，降低诊断阈值可能不具有成本效益。最后，目前还没有一种先进的龋病诊断方法可以替代视诊-探诊临床检查来区分活动性和非活动性龋病。因此，使用先进的高分辨率诊断方法将增加上述不必要的非手术治疗的问题，主要是因为这些方法无法区分需要治疗的活动性病变和治疗无效的非活动性病变。

许多研究表明，当菌斑控制足够时，临床上可检测到的龋损可在病变发生的任何阶段通过非手术干预来终止（参见参考文献[52]），特别是当病损部位易于清洁时[2-3,51]。因此，仍需证明，通过更精细的龋病诊断方法降低诊断阈值对患者带来的健康好处，是否能超过因不必要的治疗而产生的额外费用。在这些证据尚未呈现之前，我们不推荐将诊断阈值降低到低于由视诊-探诊检查可获得的阈值以下，以供临床使用。然而，这并不妨碍为研究目的使用更先进的方法（见第12章）。

最佳的视诊-探诊龋病诊断标准是什么

如第3章所示，龋损有许多大小、形状、表面特征和颜色。这也许可以解释为什么文献中描述了龋病的多种视诊或视诊-探诊分类[28]。每一种分类都是以个体研究者为特定目的而开发的，因此临床医生很难对其有用性进行批判性评价。一些分类特别关注龋洞性病变的存在，而另一些分类则试图同时包括龋洞性病变和无龋洞性病变。有的主要关注龋损深度的估计，有的则根据波及的牙体组织对病变进行分类。

近年来，一个新的维度被加入到了经典的视诊-探诊龋病检查中：病变活动性评估的概念[53]。因此，研究表明，除了确定病变的表面完整性外（龋洞或无龋洞），根据病变表面特征的活动状态（活

动性或非活动性）对病变进行分类也是明智的[54]。这些观察结果在临床龋病学中有广阔的应用前景，因为这些简单的记录具有预后价值，可能有助于治疗计划的制订以及监测个别病损随时间的变化。

必须强调的是，没有一套通用的诊断标准或诊断阈值可推荐用于所有用途。由临床医生/研究人员选择最适合的目的分类标准。对于某些流行病学调查而言，龋洞的分类记录只是偶尔被建议采用，相比之下，其可靠性以及与以往调查的可比性更为关键。然而，在临床环境和研究中，现在必须记录龋洞和无龋洞病变[29,57]。当临床医生/研究人员想要监测病变活动状态随时间的变化时，应用一种已证明对此类目的有效的诊断方法是至关重要的。

龋病诊断方法经常在没有事先进行很多科学评估之前就被引入了。这是非常不好的，因为这些诊断技术可能在后来被证明不能实现它所承诺的。人们常说，一个好的诊断方法的基本要求是有效性和可靠性。然而，关于龋病诊断测试的有效性和可靠性还没有一致同意的预定的界限。因此，对这些概念有一些了解是很重要的。

有效性的概念

一种有效的方法就是能够测量他们想要测量的东西[38]。例如，当我们在临床上记录邻面龋洞时，我们希望临床记录能反应牙面的真实状态。邻面龋洞的病例，我们理论上可以通过拔牙来确定真相，并通过在实验室的仔细检查来验证是否存在龋洞。这被称为所谓的"金标准"。如果我们做这个实验，我们可能会生成一个如表11.1的2×2的表格。显然，对于完全有效的检测，检测结果与金标准是完全吻合的。然而，很少有检测是完全有效的，我们通常面临的情况是我们必须考虑所犯错误的后果。在表11.1中的假设示例中，我们进行了15例真阳性（TP）龋洞诊断；也就是说，我们在15例确实存在龋洞的病例中发现了龋洞。我们做了10个假阴性龋洞诊断，也就是说，我们遗漏了10个龋

表11.1 如果我们试图通过随后的拔牙和牙齿检查来验证我们对200颗连续检查的第一磨牙的邻面龋诊断，可能会出现的2×2表格

		金标准		
		有龋坏	无龋坏	
临床检查龋坏的结果	有龋坏	15=TP	5=FP	20
	无龋坏	10=FN	170=TN	180
		25	175	200

TP是真阳性诊断为15；FP是假阳性诊断为5；FN是假阴性诊断为10；TN是真阴性诊断为170；敏感性是指当龋坏真实存在的情况下该测试检测到的概率：TP/(TP+FN)=15(15+10)=0.60；特异性是指当无龋坏的情况下该测试排除龋坏的概率：TN/(TN+FP)=170/(170+5)=0.97。

洞。因此，可以计算我们的测试找到龋洞的能力，为检测的敏感性=TP/(TP+FN)=15/(15+10)=0.60（表11.1）。我们还做出了5个假阳性诊断（FP）和170个真阴性诊断（TN）。这些数字可以用来表示检测对无龋洞病例排除无龋洞的能力：检测的特异性=TN/(TP+FP)=170/(170+5)=0.97。在这个病例中，我们的临床诊断检测更适合排除龋洞（特异性），而不是纳入龋洞（敏感性），但是，这种权衡还涉及平衡10个被遗漏的龋洞与诊断了5个不存在的龋洞的健康后果（见第10章）。

刚才描述的有效性概念是一种标准有效性的形式，被称为同时有效性。这就需要一个真相"金标准"的参考。然而，正如第10章中更详细地讨论的那样，通常不可能确定一个真相的真实参照。一个例子是活动性龋病的诊断，因为不存在龋病活动性评估的金标准。在这种情况下，我们必须求助于另一种形式的标准有效性，即预测有效性。预测有效性利用了一个事实，即一个真正的活动性病变，如果没有干预将进展，如果病变其实是非活动性的则不会进展。换言之，我们预测了被判定为活动性的龋损比判定为非活动性的龋损有更高的进展可能性。Nyvad等[54]使用这种方法来确定某些诊断类别在预测特定结果（如龋洞形成）方面是否优于其他类别。这种有效性评估方法特别有意义，因为它对预后和治疗决策有直接的临床意义[54]（见本章下文）。

然而，从患者的角度来看，关于标准有效性的信息是相对无效的。对患者来说，重要的不是对事物真实或预测状况的准确判断，而是在不同的治疗方案下他们病情的预后[67]。只有当诊断测试产生的信息可以用来改变随后的治疗决策，从而获得更好的健康结果时，患者才会从中受益[140]。因此，龋病诊断方法的临床相关性与其改变治疗方法的能力密切相关，可获得更好的长期健康结果（见第10章）。

可靠性的概念

可靠的诊断方法可以由相同的或不同的检查者使用，以便他们获得相同的结果。诊断方法的可靠性可以很容易地进行评估；例如，在确保病情没有发生真正变化的足够短的时间间隔内，对一些患者进行重复（但独立）的检查。检测可以由单个检查者重复，在这种情况下，我们讨论检查者本身的可靠性，或者由不同的检查者重复（检查者之间的可靠性）。在最简单的情况下，检测方法区分是否存在疾病（例如，是否有龋洞），此类重复检查的结果可以用2×2表格显示（表11.2）。如果我们以观察的一致性比例来计算可靠性，我们会发现它很高，达到0.99。然而，观察到的一致性率也可能存在错误提示，尤其是当大多数牙面无龋坏时，此时得到的一致性存在机会性，会带来实质性风险。类似的情况是，如果一个完全不懂某个科目的人参加了多项选择题测试，他们会偶然选到一些正确答案。因此，在牙科诊断研究中，以κ的形式

表达可靠性已成为惯例，这是一种偶然修正的一致性测量。表11.2所示数据的κ值为0.74，表明两种检查结果之间的一致性为超出偶然一致性的最大值的74%。如第10章所述，在龋齿诊断文献中，这个κ值通常被解释为高可靠性。然而，无论是观察到的还是偶然修正的一致性κ值都不能用来判断诊断试验是否适合临床实践。两位牙医，AA和BB（表11.2），诊断出相似数量的龋齿，分别为162颗和158颗。虽然这看起来很好，但从临床角度来看，这却是有问题的，因为两位牙医只同意其中一位或另一位牙医诊断出的200颗蛀牙中的120颗（占60%）。如果我们假设患者首先去看了牙医AA，在那里做了"必要的"158个修复体，然后去看了牙医BB，却只填充了额外的42个洞，那么这种不完全可靠的观察结果的实际后果应该是显而易见的！在这种可靠性水平下，人们可能会建议患者不要换牙医，而且在任何情况下都不要去得太频繁，因为龋病诊断方法的检查者本身可靠性通常仅比检查者之间可靠性稍高。在第10章中，我们将扩展有关在这种情况下如何临床治疗的讨论。

常用的视诊–探诊标准

以下诊断分类代表了视诊–探诊龋病诊断常用的策略选定示例。请注意，这些方法因其临床方法不同而有所不同。此外，这些例子说明了诊断标准的差异如何影响检测到的病变数量，以及病变个体特征分布方面的临床结果，例如表面完整性（龋洞/无龋洞）和活动状态（活动性/非活动性）（图11.2）。

仅记录龋洞

世界卫生组织（WHO）推荐龋病病变在龋洞水平上进行诊断[66]。在病变具有"明显龋洞、釉质受损或可检测到的质软的底或壁"时，应用社区牙周指数（CPI）探针验证诊断。这种方法仍被提倡，因为人们认为不可能获得无龋洞阶段龋病的

表11.2　如果我们在50名连续检查的患者的6000个牙面中评估检查者之间诊断的可靠性，可能会出现的2×2表格

		牙医BB		总计
		有龋坏	无龋坏	
牙医AA	有龋坏	120	38	158
	无龋坏	42	5800	5842
	总计	162	5838	6000

检测一致性的概率：（120+5800）/6000=0.99。
一致性正确的概率　κ=0.74。

可靠诊断[66]。即便如此，一些研究表明，当检查者经过全面培训和校准时，这种假设并不成立；例如，参考文献[30,46,53,58]。世界卫生组织的龋病诊断方法只关注龋洞，忽视了非手术干预的机会，因此，在现代龋病管理中不被推荐。

龋洞和无龋洞病变的记录

如前所述，调查和临床研究中的最新龋病记录要求在无龋洞诊断水平上评估病变。Pitts和Fyffe[58]提出了一个分类，其中包括无龋洞性病变以及龋病的龋洞性阶段。检查者使用平面口镜和镰刀形探针检查，采用以下诊断标准：

- D₁（牙釉质病变，无龋洞）。
- D₂（牙釉质病变，有龋洞）。
- D₃（牙本质病变，有龋洞）。
- D₄（牙本质病变，有到牙髓的龋洞）。

将未成洞病损包括在分类中的主要优点是，它能更真实地描绘个体或人群的全部龋患情况。与仅计数龋洞相比，包括未成洞病损的龋齿记录通常可将诊断率提高100%以上[1,43,46-47,58]（图11.2）。训练有素的检查人员能够可靠地诊断未成洞病损，且诊断方法与非手术龋病控制理念相一致。然而，该方法不会显示病损的活跃状态。

病损深度评估

Ekstrand等[16]提出了一种视诊分级评分系统，用于评估病变穿透深度，包括龋病的无龋洞阶段。作者对拔除牙齿的清洁咬合面进行了视诊（不使用探针），证实咬合面上明显的宏观变化与病变的组织学深度有关[17]。作者使用了以下标准：

- 长时间风干（5秒）后釉质半透明性无变化或轻微变化。
- 潮湿牙面上几乎看不到不透明或变色，但风干后

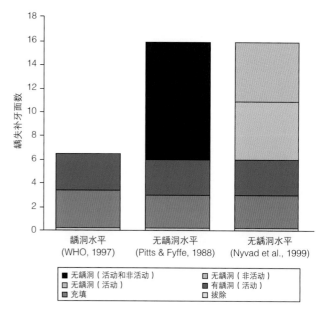

图11.2 以3种不同的视诊-探诊龋病分类为例，12岁立陶宛儿童的龋病概况。注意病变总数、龋洞性病变和无龋洞性病变、活动性病变和非活动性病变的临床结果差异。数据来自参考文献[43]。

明显可见。
- 不风干时明显可见不透明或变色。
- 不透明或变色牙釉质的局部釉质破裂和/或下方牙本质的浅灰色变色。
- 不透明或变色釉质暴露了牙本质的龋洞。

这个诊断方法是基于一个众所周知的现象，即无龋洞病变可能会改变其光学特性，取决于病变是在潮湿还是干燥情况下检查[63]。当一个潮湿的釉质病变干燥后，由于多孔组织中的光散射增加，它变得更加不透明。这一现象也解释了为什么潮湿环境下明显可见的病变比仅干燥环境下明显可见的病变更深。只有在彻底干燥后才可见的无龋洞性病变可能已经进展到牙釉质的一半。然而，当潮湿牙面上可见无龋洞病变时，脱矿可能已延伸到外层牙本质[17]。

国际龋病检测和评估系统（ICDAS）标准是基于病变深度评估龋病检测方法的一个例子(http://www.icdas.org/what-is-cdas)。这些标准已经被发现是可靠的[31]，并且对于使用"金标准"方法评估拔除的牙齿病变深度是有效的[32]。然而，尽管ICDAS广泛传

播，这种特殊的视诊龋病诊断方法是否能够反映病变的预后，目前还没有得到评价。此外，两位数的记录模式非常耗时，很难应用于临床实践[12]。

病变活动性评估：Nyvad标准

病变活动性评估作为一种精细的视诊–探诊龋病检测方法被引入，以允许牙医监测病变进展随时间的动态变化[53]。该方法的病理生物学原理是基于观察到釉质和牙本质的表面特征随着覆盖在牙齿表面的生物膜的代谢活性的变化而变化（见综述，见参考文献[64]）（见第5章）。因此，病变活动性评估不是集中于精确估计病变深度，而是集中于病变的表面特征。提出了两个独立的特征：活动性（由病变表面质地反映）和完整性（由表面无龋洞或微小缺损反映）。

根据Nyvad标准，所有病变，包括填充体，应分为以下9个诊断类别之一：

- 活动性，无龋洞（得1分）。
- 活动性，无龋洞伴微小缺损（得2分）。
- 活动性，有龋洞（得3分）。
- 非活动性，无龋洞（得4分）。
- 非活动性，无龋洞伴微小缺损（得5分）。
- 非活动性，有龋洞（得6分）。
- 充填体（得7分）。
- 充填体伴活动性龋病（得8分）。
- 充填体伴非活动性龋病（得9分）。

典型的活动性无龋洞釉质龋损为白色/黄色不透明，失去光泽，呈"白垩色"或"乳白色"的表现。当尖头探针的尖端轻轻地划过牙面时感觉粗糙（图11.3a和b）。相比之下，非活动性的无龋洞釉质龋损通常是有光泽的，在轻柔探查下感觉光滑（图11.3c和d）。非活动性病变的颜色可能从白色到褐色或黑色不等，但颜色不是区分活动性和非活动性无龋洞病变的可靠鉴别诊断特征。

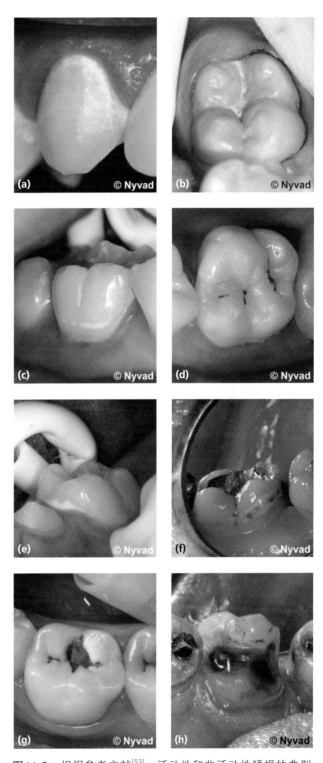

图11.3 根据参考文献[53]，活动性和非活动性龋损的典型临床表现。光滑面（a）和咬合面（b）上的活动性无龋洞病变。光滑面（c）和咬合面（d）上的非活动性无龋洞病变。（e）邻面有微小缺损的活动性无龋洞病变。（f）光滑面有微小缺损的非活动性无龋洞病变。活动性（g）和非活动性（h）有龋洞病变。更多解释见正文。（a）（b）（d）来自参考文献[53]。经Karger Publishers许可转载。

有些活动性病变在原本无龋洞釉质表面表现为局部浅表缺陷。这种微小缺损可能是由于口腔内的磨损引起的[2,9]（图11.3e）。活动期的微小缺损边界清晰。当局部环境发生变化时（例如，由于牙齿萌出），这种浅表缺损的边界可能变得光滑。因此，表面光滑的釉质病变应记录为非活动性，尽管存在微小缺损（图11.3f）。

对于有龋洞性病变（牙釉质完全塌陷），诊断标准类似于牙本质龋/根面龋的诊断标准（见下文），典型的活动性病变为淡黄色、质软或皮革样（图11.3g），而非活动性病变有光泽，轻柔探查时感觉坚硬（图11.3h）。非活动性病变通常呈褐色或黑色，但颜色也不是活动性的决定性标准。

病损活动性评估也可应用于乳牙列[61]。图11.4a～f显示了乳牙列Nyvad评分的典型示例。

活动性釉质龋损的白垩状不透明与两种独立的现象有关。这种不透明的外观是由于表层下脱矿导致病变内部孔隙率增加所致。白垩色是由于在一段时间的矿物净流失（表面侵蚀）后，病变表面区域的晶体间釉质空间溶解造成的。当表面受到侵蚀时，釉质由于光的散射而失去光泽[64]（图11.5a）。这就是为什么活动性釉质龋损比非活动性釉质龋损显得更白、更不透明的原因。

如果活动性病变的表面暴露于常规机械干预，如刷牙，则病变表面逐渐呈现光滑；然而，取决于脱矿深度，内部孔隙通常持续存在（图11.5b）。因此，在大多数情况下，非活动性病变被视为釉质上的"瘢痕"（见第5章）。

这样一个完善的评分系统需要清洁和干燥牙齿。黏性细菌沉积物与被侵蚀的牙釉质表面有着物理上的联系[22]，通常覆盖活动性的无龋洞病变，去除这种生物膜（使用探针侧面或刷子）是诊断过程的一个组成部分。探针不应该被用来用力刺入组织，而是作为一个高度精细的触觉工具。粗糙和粗心的探查会使探针穿过病变的表面区域并形成洞。事实上，用探针刺时需要坚固紧握，这与使用Nyvad标准的精细触觉方法不符。

对有些病变，可能很难决定将该病变评为活动

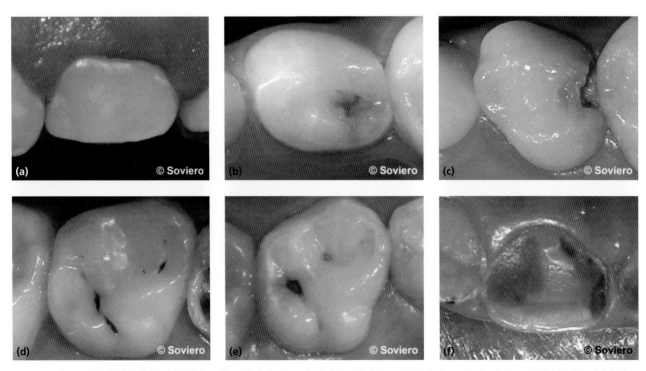

图11.4 乳牙列活动性和非活动性龋病的典型临床表现。（a）颊面活动性无龋洞病变。（b）咬合面有微小缺损的活动性无龋洞病变。（c）邻面活动性有龋洞病变。（d）咬合面-舌面非活动性无龋洞病变。（e）咬合面有微小缺损的非活动性无龋洞病变。（f）舌面非活动性龋洞。

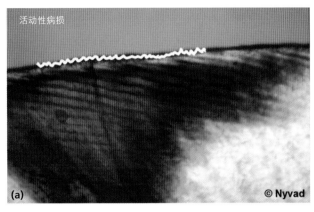

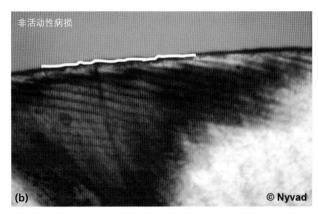

图11.5 无龋洞釉质病变的偏光显微镜图像，显示了导致临床上不透明病变的表层下矿物流失。病变表层的白色轮廓表明粗糙/暗沉的活动性病变（a）和光滑/闪亮的非活动性病变（b）之间的主要区别。

性还是非活动性，因为病变通常包含活动性和非活动性成分。然而，从治疗的角度来看，重要的是不要忽略活动性病变。因此，在所有的病例中，当病变的任何部分显示典型的活动性迹象（暗沉和粗糙）时，该病变被评为活动性。当采用这些决策规则，在流行病学条件下由受过训练的检查人员在乳牙和恒牙中使用时[53,61]，Nyvad标准已被证明是可靠的。

如前所述，由于没有龋病活动性的金标准，病变活动性检测不能被传统的金标准方法验证。然而，研究表明，在日常监督使用含氟牙膏刷牙的临床试验中，活动性检测对病变活动性具有预测有效性[54]。结果表明，活动性无龋洞病变进展至龋洞的风险高于非活动性无龋洞病变，也就是进展至龋洞的风险高于光滑表面。这些预测的重要意义在于，活动性评估具有预后价值，因此可能有助于指导后续治疗过程（见图11.1中的决策树）。

为了记录和监测龋损活动性的临床变化，为不同的病变类型设计了特定的符号（图11.6）。活动

性病变在龋病图上以填充的圆形（无龋洞伴/不伴微洞）和填充的盒形（有龋洞）表示，而非活动性病变分别以空心圆形和空心盒形表示。在过去的20年里，这些符号在Aarhus大学得到了成功的应用，最近在数字化病历记录中得到了应用。或者，出于流行病学目的，例如，每个活动性评分可以用一个数字记录，如第205页和第206页所述。

根面龋

Fejerskov及其同事介绍了一种诊断根面病变的分类方法，该方法整合了活动性评估和表面完整性评估[21]。这些标准是根据对根面龋的实验性非手术治疗的观察经验制定的[51]（见第13章，图13.4a~d）。活动性病变被描述为软质或皮革样质（图11.7a），

- ● 活动性龋坏未成龋洞
- ■ 活动性龋坏成龋洞
- ○ 非活动性龋坏未成龋洞
- □ 非活动性龋坏成龋洞

图11.6 牙的示意图中指示病变活动性的符号。活动性病变以填充圆形（无龋洞）和填充盒形（有龋洞）为标志，而非活动性病变分别以无填充圆形和无填充盒形为标志。

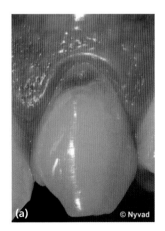

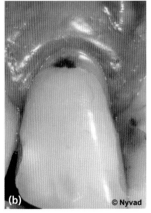

图11.7 （a）上颌尖牙的活动性根面龋，表现为软化的表面。（b）上颌切牙非活动性根面龋，表现为光滑变色的表面。

通常发现于龈缘及釉牙骨质界的菌斑滞留部位。另外，非活动性病变通常位于离龈缘有一定距离的位置，轻轻探查时感觉质硬，并且经常呈现光亮的外观（图11.7b）。病变的颜色对区分活动性和非活动性没有帮助。提出以下诊断类别：

- 无表面破坏的非活动性病变。
- 有龋洞形成的非活动性病变。
- 无明确表面破坏的活动性病变。
- 活动性病变伴表面破坏（龋洞）但龋洞深度估计不超过1mm（目测）。
- 活动病变伴深度超过1mm的龋洞，但不累及牙髓。
- 预计可穿透牙髓的病变。
- 充填体局限于根面或从冠面延伸至根面。
- 充填体伴边缘的活动性（继发性）病变。
- 充填体伴局限于边缘的非活动性（继发性）病变。

继发龋

继发龋是指修复体边缘的龋病[50]。因此，继发龋反映了菌斑控制不成功的结果。继发龋最常发生在修复体的龈缘，既有邻面的，有时也有游离的光滑面的，因为这是生物膜可能滞留的地方。继发龋很少在修复体咬合面边缘被诊断，因为这些地方更容易清洁。

根据Nyvad标准，通过鉴别龋洞和无龋洞以及活动性和非活动性阶段，可以诊断继发龋（见第205页和第206页）。这种方法自动指导后续治疗（图11.1）。因此，对于可去除菌斑的无龋洞活动性继发龋，应主要使用非手术治疗（图11.8），而无龋洞非活动性继发龋除每天刷牙外，无须进一步治疗（图11.9）。相比之下，不能正确清洁的有龋洞形成（探测时柔软）的活动性病变应被修复或替换（图11.10和图11.11）。修复体边缘龋坏的诊断有时很困难，但必须将继发龋与沟（图11.12）和小缺损区分开来。可通过修整适当管理沟和小缺陷，包括悬突（图11.13～图11.15）[50]。修复和修整保存了牙体组织，是完全替换修复体的可靠替代方法[24]。有时，银汞充填体的潜在暗影（图11.8）或残余银汞导致的复合充填体染色（图11.16）可能会混淆诊断。一些牙医常规更换有染色和轻微缺陷的充填体（图11.13～图11.16），因为他们认为这些临床症状表明有微渗漏导致龋病。然而，继发龋不会由于牙齿-修复体界面的微渗漏而发展[50]。细菌可能通过充填体和牙齿之间较大的间隙（宽度>0.4mm）[34,36]侵入牙本质，但狭窄的沟道通常不容易被细菌侵入，不应与继发龋混淆，后者发展为类似于原发性龋损的表面病损（见第5章）。

鉴别诊断

在进行龋病诊断时，应认识到并非所有牙齿表面的不透明病变都代表龋坏。所有的不透明都反映了牙釉质中矿物质含量的降低，但这可能是由不同的机制引起的，无论是在牙釉质形成过程中还是在萌出后。白色不透明病变的鉴别诊断与氟斑牙尤其相关。由于其发育起源，氟斑牙在同源牙齿上对称分布[13,62]。因此，牙的检查应首先对整个牙列进行快速筛查，以确定牙弓两侧对称分布的可能的釉质变化。在轻度病例（TF1）中，氟斑牙表现为细白水平条纹。当这些白线在牙齿的牙龈部融合（TF2）时，它们可能暗示非活动性无龋洞龋损（探诊时光滑）（图11.17）。然而，典型的无龋洞釉质龋损与氟斑牙病变相比，呈拱廊形、香蕉形或肾形，反映了沿龈缘当前位置（或先前位置）曲度的菌斑滞留（图11.3a和c，图11.4，图11.5和图11.17）。因此，非活动性龋损和轻度氟斑牙的主要鉴别特征是病变的形状和牙列的分布模式。当然，无龋洞龋损可能偶然地出现在牙列的两侧。然而，在大多数氟斑牙病例中，白色不透明病变发生在几组同源牙齿上，提示它们的系统性起源（见参考文献[55]）。

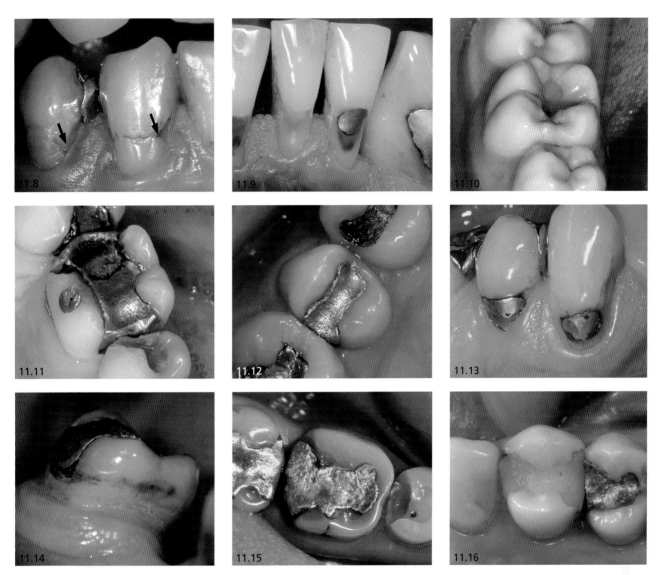

图11.8 ~ 图11.16　图11.8显示下颌尖牙和前磨牙上的活动性继发根面龋，靠近复合充填体的悬突（箭头）。这些病变应通过非手术干预（特定部位的卫生改善和局部氟化物的应用）结合病变处的修整进行治疗，以有利于生物膜的去除。请注意前磨牙颊面上的暗影反映了下方的银汞充填体。图11.9显示下颌切牙银汞充填附近的非活动性继发根面龋。不需要治疗。图11.10显示咬合面复合充填体附近的活动性继发龋。病变需要手术治疗，因为龋洞不能被很好地清理。洞在探诊时是软的。图11.11显示填充体在峡部断裂，部分修复体松动。在松动的银汞合金下形成生物膜，导致活动性继发龋，需要手术治疗。洞在探诊时是软的。图11.12显示银汞合金修复体边缘的沟，很可能是由于过度填充而形成的。未发现龋坏。不需要治疗。图11.13显示牙龈处银汞合金充填体，边缘染色，无继发龋。修整充填体可能有助于口腔卫生。图11.14显示颊侧银汞合金的悬垂和非活动性继发龋。填充体应该翻新以便于清洁。图11.15显示伴磨耗患者的旧银汞合金填充体。请注意，牙齿的正常解剖结构已经消失，充填体高于磨耗的牙釉质/牙本质表面。尽管边缘有缺陷，但没有龋坏。不提倡治疗。由于磨耗的进展，导致邻近前磨牙的充填体缺失。图11.16显示上颌前磨牙复合充填体的染色边缘。染色可能是由于之前的银汞合金充填体去除不完全造成的。如果充填体的边缘临床检查完好无损，则无须更换。

　　非氟化物来源的白垩斑很少有鉴别诊断问题，因为它们大多是圆形或椭圆形的，并且与相邻的牙釉质有清楚的界限。它们出现在单颗牙齿上，尤其是门牙（图11.18），并且主要出现在牙冠的切2/3。

　　偶尔，同一个体的多颗磨牙和切牙上出现白色、黄色或棕色釉质斑块（磨牙-切牙釉质矿化不全，MIH）。MIH被定义为1 ~ 4颗第一恒磨牙的系统性低矿化，通常伴有切牙受累[65]。第一恒磨牙是最常受累的牙齿，但第二乳磨牙也经常受连

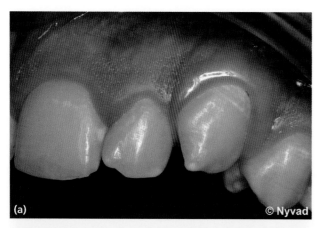

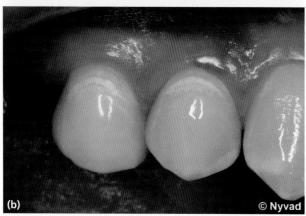

图11.17 （a）上颌尖齿和前磨牙牙龈部位的氟斑牙（TF1）。请注意细白水平线，反映釉质的乳糜样图案。这种临床表现明显不同于（b）中所示的拱廊形非活动性龋损，反映了菌斑沿之前牙龈边缘的滞留。来自参考文献[55]。经John Wiley & Sons许可转载。

累[18]。根据低矿化的严重程度，这种发育缺陷可能表现出软化的表面，有或没有牙釉质的萌出后丧失（图11.19）。由高蛋白含量[19]形成的褐色不透明斑块很容易在牙釉质萌出后快速崩解，这种情况可能导致龋病快速发展，因为暴露的敏感牙本质使菌斑控制受损（图11.19d）。MIH伴随的不透明斑块/发育不全发生在通常不易受龋病影响的牙齿区域时，通常很容易与龋病区分开来（例如，牙尖；图11.19a~c）。据报道，与未患MIH的儿童相比，患有MIH的儿童的龋、失、补（DMFT）数值更高[11,39]。然而，这是否是由于MIH儿童的总体龋病活动性较高，还是由于对严重发育不全的牙齿增加修复治疗而导致DMFT指数升高，仍然是一个悬而未决的问题[10,25]。

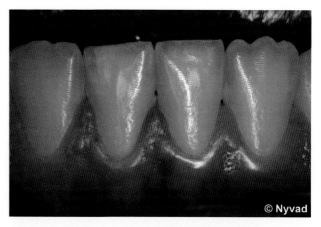

图11.18 下颌切牙切端部分非氟化物来源的界限清楚的不透明斑块[55]。经John Wiley & Sons许可转载。

近年来，牙医注意到，在龋非活跃患者中，龈下病变的发生率明显增加（图11.20a）。一些研究人员声称，这种龋洞性病变可能代表根面龋[33]，但在大多数情况下，其龈下位置使其更可能是牙根颈部外吸收。首先，这个生态微环境中的生物膜被剥夺了代谢的碳水化合物，可能改变生态平衡（见第7章）；其次，龈沟液的碱性pH阻止了酸性环境的长期保持[7]。因此，当在龈下观察到根面缺损时，应始终将牙根颈部外吸收视为可能的鉴别诊断[23]。由于牙龈组织的继发性肿胀，根面龋可能偶尔出现在龈下。然而，根面龋相对容易与牙根颈部吸收区分，因为后者探诊质硬，且破坏边缘锐利（图11.20b）。此外，牙根吸收可能伴随肉芽组织，肉芽组织比周围牙龈颜色更红，探诊时容易出血。最后，大多数牙根颈部吸收在发展到非常晚期之前是无症状的[23]。

视诊–探诊龋病检查：系统的临床方法

临床龋病检查应在用棉卷和负压吸引装置将口腔的每个象限隔湿后，以系统的方式进行，以防止唾液在牙齿干燥后湿润牙齿（图11.21）。出于操作目的，从右上磨牙开始，逐齿移动到左上磨牙；然后跳到左下磨牙，最后移动至右下磨牙。建议按相同顺序检查每个牙面，从咬合面开始，然后继续

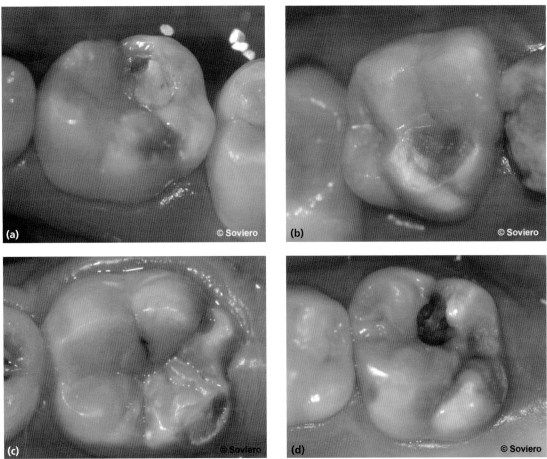

图11.19　MIH在乳牙列（a，b）和恒牙列（c，d）中的分布。注意，当MIH相关的釉质发育不良缺陷通常出现在不易受龋病影响的牙齿区域（如牙尖）时，很容易与龋病区别开来（d）。活动性有龋洞龋损与破坏的釉质已发展到咬合面中央窝。在病变发展的晚期阶段，不能判断龋病是否因为窝沟发育不良而加速。还要注意所有受MIH影响的牙齿中不透明釉质区域。

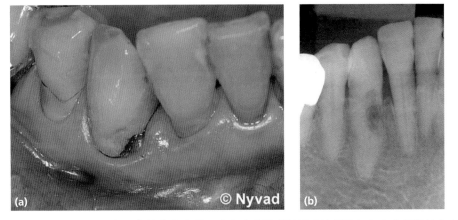

图11.20　（a）下颌尖牙侵袭性牙根颈部吸收的临床表现。注意病变清晰的冠方边界和红色肉芽组织的存在。（b）从X线片上可以明显看出病变在龈下。牙周膜侧有一个小的开口。来自参考文献[69]。经John Wiley & Sons许可转载。

检查近中面、颊面、远中面和咬合面。一致的检查模式确保没有遗漏牙齿或牙面。对于较大的、扩展的病变，关于哪些表面应该被记录有一些决策规则。通常，检测到的龋损位于龋损起源的表面，即使龋损稍微延伸到相邻表面。然而，当病变从其起源表面延伸到超过1/3的相邻表面时，可以认为它涉及两个表面。

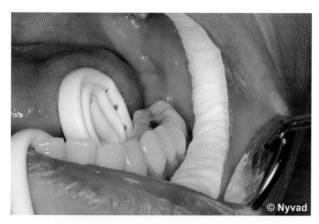

图11.21 用棉卷和负压吸引装置隔离牙齿后，准备进行视诊–探诊龋病检查。

良好的照明和清洁，干燥的牙齿

视诊–探诊龋病检查需要良好的照明和清洁，以及干燥的牙齿。合适的照明是龋病活动性诊断的重要组成部分。无龋洞病损的典型表面特征，如失

去光泽、粗糙和变色，只能在直射光下观察到。使用三用枪头温和气流彻底干燥。当牙齿干燥时，无龋洞釉质病损更容易被发现，因为当去除多孔组织中的水分时，龋损和完好釉质之间的折射率差异更大。由于口腔内的湿度、唾液流量在不同部位和不同患者之间可能存在很大差异，因此无法给出标准化的干燥时间。

牙齿的检查借助于口镜和锋利的探针（见下文）。口镜是用来牵拉脸颊和嘴唇，以利于观察很难到达的牙齿部位。口镜的反射光可用于检查无法直视的表面，以及寻找可能暗示牙本质龋坏的暗影（图11.22）。手术灯的透射光特别有助于检查前牙的邻面（图11.23）。许多牙医不寻找邻面的无龋洞病变。然而，即使邻面的直接通路有限，仔细检查仍可能会发现延伸到颊面或舌面的无龋洞病变（图11.24）。

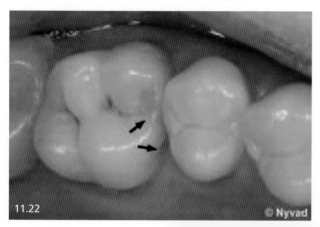

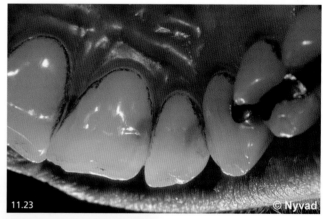

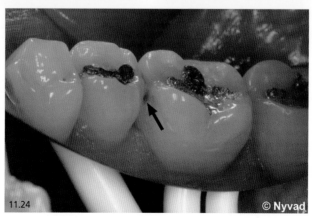

图11.22 ~ 图11.24 图11.22显示口镜反射光在上颌第一磨牙近中面上一个暗影（箭头）。同时注意，同一牙面的近中腭侧存在非龋洞性病变（箭头）。图11.23显示手术灯发出的光可检测上颌前牙的邻面病变。图11.24显示使用口腔镜仔细检查后，发现下颌磨牙近中面非活性无龋洞病变（箭头）。

合理使用探针

如果牙齿被菌斑覆盖严重，在进行正确的龋病诊断之前，必须清洁牙列（图11.25a和b）。然而，应认识到，在评估病变活动性时，覆盖病变的菌斑存在可能具有诊断价值（见第206页和第207页）。粘在白垩斑/不透明釉质病变上的菌斑强烈提示龋病的活动性。因此，在大多数情况下，在进行龋病检查的同时去除菌斑，而不是在检查前去除菌斑。无论如何，为了去除菌斑，以及评估表面粗糙度，我们建议使用锋利的金属探针。探针有两个用途。首先，去除生物膜（使用探针的一侧）以检查脱矿和表面裂纹的迹象；其次，当探针尖端在表面以20°~40°的角度移动时，通过手指支点感受器械的微小振动来感觉病损表面的质地（图11.26）。

学习这种触觉技巧可能需要一些训练，但是一旦获得了这种技能，它就成为视诊的重要辅助手段。我们绝对应该避免粗暴的"戳"进组织，从而避免引起无龋洞病损表层的不可逆性损害[15]（图11.27），因为这可能加速局部病变的进展。组织学评估显示，轻柔地探查不会破坏无龋洞病变的表面完整性[42]。根据这些原则进行的临床龋病检查需要5~10分钟，具体取决于患者的龋病状况[53,61]。

一些研究人员担心，探查可疑的龋损可能会导致感染性菌斑（如变异链球菌）传播到同一口腔的其他牙齿[41]，从而促进龋病的发展。然而，通过定期研究第二磨牙窝沟的反复探查的纵向研究尚未证实这种担忧[27]。此外，这种假设与龋齿的生态学概念是不相容的。除非新的生态微环境有利于微生物的生存，否则转移的微生物将无法生存（见第7章）。

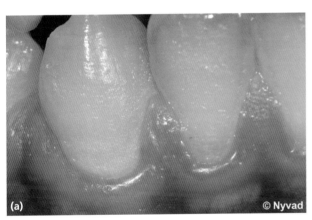
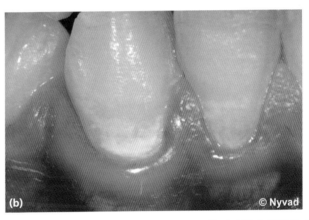

图11.25 去除菌斑之前（a）和之后（b）的下颌尖牙与切牙。注意用探针侧边去除菌斑后，出现典型的活动性非龋洞性病变。

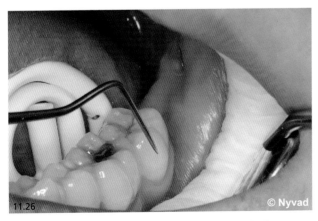
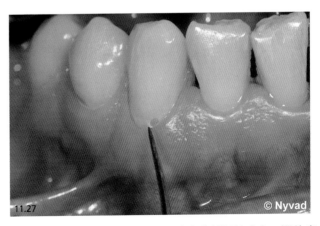

图11.26和图11.27 图11.26显示使用尖探针的尖端以20°~40°的角度在病变表面轻轻移动，检查非龋洞性病变，评估病变的质地。图11.27显示应避免用探针垂直于病变用力地戳，以免对病变表面造成不可逆转的损伤。

龋病易感部位

每个牙列中都有病变发展风险增加的部位。这些部位反映了菌斑的停滞区域，主要是沿着龈缘、咬合窝沟和修复体的龈缘。此外，龋病易感部位因患者年龄而明显不同。学龄前儿童第一乳磨牙远中面是最易患龋的，其次，第二乳磨牙的近中面。已萌出第一恒磨牙和第二恒磨牙的儿童需要特别注意。由于萌出期相对较长，恒磨牙发生病变的风险增加，尤其是在咬合面[8]。在青少年中，第二前磨牙的远中面和第二磨牙的近中面特别容易患龋[48]。在牙龈退缩的老年患者中，根面龋可能成为一个问题。根面龋局限于菌斑滞留部位，如龈缘区域、釉牙骨质界和根面其他难以清洁的不规则区域。

视诊–探诊龋病诊断的辅助工具

光纤透照技术（FOTI）是一种诊断方法，使用可见光从强光源（例如，出口直径为0.3~0.5mm的细探头）透照牙齿。当从咬合面观察牙齿时，如果透射光显示阴影，这可能与龋损的存在有关。在前磨牙区和磨牙区应用该技术时，使用窄光束至关重要。为了获得最佳性能，探头应从颊侧或舌侧以约45°的角度向邻接点的根方照入，同时寻找釉质或牙本质中的暗影（图11.28）。当关闭诊室的灯光时，阴影最容易被显示。

透照方法是一种简单、快速、廉价的辅助方法，为大多数从业者所熟知，用于诊断前牙邻面龋（图11.23），但是从未被在前磨牙和磨牙区邻面龋的病变检测中广泛接受。原因之一可能是该方法的敏感性较低[5]。即使它的特异性据报道相对较高，根据表面类型和病变类型从88%至100%[5]，但仍需证明，FOTI在临床龋病检查检测龋损中起到了重要作用。

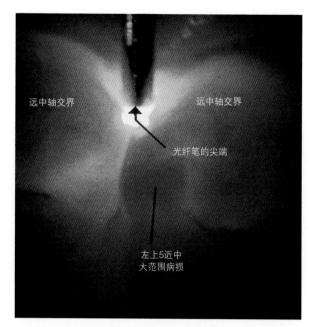

图11.28 FOTI检测到的上颌第二前磨牙近中面龋损（箭头）。病灶呈暗影。由C. Pine博士转载。

牙齿分离

可以预料的是，存在龋洞时，如果不加以干涉，会增加龋损进展的概率。无论是X线片还是FOTI都不能帮助识别邻面上是否存在龋洞。因此，引入了其他方法，如牙齿分离。通过这项技术，将正畸弹性分牙器放置在需要被诊断的邻接区域周围2~3天，在这之后，视诊和探诊路径得到了改善（图11.29a和b）。

相比于没有分牙或X线咬合翼片的视诊–探诊检查，大多数应用牙齿分离的研究检测到更多的无龋洞釉质病变[26,59]。然而，牙齿分离后检查路径并不总是得到所需的改善，且该技术的使用可能会造成一些不适，特别是对有确立牙列的患者。此外，它需要额外的就诊。因此，目前我们不建议常规使用该技术。然而，在过去，这项技术已经产生了关于影像学病损深度与邻面有无龋洞形成之间关系的重要知识[26,59]。这些信息在决定是否手术或非手术治疗经影像学观察到的牙本质病变时非常有用（见第19章）。

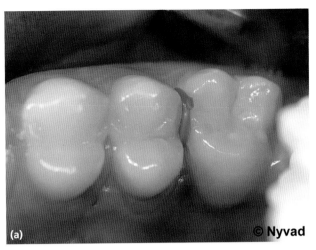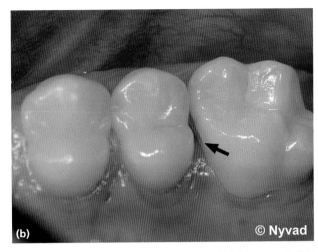

图11.29 （a）在上前磨牙和磨牙之间放置了正畸弹性分牙环。为了插入分牙环，使用两个手术钳拉伸弹性分牙环，使分牙环的一半通过接触点下方。（b）2~3天后，分牙环被移除。现在可以看见或用探针尖端来感觉病变的表面质地。

放大技术

一些当代教科书主张在龋病诊断中使用放大技术。当然，大多数40岁以上的牙医应该担心潜在的视力问题和戴眼镜。然而，应该指出的是，没有科学证据表明放大技术本身可以提高临床龋病检测情况。

视诊-探诊龋病诊断的益处与局限性

本章我们回顾了视诊-探诊龋病检查的临床应用。我们得出结论，视诊-探诊龋病检查结合依据Nyvad等[53]建议的龋病活动性评估标准，是目前进行龋病诊断的最佳选择。这些标准是当前反映龋损形成不同阶段的循证治疗选择的唯一标准。重要的是，我们已经证明这些标准对病变活动性有预测价值，这意味着它们与临床决策高度相关。该标准适用于所有龋病，包括根面龋、继发龋和乳牙龋。最后，视诊-探诊检查快速和容易实施，不需要昂贵的设备，而且不需要不必要的辐射。

应该认识到，视诊-探诊龋病检查的有效性在很大程度上取决于所使用的龋病诊断标准[43,45]。当无龋洞诊断被包含在分类中时，视诊-探诊龋病检查的诊断率高于X线照相检查（图11.30）。这一观察结果似乎令人惊讶，因为人们经常假设，在病变检测方面，尤其是在邻面，X线检查优于临床龋病检查[35,56]。然而，在X线片上无法检测到轻微的矿物质丧失，而X线咬合翼片的附加诊断仅限于在有龋洞/牙本质水平的病变（图11.30）。此外，X线检查无法确定病变活动性和龋洞形成，并且存在大量假阳性诊断（见第10章）。并不是每一个出现在X线片上的牙本质病变都需要充填，而且过于依赖X线片诊断必然导致过度治疗（见第12章）。视诊-探诊龋病检查和活动性评估通过识别大多数需要专业治疗的病变来规避此问题。当然，临床迹象，如咬合面发黑或邻面阴影，需要额外分析。然而，只有充分利用视诊-探诊检查的潜力之后，才是时候考虑是否应该使用其他龋病诊断工具。

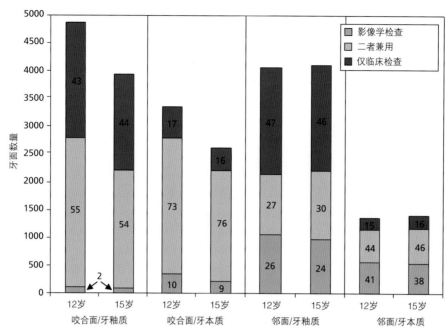

图11.30　分别在龋洞水平、无龋洞水平对邻面和咬合面进行临床与影像学检查的相对诊断率。这些数据来自12岁和15岁的儿童。请注意，在无龋洞/牙釉质诊断水平，（仅）临床检查显示的病变数量高于（仅）影像学方法。只有在诊断有龋洞/牙本质水平的邻面龋中，（仅）影像学方法比（仅）临床检查表现更好。个体的年龄对结果没有影响[44-45]。改编自Machiulskiene V等2004[45]。

扫一扫即可浏览
参考文献

12

辅助龋病检测方法

Additional caries detection methods

H. Hintze, A. Lussi, F. Cuisinier和B. Nyvad

引言

视诊–探诊龋病检查手段不是完美的，虽然其具有很好的龋病排除能力，但是只具有中等的龋病纳入能力（见第10章）。为了提高龋病诊断的效率和准确性，人们开发了多种检测工具。X线照相技术是用于此目的的最常用的辅助诊断工具。最近，基于光和电流的龋病诊断原理被引入，试图进一步提高龋病检测的准确性。使用这些辅助龋病诊断工具的基本理念是帮助牙医识别临床上难以检测到的龋病。然而，正如我们将要了解的，每种诊断方法都有它的优点和局限性，基于新技术的方法是否优于旧的和成熟的方法也并不明显。本章的目的是描述一些常用的辅助龋病检测工具的性能，讨论它们在临床实践中的应用及用处。

X线照相检查

X线照相检查的适应证

开处X线照相检查前，必须有指征表明通过X线照相检查获得的辅助诊断信息（临床检查以外）可能对患者有益，且超过该检查存在的潜在弊端[24]。这意味着，在做出最终诊断及治疗计划之前，若没有临床检查提示存在需要进一步仔细考虑的问题，不得采取X线照相检查。这种策略听起来可能相当严格，然而，X线照相检查并不是无害的，它总是有电离辐射的暴露。X射线光子会损伤染色体中的DNA，最终导致肿瘤的形成，尤其是与大脑、唾液腺和甲状腺有关的肿瘤。特定X射线引起肿瘤的风险是剂量依赖性的，由于牙的X线照相时的个人剂量较低，相当于几个小时或几天的自然辐射量，因此牙的放射学相关的风险被认为是非常低的。尽管如此，一个人长期接受同样的X线照射会增加辐射风险。在这种情况下，应该记住老年人的辐射风险会比细胞更新频率高的年轻人低，但年轻人最常进行牙的X线照相检查。

综上所述，显然X线照相检查应始终根据个人情况进行。同样，不建议在较大的患者群中使用X线照相检查进行筛查[24]。

X线片能显示哪些内容

X线片可以显示牙体硬组织中矿物质含量的差异。由于脱矿（如龋病）部位吸收X射线光子的程度不同于健康的釉质和牙本质，只有当牙齿失去

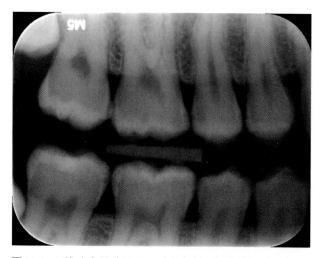

一定量的矿物质时，才会体现出矿物质流失（图12.1）。口内X线片是X射线光子通过所有结构的总和，因此早期龋损和较小的釉质龋洞在X线片中是不可见的。X线片的另一个重要缺点是它们不能显示龋病的活动性，因为龋病的活动性体现在表面质地的改变（见第11章）。从一张X线片中，只能揭示和估计龋病的深度。如果之后再拍摄第二张X线片，显示已有龋病深度有进展，则可以推断出该龋病是活动性的。然而，仅根据影像学上病变的深度，不能预测病变在未来是否会继续进展。

X线照相技术

龋病检测最有效的X线照相技术是X线咬合翼片，这是一种口内平行拍照技术。然而，也可以使用其他技术，甚至是使用口外X线设备。不论使用何种技术，用于检测龋病的X线片要求是，它们具有暗的密度和良好的对比度，确保不同的硬组织有光学差异。在光密度高和对比差的X线片中，可能会忽略已有病损（假阴性诊断）（图12.2），相反，在密度非常暗的X线片中，可能会检测到不存在的病损（假阳性诊断）[81]。此外，用于龋病检测的X线片应以最佳的清晰度对相关牙齿进行成像，并且邻面之间没有重叠。

图12.1　X线咬合翼片显示几乎所有邻面都有龋坏透射影。

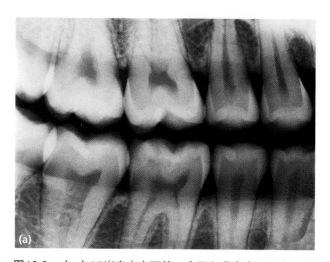

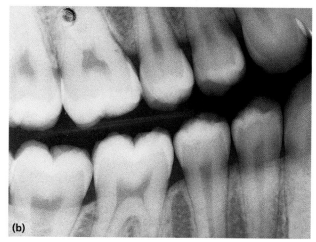

图12.2　（a）25岁患者右下第一磨牙出现疼痛（46）。X线咬合翼片显示46有一个深的牙本质病变。（b）在不到2年前拍摄的X线咬合翼片。它亮度太高，对比度差，对龋病诊断没有用处。

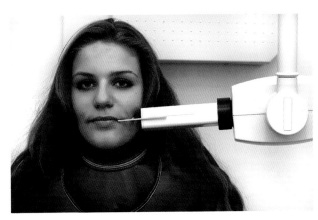

图12.3 正在拍摄咬合翼片。胶片支架在舌侧支撑胶片，患者咬合在部分支架上。光束瞄准装置有助于操作定位，使光束与胶片成直角。

口内咬合翼片技术

咬合翼片在同一张成像接收器上展示出上下颌牙齿的冠部和牙槽嵴的顶部（图12.1）。为了将成像接收器正确放置在需要检查的牙齿上，有必要将接收器支架的咬合部分放置在接收器中央。当接收器放置在支架上时，接收器上下两部分应位于待检测牙齿/牙面的合适位置（图12.3）。X射线束应位于上下颌牙齿之间，并与咬合面平行。要达到预期的结果，最好使用带有光束瞄准装置的支架，确保X射线束垂直通过邻间隙，且X线束相对于图像接收器的方向是正确的，避免照射不全。在口腔后部咬合翼片接收器长轴通常是水平的，但如果检查切牙，则可以垂直放置。

为了口内X线咬合翼片获得最佳对比度，应使用与成像接收器大小相匹配的矩形准直器来代替传统的圆形管。与圆形管相比，矩形管通常尺寸较小，减少了接收器前方组织产生的散射辐射量，从而提高了图像对比度。X射线束的矩形准直管能进一步减少患者50%的辐射剂量[76]。在青少年和成人中，前磨牙和磨牙的咬合翼片传统上使用2号图像接收器。而在幼儿中，使用1号图像接收器可能更有利于将接收器舒适地放置在与待检查牙齿紧密接触的位置。不建议使用专为咬合翼片拍照所设计的较大的3号接收器，因为它经常导致多处邻面影像重叠，且使用与2号接收器相匹配的矩形准直管时

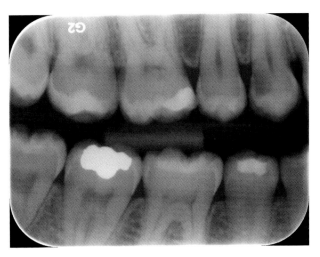

图12.4 当接收器的中间位于上颌第一磨牙后面时，2号图像接收器上的咬合翼片能覆盖尽可能多的牙齿。牙本质龋存在于右上第一前磨牙的远中面。注意釉质病变。

会产生照射不全。在成人中，需要两张2号咬合翼片，以覆盖一侧前磨牙和磨牙所有表面。然而，由于现代人群患龋相对较低，可以仅对临床检查后被认为龋坏的牙面或者龋病高风险牙面进行X线咬合翼片检查[30]（请参阅本章后面内容）。这样通常每侧可以只使用一张X线片（图12.4）。

成像接收器

用于口内放射成像的成像接收器包括传统胶片和数字化接收器，数字化接收器由传感器或磷光体板组成。传统胶片已经使用了1个多世纪，但毫无疑问，在不久的将来，这些胶片将在市场上消失，取而代之的是数字放射线照相的接收器，它具有以下优点：

- 动态意味着X线片可以根据一些影响特定组织或疾病特征解释的参数而改变。
- 快速意味着从曝光到图像显示的时间短。
- 可重复使用意味着接收器在进行简单的清洗之后可以在不同患者之间重复使用。
- 提供使用自动龋病检测和用于监测病变进展的减影技术的可能性，尽管目前还没有这种精确的设备。
- 便于同事之间轻松交换X线片。例如，当患者坐

在牙科椅上等待答复时，X线片可以通过电子方式发送给专家，以获得第二种意见。

- 存储更方便，因为它只在具有安全备份的计算机硬盘上占用少量空间。

许多研究表明，数字X线片与传统的胶片一样可以准确地检测出龋病[31,34]；然而，我们并不知道如何显示、增强和查看数字图像以获得最高的诊断质量。此外，与胶片相比，人们对数字X线照相的成本也知之甚少。尽管数字X线照相技术不使用显影机和化学制剂，但它需要图像接收器（比传统胶片价格高很多）、计算机和显示器，而不是灯箱。不同技术的投资与当前的支出是否具有可比性，以及它们会如何影响患者、医生和社会，仍有待确定。

传统胶片

传统胶片只捕获到达它的一小部分X射线光子，它需要化学处理（耗时），而且它代表了一种静态图像，胶片一旦显影其影像学特征如密度、对比度、放大率和锐度便不能被改变。如今市场上速度最快的胶片是F-speed胶片，它所需要的剂量比第二快的E-speed少25%，因此应首选这种胶片，因为两种胶片在诊断能力方面没有区别[62]。

建议在显影后，将胶片安装在有深色边框的框架上，并在带有内置放大装置的高亮度灯箱上进行读片。这将为读片提供最佳条件。

数字化接收器

传感器

传感器在曝光后立即在显示器上呈现图像。传感器产生的模拟电子信号通过导线或无线电信号（无线传感器）传送到计算机，然后被转换成数字信号。现在市场上有几种用于口内放射线照射的传感器系统，但所有的传感器都比胶片厚。这使患者们不舒服，且很难在口腔内正确定位，从而导致更多的重复拍摄。最大的传感器尺寸是2号，但有效

图像区域通常小于标准尺寸2号，因此与传统胶片曝光相比，每个传感器曝光所显示的区域更小。有些传感器对X射线更敏感，需要的辐射剂量低于传统胶片[31,99]，而其他的传感器需要与传统胶片相同的辐射剂量。

通常建议将数字X线片以全分辨率展现在显示器上，并将显示器放置在光线较暗的房间里，以便于更好地解读图像。从一项评估显示器质量和成本是否对诊断结果有影响的研究中得出的结论是，便宜的显示器可以和昂贵的医疗显示器一样准确地检测龋病[37]。

磷光体板

另一种数字传感器系统由含有存储磷光体颗粒的板组成，这些磷颗粒嵌入到涂在塑料基底上的聚合物粘接剂中，其尺寸与常规胶片相似。曝光后，信息储存在磷光体粒子上。之后，这些信息可以被传输到计算机上，并通过基于激光扫描仪的读出设备显示为数字动态X线片。一般来说，磷光体板比传统胶片对辐射更敏感，但由于扫描时间短，口内成像所使用的辐射剂量往往与传统胶片相当。成像板对可见光也很敏感，因此应该用避光塑料膜进行保护。口内磷光体板每次曝光所需要的保护材料提高了此类数字X线片的成本。

基于磷光体板的数字X线片的显示和分析方式，与基于传感器的X线片方式相同。

口外咬合翼片技术

在一些较新的全景片拍摄装置中，提供了咬合翼片照相程序。这些咬合翼片是通过放置于口外的传统大型胶片或数字化接收器（传感器或磷光体板）上获得的。口外咬合翼片的特点是具有较大的放大率，但是由于X射线光束不能单独对准不同的邻面，通常会有大量邻面的影像重叠（图12.5）。因此，它们往往质量差于口内咬合翼片，但是可用于张口受限患者（如因颌骨骨折而固定）或由于严

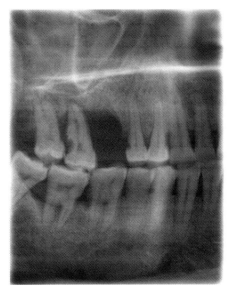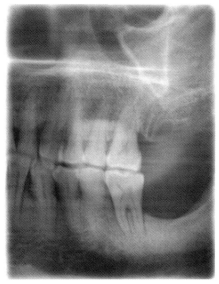

图12.5 使用全景装置获得的X线咬合翼片。注意右上第二磨牙和前磨牙的透射影。

重的干呕反射不能将口内成像接收器放置在相关牙齿后面的患者。此外，它们还可显示牙齿的根部，这也增加了检查牙齿根尖周状况的可能性，与深龋或充填体以及根管治疗有关。

龋病的X线照相检测

如前所述，一定量的矿物质丢失后才能在X线片上发现龋病脱矿。能够检测到的最低矿物质丢失量取决于周围软硬组织的厚度，以及一些物理因素或者放射技术因素，例如接收器分辨率、图像密度与对比度、投照角度和拍摄者的技术。

邻面

邻面接触区的龋损是从接触点的颈部开始的。邻面龋损的深度和程度将会影响它的影像学表现。因此，与釉质中相对较深但局部脱矿形成的龋损相比，浅表但是广泛覆盖整个邻面的龋损看起来更严重（图12.6）。典型的釉质病变表现为三角形透射影，基底部在牙齿表面，尖端朝向釉牙本质界（图12.7）。当病变累及牙本质时，可以观察到另一个底部朝向釉牙本质界、顶端朝向牙髓的透射区域（图12.8）。

从X线片上可以相对准确地估计邻面龋损的深

度[38]，但是仅仅根据X线片无法确定病变是否形成龋洞（图12.9）。这是X线片检测方法的一个严重缺陷，因为这意味着不能用X线片决定是需要手术还是非手术干预（见第11章和第19章）。基于临床和放射学的对比研究，可以估计出龋损特定的影像学阶段形成龋洞的可能性（表12.1）。根据这些结

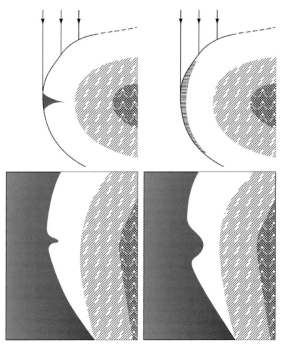

图12.6 病变的形状和范围影响其放射学结果。与X射线方向上较小但实际上较深的病变相比，邻面较大范围的浅表病变可能看起来更深、更暗。

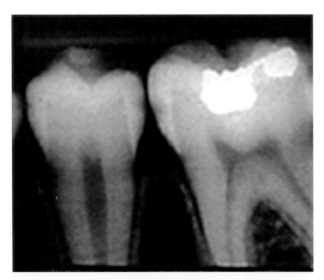

图12.7 左下前磨牙和磨牙邻面釉质龋损的放大X线片。牙釉质病变表现为基底朝向牙齿表面的透光三角形。另请注意前磨牙的"颈部burnout影像"。

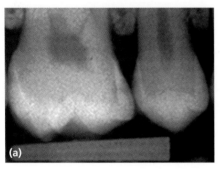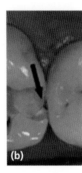

图12.9 （a）显示右上颌磨牙近中面牙本质龋损和相邻前磨牙远中面釉质龋损的放大X线照片。（b）牙本质病变的逐步去除显示存在微小缺损（箭头）。这种情况说明微小缺损不能被影像学检测到。

果，在许多研究中，影像学上表现为釉质龋时检测到龋洞的可能性较低，大约不到20%（表12.1）。当病变已经进展到牙本质外1/3时，根据患龋率和检查者，在最近检查的人群中，临床上检测到龋洞的概率增加至40%[33,68]。只有当病变到达牙本质内2/3时，临床上观察到龋洞的概率才会增加到100%（表12.1）。虽然这些信息对于帮助临床医生决定病损是否需要手术治疗非常有价值，但是必须要强调放射学检查仅仅是一种辅助诊断的方法，决不能仅依赖于放射学检查。任何龋损都不应该进行手术治疗，除非临床上确定这样的决定是合理的。例如，对一个病变多年的非活动性无龋洞病损，磨除

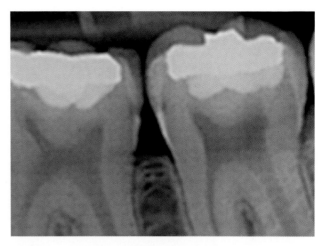

图12.8 左下磨牙牙釉质和外层牙本质的邻面龋损的放大X线照片。

其外层牙本质病损是错误的。

为了正确评估邻面龋是否形成龋洞，需要直接视诊或探诊。尽管临床医生可以提高他们视诊-探诊龋病检查的临床技能，但通常不可能获得足够的通路对邻接面进行准确的诊断。因此，建议使用正畸分牙簧或弹性材料将牙面自然接触区分开（图11.29a和b）。这个过程需要额外的复诊，且可能会让患者感到不舒服，所以没有常规使用。因此，必须始终保持一定的不确定性，才能对邻面龋进行正确的诊断。

咬合面

咬合面的釉质病损很少会引起明显的X线片改变。通常，咬合面的病损应先超过釉牙本质界，然后才能在X线上显示为牙本质上的透射点或线。深龋可以呈现为半圆形的透射影，其基底朝向釉牙本质界，或者表现为是釉牙本质界和牙髓之间明显透射影（图12.10）。病变越深，越容易在X线片上被识别出来。

与一些邻面龋相反，咬合面龋的状态（活动性和是否有龋洞）可以通过临床检查直接确定。这是幸运的，因为咬合翼片照相不会为咬合面龋的检测增加很多补充信息[55-56]（图11.30）。由于X射线的投照，浅的无龋洞釉质病变的脱矿可能太小而不能

表12.1　体内研究中影像学恒牙邻面釉质和牙本质龋的龋洞占比[28]

作者	研究人群，牙面数	评估方法	影像学显示病损临床检查出龋洞（所有牙面数）		
			釉质	外层牙本质	内层牙本质
Rugg-Gunn[77]	儿童（平均年龄13.9岁，n=460），370	直接视诊接触区[a]	27%（n=75）	100%（n=8）	100%（n=4）
Bille and Thylstrup[16]	儿童（8~15岁），158	备洞时临床评估[a]	16%（n=85）	52%（n=58）	100%（n=9）
Mejàre等[59]	儿童（14~15岁；n=63）598	拔牙后视检查[b]	13%（n=129）	100%（n=6）	100%（n=6）
Mejàre and Malmgren[57]	儿童（7~18岁，n=43），60	分牙后钻磨和渐进去腐时拍照[b]	61%（n=28）	78%（n=32）	—
Thylstrup等[95]	儿童及成人，660	备洞时临床评估[a]	10%（n=215）	52%（n=330）	88%（n=102）
Pitts and Rimmer[65]	儿童（5~15岁，n=211），1468	分牙后直接视诊检查[a]	2%（n=119）	41%（n=22）	100%（n=4）
De Araujo等[20]	学生（n=168），77	分牙后直接视诊检查[b]	19%（n=58）	90%（n=19）	90%（n=19）
Akpata等[1]	成人（17~48岁），108	备洞时临床评估和制备Ⅱ类洞后检查邻牙牙面[b]	13%（n=47）	79%（n=43）	100%（n=18）
Lunder and von der Fehr[47]	140青少年（17~18岁；n=140），46	分牙后取模灌注模型后评价[a]	30%（n=23）	65%（n=23）	—
Hintze等[33]	成人（21~38岁，n=53），277~320	分牙后直接视诊检查4位评价者	Obs1: 6%（n=95）Obs2: 3%（n=73）Obs3: 4%（n=74）Obs4: 4%（n=71）	Obs1: 29%（n=28）Obs2: 42%（n=19）Obs3: 37%（n=35）Obs4: 22%（n=32）	Obs1: 50%（n=4）Obs2: 100%（n=1）Obs3: 80%（n=5）Obs4: 44%（n=9）
Ratledge等[68]	成人（>16岁；n=32），54	评估估模——分牙后[a]	—	64%（n=14）	93%（n=40）

[a] 一名检查者进行评估。
[b] 两名及以上检查者进行了一致性评估。

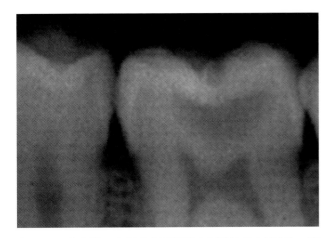

图12.10　左下第一磨牙咬合面深牙本质龋的放大X线片。病变表现为牙本质的半圆形透光影。釉质未见透光影。

在X线片上显示。临床上存在墨浸状或小洞的较深病变，通常会在影像学上表现为牙本质病变，从而证实临床诊断。然而，这并不意味着病变需要被磨除。在此类病变中，可能需要X线片来估计病变相对于牙髓的深度。不言而喻的是，应该像仔细检查邻面一样，仔细检查咬合翼片中所有咬合面是否有龋损。

"隐匿性龋"

20世纪90年代的几项研究表明（例如参考文献[40,98]），X线检查可以揭示大量咬合面和邻面的龋损，而这些病变在传统的临床检查中不易发现。然而，临床诊断标准的选择会严重影响影像学诊

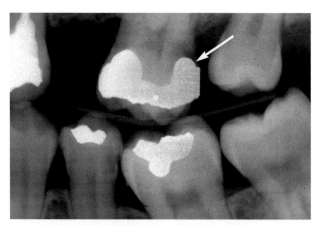

图12.11 左上第二磨牙远中面的继发龋（箭头）。

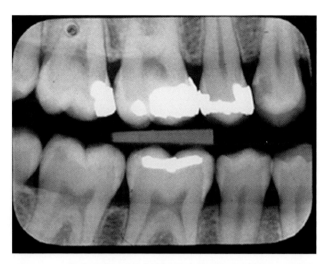

图12.12 临床诊断为活动性龋患者的X线咬合翼片。X线片显示，在下颌磨牙和前磨牙邻面的釉质中有几处透射影。右上第一前磨牙远中面的牙本质有类似龋坏的大透射影，但临床检查是复合物充填体且无明显龋坏（假阳性X线诊断）。同时注意右下第二磨牙咬合面远中部分可能有龋坏的透射影。

断。当龋洞是记录临床龋病诊断的阈值时，与临床诊断中包括无龋洞期的龋病相比，X线照相检查通常会发现更多的病变[32,55-56]。因此，一些研究[97]报道的"隐匿性"咬合面龋的高发病率可能在一定程度上是由于不充分的临床检查所造成的偏倚。

继发龋的X线检查

在有修复体的牙面发展龋病时，被称为继发龋，即使它是在修复体附近发生的新病变（见第11章）。继发龋最常见的位置是邻面修复体的颈部，X线片上表现为弥漫性透射影改变，没有明显的边界（图12.11）。金属修复体的成像为白色、边界清晰的物体，与其相邻的病损更容易被发现，而复合修复体相反，其密度可能与病损本身密度相同。继发龋有时很难与复合修复体相区别。在这种情况下，观察透射影的边缘可能会有帮助。修复体的边缘通常是轮廓清晰分明的，反映了预备的边界，而继发龋的边缘是弥漫和模糊的。不应将继发龋与残留龋损混淆，残留龋损是去除原有病变时被忽略的龋损。然而，在某些情况下，残留的龋损是故意被留下的，例如在二次去腐的过程中（见第20章）。这再次强调了不能仅仅根据X线片来决定治疗方案的重要性。

X线片假阳性龋病诊断

并非X线片上观察到的所有透射影都代表龋病。例如，不正确的X射线束水平和垂直角度可以导致龋病的假象，即所谓的假阳性诊断，从而导致错误分类。类似的错误也可能发生在以下情况：牙齿解剖结构的变化（点隙和窝沟）、牙釉质的发育缺陷、不阻射的复合体修复、残留龋损、不正确的曝光或处理参数被误解读为龋病（图12.12）。此外，区分"颈部burnout影像"和龋病是很重要的，以避免假阳性诊断。"颈部burnout影像"是在牙齿近远中颈部，位于釉牙骨质界和牙槽嵴顶之间的一条透射带（图12.7）。这种现象的发生是因为X射线光子在牙齿的不同部分吸收的方式不同。由于牙冠和被牙槽骨覆盖的牙根吸收了大量的X射线光子，这些区域成像时不透射。相比之下，牙颈部致密程度低，允许更多的X射线光子穿透，导致一种透射影的错觉，有时可能看起来像邻面龋。要区分颈部burnout征和邻面龋，重要的是记住这两种不同现象的位置。颈部burnout征总是局限于牙齿的颈部，远低于邻面接触点，而邻面龋则紧挨着邻面接触点以下。

为了避免假阳性龋病诊断，谨记影像学龋病诊

表12.2 疾病和健康牙面诊断准确性的表达

	金标准		
诊断	病变	健康	总共
病变	真阳性（TP）	假阳性（FP）	TP+FP
健康	假阴性（FN）	真阴性（TN）	FN+TN
总共	TP+FN	FP+TN	N

敏感性：TP/(TP+FN) 特异性：TN/(FP+TN)。
N=TP+FP+TN+FN。

断总是需要仔细的临床检查来支持。

X线照相检查诊断龋病的有效性

所有诊断方法都存在固有误差。在对龋病的检查中，这意味着误诊或漏诊。前一种错误被称为假阳性诊断，后一种错误被称为假阴性诊断。此外，对X线咬合翼片的解读在检查者之间和检查者内部存在差异。

准确性

诊断过程的目的是将病变部位诊断为病变——称为"真阳性"；健康部位诊断为健康——称为"真阴性"（表12.2）。但大多数诊断方法都不可能将病变与健康完全区分开来。在龋病诊断中，这意味着有时龋病牙面被诊断为健康——称为"假阴性"；而健康牙面被诊断为龋病——称为"假阳性"（表12.2）。为了表达诊断测试反映正确龋病状态的程度，使用了"准确性"一词。为了测试X线检查龋病的准确性，必须知道"真正"的龋病状况。真实的诊断通常被称为金标准。

高度准确的诊断方法的特征是接收器工作特征（ROC）曲线位于ROC空间左侧，导致ROC面积较高（见第10章）。体外研究已经报道了影像学检查龋病的ROC面积的范围。邻面龋的检测ROC面积在0.55~0.88范围内，咬合面龋的检测ROC面积在0.80左右。从文献中可以看出，咬合面龋检测的ROC面积可能比邻面龋检测的ROC面积稍高一些。造成这种差异最明显的原因是各种龋病的阈值不同，因为正确地诊断牙本质深部病变（通常为咬合面龋的阈值）可能比正确地诊断牙釉质浅层病变（通常为邻面龋的阈值）更容易[101]。

可靠性

对龋齿的检测，期望两个不同的牙医对同一个患者进行检查时的结果是一致的——这意味着他们可以重复对方的结果。然而，这一期望是无法实现的，因为所有的龋病诊断的方法都受到检查者偏倚的影响，检查者偏倚是用来表达不同的检查者对同一患者使用同一方法检查的表现的术语。Hintze和Wenzel[29]评估了3名牙医检查的可靠性，他们检查了336张传统X线咬合翼片，以确定龋损的存在和深度。结果显示，每位牙医记录的牙釉质和牙本质病变的数量差异很大（图12.13）。一位牙医发现的牙釉质病变比另一位多42%。发现最多病变的牙医比发现最少病变的牙医多记录了近88%的病变。

如果图12.13中3名牙医检查者之间的可靠性计算，是针对检查者两两之间进行牙本质病变检查计算得出的，则κ值（见第10章）的范围为0.25~0.50，表达的一致性从"轻微"到"中度"

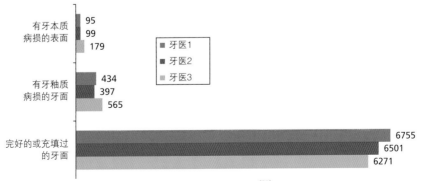

图12.13 3名牙医从336张X线咬合翼片中报告的牙釉质和牙本质龋的数量[29]。

不等[43]。这结果并不令人印象深刻，与其他几项关于检查者在X线片龋病检测方面表现的研究结果相当[62-63]。然而，可以预测的是，病变越深，检查者的可靠性就越高，因为这样的病变会更清楚地表现出来。

决定X线片上龋病进展的因素

邻面龋

多年来，许多研究已经评估了X线片上观察到的龋病进展情况。这些研究大多是在儿童和青少年中进行的。特别是，Mejàre及其同事在20世纪80年代和90年代对瑞典学龄儿童进行了随访研究，提供了大量可能影响邻面龋进展的各种参数的临床相关信息[58,60-61]。这些参数包括牙齿萌出后时间；以往患龋情况；乳牙与恒牙；牙齿和表面类型；病损深度基线；龋洞的风险；邻近牙面的龋或修复体情况。

牙齿萌出后时间

牙齿萌出后时间对龋病风险起着重要作用，可能是因为随着时间的推移，牙釉质对龋病的抵抗力及其在口腔环境中的适应性变得更强[12]。根据对瑞典和美国儿童的研究，估计10~11岁儿童病变进展穿通邻面釉的中位时间约为4年，而17~22岁中位时间约为其2倍[80]。其他的研究中也发现了同样的趋势[58]。因此，12~15岁人群中，每100个牙面中邻面龋从牙釉质进展到外层牙本质的发生率为7.4/100，16~19岁为4.9/100，20~27岁为3.6/100。对应年龄组内从牙本质外层进展到内层牙本质的相关数字分别为32.5、17.8、10.9[61]。这些数据表明，最年轻组的病变进展速度比最年长组快2～3倍。

这些结果对更年轻个体很可能也是有效的。因为已经观察到6~11岁、12~22岁第一磨牙近中面龋损从釉质内1/2到牙本质外1/2的进展速度，在最年轻组比最年长组快4倍[58]。然而，两年龄组病变从健康到牙釉质内1/2龋损的发展并无显著性差异。

以往患龋情况

一般来说，有大量龋损或修复体的个体会比很少或没有龋损或修复体的个体具有更高的病变快速进展风险[84]。因此，在瑞典儿童中，发现12~13岁中有多于一个邻面病损或修复体的个体，10年内发展新的邻面釉质病变的风险比只有一个或没有病变的儿童高2.5倍[60]。因此，了解患者以往患龋情况对于预测患者未来的龋病风险是很重要的。

乳牙与恒牙

一般情况下，乳牙邻面龋进展速度比恒牙快，可能是因为乳牙的釉质比恒牙薄很多。在6~12岁的儿童中，用1年内100个危险表面中有进展的牙面数目来表示病变进展率，从正常牙釉质到内层牙釉质脱矿的病变进展率在第二乳磨牙为11.3，而恒磨牙为4.6。从牙釉质内层到牙本质外层的乳磨牙病变进展率为32.6，恒磨牙的病变进展率为20.5[58]。这些令人信服的数值表明，由于乳牙牙釉质的厚度更小，乳牙的病变进展比恒牙更快。

牙齿和表面类型

在恒牙列中，不同牙齿和牙面类型邻面龋的进展可能有很大差异。Mejàre等[60]研究表明，第一磨牙从健康到釉质内层的龋病发展风险比第二磨牙高1.3倍，比第二前磨牙高1.4倍。对于第一磨牙，无论是上颌还是下颌，远中面患龋的风险明显高于近中面。此外，不同牙齿在牙釉质内1/2到牙本质外1/2的病变进展也发现了差异。在上颌牙齿中，第二磨牙的近中面是风险最高的牙面（每年每100个牙面中有8.5个牙面有风险）（图12.14a）。而在下颌牙中，第一磨牙的远中面是患龋风险最高的牙面（每年每100个牙面中有8.3个牙面有风险）（图12.14b）。比较两前磨牙远中面之间的病变进展情况，第二前磨牙远中面病变进展率明显高于第一前磨牙，上颌第二前磨牙远中面病变进展率是近中面病变进展率的1.7倍。这些信息可能对牙医在临床

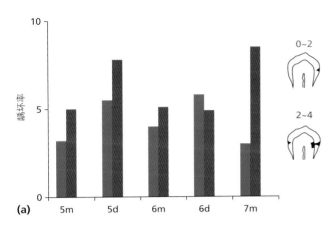

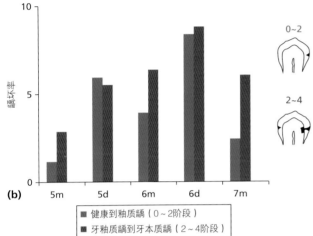

图12.14 12~22岁上（a）、下（b）后牙邻面的年患龋率（新发病变数/100个牙面数）（按牙面划分）[60]。经Karger Publishers许可转载。m：近中面；d：远中面。

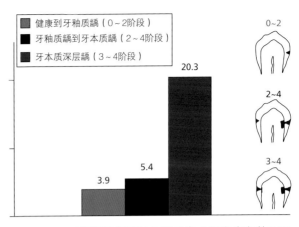

图12.15 12~22岁后牙邻面的年龋患率（新发病变数/100个牙面数）。所有表面的中值。来自参考文献[60]。

面，平均进展率有显著差异。

龋洞的风险

与牙釉质病变和健康牙面相比，牙本质病变的进展率更高，这可能与深部病变中龋洞的发生率高有关。在几项研究中，通过各种验证方法评估了X线片上发现邻面龋洞的概率（表12.1）。对于影像学上牙釉质的病变，龋洞的百分比为2~61；而影像学上牙本质内部病变，龋洞的百分比为44~100。不同病变深度的龋洞百分比数值范围相对较大的原因可能是由于样本的差异（年龄、性别、牙齿类型、龋病活动性、患龋情况等）、放射学标准、金标准的准确性、检查者记录放射学标准和金标准的变化。特别是，后一参数可能对临床诊断为龋洞的影像学病变的百分比有很大的影响。此外，Lunder和von der Fehr[47]表明，X线片检测到的穿透内层牙釉质和外层牙本质的龋损成龋洞风险取决于个体的龋病活动性。在过去3年中，有6个或更多的新牙本质病变的龋病活跃的青少年中，病损成龋洞的发生率会比很少或没有龋齿的青少年更高。

邻近牙面的龋或修复体情况

恒牙相邻邻面的预备损伤是一种常见的现象。因此，与修复体相邻的牙面有高达70%出现了意外的毛刺损伤[67]，这些牙面随后被修复的概率是不与

检查中寻找无龋洞性病变，以及对先前观察到的病变进行定期X线随访时很有帮助。

病损深度基线

一般认为深部病变进展快于浅表病变，提示在牙釉质的病变进展慢于在牙本质的进展。这可能反映了牙本质病变比牙釉质病变更容易出现龋洞（表12.1）。在11~22岁的个体中，新的和已有的牙釉质龋和牙本质龋的平均进展率分别为每年3.9/100、5.4/100、20.3 /100[60]，这意味着100个正常牙面在1年内有3.9个牙面发生牙釉质龋，100个牙釉质龋的牙面在1年内有5.4个发展到牙本质外层，100个外层牙本质龋的牙面有20.3个发展到牙本质内层（图12.15）。然而，不同的牙齿和同一牙齿的不同牙

修复体相邻的牙面的4倍。

Stenlund等[85]的一项研究表明，如果牙面与龋坏牙面而非健康的牙面相邻，则邻面龋发展的风险（从第一前磨牙的远中面到第二磨牙的近中面）要高出数倍（表12.3）。此外，有文献表明，如果第二乳磨牙远中面有龋（已修复/未修复），邻近的第一恒磨牙近中面发生龋病的风险比乳磨牙无龋时高15倍（图12.16）。

咬合面龋

与邻面龋相似，恒牙咬合面龋的发生和进展在牙萌出后的前5年是最高的。一项针对12~27岁人群的纵向研究表明，大多数咬合面新的病变发生在12~15岁人群中（表12.4）。关于乳牙咬合面龋病变的进展没有数据资料。

影像学随访时间

不同的个体影像学检查的频率并没有固定的规定。正如本章开头所述，在进行视诊–探诊临床检查后，根据个人需要进行X线片检查是很重要的。如果固定时间间隔使用X线咬合翼片，许多个体可能会暴露在射线中而没有任何好处。当Lith和Grondahl[45]根据X线片中邻面病变的数量和程度，估计瑞典儿童下一次X线咬合翼片检查的时间间隔时发现，对于大多数儿童来说，通常1年的间隔可以延长，并不会伴随病变发展到深层牙本质的风险。因此，本研究支持对X线咬合翼片检查的个体化安排。

以下临床情况可能需要进行X线咬合翼片检查：

- 多个新的活动性龋损（形成龋洞或不形成龋洞）。
- 根据临床检查不能立刻解释或评估的牙齿变色（如暗影）或缺陷。
- 较大的或广泛的邻面填充物，龈缘有可疑继发

表12.3　11/13–21/22岁，相邻牙面龋状态和邻面龋风险的相关性[85]

牙面	[a]IR	
	与正常牙齿相邻	与龋坏牙齿相邻
7近中面	1.1	13.5
6远中面	3.1	20.2
6近中面	3.0	11.1
5远中面	3.6	14.9
5近中面	1.1	21.7
4远中面	2.1	16.6

经John Wiley & Sons授权许可转载。
[a]IR：牙面的数量显示100个牙面每年龋进展的牙面数量。

表12.4　与牙齿类型相关的咬合面发生新龋坏的风险[61]

年龄/岁	牙合面龋损进展/[a]IR		
	第一磨牙	第二磨牙	所有牙
12~15	4.4	6.7	2.0
16~19	2.3	3.0	0.9
20~27	1.5	2.7	0.7

经Karger Publishers授权许可转载。
[a]IR：牙面的数量显示100个牙面每年龋坏进展的牙面数量。

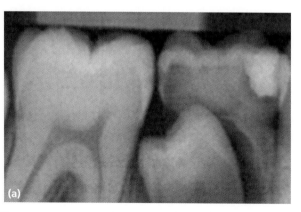
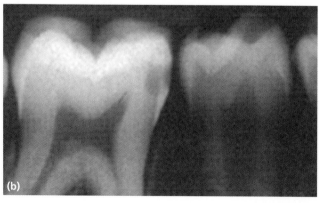

图12.16　显示同一患者超过4年龋病发展的两张放大X线片。（a）右下第二乳磨牙远中面牙本质龋损，这种情况增加了相邻牙面龋病发生的风险。（b）4年后，第二前磨牙萌出，第一恒磨牙近中面显示牙本质龋。

龋。

- 非手术龋病治疗的随访。

已有研究表明，青少年恒牙列临床检查发现龋病增量与影像学发现龋病增量相关[64]。这意味着牙医可以相当肯定，当临床上出现新的/活动性龋病时，在X线片上也可以发现这个新的病变。在这种情况下，建议X线记录病变的范围和严重程度，作为未来病变进展的参照。相反，可以认为牙龈状态良好、无活动性病变迹象、危险因素得到控制（见第17章）的患者不太可能从新的X线咬合翼片检查中获益。只有在较少的情况下，才可以使用短时间间隔（如一年一次）的X线咬合翼片检查。例如，龋病的危险因素不明确或控制不佳的患者和/或病变进展风险增加的部位（如牙本质外层病变）。在大多数有效龋病控制的患者中，可能几年内都不需要进行X线咬合翼片检查。

然而，由于龋病的活动性不是持续的，因此X线片检查的时机具有挑战性。龋病风险的改变可能伴随生活方式的改变（例如，饮食的改变、社会环境的改变、服用药物后唾液的减少）或仅仅是不注重牙的卫生（见第17章）。因此，牙医在决定进行下一次X线咬合翼片检查时，应注意患者生活方式的变化。这些信息，如患者年龄、患龋率、表面龋洞风险、邻近牙面患龋情况等，应与患者的临床检查相结合，从而影响病变进展速度。在一些患者中，以往的龋病活动性可能是做X线片检查的决定因素。在其他患者中，出现口干可能需要进行X线片随访。患者临床状况的改善，如龋病活动性的改变和对危险因素控制的改善，应该延长X线片随访时间。当临床医生第一次见到患者时，这种情况可能不会总出现，但当临床医生了解患者后，就会发现频繁的X线咬合翼片检查显然是不必要的。

为了解决X线咬合翼片检查时机的困难，一些科学界团体[23]建议将患者按风险类别划分，每个类别都有固定的时间间隔进行X线咬合翼片检查。然而，尽管这种方法看起来很有吸引力，且易于操作，但根据一个固定的方案开X线咬合翼片处方并不合理，因为对经过全面临床龋病检查的个体进行大规模X线咬合翼片筛查所获得的额外诊断信息是有限的[55,56]。此外，值得注意的是，频繁的X线检查可能会由于假阳性诊断导致的过度治疗，特别是在低龋人群中。因此，经常接受X线咬合翼片检查的患者的牙齿状况可能会比没有进行这种检查的患者的牙齿状况更差（见第10章）[13]。如果临床医生能将从临床检查和影像学检查中收集到的信息相结合，那么可以将由于假阳性诊断而导致的过度治疗的风险降到最低。显然，X线片绝不能作为决定治疗方案的唯一标准。

经常被忽视的是，从连续的X线咬合翼片获得的信息仅限于观察病变过去发展的变化。影像学检查不能说明任何关于当前龋病活动性或未来龋病病变进展可能性的信息，这些信息可能来自临床龋病检查的病变活动性评估（见第11章）。此外，传统的X线片是基于矿物损失的定性评价。这促使人们寻找可替代的定量方法来评估龋病的进展。这些方法在下文中将有所介绍。

基于光和电流的龋病检测方法

基于光和电流的龋病检测方法已经被引入，希望定量的方法可以解决传统X线照相检查存在的一些问题，如电离辐射的使用和根据穿透深度对病变的大致分类。如果病变的进展和静止可以通过一个设备在一个连续的尺度上进行量化，纵向监测可能是简单的；只需再次应用设备，观察数字变化的方向。这个理念非常吸引人，所以研究人员会花很多精力来开发、测试和改进这类设备。

所有的龋病定量检测方法都是基于物理信号的解释。这些都与龋病病变的一个或多个特征有因果关系。表12.5列出了可能使用的物理原理类型以及将要描述的相应的诊断方法。

表12.5 基于光和电流的龋病诊断方法概况

物理学原理	在龋病诊断的运用
光学	激光-荧光测量 DIAGNOdent®/DIAGNOdent pen VistaProof、SOPROLIFE®、SOPROCARE 定量光导荧光技术（QLF） 光纤透照技术（FOTI）、数字化成像光纤透照技术（DIFOTI）、DIAGNOcam
电流	电导测量（ECM） 电阻测量

基于光的方法

物理-化学原理

健康的釉质主要由晶体组成（见第5章和第9章），这些晶体非常致密，使釉质呈现出玻璃般的半透明外观。牙齿的黄白色是牙本质透过半透明的釉质层发光的结果。照在牙齿上的光线会部分穿透牙齿，在牙齿内部被散射或吸收。散射是光子方向改变而不损失能量的过程。吸收是光子失去能量的过程，主要是转化为热量。由于散射不会造成光的丢失，因此散射可以连续多次发生，这种现象称为多次散射。在一次或多次散射后，光子可能再次到达牙面并离开牙面。背向散射是指光子离开其进入的表面。当光子穿过另一个表面离开时，这种现象称为漫透射。

在健康的牙齿中，散射比吸收更可能发生。在牙本质中，散射和吸收比在牙釉质中更常见。牙齿呈现白色外观是由于牙面对光的散射大于对光的吸收[87]。乳牙会出现更多的散射，因此比恒牙的外观更白。

白垩斑病损的散射比健康的釉质强。穿透的光子在龋坏的牙釉质中比在健康的牙釉质中更常改变方向，通常在到达牙本质前被反向散射。因此，这种病变看起来比牙齿周围健康的部分更白。棕色的病变是由于病变中存在吸光物质和/或外源性染色所致。

釉质孔隙率的轻微增加会导致釉质光学性质的改变，从而使光线越来越分散。据推测，这主要是由于病变中残留的小矿物颗粒嵌在水中，而不是嵌在富含矿物的健康釉质中[7]，因此增加了散射光子与其

环境之间折射率（RI）的差异。釉质磷灰石的RI为1.62，水和空气的RI分别为1.33和1.00。因此，当白垩斑病损的孔隙中充满水时，光散射比病变干燥且孔隙充满空气时小。脱水后，釉质病变由于分散光更多而显得更白。这就是为什么在进行仔细的临床检查之前，必须先对牙面进行干燥（见第11章）。

激光由波长相等、相位相等的电磁波组成。有些材料在光照下具有荧光特性。荧光是人造和天然材料的一种特性，它吸收特定波长的能量，并在更长的波长上发射光[69]。通过使用只许荧光通过的滤光片，可以选择和测量荧光。荧光的强度与吸收的光量和存在的物质量成正比。牙齿硬组织的荧光早在很长一段时间之前就已经为人所知了[14]，一些作者已经提出了其荧光光谱[8,27,83]。

引起牙齿硬组织荧光的发色团尚不清楚。釉质的蓝色荧光被指定为双酪氨酸[19]。大多数的黄色荧光似乎源于蛋白质发色团结构蛋白链之间的交联[78]。此外，牙釉质和牙本质具有所谓的自发荧光特性。龋损、菌斑和微生物也含有荧光物质。龋损的红外荧光是由于原卟啉，它是细菌分解产物[42]。健康牙齿组织的荧光和龋损的荧光之间的区别可以通过激光或光诱导荧光进行观察。这是现在使用的许多检测设备的基础，如QLF、DIAGNOdent、DIAGNOdent pen、VistaProof、SOPROLIFE和Spectra system[21,54,69,86,91]。

基于荧光的设备（半定量）

DIAGNOdent

当使用波长为655nm的红光时，龋病引起的变化导致荧光增加[27]。DIAGNOdent（KaVo Biberach，德国）就是基于这一原理。荧光被测量后，其强度指示龋病病变深度。荧光强度以0～99的数字显示，0表示荧光强度的最小值，99表示荧光强度的最大值。

自问世以来，已对这种激光荧光检测设备进行了广泛的研究，用于咬合面和光滑面龋的检测。在

表12.6 不同的辅助龋病诊断设备在咬合面使用时的敏感性和特异性，与视诊-探诊龋病检查进行比较（数据来自参考文献[11,69]）。数据来自牙釉质水平，除了QLF（牙本质水平）

诊断设备	敏感性	特异性
视诊	0.59	0.72
视诊-探诊	0.39	0.94
X线咬合翼片	0.39	0.91
DIAGNOdent®	0.87	0.50
SOPROLIFE®	0.93	0.63
QLF	0.80	0.86
ECM	0.73	0.87
FOTI	0.21	0.88

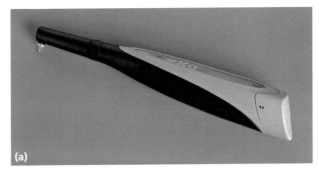

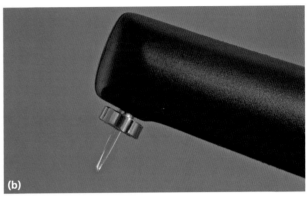

图12.17 （a）用于检测咬合面龋的带尖端的DIAGNOdent pen。（b）接近检测的尖端特写和旋转旋钮。

湿润条件下，咬合面的牙釉质龋与牙本质龋之间的阈值约为18[51-52,79]。临床上可见的白垩斑病变是可以通过这个设备进行测量的。然而，没有荧光团存在的非常早期的脱矿不能被DIAGNOdent捕获。通过对DIAGNOdent检测龋病性能的系统回顾，得出的结论是DIAGNOdent比传统的诊断方法更为敏感（表12.6）。然而，当使用DIAGNOdent时，假阳性诊断的可能性更高，这意味着它不应该作为临床医生依赖的主要诊断方法。主要的问题是窝沟和裂隙深处的细菌和结石可能会产生假阳性结果。

最近，一种新的激光设备（DIAGNOdent pen，

DD pen，KaVo Biberach，德国）被引入，除了咬合面，它还可以捕获到牙齿邻面的荧光[54,88]（图12.17）。通过对DIAGNOdent pen和DIAGNOdent对咬合面检测的比较，发现两种设备的检测性能相似[48]。

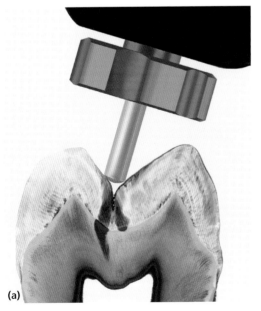
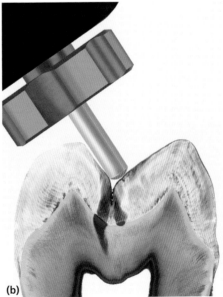

图12.18 使用DIAGNOdent pen进行咬合面检查的程序。尖端必须绕垂直轴（a，b）旋转。这确保了尖端从龋病可能开始的裂隙壁斜面上拾取荧光。所示的位置（b）没有信号。

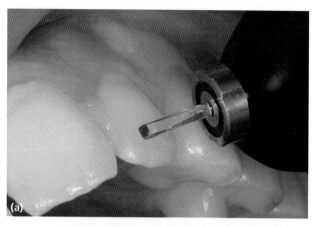 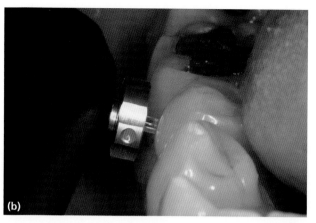

图12.19 使用DIAGNOdent pen进行邻面检查的程序。（a）颊侧面冠部健康位点的荧光值测量（零值）。（b）在邻面测量。小心穿过邻面间隙。

这两种诊断设备在使用时，在咬合面待测点周围小心倾斜对于充分检测至关重要（图12.18）。当使用该仪器检测邻面时，重要的是将其放置于被检测牙面的口腔侧和面颊侧，并将尖端移动到接触点以下（图12.19）。这使得牙医可以寻找到荧光强度最高的脱矿区域。然而，由于尖端的厚度（0.4mm），进入邻面往往是不可能的。

DIAGNOdent设备显示出良好的检测者之间一致性[52,54,94]。这意味着DIAGNOdent有可能用于监测龋病过程。然而，必须考虑到4个单位及以下的监测值差异与临床无关[48]。

VistaProof

口内荧光相机VistaProof（Dürr齿科，Bietigheim-Bissingen，德国）用于龋病检测，在405nm处发出蓝光，并从牙面上捕获荧光图像[91]。特定的软件根据每张图像中的像素数对组织发出的荧光进行过滤和量化，将绿色和红色荧光之间的关系转换为数值[91]。结果数值范围在0~3，最优临界值为0~1.1（健康牙面）、1.2~1.7（釉质龋）、>1.7（牙本质龋）。在最近的研究中，VistaProof的性能与DIAGNOdent的性能相当[22,75,82]。

SOPROLIFE和SOPROCARE

SOPROLIFE系统结合了视觉检测方法、高倍放大口腔摄像头和激光荧光装置的优点。SOPROLIFE荧光工具在日光和蓝色荧光模式下工作。在日光模式下，该系统使用4个白色发光二极管；在荧光模式下，它使用4个波长为450nm的蓝色发光二极管。该手机允许在与牙齿不同距离的位置处收集图片，从而产生不同的放大倍数[69,86]。SOPROCARE装置结合了类似于SOPROLIFE的龋病诊断模式和牙龈炎症评估的周期模式。使用ICDAS作为龋病金标准对咬合面进行检测的体内研究结果如下：DIAGNOdent（敏感性87%/特异性50%）、SOPROLIFE（敏感性93%/特异性63%）、SOPROLIFE蓝色荧光（敏感性95%/特异性55%）[69]（表12.6）。因此，SOPROLIFE的诊断能力与DIAGNOdent相似，特异性较低，敏感性较高。

与同类设备相比，该设备的一个临床优势是图像的放大倍数和质量，以及随着时间的推移复查图像的可能性[69,86]。

除了诊断模式外，SOPROLIFE还被推广一种治疗模式，用于区分龋损去除过程中的感染牙本质和非感染牙本质。研究表明，当荧光相机照射开放的龋损时，健康的牙本质呈酸绿色，高度感染的牙本质呈现黑色-灰色-绿色，感染/脱矿的牙本质呈现鲜红色，而静止龋呈现暗红色[90]。据推测，暗红色可能反映了与美拉德反应相关的牙本质基质的修饰[41,44]。SOPROLIFE相机的治疗模式仍处于实验阶

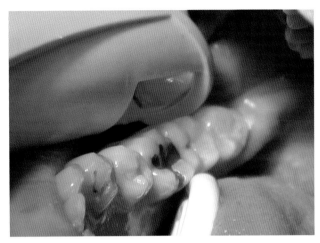

图12.20 QLF的临床应用。由S. Tranæus赞助。

段，尚待临床和微生物学研究的验证后才可推荐用于临床实践。在第22章中，观察到的牙本质颜色差异可能不会带来临床后果，因为洞被封闭后，牙本质的感染程度以及完整性可能会发生变化。

定量光诱导荧光

牙齿硬组织的脱矿会导致其自身荧光（天然荧光）的损失。早在20世纪20年代，这种现象就被认为是诊断龋齿的有用工具[15]。最近，激光被用于诱导釉质荧光[17-18]。用氩激光（488nm）照射牙齿。脱矿区表现为暗区，因为QLF显示的龋损的荧光低于正常釉质。

激光荧光法进一步发展，用于在体内定量测量天然牙釉质病变中的矿物质损失，其是使用彩色微视频电荷耦合器件（CCD）摄像机和计算图像分析[21]（图12.20）。为计算龋损处的荧光损失，使用周围健康组织的荧光中减去病变处的荧光。实际值与重建值之间的差值是产生的荧光损失。图12.21a为龋损的实际荧光图像；图12.21b为从病损周围健康釉质荧光中获得的病变部位原始健康釉质荧光的重建图像。测量值与重建值之间的差异表明了病变产生的荧光损失（图12.21c）。由此可以得到3个病损值：病损平均荧光损失（%）、病损最大荧光损失（%）、病损面积（mm^2）。为了方便在不同位置进行临床研究，开发了一个小型、便携式的口内使用系统，并配备了常规光源和滤光系统，以取代激光光源[3]。照明系统由50W氙气微放电弧光灯组成，该灯带有最大波长为370nm的光学滤光片，以产生蓝光。照射牙齿的光通过一个充满液体的光导管传送。该便携式QLF设备通过化学分析和显微放射检查来评估釉质矿物质变化，并与激光设备的测量结果进行了比较[3]。结果表明，QLF是定量早期牙釉质病变的灵敏检测方法（表12.6），且重复性好。

QLF方法已成功应用于一些临床研究中，用于监测龋病活跃的青少年光滑面早期釉质龋损的再矿化[4,93]。

尝试将QLF方法应用于咬合面龋的诊断。QLF方法与其他诊断方法的比较结果表明，QLF在测量

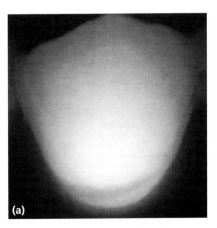
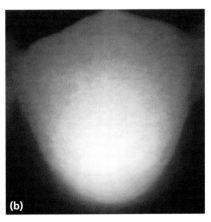
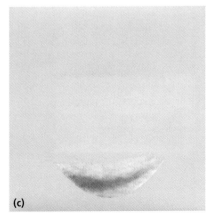

图12.21 定量检测釉质龋损的QLF方法原理。（a）龋损的实际荧光图像。（b）重建图像，利用病损周围健康釉质，重建病损部位原始健康釉质的荧光的重建图像。（c）测量值与重建值之间的差异是病变的荧光损失。

浅的咬合面龋时比电导更为敏感[6,66,92]。然而不能鉴别更深的病变。一种新型的便携式QLF设备在临床使用时对咬合面检测时显示出良好的性能[2]。

数字成像光纤透照技术（DIFOTI）

引入了光纤透照技术（FOTI）通过照射牙齿作为一种定性诊断方法。观察到"暗影"与龋病的存在有关。该方法的使用在第11章中进行了描述。与FOTI精确性相关的主要问题是敏感性低[11]。然而，特异性很高（88%~100%），表明FOTI对于排除健康的表面非常有用（表12.6）。

引入数字成像光纤透光技术（DIFOTI），通过CCD受体代替人眼来提高敏感性[39]（图12.22）。一项临床验证研究确定了DIFOTI检测龋病的能力[5]。在为期2年的研究中，对119名儿童（8~12岁）的乳磨牙每隔6个月进行检查。以偏振光显微镜作为金标准，收集脱落的牙齿验证病变的存在和深度。结果显示，在邻面和咬合面上，累及釉质内1/2病损的诊断效果优于局限于釉质外1/2病损的诊断效果。换句话说，DIFOTI可能不能发现很浅的病变。视诊能更好地发现此类病变（表12.6）。

另一种透光系统，即近红外光透照（NILT）（DIAGNOcam，KaVo，Biberach，德国）在2013年推出，进一步完善了DIFOTI。这款相机使用了780nm的照明波长，似乎可以捕捉不同阶段的邻面

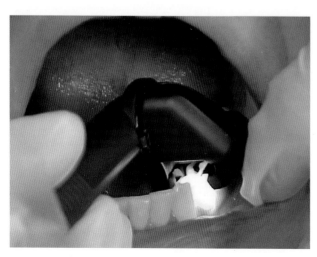

图12.22 DIFOTI用于检测咬合面龋。由M. Ando赞助。

龋损。DIAGNOcam尚未在临床研究中进行测试和验证。

基于电流的方法

当电流通过某种材料时，该材料的电学特性决定了电流传导的程度。含有高浓度液体和电解质的生物材料比含有低浓度液体和电解质的生物材料更具导电性。由此可见，未成熟的多孔牙釉质比成熟的牙釉质具有更强的导电性，而牙本质比牙釉质具有更强的导电性。通过将电极置于牙面而施加电流时，可以测量电极和电极之间的所有材料的电导（通常用手拿着）。由于除牙釉质外，所有这些物质都含有高浓度的电解质，所以主要测量的是牙釉质的电导。通过测量电导可以检测到牙釉质的脱矿部位、高孔隙部位和龋洞。

阻抗是在两个电极间施加电压时，电路对电流流动抵抗程度的度量。阻抗，就像用欧姆表示的电阻一样，是施加在一对电极上的电压与这些电极之间的电流的比值。每种材料的分子组成决定了其不同的电阻抗：某些材料具有高电阻抗，而其他材料则具有低电阻抗。龋损组织的电阻抗要比健康组织低得多（导电性能好得多）。

电导测量

特定部位ECM在龋病诊断中的价值已经成为许多体外研究[9,71,100]和体内研究[50,72-74,96]的对象。据报道，ECM诊断恒前磨牙和恒磨牙龋病的敏感性为0.67~0.96，特异性为0.71~0.98，反映其性能可接受。当分析不同研究人员获得的ECM数据时[36]，可以说存在一致的、系统的、非随机的测量差异。这被认为可能与一些因素有关，如不充分的和不可预测的探头接触问题（图12.23），这可能解释了上述报道的敏感性和特异性数值范围较大（表12.6）。

电阻抗测量

电阻抗的原理已被应用于检测牙齿的邻

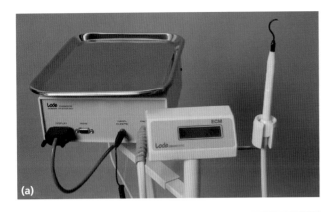

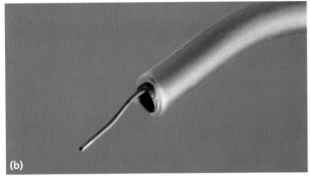

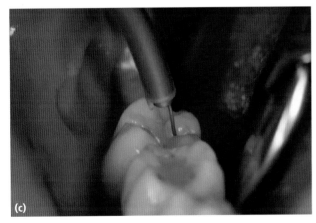

图12.23 （a）ECM。带有尖端的电流龋病监测仪。（b）流经管道以干燥齿面。（c）对一个点的测量。为了防止电流通过表面的一层湿气"泄漏"到牙龈，应用气流干燥探针干燥周围的咬合面。

面龋[35,46]。一种用于测量电阻抗的系统称为CarieScan。该设备显示数字，提示有关龋病严重程度的一些信息。最近的一项体内研究认为该设备不适合用于乳牙列[88]。目前还没有体内研究在恒牙列中测试该设备。

这些辅助诊断方法是否适用于临床实践

回顾广泛的龋病检测工具后，显然没有完美的龋病诊断方法。同样，到目前为止没有龋病检测方法可以优于临床龋病检查。表12.6概述了本章介绍的各种诊断技术与视诊-探诊龋病检查的敏感性和特异性比较。没有一种单一的检测有接近100%的敏感性和100%的特异性。有些检测在诊断龋病方面比较好（高敏感性和低特异性；例如，QLF，DIAGNOdent和SOPROLIFE），而其他方法在排除龋病方面更好（高特异性和低敏感性；例如，视诊-探诊龋病检查及X线咬合翼片）。仔细进行的视诊-探诊龋病检查可以在相对较高的真阳性诊断和较低的会导致错误治疗方案的假阳性诊断之间取得可接受的平衡。视诊检查对检测局限于牙釉质的浅层病损优于X线咬合翼片，而X线片在发现邻面较深或成龋洞的牙本质病变时可能更好（图11.30）。

DIAGNOdent、VistaProof和SOPROLIFE等半定量的推出是因为它们使用方便，并且能够检测牙釉质和牙本质中的龋病。然而，其中一些设备也能检测到菌斑、结石或染色等沉积物，所有这些混杂因素都会导致假阳性结果。这反过来又会导致对患者的过度治疗，因为牙医可能会错误地进行手术干预。机械方法消除咬合面裂隙中的沉积物/染色本身可能会导致假阳性诊断，因为难以去除荧光抛光膏[35,46]，或由于空气磨损清洁产生的效应[89]。

QLF方法将定量数据和在监视器上显示牙齿的荧光图像相结合，这使得QLF对显示病变进展和/或静止具有指导意义。该方法的高敏感性使其成为体内监测早期白垩斑釉质病损中矿物质变化的合适研究工具。然而，与其他基于荧光的方法一样，QLF的临床应用可能会因菌斑和染色等混杂因素而复杂化。

DIFOTI和其他基于光透射的方法的优点包括高特异性，没有电离辐射，以及随着时间的推移可以对图像进行复查。然而，对使用这种技术得到的图像进行解读的训练是必需的。此外，目前还没有客观的方法来使用这些系统量化龋病。

不言而喻的是，任何用于龋病纵向监测的诊断方法必须在检查者本身和检查者之间具有良好的一致性。除了临床和影像学检查外，只有QLF被用于纵向监测病变。

这些方法能否作为龋病视诊-探诊检查的辅助手段

通常认为，辅助诊断方法尽管缺乏准确性，但也可被用作视诊的辅助（或第二意见）。这种想法可能源于额外诊断率的概念（见第10章），检测到的病变越多，诊断性能越好。然而，关于病损检测的第二意见可能并不像听起来那样无害。在Baelum

等[13]的一项最新研究中，评估了在视诊-探诊龋病检查中增加了X线咬合翼片检查，对治疗数量的额外影响。结果表明，辅助使用X线咬合翼片使治疗数量增加40%，但正确的治疗决定（手术或非手术，取决于是否存在龋洞）却下降了10%（从60%下降到50%）。因此，X线咬合翼片检查并没有纠正视诊-探诊检查的错误，而是给错误的视诊检查增加了更多的错误。临床医生应该意识到，增加辅助诊断工具会导致更多错误治疗方案的风险。

扫一扫即可浏览
参考文献

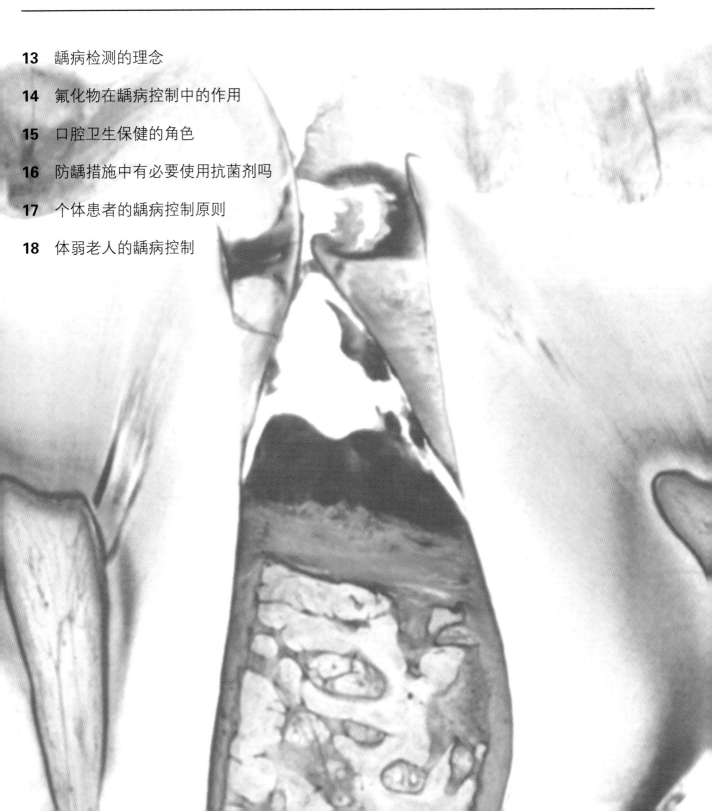

第4部分
龋病控制
Controlling dental caries

13

龋病检测的理念

The caries control concept

B. Nyvad和O. Fejerskov

为什么龋病控制的理念应取代龋病预防

半个多世纪以来，"龋病预防"一直被认为是"初级预防"的同义词，是指通过降低发病率（减少新发病例）来预防。例如20世纪40年代，美国的饮水氟化研究结果被解读为氟化物可以防止龋齿的发展，因为在饮水氟化的社区中记录的龋齿减少了50%（见第14章）。这种现象是由于氟化物可与牙釉质结合，增强牙齿的抗酸蚀能力。

然而，基于对流行病学证据和一系列关于釉质化学实验室研究的关键性文献回顾[21]，Fejerskov等[14]于1981年提出了氟化物作用方式的新模式，即氟化物是通过干扰龋发展过程中的脱矿和再矿化发挥其防龋作用，而不是通过形成更具"抵抗力的牙釉质"来防止龋齿的发展。在病变进展的过程中，氟化物可以治疗活动性龋损。这一发现意味着我们对"龋病预防"的思维方式发生了根本性的转变。因此，氟被重新定义为是一种可用于早期龋治疗的制剂，以控制尚未形成龋洞病变的发生和发展（见第9章）。当时临床上通常不会记录未形成龋洞的病损，因为经典的龋病流行病学家认为未形成龋洞的病损无法被准确记录。然而，Tiel–Culemborg研究记录了未形成龋洞的病损，在对其关于饮水氟化防龋效果的原始数据[16]进行重新分析后发现，新模式是合理的[14]。在2003年，一项观察使用含氟牙膏刷牙对龋损进展影响的临床对照研究发现，氟化物

Dental Caries: The Disease and Its Clinical Management, Third Edition. Edited by Ole Fejerskov, Bente Nyvad, and Edwina Kidd.
© 2015 John Wiley & Sons, Ltd. Published 2015 by John Wiley & Sons, Ltd.

的作用更多是促进病变停止而控制（或延缓）龋洞的形成，而不是抑制病变发展[6,29]。

氟化物并不是唯一可对龋病有治疗效果的制剂。然而到目前为止，氟化物是唯一已被证明可显著影响龋病发病率的制剂（见第14章）。如第14章所述，氟化物只有在生物膜因新陈代谢导致pH降低和波动的"疾病活动期"才能发挥作用，这对于我们为什么谈论龋病控制至关重要。

能够影响生物膜新陈代谢的干预措施（见第7章）具有恢复生物膜-牙齿表面的生理平衡的潜能，因此它们可能也具有治疗效果，但这种干预措施的临床效果目前尚不明确。无论牙面是否已经形成龋洞，只要牙齿表面被生物膜覆盖，这些干预措施对于龋病的控制就有作用。因此当我们试图对龋病发展的各个阶段进行干预时，我们建议将"龋病预防"转变为更广泛的循证概念"龋病控制"。这不仅仅是一个概念的转变，使用更加准确的专业术语将有利于促进口腔健康。这一专业术语变化背后的思考如图13.1所示。

龋病控制模式的应用需要临床医生使用合适的诊断工具来实时监测病变的进展。2003年我们在一份非公开的出版物中首次引入龋病控制的概念时[13]，检测活动性和非活动性龋损的标准尚未明确[24,28]。由于评估病变活动性的临床标准有助于预测病变结果并帮助临床医生做出治疗决策，龋病控制的概念逐渐成熟[29]（图10.1）。在Aarhus大学，龋病控制的模式通过龋病学课程成功地贯彻执行，该课程是修复牙科学的组成部分，其目的是让学生鼓励患者通过机械方式（刷牙）、化学方式（氟化物）或行为改变（饮食）等方法干扰生物膜，进行龋病控制。

非手术治疗和手术治疗都是龋病控制的一部分（图13.1），手术治疗不应是出现活动性龋损患者的唯一治疗方法。由于难以清洁，充填有时是阻止活动性龋损的唯一选择，但如果没有加强龋病控制的辅助，单靠充填治疗并不能彻底治愈龋易感患者（见第17章和第19章）。

在本章中，我们现在将阐述在临床环境中应用龋病控制概念的效果。

以往如何控制龋病

在1个世纪前，G.V.Black博士报告了自行刷牙法在预防和治疗平滑面龋方面所获得的临床成功。在书中他写道"我的经验清楚地表明，即使在牙釉质明显变白的情况下，只要牙釉质没有被完全穿透，其龋坏均可以被有效阻止，而这需要的是正确有效的使用牙刷和水"。

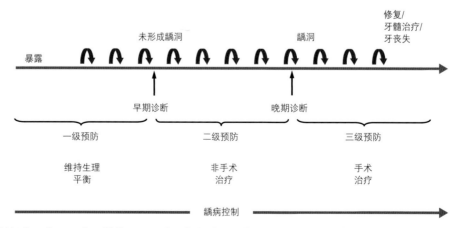

图13.1 龋病控制概念示意图。由于持续暴露于处于代谢的活跃菌斑生物膜中，疾病控制必须终生维持。非手术和手术治疗都是龋病控制概念的一部分，但手术治疗不应该是提供给活动性龋病患者的唯一治疗方法。有关详细解释，请参阅正文。图片参照既往文献进行改动[13]。

Black博士观察到这种方法对已经形成龋洞的患牙治疗效果较差。这并不让人感到惊讶，相比于清洁牙齿的平滑面，清洁有潜行性龋的釉面更为困难。对于乳牙来说，由于没有合适的修复材料，同时也为了减小对紧张患者的惊吓，他主张暴露病变区以便清洁。20年后，Anderson[1]发表了一篇病例系列，对20个深达牙本质的骀面洞进行实验，去净龋坏组织和无基釉消除病变区的生物膜。在恢复咀嚼功能后，所有龋损的进展都部分或完全地停止。这些历史研究结合近期的临床研究表明只要可以去除菌斑，龋损可以在病变发展的任何阶段被阻止[26]。

了解龋损自然发展（图5.2）以及脱矿和再矿化的动态过程（见第9章）对于完全理解阻止病损发展的概念很重要。临床医生常发现，抑制龋损发展的途径可以根据患者保持口腔卫生和控制危险因素的能力不同而变化。在某些情况下，个别病变可能会在活动期和非活动期之间交替。而在一些有效去除生物膜的病例中，病变可能在几个月内显示出明显的静止迹象。

为什么龋病控制的概念/非手术龋病治疗没有被牙科从业者广泛采用？一个原因可能是这种治疗没有收费项目。然而即使在一些已经将非手术干预纳入收费标准的国家（如丹麦），牙医通常也不愿意进行这种治疗。这可能一方面是因为牙医对如何进行龋病控制没有把握，另一方面这种治疗方式与传统思维中"钻洞和充填"的专业定位不相符，或者仅是因为认为这种方法不管用。结合第20章中有关牙髓牙本质复合体和龋病，本章列举的病例有助于克服这一障碍。

阻止活动性釉质龋

几项临床试验研究证实了Black的观点[7]。定期清洁处于活动期的釉质龋损，其表面尤其在病损的周边白垩色会逐渐变得弥散、不透明（图5.25和图5.26）[3-4,19]，病损面积会逐渐减小甚至可能完全消失[5]。也有人认为，牙釉质脱矿后表层的局部破裂可能会导致病变停止时形成微洞[3]。总而言之，这些变化主要是由于表面磨损（刷牙和咀嚼）而不是脱矿组织再矿化的结果[31]。病损表层可能会吸收一些矿物，但深层的多孔组织由于离子的扩散范围所限制不太可能完全"修复"（见第5章和第9章）。因此，静止龋在牙釉质上仍然呈现出白色或棕色的痕迹。

20世纪60年代末，Aarhus大学进行的实验性牙龈炎和龋齿的体内研究中也观察到了釉质病损的发展和停滞[30,32]。牙科专业的学生停止口腔卫生保健措施，每天使用含50%蔗糖溶液的漱口液水9次，3周之后发现未形成龋洞的釉质龋进展速度出乎意料（图9.17a）。幸运的是，在恢复口腔卫生习惯并每天用0.2% NaF溶液漱口2个月后，这些病变的进展停止了（图9.17b）。以现在的观点来看这个临床实验可能不符合伦理要求，但我们应该认识到病损肉眼可见的迅速发展让研究人员感到惊讶。这项实验最后因需要被试者长时间频繁含漱蔗糖溶液不符合伦理要求而结束。

一些牙医认为彻底清洁窝沟很困难，特别是在牙萌出期间，因此对骀面龋的龋病控制效果表示怀疑。然而大量证据表明，当儿童加强个性化的口腔卫生指导，例如专业的牙齿清洁和局部涂氟时，萌出期磨牙骀面龋的发生和进展确实有可能被控制[8]。实施该措施1年后，静止龋的比例增加而活动性龋的比例下降，同时牙面上生物膜的比例明显下降（图13.2a~c）。3年后几乎90%的部位均保持了较好的治疗效果[9]。在随访期间，实验组中只有9%的骀面进行了窝沟封闭治疗、1%进行了充填治疗，而同一社区的对照组中66%的骀面进行了窝沟封闭、8%进行了充填治疗。作者认为这种被称为"Nexø法"的非手术治疗方案应用于处在牙齿萌出早期、难以隔湿进行窝沟封闭的患牙进行龋病控制具有很大的优势。

然而最初Nexø的研究[9]并没有同时与对照组进

行比较。随后在莫斯科进行的一项基于Nexø法的研究中，包括同期对照组，证实了在没有进行窝沟封闭的情况下，非手术治疗对口腔卫生水平和殆面龋的控制有积极作用[11]。在2.5年的时间里，实验组中超过一半（54%）的殆面未成洞的活动性病损转化为静止龋，而对照组的龋损没有变化。澳大利亚的一项对刚萌出的第一磨牙研究发现，基于专业牙齿清洁和口腔健康教育的非手术治疗方法，与传统的防龋策略，包括窝沟封闭和局部涂氟，具有相同的龋病控制作用。与上述咬合面龋非手术治疗方案的共同之处在于在第1年内需要的复诊频率较高，但随着磨牙建殆和患者依从性的提高复诊频率逐渐减少。

阻止活动性根面龋

由于人口老龄化和根面龋治疗的困难，推动了一系列探究阻止根面龋可能性的研究。在口腔卫生习惯保持良好的病例中，根面龋损的临床特征变化较快。先前有菌斑覆盖、质地较软的淡黄色活动性病损可能会转变为部分着色、表面光滑（图13.3a～c）或有微小缺损（图13.4a~d）[24]的静止期病损。

与釉质龋不同，细菌在早期阶段就会侵入龋坏牙根的牙本质表层[25]。但我们不必担心这些细菌，因为根面的生物膜被反复清除，龋损的进展将会由

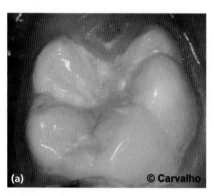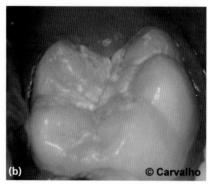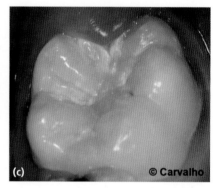

图13.2 非手术控制萌出期第一磨牙咬合面龋的进展。（a）去除菌斑前和（b）去除菌斑后。注意菌斑去除和干燥后，窝沟点隙中存在活动性未成洞的病损。（c）非手术治疗3个月后窝沟点隙中央部分的半透明釉质病变正常，但远中靠近牙龈部分仍可见不透明病变。图片由Joanna C. de Carvalho提供。

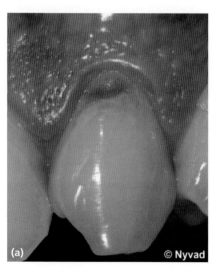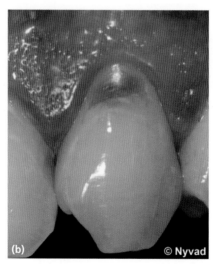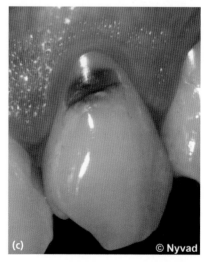

图13.3 抑制根面龋。（a）上颌尖牙活动性根面龋表现为软化的表面。（b）用含氟牙膏刷牙控制龋病1年后，从坚硬而有光泽的表面可以看出病变已经进入了不活跃阶段。（c）4年后，病变仍然处于不活跃状态，并出现着色。靠近龈缘的病损也进入了不活跃阶段。

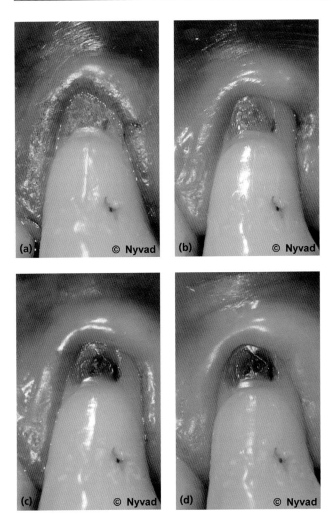

图13.4 （a~d）左上尖牙颊面活动性未形成龋洞的根面龋的连续非手术治疗阶段。图中为3个月、6个月、18个月时病变的临床表现变化。值得注意的是，在观察期内，口腔卫生的改善使病变的颜色和表面结构逐渐发生变化，从柔软的淡黄色变为坚硬的深色。还要注意龈缘的变化[24]。图片经John Wiley & Sons许可转载。

于脱矿牙本质中微生物群落生态的改变而减缓。对根面龋的实验研究证实了这一假设。在根面龋的实验研究中，尽管龋损组织中存在细菌，但在病变停止期间，矿物质并没有进一步流失。随着时间的推移，静止期根面龋病变表层的厚度和矿物质密度逐渐增加。此外，龋损内部发生了一定程度的矿物质再分布（图9.22）[27]，这可能是局部应用氟化物的治疗效果。

一例系列观察根龋进展停止的研究展示了颊面有明显龋洞形成的牙本质龋的变化（图

13.5a~d）[26]，这种情况大多数牙医会立即进行充填治疗。然而患者因希望治疗不累及牙髓而愿意尝试非手术治疗。非手术治疗被证明是非常成功的，在10年的随访中患者没有要求进行充填。随着时间的推移，病损部位变得更硬，几乎呈黑色，而这一部位的美观对于患者来说并不是问题。在为期4年的检查中（图13.5c），沿着第一前磨牙帆向去除了龋损边缘易使生物膜滞留的无基釉以利于清除菌斑。在这一过程中，尽量避免损伤龋坏部位的表层，因为这可能会为细菌侵入深层创造条件。随访10年（图13.5d）表明这种对龋损边缘的机械修整是有效的。

非手术治疗不仅是控制牙科诊所个别患者根面龋的有效策略，最近一项临床试验表明，这种治疗理念也可以应用于老年疗养院居民，他们每天由专业的护理人员刷牙2次[12]。8个月后，与用含1450ppm氟化物的牙膏刷牙的对照组相比，用含5000ppm氟化物的牙膏刷牙的实验组中活动性根面龋损明显减少。由于在研究结束时菌斑水平和其他龋病相关因素无显著差异，作者认为在本研究中5000ppm含氟牙膏比1450ppm含氟牙膏在阻止根面龋损进展方面更有效，鉴于我们对氟化物防龋机制的了解，这并不令人惊讶（见第14章）。

阻止活动性牙本质龋

由于担心牙髓可能会受到永久性损害，许多牙医对阻止牙本质龋洞持怀疑态度。然而在牙本质龋发展的过程中，牙髓牙本质复合体会产生生物反应以"封闭"被破坏的牙本质来保护牙髓（见第20章）。定期清除微生物可以促进这些积极的反应并缓解疼痛。图13.6a和b展示了一个通过菌斑控制在2~3周内缓解对冷和甜刺激敏感的病例，通过刷牙逐渐去除被细菌渗透的软化牙本质，病变的表层从唾液中吸收矿物质，其方式类似于前文所描述的抑制根面龋的方式。不建议通过机械方法去除软化牙

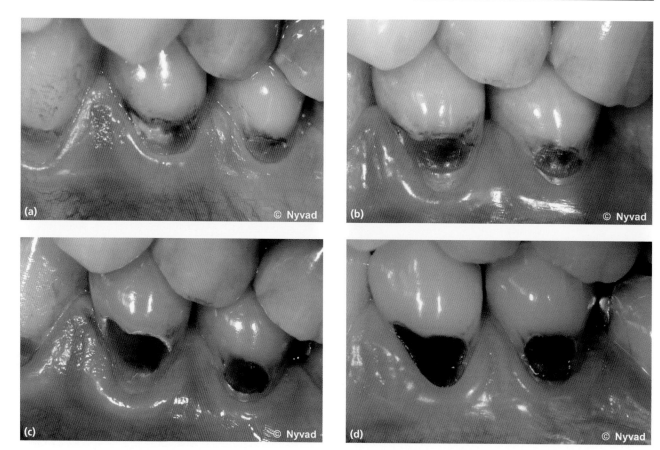

图13.5 下颌第一和第二前磨牙颊面活动性形成龋洞的根面龋病的非手术治疗的连续变化。图示活动性龋损治疗后的（b）2年、（c）4年和（d）10年后临床表现。该治疗的成功是通过每天用含氟牙膏小心去除菌斑来实现的。4年后病变拾方的釉质边缘被磨除，以方便清洁。虽然外观对大多数患者来说是个问题，但这些病变不需要手术治疗，因为手术可能会大大削弱牙齿，从长远来看，降低它们的存活率[26]。图片经John Wiley & Sons许可转载。

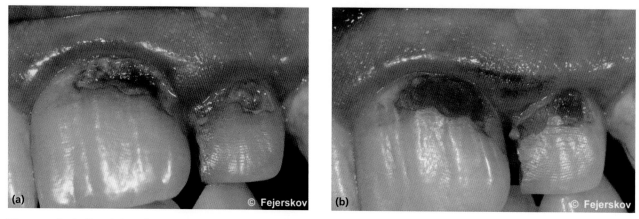

图13.6 （a）前牙中大量菌斑积累的龋洞型病变。病变呈深棕色，是软化牙本质着色的结果。（b）当用牙刷清除大部分菌斑。通过使用含氟化物的牙膏进行非手术干预，这种龋洞性病变可以转化为静止龋。该患者在菌斑控制2～3周后，病损处对冷和甜刺激不再敏感，4个月后，该病损难以探入。

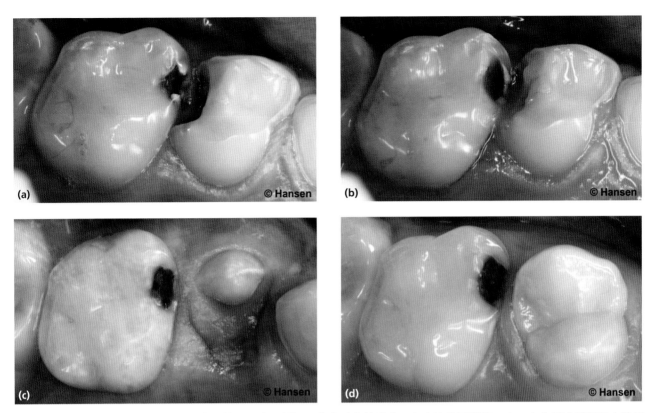

图13.7 活动龋非手术治疗的序列阶段。第一颗磨牙龋洞既往有过充填治疗，但充填体已脱落。（a，b）活动性龋损去除悬釉前后，以便用牙刷清洁龋齿。（c，d）3个月和6个月后，第二磨牙龋病进展逐渐停止。龋洞底部的牙本质随着时间的推移变得越来越硬，颜色越来越深。值得注意是，第一恒前磨牙在一个干净的环境中萌出。病例由Niels V. Hansen提供。

本质，窍门是慢慢磨损软化牙本质以刺激生物反应。

乳牙的反复充填治疗已促使一些儿科医生提倡将非手术治疗作为乳牙龋治疗的替代策略[17-18]。原理很简单，开放的龋洞可以通过每天使用牙刷和含氟牙膏保持其不被生物膜污染。如果潜行性龋因牙釉质而不能得到适当清洁，可用钻针去除无基釉使病变易于清洁（图13.7a和b）。经验证据表明，如果坚持遵守口腔卫生维护措施，以前质地较软的活动性龋损会变为质地坚硬的非活动性龋损（图13.7c和d）。与根面龋一样，在这过程中应该局部应用氟化物。去除无基釉不会导致疼痛，即使是年幼的孩子也能很好地耐受这种磨除过程。因此如果可以选择的话，大多数父母更喜欢这种非创伤性的治疗方法，而不是传统的对儿童进行乳牙填充疗法。

当选择非手术治疗龋损时，患者/父母应该理解菌斑控制的重要性。牙齿不能有自发性疼痛（慢性牙髓炎）或食物嵌塞的问题，这可能会阻碍有效的菌斑控制。由于解剖学的原因，乳牙的龋洞比恒牙的龋洞更浅，更容易清洁。在一项龋病控制计划的研究中，中国3~5岁的幼儿园儿童每天使用含氟牙膏（1000ppm氟化物）在监督下刷牙，结果发现开放的牙本质龋损显著停止/再硬化[23]。3年后，实验组的活动性牙本质龋损中约有28%得到控制，其中前牙和后牙的静止龋发生率分别为45%和7%。这项研究中值得注意的观察是，在未接受预防性护理的对照组中多达19%的活动性龋损的发展停滞了。这表明乳牙中有相当数量的活动性龋损可以在没有手术干预的情况下停止，这部分解释了为什么在一项回顾性研究中发现84%未经修复的患龋乳牙直至替换都未出现症状[22]。这些发现使我们认识到在乳牙期非手术龋病控制的益处 [20]。

氟化物阻止龋的作用

前述的龋病控制研究大多是在以定期使用含氟牙膏为基本防龋方法的时代进行的。在一些研究中，专业的氟制剂被添加到含氟牙膏中。然而应该明确的是无论多么积极的氟化物治疗都不能阻止龋的发展，只会减缓病变进展的速度。此外，氟化物在低pH的活动性龋损中会先发挥其抑龋作用（见第9章和第14章）。因此，用含氟牙膏刷牙的防龋效果主要依赖于清除微生物及其有害代谢产物。有人认为，氟化物暴露和生物膜去除对龋病控制可能有协同作用（见第15章），然而这种作用的程度有待进一步研究。

龋病控制的收益、局限性及建议

只要牙髓仍然是活髓，我们在这一章中推荐的非手术龋病控制方法就可以应用于所有类型和阶段的龋损。即使在充填治疗之后，非手术治疗对于防止修复体边缘继发龋的发生也是必不可少的。非手术的龋病控制是一种根治疾病的生物疗法，而不是针对症状进行充填。由于牙面生物膜持续的代谢，龋病的治疗不能使用单一的治疗方法。然而，通过平衡牙面生物膜中脱矿和再矿化的过程，可以指导个体终生龋病控制[13]。

对于一些专家来说，最高级的牙科保健仅与充填治疗相关，他们不体面地将未修复的龋齿称为"未经治疗的疾病"或"疏于监管"[10]。然而非手术治疗不是被动忽视，它是一种需要主动反馈的生物治疗方式。诚然由于一些原因，一些患者不能完全遵守所提供的预防建议，但这并不意味着应该完全放弃非手术龋病控制这一有依据的理念。我们应该为接受治疗的患者提供合适的非手术治疗。因此我们建议非手术龋病控制的临床实践应成为所有大学牙科的必修课程。

随着100多年来知识的积累，是时候应用一种循证的龋病治疗模式让大多数人能够终生保持天然牙列。非手术龋病控制为所有人群提供了这样的机会，但它的实施需要彻底重新思考牙科管理和付酬方式，以便区别于传统的修复性牙科概念[15]。

扫一扫即可浏览
参考文献

14

氟化物在龋病控制中的作用

Fluorides in caries control

O. Fejerskov, J.A. Cury, L.M. Tenuta和V.C. Marinho

引言

　　氟化物在龋病控制方面的作用是一般公共卫生领域最成功的成果之一。然而，如同许多成功的项目一样，该项成功并非唾手而得，其曾经在口腔领域引发激烈的甚至超出科学范畴的争论。

　　在本章中，我们的观点基于科学范畴内、现有的氟化物对发育中牙齿和已萌出牙齿作用的证据，提倡在当代人群中合理使用氟化物。氟化物（F⁻）对牙齿既有益，也有害。有益影响主要指在牙齿萌出后，当牙齿表面被覆生物膜时，氟化物对牙齿表面的局部影响（其作用机制见本章后文及第9章）。有害影响指在牙齿发育过程中，氟的全身吸收而导致氟牙症，这是一种牙釉质矿化不良，其严重程度与牙齿形成过程中氟的摄入量直接相关。如果我们能够终生最大限度地增加口腔内氟暴露，并在牙列发育期减少全身吸收，就可以使氟化物在龋病控制方面的益处最大化，同时使氟牙症的风险最小化。

　　本章主要分为以下几部分：

- 氟化物在龋病防控中的作用。
- 氟化物的抑龋机制。
- 氟牙症与氟代谢。
- 氟化物控龋的有效性：来自系统回顾的证据。
- 全球各地合理使用氟化物控龋的建议。

Dental Caries: The Disease and Its Clinical Management, Third Edition. Edited by Ole Fejerskov, Bente Nyvad, and Edwina Kidd.
© 2015 John Wiley & Sons, Ltd. Published 2015 by John Wiley & Sons, Ltd.

氟化物在龋病防控中的作用

事实上，最初促使人们详细调查氟的起因，是氟导致的牙釉质美观不良（氟牙症），经过研究，人们最终发现了氟抗龋的优势[73]。自从人类开始生活在水土高氟地区以来，很可能就已经发现了牙齿变黑、变色。例如，Galen（公元131—201年）写道，根据Thessaloniki已故教授D Lambrou的翻译，龋病"不会攻击深黄色牙齿，这与人们的预想相反"。

20世纪初，氟和"釉质斑块"（氟牙症最初用词）的关系被发现，这要归功于两位美国牙医：Fredrick McKay博士和美国公共卫生官员H Trendley Dean。随后，人们发现氟暴露增加和龋患病率降低之间呈正相关。大约同一时期，欧洲的Denninger，在19世纪后半叶给儿童和孕妇开具氟化钙（CaF$_2$）处方，并观察到氟化物对其牙齿产生的"极大益处"[28]。

1901年，McKay医生在美国科罗拉多州的科罗拉多斯普林斯工作时，注意到一些患者具有当地称为"科罗拉多褐色改变（Colorado brown stain）"的疾病。在随后的数年中，他向Greene Vardiman Black博士寻求帮助（见第19章），后者是美国最著名的牙釉质专家之一。其对该病的组织学研究"釉质斑块，前所未知的一种地方性牙釉质发育不良"[17]引起了口腔研究界对该病的关注。令Black和McKay都感到困惑的是，斑块牙釉质明显钙化不良，因此理论上应该更易患龋，但事实并非如此[119]。与此同时，英国的Ainsworth[2]报道了相似的发现。

随后发现该病仅见于出生于特定地区的孩子，McKay怀疑这些地区的供水可能是一个重要病因。在铝土矿地区，供水的变化导致儿童出现釉质斑块[99]，对供水的化学分析显示饮水中氟含量异常高（14.7ppm）。随后在其他发现釉质斑块的城镇，也证实具有同样高氟水平[34]。这些现象无法建立因果关系。直到1925年，McCollum等报道大鼠饮食中

添加氟导致牙齿矿化不良，牙釉质斑块的病因明确建立[117]。

20世纪30年代，通过系统性动物实验和人类流行病学研究，确立了饮水中氟化物与牙釉质斑块（现称氟牙症）之间的联系和因果关系。其中，流行病学研究由Dean领导的团队完成[44,47-48]。Dean也发现虽然釉质矿化不良，但是似乎并非更易患龋，这种反常现象也引发了Dean的关注。他首先开展了一项纳入114例儿童的小样本研究，其饮水氟含量为0.6~1.5ppm，无龋儿童仅为4%，而在饮水氟含量1.7~2.5ppm的地区，122例儿童中有22%无龋[45]。随后更大规模的研究显示，供水中含氟1.7ppm和1.8ppm的两个城市与饮水含氟仅0.2ppm的两个相邻城市相比，前者患龋率是后者的一半[49]。

随后，"21座城市研究"（实际上是一系列研究）绘出了饮水氟浓度与龋病程度之间的关系曲线[50-51]。该研究对饮水中天然氟浓度0~2.6ppm的城市儿童进行了检查，这一经典的氟牙症和龋病流行病学调查的结果总结在图14.1和图14.2[46]。

Dean指数（Dean's Index）[43,45-46]将氟牙症分为可疑、极轻度、轻度、中度和重度。饮水氟浓度≤1ppm的患病率约为50%（图14.1）。需要注意，患者大多为可疑和极轻度，同时，即使饮水氟浓度<1ppm，仍然可见饮水氟浓度和氟牙症患病率之间非常明显的剂量–反应关系。因此，即使饮水中氟含量很低，使用氟化物仍然存在一定风险（详见本章后文）。

Dean指数中使用"可疑"一词描述极早期氟牙症，多年来备受争议，口腔业界认为该等级反映了多种非氟引起的其他类型牙釉质变化，因此一直试图删除该等级。然而，图14.1清楚地表明，该等级病损与饮水氟浓度之间存在强的剂量–反应关系。此外，Myers在1983年综述了所有关于"可疑"级别氟牙症的文献，证明该级别确实是氟化物相关疾病[124]。

图14.2显示了21座城市饮水氟浓度与龋病关

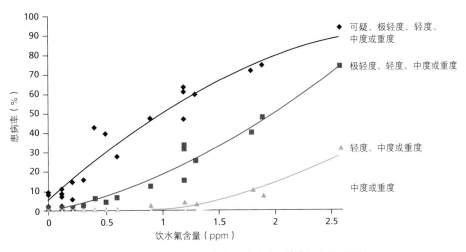

图14.1　美国21座城市（不同饮水含氟量）的氟牙症患病率及患病程度[46]（公共领域）。

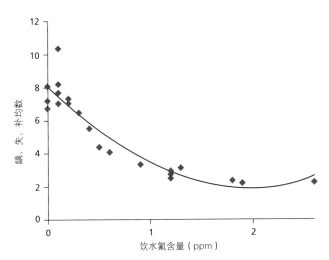

图14.2　21座城市研究龋、失、补（DMFT, decayed, missing, and milled teeth）平均数和饮水氟浓度[46]（公共领域）。

系。当饮水氟含量增加到1ppm时，龋病显著降低。氟含量持续增加，则龋、失、补均数继续降低，但幅度大大减缓。氟浓度在1ppm水平时，龋、失、补均数降低50%以上。然而，在研究该曲线上这个明显的平台期时，我们应考虑是否因记录方法或被调查人群等因素造成了假象。该研究中的记录方法为龋、失、补牙数，但是平均DMFT（见第4章）是非常粗略的评价标准，其本质上不能精确反映早期龋病水平。仅当病变达到龋洞水平时才记录为龋病；因此，在鉴别氟对静止釉质龋损有益性方面并不敏感。

Dean详细思考了饮水中"适宜氟浓度"的问题，即什么氟浓度可最大限度地"防龋"，同时氟牙症风险最小。Dean根据其"慢性地方性氟牙症的最低阈值"研究得出结论，"氟含量低于1ppm不具备公共卫生意义"[47]。在分析图14.1时，我们强调过，Dean指出的"不具备公共卫生意义"的氟浓度水平并不等同于该浓度下人群中无氟牙症发生。此外，在当时并未评价氟牙症与牙齿美观影响和口腔健康相关生活质量的关系。尽管如此，以上资料导致了美国广泛采用1～1.2ppm氟浓度作为饮水"适宜"水平（详细讨论见后文）。

饮水氟浓度与龋病水平之间的较强相关关系来源于横断面研究。因此，为了建立因果关系，需要进行干预研究，该研究于1944年在密歇根湖地区开始。选择了两座城市，Grand Rapids和Muskegon，记录4~16岁儿童的龋病基线水平。此外，选取伊利诺伊州的Aurora，该地区饮水中天然氟含量为1.4ppm，记录龋病水平。在研究开始时，密歇根州两座城市的龋病水平相近[52]。从1945年1月开始，将1ppm氟添加到大急流城的饮水中。氟化处理6.5年后再次记录两市龋病水平。"未氟化处理"的马斯基根，龋患牙均数为5.7，而在"氟化处理"的大急流城为3.0[7]。该研究成果显著，因此决定对马斯基根的饮水进行氟化。距离大急流城氟化处理15年之后（图14.3），龋洞牙数从1944年的12.5下降到1959年的6.2，减少了大约50%[8]。现在，大急流城

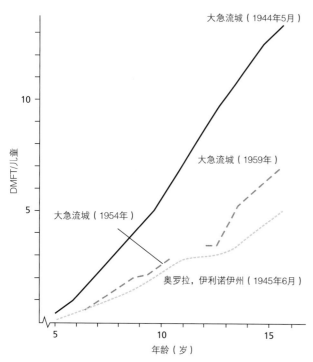

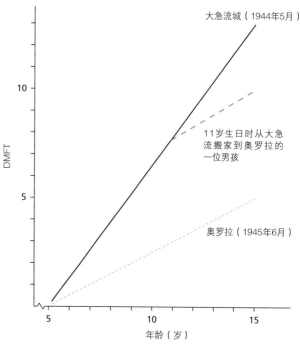

图14.3 大急流城在加氟10年和15年后的儿童龋患情况（－－－－），氟化处理之前的大急流城（——）和天然含氟的奥罗拉（·····）儿童龋患情况。

图14.4 水氟化处理前的大急流城龋患情况和奥罗拉（饮水天然含氟）龋患情况。短横线表示一位11岁生日时从非氟化区搬家到氟化区的男孩的龋病进展情况[107]。经John Wiley & Sons许可转载。

的龋病水平与天然氟化城市奥罗拉非常相近。美国的多项研究和世界其他地区的一些研究均重复了该结果。Otto Backer-Dirks等在荷兰Tiel-Culemborg的研究尤为重要[9]，因为当必须终止长达数十年的饮水人工氟化处理时，初始基线数据仍然保留完好。多年以后对这些数据的重新分析证实了氟化物作用机制的新观念。

尽管前述的早期美国研究十分经典，但是Dean等采用的方法值得商榷。最关键之处在于被调查区域的氟水平在口腔检查前就已经知晓，这一事实可能导致偏倚（该问题在大多数同类研究中均存在）。这可能导致在随后世界不同地区的研究中，低估了氟导致氟牙症的倾向，特别是应用不含"可疑"级别的Dean指数时，或者检查员未培训早期氟牙症的特征性表现时尤其。在龋病研究方面也可能产生类似偏倚，氟的有益效果可能被高估。

因此，到20世纪中叶，人们对氟化物预防龋齿的可能性热情高涨。在此期间，世界各地患龋情况极为严峻，儿童大量拔牙，欧洲尤甚，因此，一些国家尝试引入"美国概念"在水供中加氟（例如，荷兰）。巴西亦然。由此，"适宜氟浓度"概念得到进一步推广。

在各种研究中，Hodge[91]发表了对Dean等龋病数据以及Dean的氟牙症基线评分平均值对数转换的结果（图14.4）。现在人们庆幸这种处理数据的方法并不合适（见后文及图14.19）。1982年Hodge私下表示，他对此完全赞同，当时在进行数据转换时确实有所偏差。但是，从公共卫生角度（这是民众所关心的），这种转换得出了一个非常令人信服的数据线，表明在供水含氟量低于1ppm的地区出生和抚养长大的孩子，氟牙症的患病率和严重程度很低，生物学（美学）方面的影响甚微。进一步，21座城市研究中记录的平均患龋数表明，供水含氟1~1.2ppm可获得最多的龋患减少量（图14.5和图14.6），因此，"适宜水平"被确定为供水中的氟浓度可产生最多的龋患减少量，并且产生从公共卫生意义上的

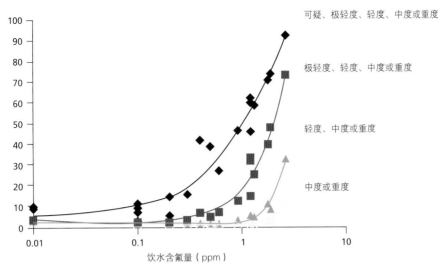

图14.5 美国21座饮水含氟量各异的城市中，饮水含氟水平与氟牙症患病率和严重程度的对数转换关系[46]。经《Public Health Reports》许可转载。

最少的氟牙症。随后，适宜的水氟浓度用于确定其他全身用制剂中的加氟量，如片剂、维生素滴剂、氟化盐等，在卫生部门不允许饮用水被人工氟化的人群中给予这些制剂。有关剂量的注意事项和不良反应，见本章后文。

必须摄入氟的概念是基于下述信念，即氟主要通过在釉质形成过程中结合人牙硬组织晶体中而发挥其抗龋作用。人们相信这样可以使牙釉质更能抵抗酸性物质对牙齿表面的攻击。据此，公共健康牙医主张在牙齿形成期，应摄入尽可能多的氟，以增加"牙齿抵抗力"。因此，早期氟牙症被认为是氟化水的不良副作用，但仅从"美观不良"的角度看待。为了淡化氟的毒理学作用，人们热衷于质疑早期氟牙症诊断的正确性，并且提出"供水含适宜氟浓度，会使牙齿矿化更加完美，具有珍珠光泽"，以及"在低氟地区形成的牙齿含氟量不足"。同时，基于这个旧概念，氟被认为是控龋的微量营养素，直到现在仍然被一些人认为是"饮食中的必需品"[16,92]，这很令人惊讶，因为氟防龋机制的概念早就已经发生了变化（见本章后文）。

当在本章后文和第9章中阅读氟的防龋机制时，我们可以清楚地知道，氟主要通过其与口腔内牙齿表面的局部作用来发挥抗龋效果[72]。因此，基于其

作用机制及毒理学效应的现代科学证据，氟可用于龋病控制。龋病是可以控制的，同时氟牙症的风险极小。显而易见，口腔健康建议进食氟极具误导性，因为显然没有必要通过进食氟来防龋。然而，仍然有很多关于使用氟的建议是基于陈旧的框架和20世纪50年代和60年代的旧观念。

饮水氟化策略之后，出现了口腔护理产品，例如牙膏、凝胶、氟保护漆等，这些产品使全球龋病患病率和严重程度发生了变化（见后文）。例如，20世纪60年代、20世纪70年代的欧洲，含氟牙膏广泛普及，此策略导致欧洲许多地区（特别是斯堪的纳维亚半岛和英国）的牙齿疾病情况发生改变。1973年、1983年、1993年的英格兰和威尔士全国普查数据很好地说明了这一点（图14.6）。大多数卫生专业人员的共识，龋病患病情况急剧下降，尽管不能全部归因于氟化物的应用[77,127]，但是在发达国家[19]和发展中国家[41]，氟的利用率增加（主要为含氟牙膏）确实发挥了重要作用。然而，通常人们认为含氟牙膏的功效不如氟化水，但应考虑下述因素。

为了实现氟的效益最大化，应从牙齿萌出开始用氟，并且在牙齿的整个寿命过程中持续使用。但是，儿童可能未能持续接触氟。以来自大急流城未氟化水之前的一名DMFT为8的普通11岁男孩为例，

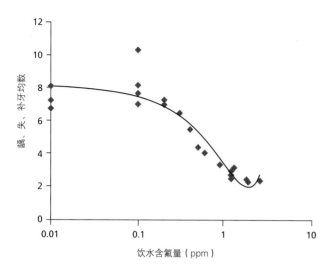

图14.6 美国21座饮水含氟量各异的城市中，饮水含氟水平与患龋率的对数转换关系[46]。经《Public Health Reports》许可转载。

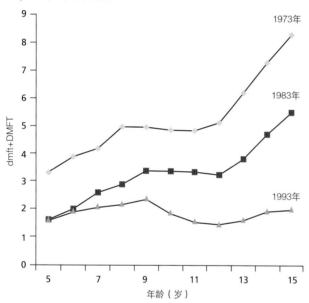

图14.7 1973年、1983年、1993年英格兰和威尔士儿童患龋情况[131]。经《The Wational Archives》许可转载。

他搬到了奥罗拉（饮水含氟）（图14.4）。按照常理，我们预期他的病变进展速度与奥罗拉的其他孩子相似，尽管他已有的患龋数更高。当他15岁时，与大急流域的孩子相比，我们显然不会预期他的患龋数比后者低50%。这一现象在过去引起了关于氟在牙齿萌出前和萌出后作用的疑惑。因为人们曾经先入为主地认为，这种差异在很大程度上可归因于氟在牙齿萌出前的作用。但是，如果查看图14.7，我们很明显可以看到牙齿萌出后开始用氟时间和氟

持续作用时长对龋病进展的影响。同理，在氟化区出生和抚养的孩子如果搬家到低氟区，其龋发病率通常会增加。综上所述，必须在口腔环境中用氟来干扰龋病进程，而在牙釉质形成过程中氟结合则不足为道[72]。由此可见，2~3年临床试验得到的龋病减少结果，不可与水氟化得到的结果进行直接对比。

龋患病率和发病率的急剧下降对口腔行业产生了深远影响。尽管新增牙医数目并没有减少[77]，但是对于广大使用含氟牙膏这种简单防控措施的居民，其生活质量显著提高。

在后文中，我们将介绍氟抑龋作用的基本原理，其他详细内容参阅第9章。

氟化物的抑龋机制

如上所述，必须摄取氟才能发挥其抗龋作用的误解引起了许多争论，其实数十年前已经证明并非如此[72]。氟的作用机制与所用载体（水、牙膏、盐、片剂、漱口水、凝胶、氟保护漆等）无关，主要基于口腔液（唾液、生物膜液）中氟离子是否可以达到并干预龋病进程。

为了了解这一机制，关键是要了解龋病进程，即生物膜代谢导致的进展性牙体组织的矿物质丧失，并随着时间延长而导致龋洞形成（见第2章，第5章和第9章）。历经多年研究，仍未完全阐明氟对龋病进程的影响。目前已知，氟是矿物质沉积的强效增强剂，因此即使在口腔内微摩尔浓度下，仍然对稳定牙矿物质极为有效（见第9章）。最终效果是龋病进展减缓（图14.8）。

为了讨论每种氟传递方法的作用方式，必须理解氟通过减少脱矿和增强再矿化来减缓龋病进展的概念。已经明确，牙齿的矿物质非常稳定，因为在正常pH环境中，唾液中的钙和磷酸盐浓度足够高，相对于牙齿矿物质相（主要为羟基磷灰石）呈过饱和（图9.5）。仅在某些条件下，这种过饱和

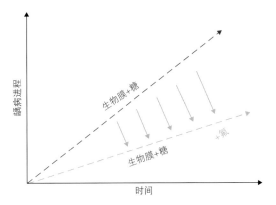

图14.8 口腔液中氟对龋病进程的动力学影响随时间变化的示意图。

被干扰（即生物膜代谢糖发酵产酸），才可能发生牙齿脱矿。因此，高蔗糖饮食的现代社会中，龋齿普遍存在也就不足为奇。蔗糖发酵产生质子，降低生物膜液相对于牙齿矿物质的过饱和态，并导致矿物质溶解以维持饱和状态（图9.6）。如果每天多次重复该脱矿步骤，则数周或数月后，就会出现可见的龋损[68]。尽管唾液和生物膜液在一定的含氟浓度下，氟不会影响生物膜的形成和糖的代谢，但是由于氟羟基磷灰石（一种矿物质，在任何给定的pH下都比羟基磷灰石更稳定）沉积，可减缓牙齿脱矿（图9.11）。因此，在致龋物攻击时，牙釉质内部的羟基磷灰石溶解，同时氟化磷灰石沉积于釉质极表层。综合结果是总矿物质流失减少，同时形成逐层富氟矿物质（氟抑龋的作用结果而非始动因素）。当生物膜pH升高到可防止任何矿物质溶解时，口腔液中的氟会促进氟羟基磷灰石沉积（见第9章）。

减少脱矿并增强再矿化是使用氟的基本原理，与所用载体无关。由于其效果必然发生在局部，因此不应继续将用氟方法分类为"系统性"或"局部性"。尽管如此，鉴于现有的氟载体种类繁多，并且最近几十年龋病流行情况发生了变化（用氟是原因之一），必须清楚各种用氟方法的效果等级以及发挥作用方式，以便给出合乎逻辑的使用建议。可以将用氟方法分为整个人群（如水），个人（如牙膏、漱口水），或者专业使用[如局部用2%氟化钠（NaF）溶液、氟凝胶、氟保护漆]。

任何用氟方法中，都不需要进食氟来达到抗龋效果。氟化水控龋，是因为人们经常喝水，并且用于烹饪食物，这导致白天口腔液中的氟含量适度升高[130,132]，这解释了该方法对龋病进展的影响。表14.1显示，当儿童暂时中断摄入"适宜"氟化浓度水后，其牙齿生物膜中氟浓度降低近20倍[129]。6个月后，重新开始饮用氟化水，牙齿生物膜中的氟浓度恢复到中断前水平[39]。生物膜中氟浓度的波动，不受生物膜中钙浓度的影响，而且，钙浓度在整个过程中无显著降低（未发表的数据）。这些数据表明，在口腔环境中没有控制氟的稳态机制，这解释了流行病学数据，当生活在高水氟浓度地区的儿童搬家到低氟浓度地区后，龋病进展速度加快[72]。

表14.1显示，为了维持口腔液中高氟浓度，需要持续暴露于氟环境。但是，如果每天使用含氟牙膏，即使在水氟化中断后，牙齿生物膜中的氟含量仍然可以维持[155]。氟化水法是一种公共卫生用氟方法，该方法比较特殊，不依赖于个体依从性，而是一种被动的"大众用物"。其他用氟方法（补充剂、牙膏、凝胶、氟保护漆等）则依赖于患者的积极参与。有研究把氟化水的氟量通过片剂口服，发现这种摄入氟方法（全身作用）毫无意义[1]。该项研究中，儿童的龋齿减少，但是患上了较为严重的氟牙症。与之不同，丹麦和荷兰的类似研究采用多因素分析方法控制混杂因素后，这种氟补充方法仅导致儿童氟牙症，而龋齿未见任何减少[98,171]。分析前面Aasenden和Peebles的研究[1]，龋齿减少的原因可能是对服用氟片儿童的母亲们进行了详细的口腔卫生宣教。

表14.1 学龄儿童菌斑中氟浓度随水氟化程度的变化（Piracicaba, SP, 巴西, 1986—1987）

水氟化情况	生物膜湿重（μg 氟/g）
氟化（0.8ppm氟）	3.2 ± 1.8
中断（0.06ppm氟）	0.2 ± 0.09
再氟化（0.7ppm氟）	2.6 ± 1.9

引自参考文献[39, 129]。

含氟牙膏被认为是最合理的用氟方法，因为如果刷牙方法正确，含氟牙膏还兼具机械性去除牙生物膜作用。牙膏中的氟可以不同盐形式存在，例如 NaF、氟化亚锡（SnF_2）、单氟磷酸钠（Na_2PO_3F，MFP）和氟化胺（其中氟离子为阴离子，长烃链取代的胺为阳离子）。除MFP外，所有配方中的氟均以离子形式存在，而MFP则依赖于生物膜非特异性磷酸酶的口内水解作用产生氟离子[136]。

牙膏和任何含氟载体会使口腔液中的氟浓度急剧增加（图14.9）。但是，口腔就像一个开放的水槽，当唾液冲刷而过，高氟浓度会降低。1~2小时后，混合唾液中的氟浓度回复到原始值。牙膏中氟浓度水平以及刷牙后习惯（如吐净牙膏沫还是漱净牙膏沫），决定了全唾液中氟浓度平均水平，以及唾液含氟量回复正常的速度[24]。

在刷牙过程中，氟散布整个口腔，软组织可吸收氟并在随后的数分钟或数小时内释放到唾液中[183-184]。此外，氟可以暂时储存[61]于牙釉质表面和牙齿生物膜中。研究表明，唾液中的氟浓度水平

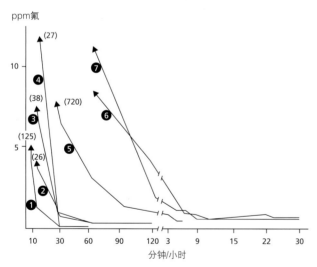

图14.9 经过各种局部用氟治疗后，全唾液中的平均氟浓度。①NaF牙膏（0.50mg氟）刷牙，然后用水漱口10秒。②咀嚼含氟咀嚼片（0.42mg氟）。③咀嚼普通含氟片剂（0.50mg氟）。④咀嚼含氟口香糖（0.50mg氟）15分钟。⑤0.2%NaF溶液漱口2分钟。⑥局部应用酸化氟磷酸盐（APF）（1.2%氟，pH3.2）。⑦局部应用中性2%NaF溶液。括号中的数字表示1~3分钟后的初始氟浓度[23]。经Wiley许可转载。

表14.2 不同牙膏组，原位形成的致龋性牙生物膜中的氟浓度（平均数±标准差，n = 14）

牙膏	生物膜液（ppm氟）	生物膜固体（μmol 氟/g 生物膜湿重）
非氟化（安慰剂）	0.03 ± 0.01	0.4 ± 0.7
含氟牙膏（1100ppm氟，NaF 形式，二氧化硅基质）	0.05 ± 0.04	0.7 ± 0.7[a]

引自参考文献[29]。
使用牙膏3次/天，共14天；通宵禁食、距离最后一次刷牙10个小时的时候进行分析。生物膜暴露于蔗糖10次/天。
[a] 显著高于非氟化组的相应值。

可以在数小时内高于静息水平[59]。表14.2显示，刷牙10小时后，使用含氟牙膏组，其生物膜中的氟浓度高于对照组[29]。刷牙后不要用水漱口，以增加唾液中有效氟含量，吐出牙膏沫，不要吞咽，对于减少龋齿也许有效[56-57]。

有实验研究氟在刷牙过程中，被牙釉质以CaF_2样产物吸收或者以氟离子形式简单吸附于残留生物膜内，两种方式对于龋病进展的作用[168]。结果表明，含氟牙膏并不能在牙釉质上形成足够有效控制龋病的CaF_2储备[167]。

与使用含氟牙膏相比，用含氟溶液（0.05%或0.2%NaF）漱口后的全唾液氟浓度初始峰值更高，并且消除期持续更长（图14.9）。但是，两种方法均使氟浓度短暂增加，意味着两种方法都需要经常使用，以维持口腔液中氟浓度增高水平。持续每天用NaF/MFP溶液漱口，在最后一次漱口后18小时，唾液和菌斑中的氟浓度维持在显著升高水平[58,82]。但是，使用含氟牙膏的个体不需要如此频繁漱口，龋活跃患者除外。

口腔保健专业人员使用浓缩的局部氟化物（2%NaF涂膜，含氟凝胶或氟保护漆）时，氟与牙磷灰石反应产生的主要产物是CaF_2样矿物质。CaF_2是在氟浓度高于100ppm时形成，在使用含氟牙膏或漱口水后也会形成少量浓度的CaF_2。CaF_2的生成量随着氟活性增加、操作时间延长、所用含氟溶液pH降低，而相应增加。因此，酸化氟磷酸盐（APF）溶液可增强从牙磷灰石中溶解的钙离子的

利用率。以下方程式说明，低pH下牙矿物质释放钙，从而增强CaF₂沉淀：

$$Ca_{10}(PO_4)_6(OH)_2 + 20F^- + 8H^+ \rightarrow$$
$$10CaF_2 + 6HPO_4^{2-} + 2H_2O$$

这解释了为什么在使用含12300ppm氟pH3.5的APF过程中，会迅速（1～4分钟）形成高浓度CaF₂样矿物质。龋损内也会形成CaF₂，龋损的孔隙增加了反应面积。

氟保护漆形成CaF₂的过程并不迅速，因为NaF以颗粒形式存在于氟保护漆基质中，大多数不可溶。因此，氟保护漆必须在牙齿表面保持数小时，以使NaF从被唾液包裹的氟保护漆基质中不断溶解出来，并与牙体组织反应。这就是为什么患者在涂布氟保护漆后不应立即漱口或进食。

唾液相对于CaF₂是不饱和的（见第9章），并且用氟后形成的CaF₂会逐渐溶解。在致龋物作用期间，pH降低、更多CaF₂溶解，这些增加的氟离子可减缓龋损进程。龋损的釉质表面孔隙越多，则含有CaF₂的孔隙就更深在。因此，釉质龋损中这些深在的微孔环境可能在很长时间（即数月）内充当CaF₂的贮存库[22]。这种缓释机制可能解释了牙科专业人员使用的浓缩局部氟化治疗对减少龋齿的作用。

我们可以得出结论，为了通过使用氟离子达成龋齿显著减少，应在日间规律使用氟化物，使口腔液中氟浓度保持略微升高水平。氟来源于饮水、牙膏和其他载体，但请记住，龋病不是由于缺乏氟导致的。单独用氟不足以最大限度地控制龋病（见第9章和第16章）。由于含氟牙膏的用氟方式，伴随去除/干扰生物膜，是获得最大限度控龋的最佳方法，主要的问题是刷牙方法必须正确。参考本章后文讨论的效率问题，可以根据所服务的人群来选择其他载体（和方式）。因此，并不存在可以推荐给所有个人以及所有社区的唯一用氟方法。

氟牙症与氟代谢

为了鉴别氟牙症的临床特征，有必要了解这种牙齿病理变化的组织学基础。氟牙症的最早组织学观察显示沿Retzius线的釉质孔隙增加[69]。由于牙齿形成过程中氟暴露过多，釉质在整个牙齿表面呈现出更高的孔隙率（图14.10）。

这种孔隙区域是釉质矿化不良的结果，可在显微放射线影像片见到，主要位于表层下釉质中（图14.11）。矿化不良与发育不全有很大不同。牙釉质的正常结构得以保留，但组织的矿化程度不足。牙齿发育过程中氟暴露越多，矿化不良的范围和程度随之增加。人类最严重的矿化不良病损遍及整个牙釉质，在牙冠颈1/3，几乎延伸到釉牙本质界处（图14.10c），而在牙冠上2/3中，矿化不良的范围超过牙釉质的一半。如此严重的矿化不良牙釉质极

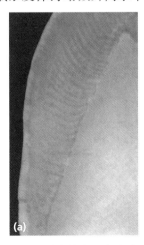
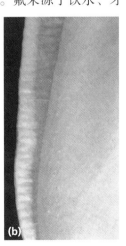
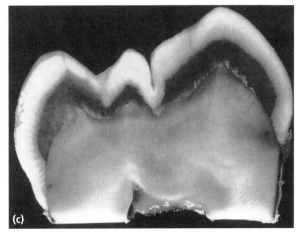

图14.10 用透射光检查牙齿磨片。注意早期氟牙症（a）在釉质最外层呈现多孔区域。随着严重程度增加，该孔隙区域向釉质深层延伸（b），在非常严重病例，孔隙会延伸遍布整个牙冠釉质（c），在牙颈部延伸到釉牙本质界。

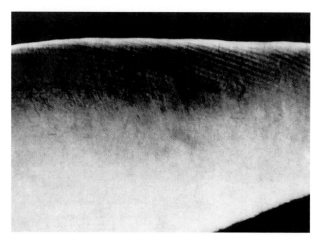

图14.11 显微放射片显示氟化釉质大面积矿化不良，其深层是矿化良好的表面区域。注意Retzius线的变化。这种表现根据TF指数，评分为4。

为脆弱；因此，牙齿萌出后由于咀嚼、磨损和磨耗会造成牙表面破坏（图14.12）。特别地，尚无证据表明氟能引起人牙真正的发育不良改变；氟牙症特征性的釉质凹坑、条带和大面积丧失为萌出后发生，并非真正的发育不全。

临床上，氟化牙釉质的孔隙表现为釉质不透明。因此，在牙齿萌出时，氟诱导的牙釉质改变，轻者从细小、白色、不透明的牙面横线（对应釉面横纹线），过渡到重者整个牙面白垩色表现（图14.13~图14.15）。这种白垩色釉质在萌出后，可能由于机械损伤而发生继发性改变，导致更严重的氟牙症表现。

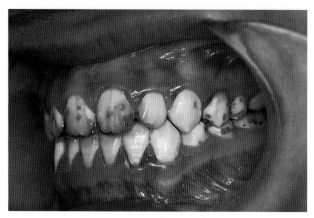

图14.12 TF评分4：釉质完全白垩色（见下尖牙）。这反映了表面下大面积矿化不良，部分表面釉质萌出后崩脱，导致TF评分5~7。还可见多孔釉质在萌出后发生的褐色改变。

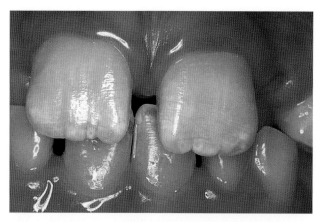

图14.13 TF评分1：氟牙症极早期临床特征为细小、白色、不透明线横穿牙齿表面，对应釉面横纹位置。

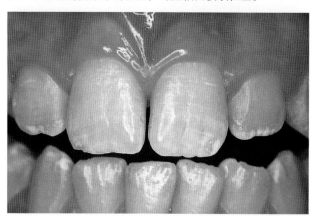

图14.14 氟牙症极早期表现除了细小白色不透明线以外，还包括沿牙尖、切缘或边缘嵴分布的小面积不透明白色区域。

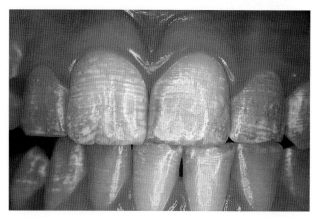

图14.15 TF评分2：不透明白线更加明显，且经常融合形成更宽条带。

Dean的氟牙症分级方法完全基于他对临床表现的解释。1978年，Thylstrup和Fejerskov根据不同程度氟牙症的组织病理学特征，提出了一种记录氟牙症的方法——TF指数[169]。需要强调的是，TF指数在Dean最初提出的分级原则的基础上进行了科学

表14.3 Thylstrup–Fejerskov指数

TF评分

0	擦拭和干燥牙面后，釉质仍然呈现正常的半透明乳白色光泽
1	细小白线横穿牙齿表面。这些线遍布牙面，对应釉面横纹的位置。在某些病例，也可见牙尖/切缘轻微"顶端白色改变"
2	不透明白线更明显，可见融合成散布在整个表面的小面积云雾状区域。常见切缘和牙尖的"顶端白色改变"
3	白线融合，牙面遍布不透明云雾状区域。云雾状区域之间，也存在白线
4	整个表面明显不透明或表现为白垩色。磨损或磨耗面似乎无明显形态改变
5	整个表面不透明，存在直径<2mm的圆坑（最外层釉质局部缺损）
6	可见不透明釉质中的小凹坑融合成垂直高度<2mm的缺损带。该等级还包括牙尖和唇面釉质崩脱的牙面，缺损的垂直距离<2mm
7	最外层釉质不规则丧失，受累面积小于牙表面积1/2。剩余完整釉质不透明
8	最外层釉质丧失面积大于牙表面积1/2。剩余完整釉质不透明
9	外层釉质大多丧失，牙面/牙齿解剖形态改变。可见不透明釉质颈缘薄边

引自Fejerskov等[73]，为Thylstrup和Fejerskov最初成果的改良版本[169]。

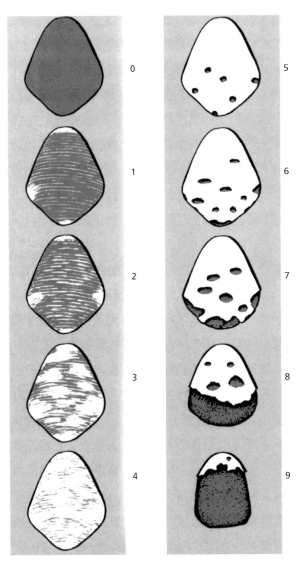

图14.16 从最轻度（TF 1）到最严重（TF 9）的氟牙症临床特征示意图。对应表14.3。

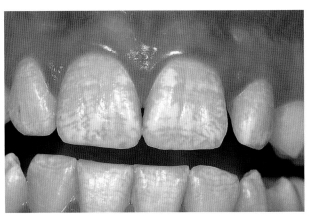

图14.17 TF评分3中，整个牙面分布云雾状白色不透明区域，区域之间可见明显的釉面横纹。

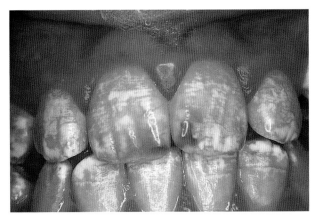

图14.18 TF评分3的另一个示例，增加了多孔釉质萌出后着色。

的发展；正如所见，由于其深入到氟牙症病理学研究，TF指数对氟牙症的早期特征以及更严重等级的描述更加精确。Thylstrup和Fejerskov将氟牙症的严重程度分为0~9分（表14.3和图14.16）。

TF指数是连续分级方法，应视为对釉质连续变化谱的人为分级。将表14.3中的描述与图14.12~图14.15、图14.17和图14.18进行比较，可以看到每个分值包含氟牙症变化谱的一小段。应当理解，如果一位儿童在牙齿发育的长期内，暴露于波动很大的氟环境，则其氟牙症在口腔内的分布，将不同于另一位10~12岁前暴露于更稳定氟环境的儿童[73,102,170]。TF指数是对氟牙症的生物学严重程度进行分级的最适方法，因为其可以准确反映过去的氟暴露水平。本章后文关于氟化物有效性的部分中，介绍了"影响美观的氟牙症"一词。这样的词主观性很强，使人想到Dean所说的"无公共卫生意义"的时代。审美判断在各个国家差异极大，在男孩和女孩中也常有所不同。因此，当纵览这些研究时，可能会产生令人怀疑的信息，从而导致后人的误解和争论，应予以避免。例如本书的第一作者曾经被美国某县的儿童口腔科邀请，以校准氟牙症调查团队，该团队声称氟牙症在县内非常罕见。第一作者随身携带一本很小的的《卫生保健人员手册》[73]，当调查团队看着这些图片时，其中一位说："我们认为这样的白牙齿是自然的，因为这里每个人都是这样，如果这就是氟牙症的话，那么我们的患病率很高！"

氟化物剂量与氟牙症

值得注意的是，Dean的最初研究数据显示，即使暴露于不到1ppm氟浓度中，氟的全身作用也可表现在牙釉质。因此，Dean提出水氟浓度在1ppm左右"不具公共卫生意义"的说法并不等同于说这些人群中不会发生氟牙症。

一般情况下，任何全身作用药物，都应根据个体体重开具处方，但这通常不适用于氟化物，因为其抗龋为局部作用，且不直接依赖于浓度。当然，有间接关系，牙膏中氟浓度越高，高氟浓度的持续时间会越长（见"氟化物的抑龋机制"部分）。但是，氟牙症是氟的全身作用结果，因此具有剂量–反应关系。氟化水方法，由于无法得到每个个体体重和个体摄入量，很难对氟摄入量与氟牙症之间的剂量–反应关系做出有效测量。只有当儿童恒牙列萌出时，才能对其氟牙症严重程度做出准确评价；因此，在牙齿形成过程中的氟暴露与效果测量（氟牙症）之间存在相当长的时间滞后。除此以外，从

食物中摄入氟的实际吸收量，尚无明确共识[166]。氟摄入后，其生物利用度也并不确定，因为机体对氟的吸收量由氟化物种类和胃内容物决定。因此，儿童饮食或牙膏中的氟剂量数据（以mgF⁻/d/kg体重表示）是摄入剂量，并未揭示摄入氟中实际被吸收部分（生物可利用量）。进一步，曾推荐使用0.05~0.07mgF⁻/d/kg体重[25]以获得防龋效果，并最大限度减少氟牙症，已被证明无效[116-177]。

然而，尽管存在诸多困难，世界各地的流行病学研究具有高度价值，其表明，水氟含量与氟牙症严重程度呈正相关[26,46,103,108,148,169]。为了估算平均饮水量，发现每天饮水量与气温有关，Galagan等研究了一个公式，给出了随气温变化的儿童体重与平均饮水量的关系[79-81]。有关如何使用这些公式以及如何计算每日从饮水、氟片等摄入的氟剂量的详细信息，请参阅Fejerskov等的文章[76]。分析美国在20世纪40年代、60年代和80年代进行的3项大型流行病学调查数据，计算平均氟牙症评分与每日氟剂量之间的关系，可看到明确的剂量–反应关系（图14.19），计算方面的详细信息见[74-75]。内容如下：

- 各项调查数据均显示，氟牙症社区指数Fci（Dean的平均分方法）对每日饮水摄氟剂量进行回归分析，清楚地表明即使水氟摄入量非常低，仍会发现一定水平的氟牙症。

- 剂量–反应关系明显线性，数据提示，人群中氟牙症随0.0mgF⁻/kg体重的增加而增加。因此，氟摄入量不存在无氟牙症发生的"临界"值。

- 数据来自美国3个相距很远的时代，饮食、商品和含氟牙科产品截然不同，没有发现延续到20世纪80年代中期的补充氟的情况导致剂量–反应曲线上升。

由这些数据可以推测，只要摄入氟过多，如片剂、盐、滴剂、牙膏等形式，则人群中氟牙症的患

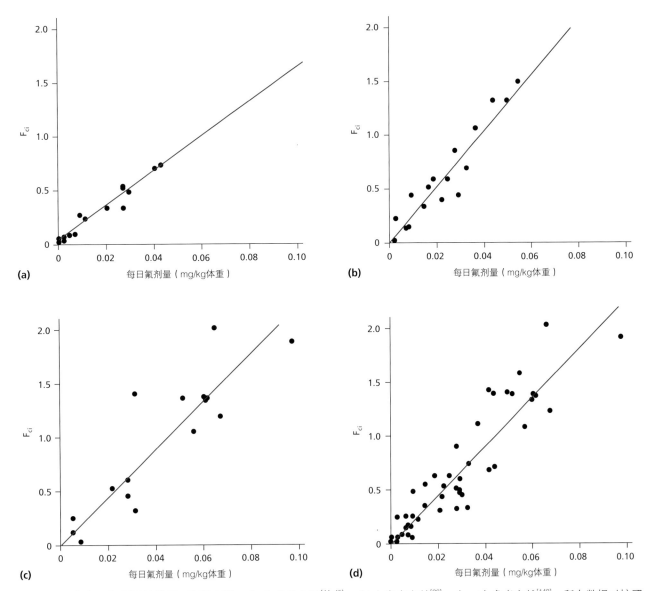

图14.19 F_{ci}与每日氟剂量的关系。资料来源：（a）参考文献[44-45]；（b）参考文献[26]；（c,d）参考文献[148]。所有数据对按照Fejerskov等[74-75]方法汇集。

病率和严重程度就会增加。这种增加不能归咎于单一来源，例如牙膏中的氟含量，而是说明氟牙症是牙齿发育过程中总氟摄入量的结果，与氟来源无关。由此可见，如果某一地区的水氟已经超过0.5ppm，不应该不由分说地进一步添加氟（如含氟盐）以供此地人群全身使用。此外，基于每日气温估计"适宜氟浓度"方法似乎也不宜用于热带地区，因为当地人饮水量较高，所以每日摄入氟高于估计量[106]。因此，即使热带国家的天然氟浓度低至0.5ppm，如果人们同时使用氟化盐，那么氟牙症的发生率和严重程度应该更高；哥伦比亚即为范例。

上述总和计算十分有用，例如解释某人群给予氟片的效果。对比美国[11]和瑞典[86]不同的氟片剂量使用方案的效果时，很明显，如果在制订氟片剂量使用方案时，已经得到剂量–反应曲线，则有可能预测使用氟片后的氟牙症水平。

与此同时，如果我们假设氟剂量恒定，则其效应具有累积性；因此，矿化时间越长的牙齿，氟牙症的程度就越严重。图14.20显示某极低氟区域数据[101]。第二磨牙的氟牙症患病率和严重程度最高，而6年前萌出的第一磨牙的患病率和严重程度则低得多。

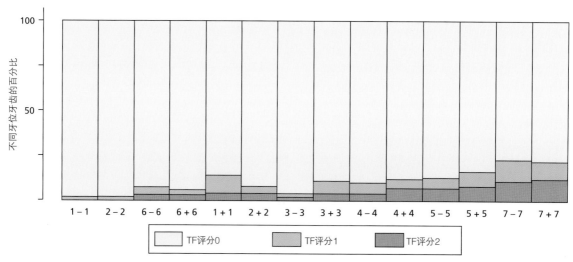

图14.20 根据TF分级标准显示不同牙位牙齿患氟牙症的百分比。横坐标从左向右按照不同牙位牙齿矿化时间排序。数据来源于某儿童人群，出生和长大于丹麦一个饮水氟量低于0.1ppm的地区[101]。+：上颌牙齿，－：下颌牙齿。

图14.19显示了每日氟剂量与氟牙症患病率之间的线性关系，剂量范围为0~0.1mg/kg体重。因此，即使氟摄入水平极低（0.02mg/kg体重）仍然存在氟牙症弱风险。还可看到，每日摄入氟0.1mg/kg体重，几乎肯定会导致形成美观明显受损氟牙症的显著风险。需要注意，在牙列发育期（出生前到接近20岁），仅仅存在发展为氟牙症的风险。从美观角度看，恒上中切牙在15~30个月时风险尤高[67]。可以用Richards等[145]的数据解释，即人类氟牙症主要由于釉质成熟期受到干扰所致。幼儿体重差异很大，2岁儿童体重估计约为12kg。由此计算，摄入1.2mg氟/天，会导致2岁儿童出现美观明显受损氟牙症的风险极高。随着幼儿年龄增长和体重的增加，患氟牙症风险向靠后的牙齿转移，并且由于体重增加，可导致严重氟牙症的氟剂量也增加。例如，体重约20kg的5~6岁儿童导致严重氟牙症的剂量约为2.0mg氟/天。与此同时，由于血浆中氟的稳态水平随着年龄的增长而增加；因此，如果一位儿童从出生开始就接触氟，则该儿童比同等体重随后接触氟的儿童有更大的氟牙症风险。

计算氟摄入量虽然有用，但存在许多误差，必须谨慎对待。图14.21表示如达到儿童每日氟摄入量0.1mg/kg体重，则12kg和20kg体重儿童每日使用

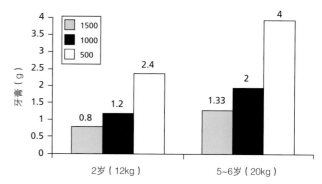

图14.21 如达到儿童每日氟摄入量0.1mg/kg体重，则12kg和20kg体重儿童每日使用不同含氟牙膏（1500ppm、1000ppm和500ppm）的量（g）。

含氟牙膏量（g）不同。覆盖儿童牙刷刷头的牙膏量为0.5~1g，而标准牙刷为1~1.5g。因此，可以看出，每天刷牙2次的儿童接触的氟，具备导致氟牙症风险，使用高氟含量牙膏者尤甚。年幼儿童比年长儿童吞咽牙膏量更高[104]，2岁者平均吞咽1/2牙膏，而6岁者吞咽1/4牙膏（表14.4和表14.5）。因此，对于2岁和5~6岁的儿童，我们必须将相应数据分别乘以2和4。

进一步，从吞入的牙膏中吸收的氟量，取决于摄入时的胃内容物和牙膏类型。通常在饭后刷牙，会显著降低氟的生物利用度。事实上，午餐后摄入的1100ppm氟牙膏的氟生物利用度，与空腹时摄取的550ppm氟牙膏的生物利用度非常相似

表14.4 不同年龄者每次刷牙使用牙膏量（g）或者每次刷牙氟（mg）[a]剂量

研究	年龄范围（岁）						
	2~3	4	5	6~7	8~10	11~13	16~35
Ericsson和Forsman[65]h			0.45	0.45			
Hargreaves等[88]c			0.38				1.10
Barnhart等[11]b	0.86			0.94			1.39
Glass等[83]b				1.04[d]			
Dowell[55]c	0.55						
Bruun和Thylstrup[21]c	0.55[d]			0.75[d]	1.10[d]		1.55[d]
Simard等[156]c	0.46	0.78	0.65				
Naccache等[125]b	0.50		0.47				
Naccache等[155]b	0.55	0.45	0.52	0.50			
平均值	0.58	0.56	0.50	0.66	1.07	1.10	1.5
（研究数目）	(6)	(3)	(4)	(4)	(3)	(1)	(2)

资料来源：参考文献[147]。
[a]如果假设牙膏中含有0.1%氟（1000ppm），则摄入某克牙膏导致摄入某毫克氟。
[b]该研究监督刷牙过程。
[c]该研究在家庭刷牙。
[d]未控制牙膏漏出。

表14.5 不同年龄者牙膏氟摄入百分比

研究	年龄范围（岁）						
	2~3	4	5	6~7	8~10	11~13	16~35
Ericsson和Forsman[65]a			30	26			
Hargreaves等[88]b			28				
Barnhart等[11]a	35			14		6	3
Glass等[83]a				12[c]			
Simard等[156]a	59	48	34				
Naccache等[125]a	41		30				
Naccache等[126]a	57	49	42	34			
平均值	48	42	34	25	12	6	3
（研究数目）	(6)	(3)	(4)	(3)	(1)	(1)	(1)

资料来源：参考文献[132]。
[a]该研究监督刷牙过程。
[b]该研究在家庭刷牙。
[c]未控制牙膏漏出。

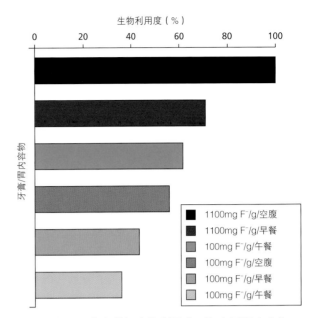

图14.22 摄入牙膏中的氟生物利用度，取决于胃内容物。引自参考文献[42]。

图例：
- 1100mg F⁻/g/空腹
- 1100mg F⁻/g/早餐
- 100mg F⁻/g/午餐
- 100mg F⁻/g/空腹
- 100mg F⁻/g/早餐
- 100mg F⁻/g/午餐

表14.6 巴西儿童样本，分别使用配方为MFP/CaCO₃或NaF/Si的牙膏刷牙，基于牙膏中总氟浓度或可溶性氟浓度（均数±标准差），估算该样本儿童每日牙膏摄氟剂量（mgF⁻/kg（体重）/d）

牙膏配方	基于牙膏氟浓度估算氟剂量	
	总氟量	可溶性氟量
MFP/CaCO₃[a]（n=80，儿童）	0.074 ± 0.007	0.039 ± 0.005
NaF/Si（n=79，儿童）	0.039 ± 0.003	0.039 ± 0.005
总和（n=159，儿童）	0.057 ± 0.004	0.039 ± 0.003

引自参考文献[133]。
[a]MFP/CaCO₃牙膏总氟浓度（1500ppm）更高，可溶性氟浓度（1000~1100ppm）与NaF/Si牙膏（1000~1100ppm）相近。

（图14.22）。关于牙膏成分，许多平价牙膏的配方是钙基研磨剂和MFP形式的氟化盐。此配方中，20%~30%的氟离子与钙结合，不溶且不可吸收。由于计算氟牙症风险时，需要计入刷牙时误食的牙膏中的氟量。因此，用该配方中的总氟含量来计算氟牙症风险，与所有氟都可溶的牙膏配方（例如，硅基的NaF牙膏）相比，前者剂量将是后者的2倍。但是，如果仅考虑两种配方中的可溶性（可生物利用）氟部分，则可生物利用的剂量相似[133]（表14.6）。问题是，吞入牙膏导致氟牙症风险的考量中，并未考虑该点；并且由于大多数报道高估了牙膏本身对幼儿的作用，或者高估了含氟牙膏对幼儿每日总氟摄入量的贡献，因此对儿童使用牙膏建议造成影响[66]。

表14.4和表14.7显示，2~7岁的儿童牙膏使用量应当一致。这对氟牙症风险具有重要影响。幼儿与年长儿童相比，会吞咽更多牙膏，刷牙时通常没有大人监督，而且由于他们的体重更轻，患氟牙症风险也更大。因此，必须格外谨慎给幼儿使用含氟牙膏，确保使用小剂量（豌豆大小或者巴西人所谓的米粒大小），并鼓励其尽可能地吐出废牙膏沫[14-15]。

表14.7　估算不同年龄儿童体重中位数[54]，使用1000ppm含氟牙膏刷牙2次/天的氟摄入量[86]

年龄	儿童体重中位数（kg）	牙膏用量/天（g）	牙膏摄入比（%）	换算成1000ppm牙膏摄入氟量（mg F⁻/kg（体重）/天）
2	11.9	1.16	48	0.047
3	14.3	1.16	48	0.039
4	16.3	1.12	42	0.029
5	18.3	1.00	34	0.019
6	20.6	1.32	25	0.013

资料来源：参考文献[76]。

尽管从牙膏中吞咽的氟量不像通常预期的那样高，但是牙膏中的氟会增加总氟接触量，因此增加了水氟化地区人群，或者以其他形式系统性用氟（例如，含氟片剂或氟化盐）人群氟牙症增多的风险。一些研究报道在氟化水地区，牙膏氟摄入量和轻度氟牙症有关系[120,134,137-139,149,180]。一些国家（例如，美国和巴西）普遍氟化供水，同时普及含氟牙膏，最常见的氟牙症等级为"轻度"，不具备"公共卫生意义"[31,53,123,140-141]。氟牙症等级是否达到"公共卫生意义"依不同文化而不同。如果生活在一个普遍患有轻度氟牙症的地区，轻度氟牙症通常被认为是"正常的"。

氟存在于自然界何处

氟是自然环境广泛存在的微量元素。氟通过从土壤和矿物质浸入地下水而进入水圈。富火山岩地区的火山喷发和沙尘暴增加了大气中的氟。

由于氟原子半径小，其具有最强负电性和最强反应性，极少见元素态氟。最常见以游离氟离子和离子键或者共价键化合物形式混合存在。大多数氟离子可溶于水，除了某些氟化物（例如，CaF₂）微溶于水，大多数氟化物均可溶于水，更多详细信息参见Smith和Ekstrand[158]以及Glemser[84]撰写的教科书章节。

目前为止，水是氟最常见的天然来源；但是，饮水氟量低于0.5~0.7mg/L的地区，如果从水源氟含量较高的地区进口市售饮料和其他食品，则可大幅度增加氟摄入量。一些果味碳酸饮料和矿泉水中也可能含有大量氟（0.7~0.9mg/L）[38,152]。鱼类和茶叶都是很好的氟来源，其氟生物利用度不尽相同。一杯茶[56]或冰茶[89]的氟浓度可能为0.5~4mg/L。综上所述，评估某人群的氟化物总暴露量，不仅需要深入了解食品和饮料的氟浓度，了解现代社会的开放市场，而且需要仔细评估含氟牙科产品在使用过程中的氟摄入情况。

氟在体内的吸收、分布和清除

氟摄入对婴幼儿尤为重要，因为氟牙症仅发生在牙齿发育期。人类和其他哺乳动物的乳汁中氟含量极低，即使母亲或哺乳动物摄入大量氟，氟也很难从血浆转运到乳汁中[159]。需要注意，市售配方奶可能含有氟，但是差异极大，此外，如果使用氟化水配制，儿童可能从该渠道摄入一定量氟[78,105]。

人体氟代谢的详细内容超出本书范围，但是牙医都应该对氟的药代动力学有深入理解，参见权威文献（Ekstrand[60]和Whitford[179]的综述）。氟摄入后，可溶性氟主要在胃中迅速吸收进入血浆。胃内容物是决定吸收速率的重要因素。奶、富含钙质的早餐甚至午餐，都可能使吸收度从约90%降至约60%。因此，摄入的氟中有多少可供生物利用，主要受摄入氟的时机与进餐间隔的影响[42,64]。与之同理，儿童吞咽的牙膏中可吸收氟量，取决于牙膏配方，因为如果使用含钙摩擦剂，则只有部分氟是生物可利用的[150]。

未被胃肠道吸收的氟由粪便排出，其通常占每日饮食摄入氟量的10%以下[63]。氟主要以离子形式通过血浆分布到全身。血浆氟浓度在一日内随氟摄入量的变化而变化。随着年龄的增长，血浆氟浓度逐渐增加，这与氟在骨中的沉积量有直接关系，随着时间的推移，氟逐渐从骨中释放以参与骨改建[135]。机体任何独立部分均不存在维持氟浓度的稳态机制，血氟浓度很大程度上依赖于每日摄入量。这对口腔环境有重要影响，本章将进一步阐述。

氟从血液分布到体内所有组织和器官。自然，通过不同组织的血流速度决定了其分布速度。特别的，肾脏的氟浓度一般高于血液氟浓度（高组织/血浆比）。相比之下，中枢神经系统与脂肪组织一样，仅含有血浆浓度的20%左右[160]。

如前所述，氟具有高反应活性，与矿化组织反应迅速。一段时间后，氟逐渐以氟羟基磷灰石形式结合入晶体结构中。仅在骨骼生长期，活跃的矿化过程中，摄入的氟剂量将最大比例被沉积。因此，氟在婴儿的保留率可能高达90%，而在成人，仅有约50%氟可保留于骨骼内。

氟在骨中并非不可逆地与晶体结合。人类骨骼不断改建，因此氟可从骨骼中缓慢地游离而出。在横断面研究样本中，血浆和尿液中的氟浓度不仅取决于近期氟摄入量，还取决于幼年期氟暴露量和骨中氟沉积量。此外，随着年龄的增长，骨氟游离率以及肾脏排泄氟的效率将发生变化，从而极大地影响横断面研究数据[62]。由此可见，骨可能是氟储存库，在未摄入氟的时期，维持体液中的氟浓度。

被吸收但未结合入骨的氟，主要由尿液排出。如果尿液pH低，氟会在肾小管中重新吸收回血液[179]。该机制对氟的慢性作用可能有意义，因为高血氟浓度的持续时间延长。

牙齿中的氟浓度

所有矿化组织中的氟浓度互不相同，取决于实际氟摄入量和摄入时长。釉质体部的氟浓度较为恒定，但在表层100μm内急剧增加。最近有人认为，这是在恒牙萌出前可持续长达数年的釉质成熟期，成釉细胞导致釉质表层pH波动变化的结果[96]。牙本质氟浓度通常略高于牙釉质体部，并且通常随深度增加而增长（图14.23）。由于牙本质缓慢形成持续终生，氟逐渐积聚于牙髓牙本质界。

由图14.23可见，从釉质表面到釉牙本质界的氟浓度曲线为特征性的"曲棍球棒"形状。牙釉质不同层中氟的相对浓度反映了牙齿发育过程中氟暴露情况。因此，发育过程中接触的氟剂量越高，牙釉质中的氟浓度越高。不同氟暴露水平的影响见图14.24。显然，极重度氟牙症患牙（TF评分7、8、9）的釉质氟水平显著高于轻中度氟牙症患牙，而且这种差异持续到釉质更深层。牙釉质最表层的氟浓度不仅提示牙齿发育期氟暴露情况，还受到萌出后变化的影响（图14.25）。

人牙釉质完全形成并矿化后，其氟含量只能由于化学性创伤（龋齿和牙酸蚀症）或机械性磨损而永久改变。即使经过多次牙面涂氟，釉质表层氟含量实际上很难显著改变，除非伴随大幅度pH波动的化学反应持续较长时间。然而，当脱矿和再矿化进行时，表层氟浓度会增加[40,146,178]。这意味着，在菌斑积聚的牙颈部区域，氟浓度会随着时间逐渐增加。这也解释了覆盖表层下龋损的釉质表层区域，其氟含量显著高于周围正常釉质（图14.26）。

低氟区（供水氟含量<0.2ppm）和1ppm氟地区形成的牙釉质，其氟含量差异很小，这不能解释低

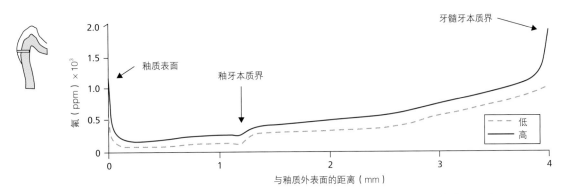

图14.23 低氟摄入和较高氟摄入者，由牙釉质表面到牙髓牙本质界的牙釉质和牙本质中氟浓度变化示意图。

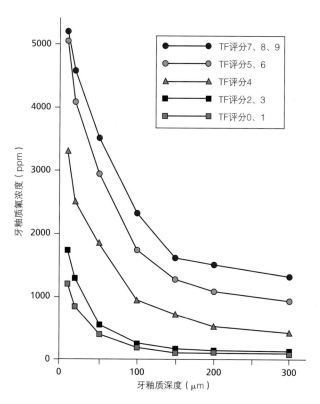

图14.24 已萌出的不同等级氟牙症患牙，牙釉质表层 300μm内的氟浓度。TF评分见图14.16[146]。

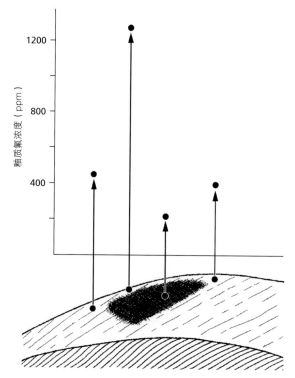

图14.26 健康釉质和龋损釉质的氟浓度。病损体部氟浓度最低，其次为健康釉质。覆盖病损的表层釉质从周围液体中摄取大量氟。修改自参考文献[178]。

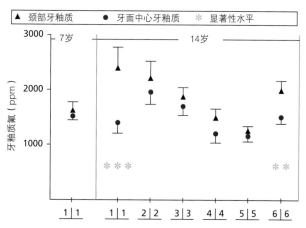

图14.25 7岁左右儿童口内测定上中切牙（萌出后不久）釉质表层氟浓度。此时，颈部牙釉质和牙面中心牙釉质的氟浓度一致。然而，在口腔环境中7年后，明显看出，颈部牙釉质（菌斑堆积处）氟浓度升高，而在承受磨耗/刷牙磨损的牙面中心部位，氟浓度保持不变或稍下降[144]。

氟区和高氟区人群的患龋差异。同时，即使在氟浓度"最大"的釉质表层，仅有5%~10%羟基被氟离子取代，如希望形成更加耐酸的矿化物，需要有

60%羟基被取代。而且，无论乳牙还是恒牙，牙表面氟浓度与个体患龋情况无相关性（图14.27）。

氟牙症的发病机制

20世纪70年代以前，人们普遍认为氟通过干扰釉基质形成及矿化过程而导致氟牙症，并且认为分泌型成釉细胞对血氟浓度轻度上升高度敏感。然而，对人牙釉质的显微研究[69-70]表明，氟牙症是釉质在成熟过程中的矿化不足。因此提出，氟主要通过延缓萌出前釉质成熟过程影响牙釉质[71]。此外，研究表明，氟牙症的釉质凹坑是在牙萌出后，釉质受到机械损伤所致[10,73]。为了验证氟牙症可能是氟延迟正常釉质成熟所致的假说，Richards等[5,145]利用家猪进行了一系列实验，清楚地表明，只有在釉质成熟期系统性给予人类剂量的氟，才会导致萌出时釉质的表层下矿化不良。在数年内摄入轻微高浓度氟，如何影响萌出前的牙釉质成熟，仍然未知。

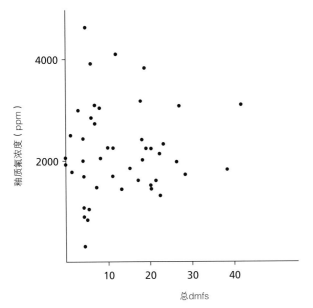

图14.27 乳尖牙釉质表面氟浓度与乳牙列龋患情况。两者未见明显关系[143]。经Karger Publishers许可转载。

应该了解的是，釉质整个宽度形成时还远未完全矿化。软的富蛋白釉质向高度矿化的坚硬成熟釉质转变，依赖于已经形成的晶种的尺寸增长。一旦基质形成，磷灰石晶体即刻形成晶种，这些晶体的纵向生长导致矿物质增加。事实上，在大鼠，釉质完全形成后只含有18%～20%的矿物质（见参考文献[157]综述）。此后，釉基质蛋白必须被分解并从釉质清除，与此同时，钙和磷酸盐则必须同时被转运进入釉质，并沉积到生长中的晶体表面。羟基磷灰石晶体的生长以宽度和厚度为主，直至釉质含有约96%矿物质（重量计）。釉质晶体生长十分缓慢，人牙萌出前的釉质成熟期可持续数年。尽管有很多正常釉质成熟过程的动物实验，但是，釉质的完全矿化过程远未明确[96]。因此，轻度高血氟量可能干扰该过程的具体机制不清。

Aoba和Fejerskov[6]的综述中，深入探讨了氟离子在牙齿发育过程中如何影响釉质矿化的各种可能性。釉质矿化过程对游离氟离子高度敏感，后者促进酸性前驱体水解生成磷灰石，如磷酸八钙。从而产生氟化磷灰石晶体沉积。

氟化物控龋的有效性：来自系统回顾的证据

过去10年间，来自氟用于龋病防控的全面系统性综述的证据，逐渐在科学研究与临床工作之间占据了关键位置。这是已有知识的科学总结，为决策提供信息，是推荐合理使用氟抑龋干预措施的依据，也为该领域的进一步研究提供更明确的科学依据。Cochrane综述是采用严谨研究方法的系统综述，与所有综述一样，也经过详细评审过程，全文发表于Cochrane图书馆（http：//www.thecochranelibrary.com）。Cochrane综述回答了关于氟控龋作用的重要问题。因此极具影响力，成为口腔预防措施和政策的依据。

英国国家健康服务（NHS）中心审查和传播组（CRD）对水氟化效果的综述是该领域的第一篇系统综述。这篇系统综述由York大学主持，俗称York综述。过程公开，且达到最高标准[118]。该综述显示，过去半个世纪开展的研究与以往研究相比，方法学质量明显降低。同时指出，龋病降低这项收益的证据，应与另一项证据同时考虑，即氟牙症患病率增加的证据，对于氟化水的正负作用，需要继续开展高质量研究，以提供更加明确的现时证据。此文发表于2000年，氟化处理的争论双方对其解读截然不同，说明对大量实验证据（所有关于氟防控龋病的主要措施的效果）进行系统综述的重要性。

最近10年发表的关于含氟牙膏、漱口水、凝胶、保护漆的有效性和安全性的一系列Cochrane系统综述，被认为是该领域迄今为止最全面和最详细的[109-115,176,180]。这些综述方法一致，汇集当前用于龋病防控的主要方法（局部用氟干预措施）效果的证据，并系统地考察影响其有效性的主要因素。这些综述清楚地证实含氟牙膏、漱口水、凝胶和保护漆的相对有效性，并表明含氟牙膏与另一种局部用氟方法联合应用时，可望进一步减少龋病。

此外，自从关于水氟化效果的York综述发表以来，未有其他高质量系统综述能够改变其研究结果，在随后的该领域的纵览和指南（例如，澳大利亚国家健康和医学研究委员会的综述，NHMRC，2007年）中，这篇综述成为水氟化对龋病影响的证据基础。

上述CRD和Cochrane综述中，关于水氟化以及局部用氟治疗（含氟牙膏、漱口水、凝胶和保护漆）的有效性和安全性的证据是本节重点。此外，本节也列出了随后的数篇Cochrane系统综述中，关于其他氟防龋方法（缓释氟装置、牛奶氟化、含氟补充剂/片剂）的有效性的证据[18,172,182]，同时还列出了氟化盐防龋效果系统综述的最新证据[128,181]。

本节首先强调系统综述为健康保健决策提供信息的重要性，特别是Cochrane综述，并简要回顾了此类综述中氟化物有效性评估的发展历史；本节结尾处提出了对科学研究和临床工作的相关启示。

系统综述，作为最佳研究证据的客观总结，为健康保健决策提供信息，以及Cochrane综述的重要性

提供适宜防治策略的决策，应获得这些干预性措施的定量评价效果的知识，并从中得到信息。这种对研究证据的正式的归纳总结，通过对现有证据进行排序和整理，同时，通过提高评价效果的准确性，从而有助于形成知识体系。系统综述寻找、评价并综合相关和有效研究的证据，以便为研究问题提供翔实的答案。其他类型综述没有规定一种明确的方法，往往只基于所选择的文献，从而可能产生大量偏倚和随机误差，相反，系统综述旨在通过对现有证据进行客观全面的科学总结，从而规避这些缺陷。

此外，在系统综述中纳入各个实验研究结果的量化的综合分析，即Meta分析，可以洞悉健康保健干预措施的有效性，极具价值。需要通过流行病学调查和对纳入研究进行评价而实现，后者尤指随机对照临床试验（RCTs），其被认为是最可靠的研究设计类型，设置对照组和试验组，以此为基础对干预措施效果进行因果推断[100]。有效性可以定义为在通常情况下，使用某干预措施达到预期目的的程度——评价有效性的临床试验有时称为实用性试验。与之对比，功效是某干预措施在理想条件下产生有益结果的程度——评价功效的临床试验有时称为解释性试验，仅纳入完全配合的受试者。由此可见，采用对多个设计完善的RCTs研究进行Meta分析的系统综述，通常是最有力的研究证据类型，可指导关于有效性的决策和研究（表14.8）。这是由于在大多数情况下，干预措施的效果不会很大。这些效果较为温和，也许具有意义，因此，需要汇集大量的随机证据，才能可靠地验证或者否决其作用[37]。

Cochrane Collaboration（http：//www.cochrane.org/）是20世纪初成立的国际性非营利组织，向保健工作领域人员提出了挑战，要求他们将政策和临床操作置于强有力的、经过严格的评估和客观的综合分析的证据基础上。该工作组以Cochrane系统综述的形式，提供当前全球范围内有关健康保健干预措施效果的可靠信息，这些工作主要由政府资助[30,36]。Cochrane综述，主要聚焦于但不限于综合分析随机研究证据，已证明平均方法学质量高于其他系统综述[85,93-94,97]。当然，每一篇Cochrane综述的确定度取决于纳入研究证据的质量，后者不仅取决于偏倚风险和证据直接性，还取决于调查结果的一致性和准确性[153]。

表14.8 有效性研究证据的等级（针对治疗性干预措施）

等级	研究证据类型
I	对多个（至少1个）RCT研究的系统综述
II	准实验研究，非随机的对照试验
III	观察性分析研究（队列研究、病例对照研究）
IV	描述性研究，无对照组的其他观察性研究（横断面研究、生态学研究、病例系列）
V	专家意见，共识

氟有效性的系统综述，重点关注Cochrane综述

20世纪中期以来，各种氟干预措施（牙膏，漱口水、凝胶和保护漆形式），已有大量RCT研究的临床效果检验，这是早期有效性研究中偏倚最少的证据类型。但是，用于评价饮水氟和加氟盐有效性的结论性研究设计极少。

尽管上述用氟方法的研究问题和研究设计千差万别，但是在近期，开始出现了严格的系统综述，更客观地总结以上用氟方法的证据。自从这些系统综述的结果出现以来，最新的氟控龋适宜方法的决策和建议由之确立。当然，其实早在20世纪80年代中期，采用Meta分析依据氟防龋证据的对照试验结果的系统综述就开始在牙科领域出现[35,162]，这与系统综述在医学领域的兴起相一致。

尽管如此，20世纪初的总体情况是，氟防龋的有效性的总结，大量见于摘选刊物文献的传统叙述性综述，有效性的测量数据则报道众多且莫衷一是，导致这些差异的原因未能达成普遍共识。直到20世纪90年代末，各种主要关注特异性递送系统内特异性氟活性剂效果的综述，都采用了量化的Meta分析方法来整合研究结果[113,90,95,161,164,175]。

进一步，2000年以来发表的各种形式氟有效性研究的系统综述，汇集了由数百份RCT报告合成的证据，还包括了非随机研究证据（来自其他类型的研究）[4,12,18,27,32,87,109-115,118,142,163,165,172-174,176,180-182]。特别是2002—2004年期间，出现了大量基于发表的临床试验的系统综述，这些综述与首篇Cochrane综述[109-115]和瑞典健康保健技术评测委员会的综述[142,173-174]的发表有关，Cochrane和瑞典委员会综述都评测了含氟牙膏、漱口液、凝胶和保护漆的有效性。

Cochrane关于儿童和青少年氟防龋的系列综述结果[109-115,176,180]，以及英国NHS CRD关于水氟化的系统综述[118]，是不同环境/不同国家的适宜氟应用操作指南建议的主要依据。这些综述构成了各国众多指导

性文件使用的全球性证据库的基础[3,20,66,128,154]。

接下来介绍水氟化的York综述的主要特点和结果，随后，介绍Cochrane氟相关综述的主要特点和结果，主要从各种氟化模式的相对和联合防龋效果及安全性等方面进行分析，试图对有益和不良（不利）效果进行评测。

在介绍每项系统综述的证据之前，有必要进行解释，以有助于解读龋相关试验的系统综述结果。

龋相关试验的系统综述中的治疗效果评价指标

在氟防龋试验有效性评价方面，主要的结果评价指标通常是治疗组和对照组的龋病增量，典型的指标是龋失补牙面数（DMFS）的增量。该指标有数种变化（如DMFS、DFS、DS、DMFT、DFT），定义/诊断龋损也有不同等级，检查龋损的方法也不同（见第4章）。

需要了解，大多数系统综述的Meta分析中，汇总各个氟防龋有效性试验结果时，选择的治疗效果评价指标是预防分数（PF，prevented fraction）。PF是治疗组（m_t）与对照组（m_c）平均龋增量之差除以对照组平均龋增量：

$$PF = \frac{m_c - m_t}{m_c}$$

它可以表示为对照组平均增量的百分比，即所谓的龋增量的降低百分比，这是防龋干预措施试验中常见的效果评价指标。对于龋增量等结果（离散数据被认为近似连续量表，作为连续数据处理），一般认为PF比均差或标准均差更适合用于Meta分析。这是因为PF可以允许纳入的试验中使用不同龋增量评价指标，并且对试验间的异质性进行有意义的调查，解读也很简单。

水氟化效果证据的系统综述

York大学的系统综述中考察了水氟化的效果。全文见于CRD氟综述网站（http://www.york.ac.uk/inst/crd/fluorid.htm）。该系统综述中出现了几个研

究证据被误报的例子，最近在Cochrane图书馆上注册了更新和发表的Cochrane综述（OHG，个人通讯）。

York水氟化综述涉及5个主要问题：

（1）饮水氟化对龋病发病率有何影响，终止饮水氟化对龋病水平有何影响？

（2）如果水氟化被证明是有益的，那么使用替代的氟化干预措施和策略所产生的效果是什么？

（3）水氟化是否会减少所有社会群体和所有地理位置的龋病，使社会趋于公平？

（4）水氟化是否有负面影响？

（5）天然氟化水和人工氟化水的效果是否存在差异？

全面检索确定了水氟化的有效性和安全性的现有证据，包括所有语言的文章。综述纳入的研究，按照研究设计和对混淆和测量偏倚的调整，评定证据等级/排序，从而进行分类。证据评级低于中等质量/中等偏倚风险，则在疗效评价中未予分析。在安全性评价中，各级证据都纳入分析。

York综述的主要结果是：

（1）水氟化使龋病发病率平均降低15%（区间从-5.0%到+64%）（以无龋儿童比例的均差为指标），水氟化使龋病发病率平均降低2.25（区间从0.5到4.4）（以dmft/DMFT均差为指标），并且，龋病患病率在水氟化停止后增加。

（2）水氟化的防龋作用优于含氟牙膏。

（3）水氟化可能通过降低不同社会群体的5岁和12岁儿童的龋病严重程度的差异（以dmft/DMFT为指标）来减少社会群体之间的不平等。

（4）水氟化导致氟牙症增多（比以往认为的更多）——水氟浓度为1ppm时氟牙症患病率的综合评估为48%（95%CI：40%~57%），有美观影响的氟牙症为12.5%（95%CI：7.0%~21.5%），可能造成或未造成其他危害，如癌症、骨缺损等（未见明确关联）。

（5）天然氟化水和人工氟化水的效果可能存在或不存在差异。

表14.9列出了综述的主要结果（龋病和氟牙症的结果）。

然而，这些发现基于中等到低质量的证据。纳入214项研究，没有一项是A级证据（高质量，不太可能有偏倚）。所采用的研究设计包括102项横断面研究、47项生态学研究、45项前后对照研究、7项病例对照研究和13项队列研究。

表14.9　水氟化York综述[118]。主要结果摘要（龋病和氟牙症）

研究ID，发表年份	目的	纳入的研究数目和类型（根据主要结果）	主要发现
UK NHS CRD 综述，2000	评估人群水平饮水氟化策略预防龋病的有利和不利影响	疗效评价（积极效果–防龋）中等质量证据： 23项前后研究 2项前瞻性队列研究 1项回顾性队列研究 安全性评价（不良影响–氟牙症）低质量证据： 4项前后研究 1例病例对照 83项横断面研究	疗效评价（积极效果–防龋） 无龋率均差（区间）14.6%（-5.0%~+64%） dmft/DMFT中位数均差（区间）2.25（0.5~4.4） 安全性评价（不良反应–氟牙症） 1.0ppm氟下，合并估计患病率为 氟牙症=48%（95%CI：40%~57%） 影响美观的氟牙症（TF指数≥3，或Dean指数轻度或以上，或TSIF指数≥2）=12.5%（95%CI：7.0%~21.5%） 0.1ppm氟下，氟牙症在人群比例（合计）=15%（95%CI：10%~22%） 4ppm氟下，氟牙症在人群比例（合计）=72%（95%CI：62%~80%）

局部用氟（牙膏、漱口水、凝胶、保护漆）效果的证据进行系统综述

2002—2010年，发表了一系列Cochrane综述，涉及单独或结合使用以下产品：自用含氟牙膏和漱口水，以及专业使用的氟凝胶和保护漆[109-115,176,180]，见于Cochrane图书馆（http：//www.thecochranelibrary.com）。随着新证据出现以及作为对反馈意见的应答，Cochrane综述会进行更新，最新综述版本应向Cochrane图书馆查询。

Cochrane综述阐述5个主要问题：

（1）含氟牙膏、漱口水、凝胶、保护漆对预防儿童和青少年龋的效果如何？

（2）每种氟化方法，以及这些方法总体而言，其疗效是否受其他氟来源的暴露背景、龋病初始水平、氟浓度和使用频率、使用形式（模式）的影响？并且是否在指导下使用？

（3）不同的氟化模式单独使用（一个与另一个比较）或联合使用（主要是含氟牙膏+另一种氟化模式与含氟牙膏单独使用比较）的疗效是否存在差异？

（4）不同氟浓度的含氟牙膏，效果是否存在差异？

（5）局部用氟的幼儿，氟牙症的发病风险是什么？

主要对发表和未发表的RCT证据进行了彻底搜索（没有语言限制）。所纳入的研究均采用类似龋病疗效评价方法、措施进行整理和评论。局部用氟的Cochrane综述对所有相关证据进行Meta分析，包括一种氟治疗与非氟对照、氟治疗相互之间、一种氟治疗与氟联合应用之间的对比。通过Meta回归分析，以及在网络Meta分析中进行直接和间接比较，综述研究了各方法的相对有效性以及氟防龋效果对预后特征的依赖性。综述在纳入非随机化证据的情况下，还探讨了不同浓度含氟牙膏的相对有效性，以及幼儿局部用氟与发生氟牙症风险之间的关系。

Cochrane综述对局部用氟的主要研究结果如下。

（1）前5项Cochrane综述[109-113]中明确的证据表明，局部应用氟化物（含氟牙膏、漱口水、凝胶和保护漆）降低龋病发生率。涵盖130多项试验、超过65000例儿童和青少年的研究表明，恒牙列（所有形式的局部用氟治疗）和乳牙列（含氟凝胶和保护漆）的龋增量均有明显降低。

4篇独立Cochrane综述中，平均D（M）FS预防分数从含氟牙膏的24%（95%CI：21%~28%），到含氟漱口水的26%（95%CI：23%~30%）和含氟凝胶的28%（95%CI：19%~37%），再到氟保护漆的46%（95%CI：30%~63%）。对于乳牙列，仅有3项试验，得出氟保护漆的平均d（e/m）fs预防分数为33%（95%CI：19%~48%）。汇总综述中计算了D（M）FS和d（m/e）fs预防分数的合并估计值，该综述将4个独立综述中的所有数据合并在一起[113]，用于估计D（M）FS以及乳牙的氟保护漆和含氟凝胶效果的d（m/e）fs预防分数。

但在安慰剂对照试验中，治疗效果的结论更为明确，因为在无治疗对照试验中，龋损减少量被高估，这些试验并非双盲，方法学质量可能较低。表

表14.10 局部用氟治疗（TFTs）的Cochrane综述。D(M)FS/d（e）fs合并效果评价，以预防分数（PFs）表征

氟类型[a]	PF	95% CI (%)	TFT类型[b]	PF	95% CI (%)
恒牙表面					
保护漆（7）	46%	30~63	保护漆（3）	40%	9~72
凝胶（23）	28%	19~37	凝胶（13）	21%	14~28
漱口水（34）	26%	23~30	漱口水（30）	26%	22~29
牙膏（70）[c]	24%	21~28	牙膏（70）	24%	21~28
全部4个TFTs（133）	26%	24~29	全部4个TFTs（116）	24%	22~27
乳牙表面					
保护漆（3）	33% PF	19~48	保护漆（1）	20% PF	2~38
凝胶（2）[c]	26% PF	−11~63	凝胶（2）	26% PF	−11~63
保护漆和凝胶（5）	33% PF	22~44	保护漆和凝胶（3）	27% PF	8~48

[a]安慰剂/无治疗对比研究的数量。
[b]安慰剂对比研究的数量。
[c]仅安慰剂对比研究。

14.10显示了含氟凝胶、氟保护漆、漱口水、牙膏4项单独综述的合并比较和安慰剂比较的结果，以及合并汇总4项综述的结果。

（2）Cochrane综述也显示，无论是否接触氟化水，采用局部用氟治疗均可减少龋齿——与在氟化水地区和非氟化水地区进行的局部用氟治疗的效果评价结果相似。同时，儿童在指导下使用氟化产品（牙膏或漱口水）会有更大益处。综述还指出，龋病初始水平（研究人群的基线风险）以及氟应用的频率、浓度和强度都是显著影响因素。虽然龋病初始水平的影响幅度较小（平均基线龋每增加一个单位，则增加1%PF，P=0.004），但这意味着，随着人群龋水平的下降，使用氟治疗后龋病减少的百分比（PFs）会下降。报道相关资料的研究数量相对较多，使得这些分析在Cochrane含氟牙膏的综述[111]中更为可靠，该综述纳入了70项安慰剂对照试验的Meta分析，在汇总综述[113]中纳入了4个独立综述中的133个试验（表14.11）。

（3）汇总综述[113]显示，与保护漆相比，含氟凝胶、漱口水和牙膏的治疗效果无显著差异，但D（M）FS显著降低〔氟漆试验中DMFS PFs平均提高14%（95%CI：2%~26%）〕。但是，在这4种氟化模式调整后的间接比较中，因为纳入氟漆试验较

少，而且其中很少有安慰剂对照，很难排除高估了使用氟漆的效果差异的可能性。

事实上，Cochrane综述评价了含氟牙膏、漱口水、凝胶和氟保护漆之间的直接比较[114]，与"氟化物治疗方式之间无明显差异"的论断一致。表14.12汇总了氟化方式相互之间的对比结果。考虑这4种氟化模式相对有效性的结果，并利用同时分析两种类型的对比（网络Meta分析中的直接和间接比较）与综述现有数据进行进一步的研究，没有明确证据表明任何模式比其他模式更有效[151]。

表14.12 局部用氟治疗的Cochrane综述。不同用氟方法的直接对比得到防龋增加的对比效果（相互对比和与联合应用对比）——D（M）FS合并评价，以预防分数（PFs）表征

对比研究中的用氟方式（研究数目）	PF (%)	95%CI (%)
保护漆对比凝胶（1）	14	−12~+40
保护漆对比漱口水（4）	10	−12~+32
凝胶对比漱口水（1）	−14	−40~+12
牙膏对比凝胶（3）	0	−21~+21
牙膏对比漱口水（6）	0	−18~+19
牙膏对比任一用氟方法[a]（9）	1	−13~+14
牙膏+保护漆对比单独牙膏（1）	48	12~84
牙膏+凝胶对比单独牙膏（3）	14	−9~+38
牙膏+漱口水对比单独牙膏（5）	7	0~13
牙膏+任一用氟方法对比单独牙膏（9）	10	2~17

[a] 3项凝胶试验，6项漱口水试验，无保护漆试验。

表14.11 局部用氟治疗的Cochrane综述。可能影响有效性的因素；来自D(M)FS预防分数(PFs)的随机效应Meta分析结果

特征/因素（研究数目）[a]	估计（95%CI）	特征/因素（研究数目）[b]	估计（95% CI）	解读
初始龋均（67）	0.7%（0.07~1.3%）	初始龋均（126）	0.7%（0.2%~1.2%）	初始龋均水平每增加一个单位，PF增高量
氟化背景（56）	3.2%（−4%~+11%）	氟化背景（116）	2.9%（−3.3%~+9.1%）	有水氟化时的PF值更高
氟含量（69）	8.3%（1%~16%）	氟含量（69）	−0.3%（−1.4%~+0.9%）	每增加1000ppm氟，PF增高量
刷牙频率（70）	14%（6%~22%）	使用频率（131）	3%（0.4%~5.7%）	使用含氟牙膏从1次/天增加到2次/天或者任何用氟治疗每增加100次/年，PF增高量
在指导下使用（70）	−11%（−18%~−4%）	在指导下使用（111）	11%（3.7%~17%）	无指导刷牙时PF较低指导下自己刷牙时PF较高

[a] Cochrane 含氟牙膏综述中的分析[111]。
[b] Cochrane 氟化物综述中的分析包括所有4种氟治疗方式[113]。

表14.13汇总了不同氟化模式与牙膏联合使用对比牙膏单独使用的Cochrane综述结果[115]。9项试验证据表明，与单独使用牙膏相比，含氟牙膏与局部用氟治疗同时使用可进一步少量提高龋齿的减少率，平均10%（95%CI：2%~17%）。

（4）Cochrane综述以网络Meta分析为基础，专门研究了牙膏中不同氟浓度的相对有效性[176]，证实含氟牙膏的相对预防龋齿作用随着氟浓度的升高而增加。混合牙列或恒牙列D（M）FS评分的随

机试验汇总结果显示，含1000/1055/1100/1250 ppm氟的含氟牙膏防龋效果为23%，1450/1500 ppm氟的防龋效果为30%，2400/2500/2800ppm 氟的防龋效果为36%。增加氟浓度的好处仅在1000 ppm氟及以上时明显，而在440/500/550ppm氟及以下时，与安慰剂相比无显著差异，这些比较的试验较少（表14.14）。关于乳牙列的研究尚不明确。

（5）关于局部用氟的不利影响，Cochrane综述中发现的证据特别关注一个方面，即儿童是氟牙症的风险[180]，主要集中于含氟牙膏与轻度氟牙症的结果。主要基于观察研究的结果（1项队列研究、6项病例对照、16项横断面调查），在12个月以下的儿童中开始使用含氟牙膏可能会增加氟牙症患病风险的证据不足，并且在12~24个月增加氟牙症风险的证据也模棱两可。但2项RCTs中，高浓度含氟牙膏（>1000ppm）与氟牙症增加有关。刷牙次数、含氟牙膏用量与氟牙症无显著相关性。

表14.13 直接对比不同氟浓度牙膏对龋增量的相对效果。D(M)FS合并估计，以PFs表征(仅安慰剂比较)——Cochrane综述

氟浓度(ppm)（试验数目）	直接对比Meta分析 PF（95%CI）	网络Meta分析 PF（95%CI）
安慰剂对比		
250 (3)	8.90（−1.62, 19.42）	9.14（−3.62, 21.96）
440/500/550 (2)	7.91（−6.11, 21.94）	15.35（−1.89, 32.53）
1000/1055/1100/1250 (54)	22.20（18.68, 25.72）	22.99（19.34, 26.58）
1450/1500 (4)	22.07（15.26, 28.88）	29.29（21.24, 37.46）
1700/2000/2200 (0)		33.7（16.52, 50.77）
2400/2500/2800 (4)	36.55（17.46, 55.64）	35.52（27.23, 43.62）

氟补充剂（片剂、滴剂、含片）、缓释氟装置、氟化奶和氟化盐效果证据的系统综述

Cochrane关于氟补充剂的综述[172]包括5~12岁儿

表14.14 氟化奶、缓释氟化装置和氟补充剂效果的Cochrane综述

研究ID，发表年份	关注点	纳入的研究数目、研究类型、主要结果	主要结论
Yeung等, 2005[182]	确定社区分发氟化奶预防龋病的有效性	2项试验，纳入353例儿童，干预或随访期至少3年 效果评价指标：龋增量变化（DMFS / T-dmfs / t）	恒牙列，1项研究中，3年后DMFT降低（78.4 %，P < 0.05） 乳牙列，3年后dmft降低（31.3 %，P = 0.05），也是1项研究
Bonner等, 2006[18]	评价缓释氟化装置预防、阻止或逆转龋病进展的有效性	1项试验，纳入174例儿童 效果评价指标：龋增量变化（DMFS / dmfs），累及牙釉质和牙本质病损的进展	虽然2年试验完成时，纳入132例儿童，但仅对保留微珠的63例儿童进行了检查和统计分析 干预组龋增长均差更低：−0.72 DMFT，95%CI−1.23~−0.21~−1.52 DMFS，95%CI−2.68~−0.36
Tubert-Jeannin等, 2011[172]	评价氟补充剂预防儿童龋齿的疗效	11项试验，纳入7196例儿童。效果评价指标：龋增量变化（DMFS / dmfs）	氟补充剂对比无氟补充剂（5项试验）：DMFS PF 24%（95%CI，16% ~ 33%） 乳牙效果不明显（2项试验） 氟补充剂对比局部用氟（5项试验）：对恒牙列或乳牙列无显著影响 关于不良影响/氟牙症的资料有限（1项试验）

童的5项试验数据。说明氟剂的使用与D（M）FS减少24%（95%CI：16%~33%）有关，但对乳牙的影响尚不清楚，因为2项试验的数据结果不一致。氟补充剂与局部用氟（牙膏、氟漆、漱口水）或与其他预防措施（木糖醇含片）相比，对恒牙列或乳牙列无显著作用。有关氟补充剂的不良反应（氟牙症）的1项试验资料有限。

Cochrane关于缓释氟装置的综述[18]表明，仅有1项174例儿童参与的试验，缓释氟化玻璃微珠的抑龋作用证据不足。试验结果是基于留珠是否存在而选择出的人群，排除了52%微珠已脱落的参与者。

Cochrane关于氟化奶的综述[182]包括了2项，纳入353例儿童的试验数据，并提供了一些证据证明氟化奶对学龄儿童有益。对于恒牙和乳牙，3年后DMFT在1项试验中明显降低，但在另1项试验中则未见。

这些Cochrane综述的主要特征/结果见表14.14。由于普遍缺乏针对综述中提出问题的随机证据，所有研究得出的共同结论是，需要更多的研究以及方法学质量更高的研究。

氟化盐的效果如何？根据最近的2项系统综述[128,181]，氟化盐对儿童，尤其是其恒牙列有益。然而，考查氟化盐防龋效果的研究在有效性证据层次上处于较低水平，数据总体方法学质量较差。

澳大利亚研究[128]显示，3项前后横断面研究提示，6~15岁儿童人群中氟化盐可降低龋病，1项横断面对比研究提供了与氟化盐相关的"任何氟牙症"风险显著增加的证据。然而，没有关于"影响美观的氟牙症"的风险和其他潜在健康风险的数据。南非研究[181]将9项纳入研究的不同年龄段的龋病数据进行Meta分析，未发现任何随机对照试验（RCTs），证据质量参差不齐，疗效估计主要基于未设同期对照组的研究数据。

从系统综述中总结主要证据：对实践和研究的相关启示

含氟牙膏、漱口水、凝胶和氟保护漆的有益作用的证据是一致和有力的，大量的证据主要来自RCT。然而，关于氟化水、氟化奶、氟补充剂和氟化盐的影响的研究仍然不够充分和/或方法学质量较低。

关于含氟牙膏、氟化水两种最广泛使用和推荐的氟应用形式的效果，可以认为含氟牙膏定期刷牙的防龋效益已牢固确立，但关于氟化水效果的科学争议很可能会持续到出现更高质量的研究并产生更明确的证据之时。

Cochrane综述关于氟防龋有效性的主要结论是：

- 在恒牙列（各种局部用氟）和乳牙列（局部用氟凝胶和保护漆），龋增量均明显降低。

- 无论是否伴有氟化水或其他来源的氟暴露，以上氟干预措施均可减少龋病。研究还表明，初始龋水平较高［D（M）FS］、使用较高浓度的氟和/或使用频率较高时，局部用氟的防龋效果增强，儿童在指导下自用含氟产品（牙膏或漱口水）会产生更大益处。

- 含氟牙膏是最易获得的用氟形式，与许多发达国家龋病患病率的下降有着普遍联系，与其他局部用氟一样，可以保护儿童和青少年免受龋病的侵害，从而强化了含氟牙膏作为预防龋病有效且可接受的公共卫生途径的主要作用。

- 此外，证据表明，与仅使用含氟牙膏的儿童相比，含氟牙膏与另一种局部用氟方式联合使用的儿童，患龋率进一步少量降低。此外，当含氟牙膏配方中使用较高氟浓度时，含氟牙膏的防龋作用增强（1000ppm氟的剂量反应），但低氟浓度的有效性尚不清楚，因为仅在1000ppm及以上的氟浓度显示显著功效。就此而言，目前全球市场上的含氟牙膏产品的氟浓度水平一般都在有效范围内，即1000~1500ppm。

- 至于釉质氟牙症的不良反应，有薄弱的、不可靠的证据显示，12个月以下儿童开始使用含氟牙膏可能与氟牙症风险增加有关，RCTs评价使用高浓度含氟牙膏（>1000ppm）也发现与氟牙症增加有关。
- 在整个Cochrane氟化物综述中，普遍缺乏龋增量以外的其他相关效果的信息，这也使得进一步的试验研究——包括对潜在收益及危害和成本的评估——尤为重要。

在这方面，还应指出，目前所有Cochrane氟化物综述正在更新，随着新试验的证据被纳入现有综述，尽管结论可能不会发生重大变化，但效果估计的准确性可能会提高。同时，随着这些报道指南越来越广泛地被牙科期刊所采用，有望通过随机试验的CONSORT、系统综述的PRISMA等举措，广泛改进新试验相关结果的报道[121-122]。这将提高今后效果的表征和量化，并对氟的合理使用提出建议。

全球各地合理使用氟化物控龋的建议

任何基于系统综述结果的氟合理使用建议都应认真对待，尽管所有Cochrane综述都包含作者的结论部分，这些都是任何人针对合理保健、未来研究做出决策和建议的丰富信息来源，但这些（Cochrane）综述并非旨在任何特定临床背景下为临床工作提供建议。因此，来自综述的证据通常是循证指南的基础，这些指南是为辅助医生、患者在特定的临床和公共卫生环境下做出决策而专门制定的声明/建议。

- 龋病并非氟缺乏的结果，但是在口腔环境中经常使用氟可以有效减缓任何年龄段的龋病发展速度。

- 必须认识到龋病无处不在，病损形成和发展延续终生。应每天使口腔环境中氟浓度略微升高，含氟牙膏是迄今为止唯一能明显减缓病变进展速度的药物，适用于各年龄段。
- 为了最大限度地控制龋病，必须使用含氟牙膏进行日常口腔保健，限制膳食中碳水化合物的摄入。
- 因此，家长必须指导儿童合理使用含氟牙膏刷牙，直至其12岁左右，以获得最佳龋病控制。

如今，世界上许多地区居民都在从多种来源消耗氟。加之局部氟治疗，往往在无意中，不可避免地有一些个体摄入氟过多，以至于在人群中氟牙症的患病率和严重程度不断增加。氟化物的使用必须建立在合理的科学理解基础上，显然，必须不惜一切代价避免"多多益善"。

- 一般不应使用膳食补充氟离子，也不推荐除水以外的其他系统性用氟方式，如食盐或奶，尤其是因为氟化盐作用的研究在有效性证据层次上的水平较低，而且数据总体上方法学质量较差。
- 氟化物的主要作用机制是局部作用。明确划定了我们最大限度地控制龋病、最大限度地降低氟牙症患病风险所需要采用的方法。我们需要鼓励确保口腔中氟浓度水平持续升高且儿童尽可能少吞咽的用氟方法，以使氟牙症（尤其是影响美观的氟牙症）的风险降到最低。简而言之，我们可以肯定，在第一恒磨牙萌出后（6岁），前牙的釉质成熟接近完成，因此，从美观角度，摄入氟只会对前磨牙和第二磨牙产生影响。所以，在6岁以下学龄前儿童中，尽量减少氟摄入的努力尤为重要。
- 氟化方式最常见的组合是在氟化饮水人群使用含氟牙膏。含氟牙膏结合其他局部用氟方法（如漱口水、凝胶和保护漆）的任何额外增益都不是很大，这种联合应用对龋病减少的预期不高。

- 联合用氟方法，主要推荐给口腔卫生差和唾液分泌不足的患者。
- 在正畸治疗中，应特别注意使用含氟牙膏进行适当的口腔保健，可联合常规使用漱口水或涂布高浓度氟。

没有一种用氟方法适用于所有人，任何项目的风险/收益和成本效益都必须在国家、地区和个人层面进行详细评估。在国家层面，我们必须考虑不同人群龋发生率的差异（见第4章）、现有的氟暴露情况、现有的基础设施、经济发展、相关专业人员的配备、口腔卫生习惯和饮食行为。

- 政治家和医疗保健工作者要做出一个基本决策，即任何一项计划的成本要在个人和国家之间分配。重要的信息是"使其简单且便宜"。
- 避免牙膏含有多种浓度。为了最大限度地减少儿童摄入过多氟，应减少使用牙膏的量而非降低浓度。
- 对于有牙根面暴露风险的老年人，建议其晚上刷牙时不要用水冲洗，用手指在接近根面的部位涂一点牙膏。因为睡眠时的唾液分泌非常有限，所以，这样可以形成一个持久的氟储存库。
- 当龋病发病率和严重程度较高（见第22章）且平均分布在整个人群中，几乎毫无疑问，氟化水提供了最经济和有效的治疗方法。但是，正如前述讨论的原因，由于大多数国家所需的基础设施和/或政治意愿，水氟化可能难以实施。并且，在许多社会中，对于这种可能被视为"大众用药"的方法，也存在着广泛反对意见。但应该认识到，在生活水平较高、龋病患病率和发病率居世界前列

的国家（斯堪的纳维亚国家），近20~40年来，在没有水氟化的情况下，龋病大约减少了90%（见第4章）。这是通过将不同氟化方式与良好的口腔卫生措施相结合，包括广泛使用含氟牙膏而实现。

- 含氟牙膏是迄今为止最成功的氟离子传送系统。众多文献显示其优越的功效和效率。大多数人都可以使用，使用方法可以量身定制以适合个体。刷牙是许多社会的文化规范，但我们应该了解，可能是美观效益而非治疗效果，才确保了其在市场上的广泛普及。
- 重点指出，牙科专业人员应认识到牙膏中的氟用于控制持续的、活跃的疾病时是一种非常高效的治疗药物。确保廉价有效的含氟牙膏的供应，并确保其能有效使用，应该是所有防龋方案的关键要素。在经济水平低的国家，牙膏的费用是人群主要负担之一，应努力减少可发酵碳水化合物的广泛使用，同时养成促进健康的习惯，包括良好的口腔卫生习惯。
- 其他用氟方式（例如，漱口水和凝胶）应被视为牙膏的辅助手段，而不是替代选择，并且应主要用于龋病高风险的个体和人群。高/低龋患率和严重程度人群的合理控龋方案，请见第22章~第24章。

扫一扫即可浏览
参考文献

15

口腔卫生保健的角色

The role of oral hygiene

B. Nyvad

引言

　　口腔卫生动机和指导是很多人群在制订针对学校的龋病预防项目时的基础。现今斯堪的纳维亚半岛的统计数据显示，有80％的11岁小学生报告他们每天至少刷牙2次[34]。自20世纪70年代以来，每天使用氟化物牙膏牙刷被认为是导致很多人群中龋齿数量下降的主要原因[38-39]。然而，口腔卫生在龋齿控制中的角色和作用已开始受到研究者们的质疑。牙医注意到，尽管有许多患者的口腔卫生状况较差，并且经常食用糖果和软饮料，但这些患者并未有龋齿发生[48]。此外，据称刷牙保护牙齿主要是由于牙膏中氟化物的作用，而不是清除生物膜本身所带来的作用[35]。而其他一些研究者们更加强调龋病是细菌生物膜介导的疾病，宣扬"干净的牙齿永不腐烂"的说法。在一篇系统综述中，Sutcliffe[52]提出了一个更为客观的观点，认为"没有明确的证据表明良好的口腔清洁会减少龋齿的发生，也没有足够的证据来指责良好的口腔清洁对于预防龋齿的价值"。

　　本章的目的是介绍和讨论一些评估口腔卫生的防龋效果的文献，以解释为何对于口腔卫生这一重要措施的防龋效果，研究者们存在诸多分歧。

理论依据

　　现实中，并不总能在牙齿生物膜与龋病之间

Dental Caries: The Disease and Its Clinical Management, Third Edition. Edited by Ole Fejerskov, Bente Nyvad, and Edwina Kidd.
© 2015 John Wiley & Sons, Ltd. Published 2015 by John Wiley & Sons, Ltd.

发现强烈的正相关关系，这也并不奇怪。根据Fejerskov和Manji[17]提出的龋病概念（见第2章），牙齿上的生物膜是龋病的唯一先决条件；它们是必要但不是充分的病因。由于龋病的多因素特性，有许多决定因素可能通过增加或降低脱矿速率来影响龋病进展。食糖摄入的增加和唾液分泌减少是决定因素的典型例子，这些决定因素能够导致菌斑的酸化（acidification）而加速龋齿进程（见第7章）。相反，氟化物由于其对矿物质平衡的稳定作用，往往能降低矿物质流失的速度（见第9章和第14章）。决定龋病是否发生和进展的所有决定因素包括促进因素和抑制因素的综合作用结果，而非生物膜的单独作用结果。因此，并没有可以推荐的标准口腔卫生水平[44]。事实上，可以大胆猜测，如果这些决定因素的组合达到完美的平衡，那么即使个人终止了常规的牙齿清洁习惯，也可能不会出现龋病病变的进展。

为了评估牙齿清洁本身的重要性，有必要考虑所有可能影响菌斑与龋病之间关联的决定因素。然而，很多研究刷牙的龋病控制效果的实验往往无法达到这一分析条件。例如，大多数在引入氟化物牙膏后发表的研究都没有尝试将牙齿清洁的作用与牙膏本身的作用区分开来。

牙齿清洁的生物学作用

在描述牙齿清洁的临床效果之前，有必要说明牙齿清洁能够影响生物膜的代谢。大多数人认为，每次刷牙后，牙列都会完全没有碎屑残留。而事实是，这个目标极少能在患者人群中实现，图15.1中清楚地显示了这一点。用牙线清洁牙齿邻面，可显著减少碳水化合物摄入后有机酸的产生，但残留的生物膜仍具有一定的使pH下降的能力[18]。因此，从微生物角度来看，即使仔细地去除了菌斑，牙齿也永远无法"干净"。细菌通常会保留在表面不规则处和难以到达的区域，例如牙齿邻面和裂隙中。因此，显而

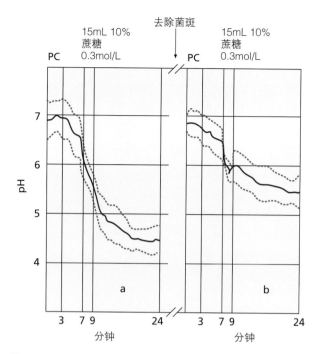

图15.1 用10%蔗糖溶液冲洗2分钟，使用牙线去除菌斑前（a）和使用后（b）的平均菌斑pH（蓝色）和标准差（红色）（n=8）。PC：石蜡咀嚼。引自参考文献[18]，经Stevens出版公司许可转载。

易见，刷牙对于牙齿清洁起到非常重要的作用。

牙齿清洁的临床作用

在评估有关刷牙防龋效果的临床研究结果时，重要的是要意识到研究的设计以及分析方法会影响结论。根据研究的设计，研究结果可能反映预防措施的功效（efficacy）或有效性（effectiveness）[1]。"功效"是指在按程序设定方式操作并且遵守所有相应条件时，应用该程序时所获得的效益。"功效"一词常用于描述个人（或牙齿/部位）水平的效益，例如在临床对照试验中，可以回答"治疗操作是否能够有效？"这一问题。"有效性"则是指在人群水平或在接受治疗操作的群体中达到预期效果的比例，主要回答了"治疗操作是否起了效果？"这一问题。如以下各小节所示，在讨论口腔卫生的影响时，非常有必要区分这两个名词。为了清楚起见，下面将在以下层面进行讨论：牙齿/部位层面，个人层面和人群层面。

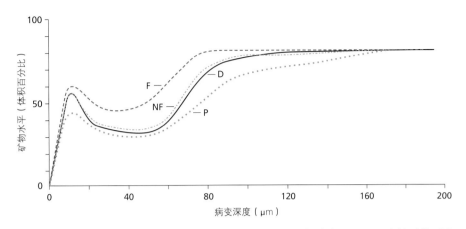

图15.2 经过不同原位刷牙处理后的牙釉质样本的矿物质分布曲线。将距离外表面不同深度的矿物质含量进行作图分析。P：3个月不刷牙；NF：用非氟化物牙膏刷牙3个月；F：用氟化物牙膏刷牙3个月；D：人工脱矿对照组。引自参考文献[15]。经Karger出版公司许可转载。

牙齿/部位层面

支持口腔卫生对龋齿发生影响的最有力证据来自体内实验研究。von der Fehr等在牙科学生中开展的一项研究显示，戒除口腔卫生连续23天后，牙齿齿龈边缘出现发白、不透明、无凹坑缺损的牙釉质损害（图9.17a和b）[55]。意料之中，在测试期间，每天用50%蔗糖溶液漱口9次的学生比没有使用漱口溶液的学生出现更多的病变。而同样重要的是，研究观察到无论是否使用蔗糖，龋齿的早期表现都是可逆的。因此，在经过30天的仔细口腔卫生（使用非氟化物牙膏也可）并且每天用0.2%氟化钠（NaF）漱口后，牙釉质的临床检查表现几乎恢复到实验前的水平。其他研究已经证实了这些观察结果，这些研究表明，改善口腔卫生包括每天使用氟化物牙膏，有助于阻止牙釉质和牙本质的活跃龋病[3,36,43]（见第13章）。

最近，改良的正畸带环已被用作实验模型，以研究长期保护前磨牙颊面免受机械摩擦的后果。临床和组织学实验均证实，当使用该带环时，带环下方生物膜形成将不受干扰，这会导致在4周内出现进展期的白斑状龋病病变[25-26]。在将此类病变重新暴露于自然的口腔环境（包括使用非氟化物牙膏的正常口腔卫生情况）后，牙齿表面显示出病变恢复和微磨损的迹象[27-28]（更多详细信息见第5章）。牙齿微磨损程度随时间延长而增加，这一现象支持生物膜的机械清除是导致病变停止的主要因素。

生物膜清除作为龋病控制的基本方法，其作用也已在原位体外实验中进行了研究。原位体外研究是在严格模拟口腔自然条件的情况下进行的实验研究，例如将牙齿样本置入下颌局部义齿中，使其暴露于口腔环境中不同时长，并经过明确固定的实验程序的研究。在原位体外研究的实验开始前，需要向受试志愿者交代必须严格遵守说明，并在研究过程中定期监测和增强受试者的依从性。在实验期后，可以通过定量显微照相术测量牙齿样本中矿物质含量的变化，并将其与对照组的样本进行比较。如果受试者能达到完全的依从性，这些研究就可以用于评价相关实验程序对于龋病控制的功效。

在一项现场研究中，Dijkman等评估了两种口腔卫生方案（相对于不刷牙）对于实验室人为诱导的釉质浅龋中矿物质含量的影响，这两种方案分别是：每天两次用氟化物牙膏（1250ppm氟化物）刷牙；每天两次用非氟化物牙膏刷牙[15]。牙齿样本原位放置10周后，用氟化物牙膏刷牙组的病变位置可观察到明显的矿物质摄入，用非氟化物牙膏清洁组的病变位置可见矿物质含量没有变化，而不刷牙的对照组病灶明显加深，并且损失了一定的矿物质（图15.2）。该研究的作者计算出，与不刷牙的对照组相比，每天两次用氟化物牙膏刷牙可减少90%

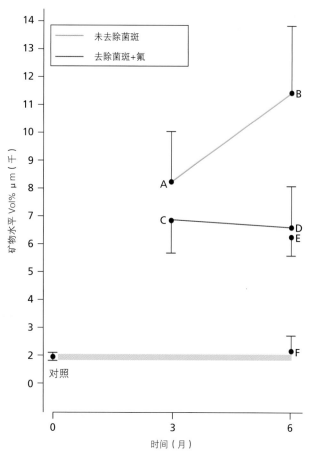

图15.3 经过不同原位处理方式后的根面龋样本的矿物质流失情况。红线和绿线分别表示去除菌斑和不去除菌斑的情况。实心数据点（A～D）和误差线分别代表每组中矿物流失量的平均值和标准误（n=9）。E和F分别表示经过3个月的不清洁或清洁牙齿后，健康根面平均流失的矿物质量。采用健康根面的平均矿物质量（蓝色水平线）作为对照（n=5）。引自参考文献[45]。经Sage Publications许可转载。

的矿物质流失。这一作用归因于两个因素的组合：清洁作用和氟化物作用，两者作用的数量级相同。这些发现表明，用氟化物牙膏刷牙对于龋病控制可能具有附加的效果。因此，不使用含氟化物的糊剂或忽略机械生物膜去除的重要性的个体可能难以获得最大程度的防龋保护。

另一项原位研究旨在测试一项防龋计划对自然发生的活跃根面龋是否具有控制作用，该计划包括每天仔细刷牙且在牙膏中添加1100ppm氟化物，以及联合局部使用2%NaF，共持续3个月[45]。在过去的临床研究中已有证明，这一防龋计划中采用的非手术

治疗措施可以阻止根面龋的进展（见第13章）。这一原位研究中，治疗3个月后评估牙根病变的矿物质含量，结果表明，大多数治疗组的病变没有发生进一步的矿物质流失，而在对照组样本中（没有用氟化物牙膏刷牙，也没有局部使用氟化物），矿物质流失仍在继续（图15.3）。非手术治疗措施对于新暴露的牙根表面病变的进展也具有明显的抑制作用。遗憾的是，这一研究中没有设立使用非氟化物牙膏刷牙的测试组，从而导致这项研究无法比较氟化物成分和口腔卫生措施对防龋的相对影响。

总体而言，在牙齿/部位水平的研究表明，仔细的口腔卫生措施联合应用氟化物牙膏，并特别针对病灶发展速度快的部位，可以有效控制龋病进展。因此，用氟化物牙膏清洁牙齿是非常有效的防龋措施。

个人层面

目前已有的从个人层面出发评价牙齿清洁效果的研究得出的结论并不完全一致。虽然有一些临床试验表明，每天刷牙多于一次的儿童比少刷牙的儿童可能更不容易有新的龋齿发生[13,53]，然而其他研究未能证实这种关系的存在[29]。产生这种不一致结论的原因可能是，研究报道中的刷牙动作本身并不能代表口腔卫生措施的质量[8]。当研究中以口腔清洁程度来表示刷牙效果时，可以获得更为明确的结论，这时可以发现，与那些牙齿清洁度持续偏差的儿童相比，牙齿清洁度持续较好的儿童可能会有更低的患龋风险[7,42,51,53]。

迄今为止，仅能查到一项临床试验将牙齿清洁作为独立变量来评价其相对于氟化物的防龋作用[33]。这项研究的目的是评估3年内每天有监督的刷牙对于9～11岁儿童组的影响，通过监督受试者在学校期间的刷牙来保证其依从性。该研究的设计非常精细（表15.1），共分为两种监督下的刷牙方案：一种使用氟化物牙膏，另一种不使用氟化物牙膏。有3种对照组：一组在学校不进行有监督的刷

表15.1 不同预防措施实施3年后龋病病变的增加（以患龋牙面数表示）

预防措施	n	新发龋坏牙面				
		总牙面数	近中面	咬合面	颊侧面	舌侧面
每日监督下使用NaF牙膏刷牙	57	4.4	2.3	1.6	0.2	0.4
每日监督下使用不含氟化物的牙膏刷牙	56	8.3	4.7	2.5	0.5	0.6
每两周使用0.5%NaF溶液冲洗	69	6.3	3.3	2.2	0~5	0~3
每两周使用蒸馏水冲洗	71	8.4	4.8	2.3	0.8	0.5
对照组	46	9.0	5.2	2.0	0.9	0.0

改编引用自参考文献[33]，经Elsevier公司许可转载。

牙，另外两组每两周分别用蒸馏水或0.5%NaF溶液冲洗一次。研究结果表明，每两周进行一次氟化物冲洗可以减少龋齿的增加。但是，与每两周一次的氟化物冲洗相比，每天用氟化物牙膏刷牙更有效。用氟化物牙膏刷牙的效果在易于清洁且易于接触氟化物的光滑表面上最为明显。该研究的另一项观察结果是，使用不含氟牙膏的监督下刷牙没有发现可检测到的防龋效果。

上述这项研究结果表明，在大多数个体中，使用不含氟的牙膏时，即使在监督下的刷牙措施可能也不足以达到防龋效果。但是，当用含氟化物的牙膏刷牙时，其防龋效果非常显著。此外，研究还发现，用氟化物牙膏进行有监督的刷牙比用氟化物溶液进行普通冲洗有更好的临床效果，这一事实支持了以下观点：牙齿清洁在防龋中起着重要的作用。这一观点进一步得到了临床试验支持，临床试验发现，在无监督情况下使用含氟或不含氟牙膏的儿童，口腔卫生状况较好的儿童的患龋率更低[7,42]。通过仔细分析这一研究中后面的数据，发现使用氟化物牙膏的实验组中龋病控制效果更好，这一现象再次表明生物膜清除和氟化物联合应用时具有累加作用。但也应意识到，大量使用氟化物不能弥补口腔卫生差的问题。因此，对于没有良好口腔卫生习惯的个体来说，即便专业地使用不同形式，如凝胶、冲洗剂或片剂的氟化物，防龋效果也非常有限[41,56]。

综上所述，以上研究发现表明，在个体水平上控制龋病发生和进展的最简单有效的方法是抑制牙

齿生物膜的存在，并定期使用氟化物，尤其推荐以氟化物牙膏的形式使用。在监督下刷牙并且口腔清洁度高的情况下，即便没有氟化物的使用，防龋效果也很好[19]。但事实上，大多数人难以达到并保持如此高的清洁水平。

人群层面

自我管理下的刷牙措施在控制人群龋病发生方面不是特别有效。Sutcliffe的一篇综述所引用的相关研究[52]中，只有大约一半的横断面研究显示了菌斑与龋病发生之间存在正相关。但是，多因素分析研究表明，在控制其他各种因素（如糖消耗和氟化物暴露）的条件下，口腔卫生状况是龋病的重要危险指标（risk indicator）[11,40,50,54]。

在人群研究中，未能发现口腔卫生与龋病之间具有明确的关联，这并不意外。由于龋齿的多因素特点，牙齿生物膜的存在本身并不提示病变发展的速率会较高。此外，横断面研究通常采用牙周测量指标评估牙齿清洁度，然而，牙龈处的菌斑往往不一定能很好地用来预测咬合面和牙根表面的龋病病变。因此，在一项针对牙周病患者进行为期8年牙周维护的研究中，Ravald等报道，仅约7%的新的龋病病变发生在牙龈边缘，而大多数新的龋病病变沿牙骨质–牙釉质交界处发展（25%）或与修复体边缘相关（51%）[47]。

由于很多横断面研究表明刷牙的临床有效性不佳，一些研究人员认为刷牙措施主要是作为氟化物

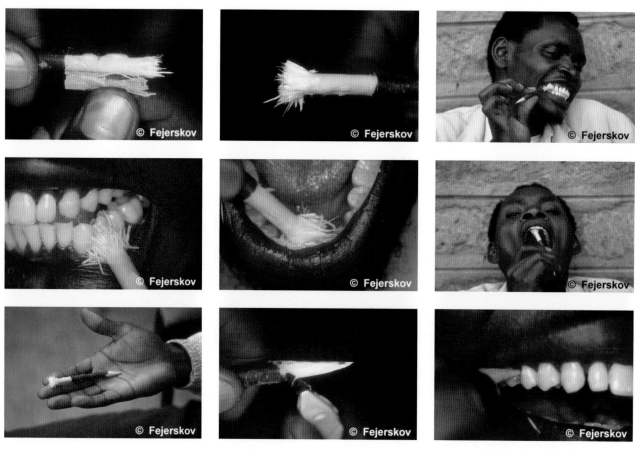

图15.4 肯尼亚特制牙具（Mswaki）在保持适当的口腔卫生方面作用重大。图中这位男士口腔非常干净。除Mswaki以外，他什么都没用。他砍下一根树枝，剥去树皮。然后，他咀嚼树枝的末端以形成一个小刷子，当以较小的旋转动作轻轻使用时，该刷子易于在整个口腔中使用。刷子的另一端可以切削后用作牙签。引自初级口腔保健项目，KEMRI和DANIDA。由F. Manji、V. Baelum和O. Fejerskov提供。

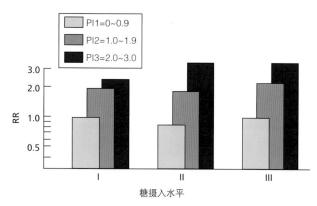

图15.5 在不同的菌斑指数（PI=0~0.9、1.0~1.9和2.0~3.0）和不同糖暴露量（低/I、中/II和高/III）的条件下，牙齿的相对患龋风险（relative risk，RR）。乳牙；5岁。引自参考文献[32]。经John Wiley & Sons许可转载。

进行一次氟化物冲洗[24]所获得的效果。但是，这并不意味着不应提倡仔细刷牙。一方面，刷牙措施的价格便宜且易于使用；另一方面，正确的刷牙方法还可以控制龋病和牙龈炎。刷牙措施可以在世界所有国家中实施，即使是在没有现代刷牙设备的贫困人群中也能实现[14]。图15.4展现了来自肯尼亚农村地区的人如何通过使用一端带有自行设计的刷子，另一端带有牙签的咀嚼棒来成功地控制菌斑。

最后，应该认识到，清除生物膜可以与合理饮食联合应用，在龋病控制中发挥重要作用。Kleemola-Kujala和Räsänen[32]提出，牙齿生物膜与糖消耗之间可能存在协同作用。也就是说，两种因素联合的效果要高于单一因素的单独效果之和。作者计算了3组儿童中，与生物膜水平和糖摄入量较低的儿童相比，生物膜水平和糖消耗量较高组的患

使用的载体[35]。按照我们前几段的内容所述，这种观念几乎没有道理。在群体水平上，使用氟化物牙膏刷牙的效果常常不会超过使用水氟化[2]或每两周

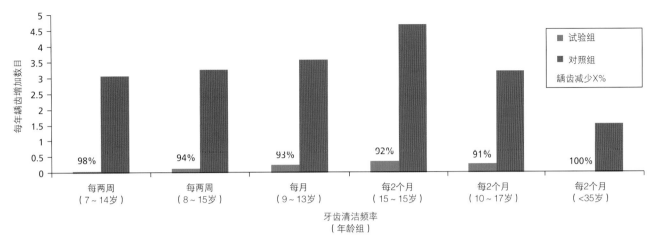

图15.6 Karlstad研究（1973—1978）：不同专业牙齿清洁频率下，每年龋病病变的增加。引自参考文献[8]。

龋风险（图15.5）。分析数据显示，在较低生物膜水平下，总的糖消耗量的增加并未显著增加患龋的风险。但是，在不同的糖消耗量下，随着生物膜水平的增加，患龋的风险均显著增加，最多可增加3倍。糖消耗量最大的组，患龋风险增加的幅度最大。这些发现可能表明，当糖消耗量很高时，清除生物膜可能是控制龋病发生和发展的有力措施。

专业牙齿清洁的作用

为了克服某些个体在清除生物膜过程中遇到的困难，研究者们已经提出了不同的非手术性龋病控制的治疗策略。Axelsson和Lindhe[4]开发了一种这样的策略，常称为Karlstad程序。除了传统防龋计划措施（重复的口腔卫生指导、饮食建议和局部氟化物）之外，该计划还包括一个新的治疗措施，即由经过专门培训的人员定期对牙齿进行专业清洁。这一设想基于本章先前所述的体内实验研究的结果，即牙齿生物膜积聚在清洁的牙齿表面上时，牙釉质会在2~3周内形成白斑状病变[55]。因此，在经典的Karlstad程序中，每两周从所有牙齿表面清除生物膜，预期可以控制龋齿的进展（有关该临床程序的详细信息见第17章）。

针对学校儿童每两周施行一次Karlstad计划，每年的龋病数量可从每名儿童约3个锐减至每10名

儿童中仅1个病变（图15.6）。Karlstad小组[5]后来总结了15余年来使用该方法的研究结果，发现在口腔卫生动机良好的儿童和成人中，即使就诊间隔期较长（最多3个月），龋病控制效果也可以基本维持不变（图15.6）。

其他在人群层面应用Karlstad方法的试验研究未能获得令人印象深刻的结果[6,22,31,46]。但是，应该强调的是，专业的牙齿清洁在难以清洁的牙齿表面（例如邻面[6,22,31]和咬合面[12,16]）上特别有效。因此，这种昂贵的治疗方案在某些龋病活跃的患者治疗中可能是合理的（见第17章）。

牙线的作用

让一些牙科专业人士惊讶的是，当使用牙线作为学校儿童的监督性预防措施时，没有证据表明使用牙线对邻面龋病发生有预防作用[21,30]。只有训练有素的专业人员每天使用牙线，才能减少龋病的发生[57]。最近的Cochrane评论[49]证实，与单独使用牙刷相比，牙线和牙刷的联合使用可以减少牙龈炎，但尚无研究报道牙线和牙刷联合使用可有效控制龋齿。这并不一定意味着使用牙线清洁无法控制牙齿邻面生物膜的量。使用正确的牙线清洁可能是减少细菌堆积的有效方法[10,20,23]，但由于牙线较难使用，自行使用牙线可能无法产生预期的效果。牙齿

邻面清洁的成功与否在很大程度上取决于方法的易用性和患者的积极性[9]。因此，推荐使用牙线应仅限于需要牙线治疗（例如，活跃的无龋洞性龋病病变）并且有望合理使用牙线的特定人员[21]。对于不能熟练使用牙线的患者，应注意，随着刷牙措施的改进，使用牙线可能无法获得更多的防龋效果[23]。

结语

本章提供了证据来证明牙齿清洁是控制龋齿发生和进展的高效方法，尤其是在使用氟化物牙膏时。当发现刷牙没有防龋效果时，可能不是由于刷牙方法无效，而是由于刷牙操作者的粗心大意。在儿童中进行的临床对照试验测试了学校环境下监督性牙刷的效果，这些结果清楚地表明，在试验过程中，受试儿童的口腔清洁程度明显提高[33,37]。这一观察结果以及常规专业牙齿清洁能够获得显著防龋

效果的结果共同表明，自我实施的口腔卫生措施未能实现龋病控制的原因通常与患者缺乏依从性有关。因此，口腔保健专业人员在治疗和管理龋病患者时应特别注意这一问题。

总之，一般的刷牙措施在龋病控制中的有效性不是很高，然而，当正确刷牙使得刷牙的质量很高时，刷牙可以成为非常有效的防龋措施。

牙齿清洁和氟化物联合应用可能对控制龋病有协同增强作用，因此，推荐牙齿清洁应一直与氟化物牙膏联合使用。

扫一扫即可浏览
参考文献

16

防龋措施中有必要使用抗菌剂吗

Are antibacterials necessary in caries prophylaxis?

A.A. Scheie, H.V. Rukke和F.C. Petersen

生物膜特性和抗菌干预的基本原理

自然界中，细菌多定植于生物膜群落内。人体中的细菌也多以生物膜形式存在，且大多有益健康。然而，生物膜也与多数细菌源的疾病相关。菌斑就是一种典型的生物膜，其生态失衡可引起龋齿和牙周病[30]。因此，菌斑控制是口腔健康的基础。但菌斑的机械清除并非易事，这促进了抗龋药物的探寻，具体思路有：预防或破坏菌斑的形成；抑制菌斑微生物产酸或刺激碱性物质合成。使用抗菌药物防龋一直是关注的焦点。1890年Miller提出，具有杀菌或降低细菌数量和活性作用的防腐剂或许能"预防或减少龋坏"。这之后研究人员一直在寻找合适的抗龋药物。大量可能影响菌斑形成或代谢的、作用模式各异的药物都经过检测，以期减少龋齿。然而，并没有获得抗菌药物具有长期抗龋作用的证据。长期证据的缺乏可能与使用了替代性观察指标有关，如一些短期研究采用菌斑量或变异链球菌水平等评估潜在抗龋能力。龋的进展与菌斑量或菌斑及唾液中变异链球菌水平之间并无直接联系。因此不能因某个药物能减少菌斑量或降低变异链球菌水平就推断它具有抗龋能力。评估抗龋效果的唯一方法是以龋齿发生率或进展程度为观察终点的严谨的纵向临床研究。这样的研究费时费力，极其稀少。

值得注意的是，药物抗菌性与临床疗效可能并

Dental Caries: The Disease and Its Clinical Management, Third Edition. Edited by Ole Fejerskov, Bente Nyvad, and Edwina Kidd.
© 2015 John Wiley & Sons, Ltd. Published 2015 by John Wiley & Sons, Ltd.

不一致。细菌以复杂的生物膜形式存在时，性状会与离散状态（浮游状态）下显著不同。这可能是抗菌剂失效的原因。生物膜细菌比浮游细菌更能耐受抗菌剂和宿主免疫系统攻击。能有效杀死浮游细菌的药剂可能需要提高2~1000倍的浓度才能杀死生物膜中的同种细菌。例如，杀灭生物膜内变异链球菌所需的氯己定浓度可能是杀灭浮游变异链球菌所需浓度的5倍[14]。

抗菌剂测试通常针对浮游细菌，生物膜对抗菌剂的耐受性直到最近才被认识到。这一定程度上解释了为什么许多体外研究中有效的口腔预防药物临床实际效果欠佳。

导致生物膜细菌低抗菌剂敏感性的可能因素如下[3]。胞外基质与生物膜的形成和维持有关。基质与药剂的静电、理化性质可能导致药剂进入生物膜延迟或渗透不全，基质或可引起药剂的酶降解。菌斑内营养物质缺乏和氧化应激导致细菌生长速度降低也被认为是抗菌剂失效的原因。生物膜细菌会表达主动外排泵，使之能清除有毒分子，从而能在抗菌剂存在的情况下生存。生物膜中的细菌通过开启和关闭基因来改变表型。有证据表明，细菌能根据细菌间和环境的信号来调控基因表达。基因的调控是按需进行的，细菌在生物膜中表达的基因比自由漂浮时表达的基因多。据报道，与浮游生长相比，变异链球菌在生物膜内生长时约12%的基因发生了表达差异。例如，涉及变异链球菌碳水化合物分解代谢的结构在生物膜形成的早期阶段比浮游细胞更活跃[53]。

与典型的细菌源性传染病不同，龋齿是由口腔内的微生物群引起的。这个微生物群同时也是保护宿主免受外来细菌定植的重要防线。因此，防龋的目标不是消除微生物群，而是防止生物膜生态由无害状态转变为可能致病的有害状态。是否应该利用化学药剂或其他手段来实现这一点还有待讨论。一种观点认为，如果能保证安全性，减少牙齿生物膜的任何措施都是有益的。机械清除菌斑既困难又不彻底，可以使用抗菌药物辅助。相反的观点认为，药物的使用可能会破坏口腔内的生态平衡，产生对这些药物耐药或对临床相关抗生素交叉或协同耐药的菌株。众所周知，广泛使用和不加选择地使用抗菌药物会使细菌获得性耐药或多重耐药性，从而导致抗感染治疗失败。自20世纪60年代以来，这个问题一直困扰着人类，并有愈演愈烈的趋势。耐药性一般是通过可移动耐药基因片段的水平转移获得的。口腔微生物群，包括早期定植于牙面的口腔链球菌和变异链球菌，可能是耐药基因的存储库[19,44]。来自这些菌种的耐药基因可以通过同源重组转移融合到近缘的肺炎链球菌中。而肺炎链球菌具有很高的致病性，引起的感染在世界范围内都具有高发病率和死亡率，如败血症、脑膜炎和肺炎。

作用于细菌细胞的所有化学制剂都可能对宿主细胞产生不良影响，除非靶点结构或代谢途径是细菌特有的。然而，没有证据表明普遍使用化学制剂对抗牙齿生物膜已导致明显的不良影响。同时，也没有确切的对照研究结果证明长期使用抗菌剂对健康有益。因此，必须在个体水平上权衡潜在的利弊。

生物活性和作用方式

抗菌剂能够通过化学或生物途径破坏或抑制细菌的生长。抗生素、消毒剂和杀菌剂都是抗菌剂。大多数情况下，它们是针对致病菌的。

抗菌药物的疗效取决于一系列内因和外因。生物活性的发挥需要达到药剂生物利用度，药剂要能以生物活性形式输送到预期作用部位，并保持有效剂量和足够的作用时间。针对口腔生物膜的常规给药途径是局部用药。抗菌剂外用时的临床疗效有赖于其留存性（substantivity）。

留存性是指药物与口腔表面结合的能力以及随后从结合位点释放的速度。用药后，留存性好的药物会随时间缓慢释放。药物通过吸附结合到口腔表面，如黏膜表面、牙齿表面、唾液薄膜和龈上菌斑等留存在口腔中。结合强度影响药物分子的结合和释放平衡，以及随后从结合位点的释放速率（图16.1）。药剂的留存性和唾液流率会影响药剂的结合与释放，进而影响与菌斑生物膜的接触时长。高留存力的制剂能长时间滞留在口腔中（图16.2a）。而无留存力的药物在口腔内的存留时间则取决于唾液清除率，作用时间短，细菌会在给药间隙代谢和繁殖。因此，低留存力的药物必须比高留存力药物更高频地给药才能达到相似的临床效果（图16.2a和b）。

目前使用的大多数抗菌防龋药物具有广谱活性，旨在通过直接作用于细菌来减少生物膜聚集或降低其活性。也有人提出一些替代方法，旨在抑制细菌对牙面的黏附，而不引起显著的细菌细胞损伤。然而，这些非抗菌药物只占商用防龋药物的一小部分。

抗菌药物可以通过以下一种或多种机制在生物膜形成或成熟的各个阶段减少菌斑量：

- 抑制细菌黏附和定植。
- 抑制细菌生长和代谢。
- 破坏成熟生物膜。
- 离散生物膜细菌。
- 改变生物膜生化、生态或毒性特征（图16.3，表16.1）。

抑制细菌黏附和定植

抑制细菌对牙面的黏附可减少菌斑堆积。体外研究表明，降低表面自由能的药剂能减少细菌对表面的黏附。人们探索了各种能改变牙齿、获得性膜和/或细菌的表面特征的方法。唾液获得性膜为细

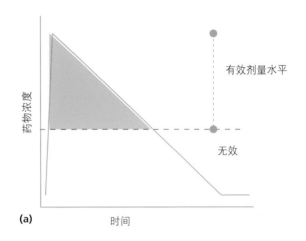

(a)

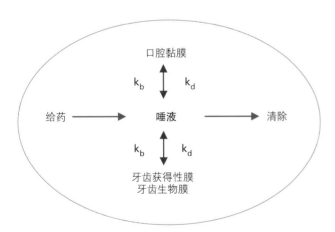

图16.1 口腔抗菌药物的给药、结合、释放和清除。该药剂留存力k_b决定其与口腔黏膜、牙面、唾液薄膜和菌斑细菌的结合程度，解离常数k_d和唾液清除率决定其从结合位点的释放速度。口腔黏膜是药剂的主要贮存区[50]。经Sage出版社许可转载。

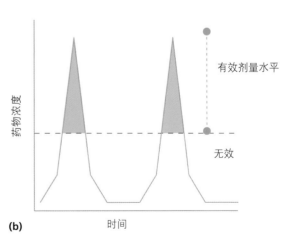

(b)

图16.2 高留存力（a）与低亲和力（b）药剂的剂量曲线图。水平虚线代表有效剂量水平。提高低亲和力药剂给药频率，二者有效剂量–时间范围（曲线与虚线间面积）相似[37]。经Taylor和Francis许可转载。

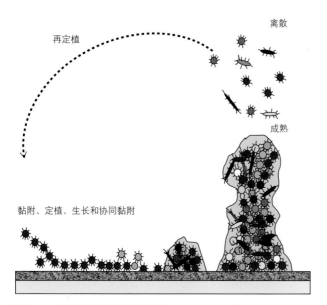

图16.3 改变生物膜生化特性。

表16.1 药物影响生物膜形成的作用阶段、机制及靶点

阶段和机制	靶点
抑制细菌黏附和定植	表面理化性质 细菌细胞表面结构 细胞间联系
抑制细菌生长和代谢	转运系统 细胞壁 代谢活性 细胞活性
破坏成熟生物膜 离散生物膜细菌	胞外聚合物： 多糖、DNA 细胞表面蛋白 细胞间联系 黏附
改变生物膜生化、生态或毒性 特征	特定细菌结构

菌提供了复杂的结合位点网，细菌可通过特异性和非特异性机制黏附其上。因此，薄膜成分可以调节细菌的黏附过程。有方法尝试通过调整釉质表面蛋白膜来改变表面特性进而减少细菌的黏附。遗憾的是，目前已研究的几种不同表面改性途径临床疗效还很低，但随着材料科学的进展未来可能会有新突破。

细菌表面的特定蛋白与薄膜成分的结合有关。细菌间的信息传递可以调节表面蛋白的表达。因此，直接或通过信息传递干扰相关靶向表面蛋白表达是一种控制生物膜形成和活性的可能策略。例如，表面黏附素的表达可能会被几种抗

菌药物的亚最低抑菌浓度（subminimal inhibitory concentrations）所破坏，从而干扰细菌的黏附和定植。

多年来，对龋齿的免疫一直是核心热点研究课题。其目的是抑制黏附或降低毒性，最常用的方法是使用针对变异链球菌表位的疫苗。变异链球菌的表面结合抗原 I / II 和糖基转移酶是研究最多的龋齿免疫备选细胞表面靶点。

免疫方法一般直接针对单一菌种。了解到细菌在生物膜形成以及在其中适应和转化的能力，免疫能否提供持久保护就被打上了问号。预防龋齿等非致命疾病的免疫方法，还要能保证不产生重大副作用或健康风险。目前还没有临床可用的龋病免疫方法。

抑制细菌生长和/或代谢

多数用于限制或抑制牙齿生物膜形成的药物是具有杀菌（杀死）或抑菌（抑制生长）作用的广谱抗菌剂。它们是基于非特异性菌斑假说，作为机械性菌斑清除的补充策略使用的。

一些抗菌化合物与细菌膜结合，干扰转运等正常的细胞膜功能。扰乱细菌的新陈代谢，进而可能杀死细菌。药物吸附到细菌胞膜上也可能导致渗透性改变，引起细胞内成分的渗漏，使细胞质蛋白成分变性和凝固。

目前有关生物膜形成机制的知识表明，可以单纯干扰细菌表面活性和定植而不影响细胞生存。对于一些细菌来说，通信信号可能是形成生物膜结构所必需的。对包括口腔细菌在内的多种细菌正在进行干扰信号释放或接受的化合物研究。这些信号可能不仅参与形成生物膜结构，也与细胞适应恶劣环境的能力有关。例如，变异链球菌中不同的信号系统会影响生物膜的形成、抗菌性和耐酸性。以杀灭特定细菌为目标的合成抗菌肽和噬菌体源性溶菌酶，也是防止定植和控制口腔生物膜的研究方向。但这些领域的研究刚刚起步。我们需要对生物膜中

的细菌调控网络和信号传导系统有更深入的了解。

破坏成熟生物膜

牙齿生物膜的形成是一系列进程得到良好调控的结果，每个进程都可以成为生物膜控制的潜在靶点（图16.3）。黏附性生物聚合物，如葡聚糖和变聚糖，能包埋细菌，并与其他基质成分一起保障生物膜的三维稳定。频繁使用氯己定和高浓度的地莫匹醇有生物膜分散活性。氯己定的分散活性至少部分源于它对葡萄糖基转移酶活性的抑制，而地莫匹醇降低了葡聚糖的黏度。由于这些制剂有多种作用途径，因此很难确定基质破坏作用的相对贡献。如下文所述，关于氯己定抗龋作用的研究至今尚无定论。地莫匹醇的防龋效果尚未见报道。

基质破坏药剂缺乏明显抗龋功效的可能原因之一是生物膜基质中含有多种类型的生物聚合物（包括各种多糖和DNA）和蛋白质。仅针对其中一种效果不佳。另一个原因是药剂很难在成熟的生物膜内扩散。这也解释了为什么抗菌剂在防止生物膜形成方面比在破坏成熟生物膜方面更有效。

最近的研究表明，细菌或许能激活脱离生物膜的通路来应对环境变化。例如，在不利条件下，脱离能让细菌离开生物膜并找到新的定植点。某些细菌释放表面附着蛋白的过程是可调控的。阐明这些机制可能带来全新的有效防龋策略。

改变牙齿生物膜的生化和生态

菌斑生态平衡是保持牙齿健康的关键。益生菌替代疗法用无害和有益的细菌取代潜在的病原菌，是维持或恢复生态平衡的方法之一。益生菌被定义为当摄入量足够时，能对摄入者的健康产生益处的活细菌。"益生菌"一词常替代疗法同时出现。后者与抑制定植或用一种确定效应的菌株取代病原体有关，通常对生态产生更持久的影响。在理解作用机制的基础上，基因工程开启了设计新益生菌菌株的大门。这些菌株可与已知病原菌竞争并取代它

们，且自身没有毒性。益生菌最好能参与生物膜的组成，并能有效取代病原菌或与之相互作用。益生菌或替代菌必须没有致病性，且具有高度遗传稳定性。天然存在的无害细菌可能通过占领定植点和与病原菌竞争营养物质来发挥益生菌的作用。它们也可能产生破坏或抑制病原菌生物膜形成的代谢物、生物表面活性剂或抗菌剂。

益生菌在预防和治疗各种胃肠道疾病方面很有应用前景[10]，也被建议用于龋齿预防[33]。乳酸菌可以减少变异链球菌生物膜的形成，并抑制变异链球菌对羟磷灰石的黏附[21,46]。给孩子喝含鼠李糖乳杆菌LGG的牛奶超过7个月[35]，在一个年龄组观察到龋齿发生率降低的趋势，益生菌乳被认为有保护作用。然而，关于益生菌防龋效果的研究不多，结论也不确定。还需要进行大规模调查来验证细菌疗法的防龋功效。

阻止菌斑生物膜pH下降也是替代策略的一个方向。比如用基因编辑改造出乳酸合成缺陷的变异链球菌去替代野生株。为了促进替代，该菌株的基因也被改造成能产生高水平细菌素的基因，以对抗野生型变异链球菌。动物研究结果提示该方法有效，但和免疫疗法一样，替代疗法直接针对单一变异链球菌种，忽略了其他可能的致龋菌。

迄今为止，直接改变生物膜生态使其致病性降低的方法有限，且尚未应用于临床。人类微生物组计划旨在确定健康个体不同身体部位的完整微生物组，将增加我们对微生物组动力学的理解。掌握健康与疾病状态下的细菌组成差异能让我们更好地了解疾病发展过程中的生态变化，指导干预、维持对健康有益的菌群。抗菌药物耐药性问题日益严重，使用益生菌之类促进或恢复生态平衡的方法将成为更好的防龋选择。

防龋药物的剂型

防龋药物有多种剂型：

- 漱口水。
- 喷雾。
- 牙膏、牙粉。
- 凝胶。
- 口香糖/含片。
- 各种缓释剂或装置。

剂型的选择取决于活性剂和载体成分之间的相容性。例如，第一批含氟牙膏是无效的，因为氟化物和牙膏的研磨成分不相容。剂型应该使药剂在作用部位达到最佳生物利用度。牙膏和漱口水是最常见的剂型，它们能获得即刻高浓度。患者依从性也至关重要，依从性会随着用药频率、治疗时间及复杂程度的增加而降低。因此，不需要患者建立新使用习惯的剂型获得成功的可能性最高。材料科学的发展为药物输送提供了新的载体。活性制剂可以包装在微米或纳米颗粒中，也可以被整合到所谓的功能膜上。未来这些新方法可能会用于口腔预防领域。

漱口水

漱口水是最简单的给药方式。漱口水通常是表面活性剂、香料和活性成分的水和酒精溶液，大多数抗菌剂都与这类载体相容。

喷雾

对现有喷雾剂，比如对漱口水配方中的氯己定的评估发现，喷雾剂的优点是：起效剂量相对较小；使用方法简便，因而依从性好。但对防龋药物喷雾剂的使用还需进一步研究。

牙膏

牙膏主要有3大功能：

- 清除牙齿上的污渍。
- 使口腔清新、清洁。

- 防龋药物的载体。

牙膏的主要成分：

- 研磨剂，帮助去渍。
- 研磨剂和活性成分的载体。
- 表面活性剂，发泡和去污。
- 增稠剂，改善流变性能。
- 香精，提升刷牙口感。

复杂的牙膏配方会因为成分间的相互作用影响生物利用度，要注意确保活性成分的生物利用度。用牙膏刷牙是广为接受的良好卫生习惯，所以牙膏也是防龋药物的适宜载体。

凝胶

凝胶是一种既不含研磨材料也不含发泡剂的黏稠水体系，凝胶通常与相关的抗菌剂相容性好。为保证药剂与牙齿表面紧密接触，凝胶通常放置在预成或个性化托盘内使用。

口香糖/含片

口香糖和含片的效果取决于咀嚼时药物的释放或溶解程度。药物与口腔的接触时间比漱口水长，但唾液分泌增加也会提高药物在口腔的清除率。对于刷牙有困难的患者，这种给药方式可能更有效且易接受。增加唾液分泌本身有利于龋齿预防。对于唾液分泌较少的人，咀嚼刺激有益于唾液分泌，也可减轻不适。口香糖和含片作为防龋药物载体还需进一步研究与评估。

缓释剂

缓释剂，如保护漆，药效持续时间长。药剂的效力取决于其从载体材料释放的程度和速度。缓释药物的疗效与患者的依从性无关。氟保护漆和氯己定保护漆已经证实有效并已实际应用。

作为预防龋齿的药剂，有3种药剂受到了特别的关注：氯己定，一种阳离子抗菌剂；三氯生，一种非离子型抗菌剂；木糖醇，一种对口腔微生物有多种作用的糖醇。后文将详细描述这些药剂，也会简要介绍精油和其他不经常使用的药物，如氯化十六烷基吡啶（CPC）、地莫匹醇（delmopinol）、六丁啶、血根提取物（SE）、金属离子、十二烷基硫酸钠（SDS）和某些酶。阳离子制剂易与带负电荷的细菌表面结合，因此，通常比阴离子或非离子制剂更有效。革兰阳性菌上可能结合阳离子的位点是细胞壁内肽聚糖的游离羧基、磷壁酸、脂磷壁酸的磷酸基。在革兰阴性菌中，脂多糖对阳离子有高亲和力。因此，阳离子制剂可以与革兰阳性和革兰阴性细菌相互作用。可用于抗生物膜药剂的阳离子制剂有：

- 氯己定。
- 氯化十六烷基吡啶（CPC）。
- 地莫匹醇（delmopinol）。
- 六丁啶（hexetidine）。
- 血根提取物（SE）。
- 金属离子。

氯己定（图16.4）是迄今为止研究最彻底、最有效的抗生物膜和抗牙龈炎药物。它通常是其他抗生物膜制剂疗效比较的金标准。

非离子型抗菌剂三氯生（图16.5）作为防腐剂在除臭剂、肥皂和爽身粉等消费品中使用已有30多年。在牙膏和漱口水中添加三氯生是为了减缓菌斑形成和牙龈炎进展。

木糖醇是一种戊糖醇（图16.6），通常作为代糖添加到口香糖等食品中。与其他多元醇一样，木糖醇不能被口腔细菌发酵产酸。但正如我们将要讨论的，这些药物的防龋能力还缺乏确切证据。

氯己定

氯己定是一种双胍类药物，具有亲水和疏水特性（图16.4）。带正电荷的分子可以在口腔黏膜、细菌和细胞膜上与带负电荷的基团（如磷酸基、羧基或硫酸盐基）结合。与分子疏水部分的相互作用可能会破坏细菌膜的完整性，干扰膜功能。高浓度氯己定具有杀菌作用，可引起低分子量细胞成分的泄漏和细胞内容物的沉淀。这些损害不可逆转。在较低浓度时，氯己定有抑菌效果[23]。氯己定的体外抑菌效果并不突出，但抗菌谱广。革兰阳性菌通常比革兰阴性菌对氯己定更为敏感。变异链球菌特别敏感，而血链球菌不同菌株[13]之间敏感性差异很大。氯己定的临床抗菌效果和抗生物膜效果优于其

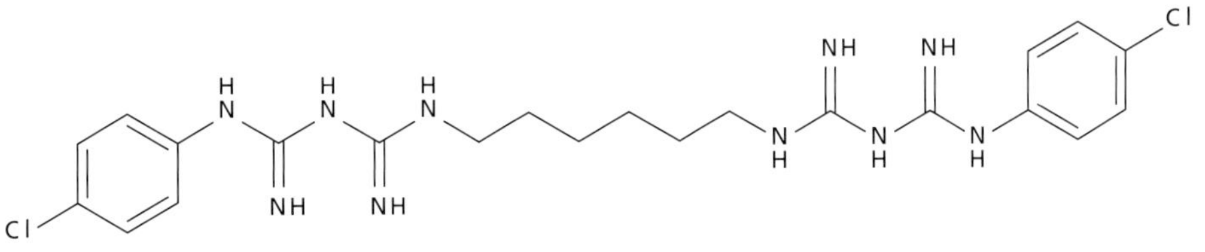

图16.4 氯己定的分子式。

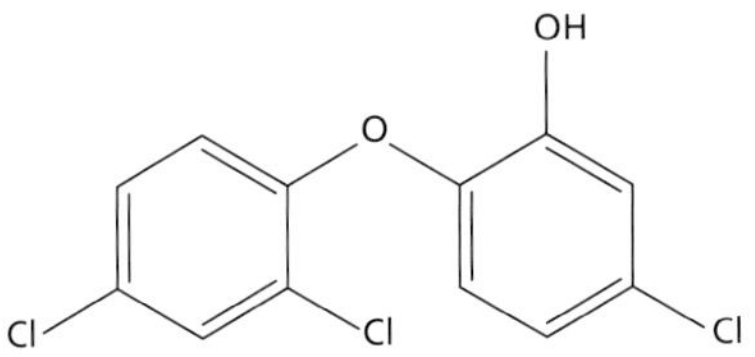

图16.5 三氯生的分子式。

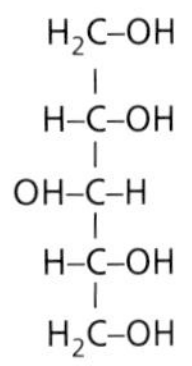

图16.6 木糖醇的分子式。

他体外抗菌效果相近甚至更好的药物。这主要因为氯己定良好的留存性，且吸附于表面后也保有抗菌性。含0.2%氯己定的漱口水可即刻产生抗菌效果，将口腔细菌数量减少80%～95%[43]。每天使用两次漱口水几乎完全抑制了牙齿生物膜的积累。由于直接抗菌作用，氯己定降低了菌斑的代谢活性，从而削弱碳水化合物摄入后的酸冲击。氯己定可能还抑制了一些细菌酶：如葡糖基转移酶[42]，这是细菌在牙齿表面累积的必要条件；磷酸烯醇式丙酮酸磷酸转移酶，它参与了葡萄糖的跨膜转运和磷酸化[31]。

氯己定在临床上使用广泛，但有关其不良反应的报道却很少。全身系统性的影响很罕见，氯己定分子也几乎不会降解成有危害性的代谢物。但人们仍然担心氯己定使用后的残留活性会促进常驻菌的耐药性[22]。

局部不良反应包括：

- 牙齿、舌、修复体和假牙变色。
- 口腔黏膜疼痛和脱屑。
- 味觉障碍。

氯己定的局部不良反应较常见，产品本身有苦味。降低浓度可减少局部不良反应。氯己定漱口水的用量通常为10mL 0.2%溶液或15mL 0.12%溶液，每天2次。含氯己定的口香糖（20mg/片）也可达到类似剂量和效果。长期使用时，氯己定应单独使用，剂量应因人而异。

防龋作用

人们认为，氯己定对牙齿生物膜形成和代谢活动的抑制会影响龋齿的发展。但氯己定能否作为抗龋药物常规使用仍存在争议。在个人口腔护理时使用氯己定漱口或刷牙的临床观察中没有发现或仅发现非常低的防龋效果。另一方面，在为期3年的研究中，专业应用氯己定配合严格的预防方案，包括口腔卫生指导、饮食建议、专业的牙科预防和涂布

氟保护漆，可减缓儿童龋病的发展。设计思路是通过降低微生物群的产酸潜能来抑制龋病的发展。未治疗对照组的新增龋面数为9.6，氯己定治疗组为4.2。值得注意的是，采用类似的预防方案，但不使用氯己定，也会产生类似的防龋效果。在一项为期2年的儿童研究中[26]，专业应用氯己定凝胶的防龋效果优于两种不同的氟化漆，在邻面位点应用氯己定凝胶的效果优于安慰剂凝胶[17]。在为期3年的研究中，每季度对13～14岁的儿童涂布0.1%氟保护漆或1%氯己定保护漆的防龋效果相似。在另一项研究中，在1年内每3个月使用含40%氯己定或氟（Duraphat®）的保护漆，然后评估其抑制现有根面龋损进展的能力。与对照组相比，氟化物和氯己定均可降低病损进展[41]。回顾1995年至2003年开展的氯己定干预研究，氯己定保护漆似乎对低氟暴露儿童的猖獗龋进展有抑制作用。在老年人和氟化物暴露的龋活跃儿童和青少年中，氯己定的抗龋作用证据尚不确切。最近，两项关于40%氯己定保护漆对中国儿童龋齿抑制作用的研究报告得到了相互矛盾的结果。一项研究报道疑似有短暂的抗龋效应[55]，而另一项研究发现龋齿减少了37.3%[11]。因此，目前氯己定的临床防龋应用方面还缺乏确凿的证据支持。

对于头颈部放疗后的龋高易感性和高发病率个体，可采用氯己定和氟化物联合的强化防龋措施[24]。

三氯生

作用机制及实际应用

三氯生是一种具有亲水性和疏水性的非离子型抗菌剂（图16.5）。抗菌谱广，对革兰阳性、革兰阴性细菌和真菌都有效。口腔细菌如变异链球菌、血链球菌和唾液链球菌在体外对低浓度三氯生敏感。三氯生在低浓度时发挥抑菌作用。一直以来，三氯生被认为是非特异性杀菌剂。然而，最近的数据显示，三氯生能特异性抑制脂质合成，导致细胞

膜合成缺陷[32]。

由于水溶性较差，配比时三氯生多溶解在香精/表面活性剂中。在市售产品中，三氯生可溶于一种或多种洗涤剂，如SDS、月桂酰肌氨酸钠或丙二醇或聚乙二醇。因此，当检测三氯生的抗菌作用时，必须考虑与这些成分的添加剂或协同效应。

三氯生对口腔的亲和性较低。因此，会在配方中加入一种共聚物，聚乙烯甲基醚马来酸（商业上称为Gantrez），或柠檬酸锌来保证其有效浓度。没有这些保持载体，三氯生牙膏对口腔生物膜的菌斑量没有明显影响[52]。

关于三氯生产品有效性的研究数量众多，有几项短期和长期研究证明了三氯生对牙齿生物膜形成与牙龈炎的预防作用，但这个作用效果有限。一份对16项临床研究的Meta分析显示，长期每天无监督使用三氯生能使菌斑量降低15%，牙龈炎减少12%[9]。三氯生对普通人群的牙周炎进展影响不显著，但能减缓易感个体（即牙周探诊深度增加的个体）的进展。但这种作用效果较温和（与安慰剂相比，在10%～20%），且与三氯生的抗菌性能不相关[5]。关于三氯生抗龋作用方面的资料很少。研究报道，三氯生既不增强也不降低氟化物的再矿化作用，而且含三氯生的牙膏"至少"和不含抗菌添加剂的含氟牙膏一样好。

最近，人们担心含三氯生产品的广泛使用会加剧抗菌药物的耐药性[54]。高浓度三氯生作用于多个非特异性靶点破坏细菌细胞。然而，牙膏等残留的三氯生会稀释到亚致死浓度。在亚致死浓度下，三氯生可抑制参与脂肪酸代谢的烯酰酰基载体蛋白还原酶，这是与某些临床抗生素相似的特定靶点。研究表明，使用三氯生会产生三氯生耐药菌。更值得关注的公共卫生问题是，广泛使用三氯生，除了造成三氯生耐药，还可能通过交叉或协同耐药机制加剧其他临床重要抗生素的伴随耐药。由于大多数细菌能够从其他菌株或菌种获得基因，这种耐药性会进一步传播给人体常驻微生物[19, 44]。因此，三氯生

的使用应限制在有充分文献证据的领域。三氯生抗龋作用的文献资料很少，很难证明它可以用于普通人群的龋齿预防。

木糖醇

木糖醇是一种五碳糖醇，戊醇（图16.6）。

木糖醇不产酸，因此不会引起龋齿。对木糖醇的研究较广泛，特别是在芬兰。早期的研究结论是木糖醇具有防龋甚至治疗龋齿的特性。也有研究表明，木糖醇对细菌生长和代谢、唾液功能以及脱矿和再矿化过程有影响。有报道木糖醇能减少牙齿生物膜形成；降低唾液变异链球菌数量，减少牙龈炎。理论上，以上每个特性都能单独或协同抗龋。

对于龋高危儿童和唾液中变异链球菌含量较高的母亲，防龋方案中包括木糖醇口香糖的使用。然而，木糖醇的抑龋作用、最佳剂量及作用机制仍存在争议。最近一项随机对照研究得出结论：在33个月内，每天使用木糖醇含片并不能显著减少龋高危成人的新发龋[1]。

木糖醇引起唾液变化尚未在短期或长期研究中得到证实。木糖醇并不能特异性干扰牙釉质脱矿或促进再矿化。体内研究表明，其他糖醇也能促进再矿化，如山梨糖醇。事实上，饭后经常咀嚼口香糖，即使是含蔗糖的口香糖也会促进再矿化，这是唾液分泌增加的结果。但在许多临床研究中，咀嚼木糖醇口香糖的受试者与不咀嚼口香糖的对照组受试者进行了龋病发病率的比较[27]。因此，很难分辨是木糖醇还是咀嚼加糖口香糖唾液量增加在起效。所以，再矿化是木糖醇特异性作用的说法尚未得到证实。相反，我们可以得出这样的结论：咀嚼含木糖醇或其他甜味剂的无糖口香糖，其防龋效果与咀嚼过程有关，而与甜味剂本身无关[29]。

一些研究表明，食用木糖醇后，唾液和牙齿生物膜中的变异链球菌的水平可能会降低，木糖醇对变异链球菌有特异作用是木糖醇抗龋机制的基石，这一观点得到了广泛支持。

木糖醇是唯一能在体外实验中抑制糖酵解的糖醇，特别是变异链球菌的糖酵解。这种抑制作用与通过果糖特异的结构性转运系统摄取木糖醇，并在细胞内积累5磷酸木糖醇有关，作为能量循环的一部分，磷酸烯醇丙酮酸和三磷酸腺苷消耗了木糖醇，同时在细胞内积累6磷酸葡萄糖，证明木糖醇的抗代谢作用，但尚未得到体内实验的证实。

减少多糖形成、降低黏附性也被认为是木糖醇抑制变异链球菌的机制之一，并解释了木糖醇的抗龋能力。需要注意的是，长期食用木糖醇会筛选出耐木糖醇的变异链球菌，这些变异链球菌对木糖醇具有抵抗力或不受其影响。据推测，木糖醇抗性菌株的毒性可能低于木糖醇敏感菌株。Trahan等认为，筛选毒力减弱的自然突变体可能是木糖醇抗龋作用的机制之一[48]。然而，尚无临床数据支持这种观点。

人们曾尝试将木糖醇用作口腔清洁产品的活性成分，目前市场上已有含木糖醇的牙膏。3项纵向木糖醇牙膏研究中，一项认为木糖醇有减少龋齿的作用[45]，而另外两项则未能发现添加到含氟牙膏中，木糖醇有额外的抗龋作用[8,38]。

需要替代蔗糖时，木糖醇可能是首选的甜味剂，例如在口香糖中。咀嚼本身会增加唾液分泌，因此有益于防龋。但木糖醇防龋效果或木糖醇防龋优于其他多元醇的有效证据还需要精心设计的随机临床研究和恰当的对照来证明。

其他缺乏文献支持的防龋药物

氯化十六烷基吡啶（Cetylpyridinium chloride，CPC）

CPC、苯扎氯铵和苯乙氯铵是季铵化合物。CPC因其抗菌性能已广泛应用于漱口水中。

CPC分子同时具有亲水和疏水基团，因此可以发生离子和疏水基团的相互作用。推测其与细菌的相互作用和氯己定的作用方式类似，是通过阳离子结合发生的。

CPC的抑菌能力接近或优于氯己定，但抑制生物膜的能力较差。这种抗生物膜功效的差异可能与CPC在表面吸附后失去部分抗菌活性有关。CPC的亲和性也与氯己定有所不同。CPC的初始滞留量高于氯己定，但从口腔中清除的速度也更快[2]。有人建议将CPC应用于正畸粘接剂等口腔材料中，以控制正畸托槽周围的龋坏形成。虽然CPC保留了其抗菌性能，但其临床效果仍有待评估。目前还没有数据显示CPC有预防人类龋齿的能力。

地莫匹醇

地莫匹醇是一种低分子量强效表面活性剂，pH低于7时主要为阳离子。它的抗菌能力较低，主要通过干扰口腔表面的物理化学性质来发挥作用。在地莫匹醇的临床实验中没有观察到细菌耐药性或牙齿生物膜细菌组成的重大变化。它可能通过减少细菌在牙齿表面的附着来减少牙齿生物膜的形成。其对口腔生物膜的抑制作用小于或相当于氯己定。它对人类龋齿的影响尚未得到评估。

六丁啶

六丁啶是一种人工合成的六氢吡啶，体外和体内均有抗菌和抗真菌活性。它对包括口腔细菌在内的革兰阳性和革兰阴性细菌有活性，例如变异链球菌、链球菌和血链球菌。六丁啶的体外抗菌活性据报道不如氯己定或CPC，或与之基本相似。含六丁啶的漱口水已在市场上出售，但在临床可接受的浓度下，它对牙齿生物膜的抑制作用非常轻微。将六丁啶的浓度从0.10%提高到0.14%，抗菌膜的效果接近0.2%的氯己定，但脱屑性病变的发生率相应增加。其抗菌膜的确切机制尚不清楚。六丁啶被认为能抑制糖酵解，但临床数据并不支持这一假设。唾液会降低六丁啶的抗菌效果。与二价金属离子结合后，六丁啶抗菌膜效果增强；例如Zn^{2+}[40]或Cu^{2+}[18]。这可能与细胞对金属离子的吸收增加有关。该药物在预防人类龋齿方面的能力尚未得到评估。

精油

精油是用酒精等溶剂从植物中萃取而得，作为防腐剂已有100多年的历史，由于其低毒和抗菌性[4]，广泛应用于制药、食品、农业和化妆品。大多数精油的确切药理学目前尚不完全清楚，但人们认为一些化合物的作用方式是干扰正常细胞膜功能，导致细胞成分的泄漏、质子泵的破坏以及蛋白质变性。鉴于精油是多组分混合物，其作用机制也许并不单一。

最著名的含精油口腔产品是李施德林漱口液。W.D.Miller在19世纪80年代测试了它防腐性。它含有薄荷醇和水杨酸甲酯的混合物，以及两种与苯酚有关的精油：百里香酚和桉树精，其酒精浓度超过20%。最近不含酒精的新漱口液已投放市场。但关于该产品功效没有文献报道。

精油具有广泛的抗菌谱，对革兰阳性菌和革兰阴性菌都有杀菌作用。一些用含酒精的精油作为口腔防腐剂的研究显示，漱口后，龈上菌斑、唾液及邻面位点中的链球菌总数都有下降[15]。在一些研究中，精油产品的效果不亚于单独使用牙线和刷牙。其他研究没有发现精油使用后唾液中变异链球菌或乳酸菌水平降低。精油抑制生物膜的能力不如氯己定[39]。

血根提取物（sanguinaria extracs，SE）

SE是一种草本制剂。它是从血根植物加拿大血根中提取的。SE已用于顺势疗法制剂、民间医学治疗局部感染和祛痰。它对包括口腔细菌在内的革兰阳性和革兰阴性细菌具有抗菌作用。SE确切的抗菌机制尚不清楚，可能通过干扰细菌细胞屏障合成的必要步骤来发挥杀菌作用[51]。据报道，SE可通过巯基的氧化来抑制多种酶活性。抗菌性可能与分子的亲脂性有关。更重要的可能是SE能够结合金属离子。市场上销售的SE制剂含有高浓度的氯化锌。正

如后文将要讨论的，锌离子具有抗菌活性。因此，可以推测SE的作用与含Zn^{2+}有关。

SE亲和性良好，但临床数据对SE漱口水的疗效还没有定论。一些研究报道其具有抗菌膜、抗牙龈炎和抗糖酵解的作用。但另一些研究则几乎没有发现效果。体外研究发现，SE可抑制口腔细菌对羟基磷灰石的黏附，也可增加唾液介导的凝集反应。这两种因素都可能在体内抑制牙齿生物膜的形成，但对龋齿的临床作用尚未得到评估。

金属离子

金属离子的抗菌效果取决于离子浓度，以及离子的化学性质。金属离子可抑菌的认识由来已久。早在1890年，Miller就提出使用金属离子来治疗猖獗龋，而Hanke在1940年报道说，含某些金属离子的漱口水可能有抗生物膜作用[20]。抗菌效果与游离金属离子浓度成正比，游离金属离子是主要生物活性形式[7]。金属离子的水解与其他组分的结合会降低金属离子的活性。因此，载体的设计至关重要。

Cu^{2+}、Sn^{2+}和Zn^{2+}是我们感兴趣的抗菌金属离子。Cu^{2+}和Sn^{2+}比Zn^{2+}更强，但与氯己定相比它们只有中等强度的抗菌性。由于Zn^{2+}能够与有气味的含硫化合物结合，锌盐在口腔护理产品中的使用有着悠久历史。Zn^{2+}也是一种抗结石剂。有人担心Zn^{2+}可能会干扰氟化物的抗龋作用，但这似乎不是问题。

金属离子与革兰阳性、革兰阴性细菌相互作用。抗菌效果难以预测。金属离子与酶的阴离子基团形成金属盐桥。由于改变了酶的电荷或构象，这反过来又可能影响底物的相互作用。金属离子具有抗糖酵解作用，体外纯培养的细菌和体内菌斑的产酸均减少。二价金属离子可能通过氧化灭活糖酵解酶的巯基来抑制菌斑的糖酵解。

大量研究证实，临床上单独或与其他药物联合使用金属离子有抗生物膜作用。部分是由于抗菌活性，部分与唾液膜和细菌表面Ca^{2+}的置换有关。金

属离子与细菌的结合改变了细菌的表面电荷和黏附能力[36]。

在大鼠中Cu^{2+}、Sn^{2+}和Zn^{2+}表现出了抗龋作用。SnF_2由于其潜在的抑龋能力和抗生物膜特性，一直被用作防龋剂。

金属离子亲和性很高。漱口数小时后，唾液和菌斑中的Cu^{2+}、Sn^{2+}和Zn^{2+}水平都有升高。这些离子在口腔的结合受体与氯己定相同。

金属离子的不良影响主要是令人不快的金属味，容易引起口腔干燥的感觉，以及黄色或棕色的牙齿着色。这可能是金属离子和胞膜蛋白质的巯基之间形成金属硫化物导致的。Zn^{2+}离子最不容易染色，因为硫化锌的颜色是黄色或灰白色。总的来说金属离子的染色倾向比氯己定低。

十二烷基硫酸钠（SDS）

SDS是一种阴离子制剂。该分子具有亲水硫酸基和疏水碳链。它是牙膏中最常用的清洁剂。SDS对多种细菌具有体外抗菌活性，包括变异链球菌、远缘链球菌和黏性放线菌。SDS吸附于细菌表面可能会破坏细胞壁完整性，导致细胞成分泄漏。据报道，低浓度SDS可以抑制特定的细菌酶，如远缘链球菌和变异链球菌的葡萄糖基转移酶，远缘链球菌中磷酸烯醇式丙酮酸磷酸转移酶的转运酶，以及大肠埃希菌的乳酸脱氢酶和葡萄糖6-磷酸脱氢酶。这些效应可能与SDS对蛋白质的强亲和性及其变性能力有关。

SDS在人体内能抑制生物膜的特性已得到证实。这主要与其抗菌能力有关，同时，它与带负电荷的细菌和膜蛋白争夺结合位点，从而抑制细菌在牙齿表面的吸附，也有助于抑制作用。SDS明显具有一定的亲和性，这可能与它对钙的高亲和力有关。SDS与Zn^{2+}联用可提高抗生物膜和抗菌能力。但没有数据证实SDS的抗龋作用。

酶

唾液中含有两种过氧化物酶，有过氧化氢存在的条件下，它们将硫氰酸盐（SCN^-）氧化为次硫氰酸盐（$OSCN^-$）。次硫氰酸盐在体外具有抗菌性，对部分链球菌和乳酸菌有抑制作用[28]。唾液过氧化物酶系统的活性有赖于可用的过氧化氢。过氧化氢是多种细菌的代谢终产物，它的量限制了唾液过氧化物酶的最高活性。淀粉葡萄糖苷酶可提供葡萄糖，葡萄糖氧化酶利用葡萄糖产生过氧化氢。建议在口腔护理产品中添加这些酶，以保证有足够的过氧化氢来提高过氧化物酶活性，从而抑制细菌增殖。

经过测试，含酶漱口水有抗菌斑、牙龈炎和龋齿的能力，但效果并不显著。与非酶牙膏相比，含酶牙膏的抗菌膜和抗牙龈炎效果有轻微提升，但是否具有临床意义尚存疑。

抗生素耐药风险

抗生素能杀死敏感菌株，但携带耐药因子的细菌仍能存活和繁殖。抗生素耐药性是指菌属、菌种或菌株能够避免被一定浓度的抗菌剂杀死或抑制的特性。细菌的耐药性可以是自然属性，内源性耐药；也可以是获得性的，所谓获得性耐药。抗菌剂对微生物群施加选择压力，所有抗菌剂的使用都存在筛选出耐药或不敏感菌属、菌种或菌株的固有风险。一般认为有多个作用靶点的药物不太可能诱发耐药性。药剂的亚抑制剂浓度会增加发生耐药性的风险。体外研究表明，在亚致死浓度下使用抗生素会引发耐药性和/或筛选出对临床相关抗生素耐药的细菌。已经有研究揭示了防腐剂耐药和抗生素耐药之间可能存在的基因联系[16]。这些证据多来自体外研究，而缺乏与公共卫生相关的流行病学数据。

用于口腔预防的抗菌剂浓度一般高于抑菌或杀菌效果所需的浓度。留存性好的药剂最终会使细菌暴露在亚抑制浓度下。这就带来了诱发抗生素耐药的内在风险。

针对药物亚抑菌浓度副作用的研究不多，所以目前对抗菌药物残留的影响非常缺乏了解。但是，抗菌剂使用后可能出现耐药菌是一种严重风险，应该谨慎权衡利弊。对三氯生耐药也可伴随对常用抗生素的耐药性，这一发现强调了谨慎使用抗菌剂的重要性，以及进一步研究抗菌护理用品使用和耐药性之间关系的必要性。

内源耐药性

具有内源耐药性的细菌，由于其静电等理化特点限制扩散或存在胞外多糖等原因，会使药物分子脱靶或无法到达靶点。革兰阳性菌由厚的肽聚糖层包裹单层细胞壁，而革兰阴性菌由内外胞膜组成更复杂有效的胞壁屏障，所以革兰阳性菌对抗菌剂通常比革兰阴性菌更为敏感。例如，口腔细菌短时间接触氯己定等抗菌剂时，革兰阳性的口腔链球菌比革兰阴性的具核梭杆菌和牙龈卟啉单胞菌更容易被杀死[12]。细菌还可能具备降解杀菌剂的酶或能促进胞内杀菌剂输出的外排泵。

细菌以生物膜形式分布是促进内源或表型抗药的机制之一。生物膜内细菌生长速度通常较慢，因而敏感性降低。同时，生物膜中的细菌包埋在聚合物基质中，而基质屏障会阻止药剂渗透。此外，生物膜中细菌基因的表达谱也经常发生改变，有可能影响易感性水平。最后，生物膜中有小部分细菌可能会进入保护性休眠状态，使其对抗菌药物不敏感[3]。

获得性耐药

获得性耐药是细菌通过偶联、转导或转化而发生突变和/或获得可移动遗传片段的结果。细菌有多种耐药途径，可以通过改变外膜脂肪酸或蛋白组分等细胞壁结构，例如大肠埃希菌参与脂肪酸合成的Fab1酶突变就与三氯生耐药相关。耐药性也可能

是抗菌剂降解酶或外排泵表达的结果。细菌外排泵能清除胞内有毒分子，从而在抗菌剂存在的情况下存活。从携带多药外排泵基因质粒的葡萄球菌中已经观察到：这些泵可以作用于一系列化学性质不同的化合物，从而产生交叉耐药。在这种情况下，对氯己定和季铵盐等阳离子药物敏感性降低的同时也伴随着对临床相关抗生素的耐药。

耐药基因的垂直传递可以增加耐药菌数量，而基因的水平转移则可能进化出新的耐药菌种或菌株。细菌致密排列的生物膜是基因水平转移的理想环境。

小结与展望

口腔微生物群包含上百种数以百万计的细菌，它们以生物膜形式存在。由于遗传因素、生长方式、膜结构和通透性不同，口腔生物膜中细菌的抗菌敏感性存在差异。

基于非特异菌斑假说，通常建议使用抗菌谱较广的抗龋药剂。由内源性或获得性机制造成的敏感性差异会带来抗菌药物对菌群筛选的风险。有利于病原体或耐药菌生长的筛选可能对菌群微生态造成不利影响。令人担忧的是，使用的广谱抗生素通常有多个作用靶点，这些靶点可能与更多特异性抗生素的靶点重合。这就带来交叉耐药、降低抗生素临床疗效的风险。

因此，不应日常使用抗菌剂防龋。抗菌药物的使用应更为严格，仅在常规预防方法无效时使用。如由于身体或智力残疾、年老灵活性下降、全身疾病或药物治疗导致口干、导致龋活动性和发病率增高的情况下，间歇或长期使用抗菌预防药物可使这些易感个体受益。当有口腔内固定或夹板、正畸矫治器、修复体或种植体，以及手术前后等情况下，菌斑的机械清除特别困难，这时可以考虑在一段时间内合理使用抗菌防龋药物。然而，任何情况下使用抗菌药物都要权衡利弊，药物选择、治疗时间、

用药方式、剂量等均应根据患者的具体情况而定。

正如本章所讨论的，目前还没有一种理想的抗口腔生物膜药剂，现有抗菌剂对人类龋齿预防效果的文献资料也很少。主要原因在于龋齿是多因素疾病，且致病微生物以复杂的生物膜形式存在，这一事实在过去常常被忽视。迄今为止，大多数体外研究都是在单一菌种水平上进行的。随着多菌种生物膜模型的研究越来越多，我们能够深入了解生物膜内菌种间的复杂相互作用。这些体外模型以及对人类口腔微生物组的了解不断深入，将来可能为我们改变生物膜生态提供新的工具和方法。生物膜很可能是细菌间信息交流的场所，口腔链球菌和牙周病原体都被观察到具有通信能力。这种通信可以调节生物膜形成和毒力因子表达等致病特征。然而，大多数口腔生物膜细菌的沟通途径和功能仍有待研究。

基于对生物膜内细菌及其沟通系统的研究进展，龋病预防在将来也可能会有新的突破。材料科学的发展能为靶向药物提供新的载体。而具体的作用靶点仍有待明确，口腔抗菌预防药物使用与抗菌/抗生素耐药性之间的相关性也需要研究来明确。

扫一扫即可浏览
参考文献

17

个体患者的龋病控制原则

The principles of caries control for the individual patient

B. Nyvad和Edwina Kidd

引言

牙科照护既不是以单一疗程开始也不是以单一疗程结束,而是持续的。当完成一系列牙科治疗后,牙医和患者必须决定何时对所提供的非手术和手术治疗的效果进行随访。一些国家(例如,英国和丹麦)的卫生当局建议使用临床指南来监测患者疾病进展,但是这些指南并不都是以可靠的科学证据为基础,因为日常使用的许多诊断程序和治疗方法尚未在临床试验中进行评估。

这也适用于旨在控制龋齿的程序。因此,从业者有时倾向于采取"我的治疗可能对患者有益的治疗哲学"。在其他情况下,证据存在但未被从业者实施。从业者的知识和态度、患者的需求、执业环境以及包括资金在内的医疗体系阻碍了新治疗程序的实施,可能成为潜在的障碍。

与其他牙科治疗一样,(非手术)龋齿控制程序必须具有成本效益;也就是说,应该给那些最需要和可以从中受益的人提供治疗。这对牙医提出了强烈的要求,牙医必须具备挑选出最需要的患者的技能。

本章的目的是收集前几章中提供的证据,以期为各个年龄段的患者(从儿童到老人)的龋齿控制

Dental Caries: The Disease and Its Clinical Management, Third Edition. Edited by Ole Fejerskov, Bente Nyvad, and Edwina Kidd.
© 2015 John Wiley & Sons, Ltd. Published 2015 by John Wiley & Sons, Ltd.

提供一些实用指南。

如何评估当前的龋齿活跃性和未来龋齿发展的风险

有效管理龋齿需要两方面信息来源：

（1）使用龋病病变活跃性评估来进行龋病视诊-探诊检查，以提供有关当前龋活跃状态和现有病变预后的信息。

（2）个体的病史和牙科治疗史突出显示了未来龋病发展的潜在风险因素。

应使患者意识到其产生新病变和现有病变进展的相对风险。这些知识可能会鼓励他们参与自己的口腔护理，保持适当的回访，并且，如果他们为自己的治疗付费，则可以帮助他们预算牙科治疗费用。

龋病视诊-探诊评估应该如何进行

检查时，龋活跃性最有力证据是存在活跃的龋损（成洞或尚未成洞）（见第11章）。因为若不对其干预，这种病损相对于不活跃病损和正常牙面，有更大的成洞的风险[41]。应该注意存在多少活跃性病变以及病变部位。此外，观察患者在过去2~3年中的新发、进展或充填体的数量可以为最近的龋病活跃性提供信息。

关于如何定义龋病高活跃性尚无共识，因为这是一个相对的判断，取决于人群的龋齿患病率。然而，根据经验，在大多数人群中，每年增加2个或多个活跃性病变和/或影像学检测到的新病变的出现将表明病变发展的速度很高。唾液流量高的口腔区域（例如，下颌切牙处）多个活跃性病变总是表明龋病活跃性比较高。

在估计病变活跃状态时，应适当考虑牙列发展的阶段。在儿童，萌出的恒磨牙咬合面是一个特殊的危险部位。青少年可能更倾向于发生邻面龋，尤其是在第二前磨牙的远中面以及第二磨牙的近中面（见第12章）。在成年人和老年人中，尽管冠龋在

这一年龄组中也非常重要，难以到达的牙根表面可能是主要的风险部位[15,63]。

识别龋齿风险因素

尽管获得患者龋齿活跃状态的主观估计可能只需要很短的时间，但是识别相关的风险因素可能需要更长的时间。然而，这是值得花费时间的，因为患者可能能够改变某些风险因素，从而减慢疾病进展。

根据Beck的说法[3]，风险因素被定义为通常在纵向研究中发现，由时间顺序确认的环境、行为或生物因素，如果存在风险因素，则直接增加疾病发生的可能性，如果去除风险因素，则可降低疾病发生的可能性。重要的生物学和环境风险因素，包括唾液流量，口腔卫生质量，饮食和氟化物的使用，这些都是疾病的决定因素（见第5章）。

重要的是要了解不同的患者有不同的风险因素。牙医必须确定对每名患者来说哪些潜在风险因素起着特殊的作用。调整好的风险因素状态意味着菌斑生物膜中的脱矿和再矿化过程是平衡的。但是，如果一个或多个风险因素朝反方向变化，则生物膜中的生理平衡就会破坏，龋齿可能会发生[59]。牙医以及患者应警惕可能发生的危险状况变化，因为如果不纠正这种干扰，则龋齿控制就难以实现。

在确定风险因素时，重要的是要使用系统的方法，就像侦探一样。侦探会看、听、问问题，再听和整理证据。对于个体的龋病风险因素进行列表和分级是很好的做法（表17.1）。这就定义了对于特定的个体来说，哪些方面需要改善。它还可以

表17.1 龋病的生物及环境风险因素列表

病史
  目前和过去的疾病
  目前的药物治疗
牙科史
  目前的龋病活跃情况
  龋齿既往史
目前的口腔卫生实践和熟练程度
目前从牙膏、漱口水或片剂中接触氟化物
目前的饮食模式

定义无法改变的因素；例如，唾液腺被摘除导致口干。这样的患者具有较高的患龋风险。

病史

开始调查工作的正确方法是采集病史。这一点的重要性怎么强调都不过分。

主诉口干和唾液分泌减少（唾液功能低下）是比较常见的症状，尤其是在老年人中。持续的唾液分泌功能低下可能会导致新的和复发的龋齿（见第6章），而要防止这种情况真的很难。表17.2列出了口干的原因（请参见参考文献[53]）。

超过400种药物有导致唾液腺功能低下的副作用，据报道90%最常用的处方药物会引起口干[56]。处方的数量随着患者年龄的增长而增加，并且随着药物数量的增加，口腔干燥和唾液分泌不足也会增加。

此外，服用这些药物的系统性疾病本身也可能导致一些问题。这些疾病在老年人中更普遍，与年轻人相比，他们的腺体更容易受到药物的有害作用[18]。老年人的问题更加复杂，据估计独居和养老院成人口干症的发生率在16%~72%之间[64]。

舍格伦综合征主要发生在四五十岁的中年妇女。它以原发或继发形式出现。原发性干燥综合征的特征是口干和眼睛干燥，这是唾液腺和泪腺功能逐渐丧失的结果。继发性舍格伦综合征涉及其中1个或2个部位患病，并且存在另一种结缔组织疾病（例如类风湿性关节炎或红斑狼疮）。

HIV/艾滋病患者经常会因食用药物引起的腺体淋巴细胞破坏而导致唾液腺功能减退。

糖尿病也会引起唾液分泌的变化，尤其是在糖尿病控制不佳的时候。在阿尔茨海默病、帕金森病、卒中、囊性纤维化和脱水中，唾液分泌也将受到抑制。

所有鸦片类药物都能减少唾液分泌，滥用鸦片类药物与高水平的龋齿有关[49]。当使用美沙酮时，鸦片类药物成瘾的管理可能会进一步引起口腔健康问题。美沙酮本身会导致口干，可以用含糖糖浆的形式来开药，不过也有无糖版本的美沙酮。从牙科的角度来看，这当然是更好的选择。此外，吸毒者可能有高水平的糖消耗[40]和混乱的生活方式，很难有利于良好的口腔卫生或定期牙科护理。酗酒者也属于这一群体。

用于治疗头颈部癌症的放射疗法，由于造成唾液腺腺泡细胞的损伤或丢失，导致永久性的唾液腺功能低下，患者会有持续的口干。研究表明，只有当对唾液腺组织的总剂量小于25Gy时，腺体功能才会有稍后的恢复[22]。

化疗有时会导致唾液腺功能紊乱，但对口腔健康的长期影响尚不清楚。短期内唾液流速可能会降低，唾液中酸性细菌的数量可能会增加。此外，还增加了口腔念珠菌病的风险。口腔黏膜炎是癌症化疗和放疗的常见的、严重的、剂量限制性的并发症[23]。

在上述一些口干症的病例中，患者会非常清楚这种令人不快的症状。但也有其他患者可能没有察觉或者有症状，但牙医在临床检查过程中经常会发现患有口干症，因为口镜往往会粘在黏膜表面或唾液出现泡沫。如果怀疑口干，应通过测量静息和受刺激时的唾液流速来验证诊断（见第6章）。

表17.2 口干的原因

药物	抗抑郁药	利尿剂
	抗精神病药	抗帕金森药
	镇静剂	食欲抑制剂
	催眠药	止恶心药
	抗组胺药	止吐药
	抗胆碱能药	肌肉松弛剂
	抗高血压药	祛痰药
系统性疾病或状态	舍格伦综合征	卒中
	类风湿关节炎	脱水
	糖尿病	激素变化
	HIV/AIDS	怀孕
	硬皮病	绝经后
	结节病	神经系统疾病
	红斑狼疮	胰腺疾病
	帕金森病	肝脏疾病
	阿尔茨海默病	营养缺乏
	囊性纤维化	神经性厌食症
	哮喘	营养不良
		滥用药物
		吸烟
头颈部放疗		
化疗		

在许多人群中出现的一个问题是对儿童和成人注意力缺陷多动障碍（ADHD）药物的需求日益增加。治疗多动症药物的常见副作用是口干（1%~10%），许多牙医可能不知道这种现象。

有时，患者的用药史会暴露"隐藏的"糖分。许多药物是以糖浆的形式生产的，一些药粒是以糖为基础的。哮喘患者经常会使用吸入剂，其中许多催进剂中含有乳糖，并且哮喘本身可能导致口干。

牙医应该经常检查药物的成分，以确定与龋齿相关的潜在副作用。

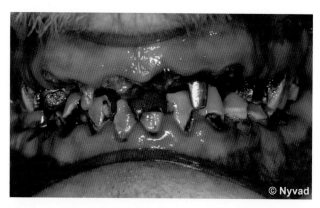

图17.1 28岁男性快速进展的龋齿。无视口腔卫生，并且连续5年每天定期饮用加糖咖啡。这名患者去看牙医是因为他很难找到一份新工作！这是一个"黄色"患者，所有的风险因素都可以改善，并需联合龋齿治疗。

牙科治疗史

患者的牙科病史还可以提供其他重要的信息。多次修复的历史，必须经常更换修复材料可能是一个具有患龋高风险的重要指示。有证据表明，过去的高龋经历与发生根面龋的风险之间存在密切关系[15,65]。有时，牙病史会显示出口腔健康状况的变化，例如多年没有牙齿问题，然后突然恶化，导致多次修复。在这种情况下，确定相关的引起这种改变的变化是很重要的。口干是增加患龋风险的一个很好的例子[2]（见第6章）。

很多关于龋病风险的信息来自向患者询问有关生物学风险因素的问题，并仔细倾听他们的回答。例如，询问多久清洗一次牙齿、使用什么牙刷和牙缝清洁工具、选择什么牙膏，这总是明智的。牙医应检查牙膏管上列出的成分，以确定牙膏是否含有氟化物。在一些国家（如丹麦），几乎所有的牙膏都含有氟化物，而在另一些国家，只有很少的牙膏含有氟化物。在其他国家（如英国），大多数牙膏都含氟，但有些产品不含氟。患者也可能会被问到他们是否使用过漱口水，问一下为什么使用漱口水可能会有启发性。因为患者觉得它们"清新"了口气。由于菌斑控制不足是口臭的主要原因，所以这种看法可能随后会变成有利因素。

当患者有活跃的龋损或多次修复的历史时，必须询问饮食问题。通常几个简单的问题就能揭示不适当的饮食习惯，如经常喝含糖咖啡或茶、含糖软饮料、糖片和零食（图17.1）。在其他情况下，可能很难确定促使龋齿发生的饮食本质，只有用想象来设想患者的生活方式，才有可能提出正确的问题。在这种情况下，简单的问题"你喜欢吃甜食吗？"可能会开启对话。在少数情况下，口头询问不足以揭示怀疑滥用了含糖食物，可能有必要要求患者填写膳食表进一步证实。

龋病风险评估系统

在一些国家，微生物或唾液椅旁测试被推荐作为预测龋病风险的辅助手段。然而，龋齿是无法确切预测的（见第23章）。目前，研究表明微生物学、唾液或饮食测试都不能单独或者与其他临床参数一起，来足够准确地评估个人日后患龋的风险。近年来，计算机程序（如Cariogram[4]）及龋病风险评估系统（如CAMBRA[14]）已被开发出来，以协助牙医甄选龋病风险较高的人士并设计适当的预防方案。把相关的患者资料输入计算机，然后让它产生一种预防策略，这是很诱人的。然而，这可能会造成一种客观的错误印象，而实际上程序并不比用来产生它的数据更好。事实上，这种系统的预测能力是有限的[61]。因此，目前识别高危患者的最佳策略是选择具有活动性的尚未成洞的龋病变的个体，这些病变可以通过非手术治疗方法的干预来防止其成为龋洞（见第11章和第13章）。在低龋人群中，这种有针对性的方法已经显示出显著的效果，可以在4年内将龋齿发病率降低44%[19]。

确定社会和人口风险因素

社会因素虽然没有直接参与龋病的过程，但是它可以对健康和疾病以及患者生活方式的改变产生比较大的影响，牙医如何评估这些重要但敏感的问题？当牙医和患者第一次见面时，他们对彼此知之甚少，但他们会开始互相总结。

牙科专家会注意患者的年龄、清洁程度、举止、健康状况、国籍、言语、衣着、宗教、教育程度、就业情况，以及患者是独自一人还是有人陪伴。其中一些评估充满了困难，仓促下结论可能是非常不明智的。贫穷和受教育程度可能会有巨大的影响，很遗憾我们是在手术室而不是家中看到患者。

如何使用这些信息将患者进行分组

患者能改变什么，不能改变什么

对一些患者来说，经常摄入某种特定的饮料或食物可能对他们患龋的风险至关重要，改变这个因素能对改变这种风险具有重要作用。在幼儿龋病（ECC）发病中，喝加糖奶粉或喝加糖软饮料/咖啡的作用就是典型的例子[51]。在其他患者，为了改变患龋风险状态，我们需要改善口腔卫生质量。

然而，一些与高龋活性高度相关的因素不能被改变。有些药物只有糖浆基这种剂型，尽管牙医应该总是调查是否有添加了人造甜味剂的替代配方。如果可能有其他选择，应联系患者的全科医生。其他药物尽管可能会导致唾液分泌减少，但对患者的健康至关重要。同样，药品说明书可以显示特定药物是否对唾液分泌有抑制作用。

头颈部恶性肿瘤放疗损伤腺体，会导致腺体分泌唾液分泌减少是另一个无法改变的龋齿高风险因

素的例子。舍格伦综合征或其他疾病导致的唾液分泌减少也是永久性的。患者和牙医都承认一些无法改变的因素是很重要的，这样其他风险因素，如菌斑水平和饮食，就要尽可能地控制。

社会因素和行为因素可能是压倒一切的重要因素，并决定牙医和患者能达到什么效果。例如，患者是否准备"直面问题"，并意识到自己在解决问题过程中的重要作用？这个问题的答案可能取决于患者的信仰和教育背景。

有时患者需要护理员的帮助。幼童不能清除菌斑，也不能控制自己的饮食。同样，身体和/或精神衰弱的人也需要护理人员来控制菌斑和提供食物与饮料。老年人群可能与此有关。虽然一些老人是自由生活和独立的，而其他人因为他们不能自理而住在养老院。这些居民可能有身体和/或精神上的损伤，许多人有严重的龋病[54]。

有钱或缺钱会间接影响龋齿状态。支出预算会用于牙刷、牙线、人造甜味剂、漱口水，甚至牙膏吗？患者能抽出时间来做手术吗？对一些患者来说，即使治疗是免费的，而如果他们为了来医院治疗而失去收入，这也会变得昂贵。

龋齿活动状态和龋齿风险状态的分类

根据临床的龋病检查和医疗及牙科病史，患者可能会被划分为下列其中一种龋病活动和龋病风险类别（图17.2）。

第一步总是要确定患者是否有活跃性龋损。如果答案是肯定的，下一步就是确定风险因素是否可以改变：

- 无活跃龋/龋病可控（绿色）。无活跃性龋齿病变，无近期修复史。风险因素可控。
- 龋齿活跃，但所有相关风险因素都可能改变（黄色）。有活跃性龋损。可以通过改变风险因素（如菌斑、饮食和/或使用氟化物）来控制龋病。
- 龋齿活跃，但有些风险因素无法改变（如口干、

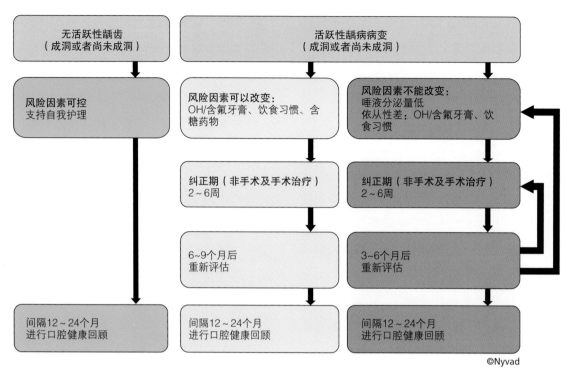

图17.2 根据患者龋病活动状态/龋病风险状态分类，并设定回访时间的指南。OH=口腔卫生宣教。

某些药物）或无法识别风险因素（红色）。有活跃性龋损。这类患者患龋的风险较高，但可以通过专业干预一些风险因素来控制龋病。

牙医可能希望在注释中用绿色、黄色、红色的贴纸对龋损活跃性和风险状态进行颜色编码。这种视觉展现对所有相关人员都有潜在的帮助。目的是帮助患者改变风险因素；也就是说，将黄色或红色转化为绿色。然而，有些风险因素是不容易改变的。举个例子，一个口干的患者总是有龋齿的风险（红色）。然而，龋齿活跃性仍然可以通过集中的非手术治疗来控制。

应该认识到，平衡风险因素是每个人的普遍目标。通常情况下，龋病的症状是通过补牙而迅速消除的，而没有纠正风险因素。虽然这种方法可以很好地消除症状，但它不能治愈疾病！

然而，患者不能在一个有多个开放性龋洞的口腔中进行适当的龋齿控制。因此，在实施非手术治疗之前，应暂时恢复不清洁的龋齿以阻止龋齿的发展（见第20章），并促进菌斑的控制。

有哪些非手术治疗方法

本节将介绍与龋病控制有关的各种非手术治疗方法。首先，将对所有年龄组提出一个通用办法。随后，儿童和口干患者特有的问题将被涉及。在这些患者中，牙科团队的作用是建议、教育和鼓励个人的行为改变。一次不要企图改变太多。这里值得注意的是，没有证据表明确实有可能改变行为[26]。然而，这并不能免除牙科专业人员试图帮助患者防止龋损进展的责任。作为牙医，即使我们有口干疾病并因此具有龋病高风险，我们并不希望龋病会在我们自己的嘴里形成和发展。把我们掌握的信息告诉患者，并试图用我们对牙科护理的热情来"感染"他们，这是合乎道德的做法。

非手术治疗方法控制龋病的措施包括：

• 菌斑控制。
• 氟化物的使用。
• 饮食调整。

每一种治疗方式的使用取决于患者的具体情况。这里强调了已证实有效的治疗方法，但重要的是要了解，没有一种单一的方案可以适用于所有患者。在一些患者中，改善口腔卫生和使用含氟牙膏可能是主要目标，而在其他患者中，饮食变化和/或专业氟化物治疗是重点。龋齿控制的艺术就是找到非手术治疗措施的平衡点。这在第一次见面时可能并不能完全实现，但随后的回访中允许根据患者的能力和希望进行改变的愿望来进行更细微的调整。

菌斑控制

由于龋损的形成是菌斑的代谢结果（见第2章），良好的菌斑控制是所有患者预防和非手术治疗的基础。应定期刷牙，每天至少刷一次[66]，并使用含氟牙膏[36]。刷牙会干扰生物膜的生长和生态（见第7章），而氟化物的使用会延缓病变的进展（见第14章）。一天中什么时候刷牙并不重要，但建议你在一天中特定的时间养成刷牙的习惯。如果时间不多的话，一天认真地刷牙一次，总比一天粗心地做几次好。清洁的质量，而不是频率，似乎是最重要的（见第15章）。在任何情况下，患者的参与和合作都是必不可少的。无论是在临床还是在X线片上，都应该向患者显示龋损。患者可能需要一个小镜子来看到口腔的病变部位。菌斑显示剂可以向患者展示菌斑生物膜与特定龋病病变的直接关系。

刷牙

口腔卫生指导既要适用于整个口腔，也要针对特定的部位。建议患者先清洁病变部位，再清洁整个口腔，确保最需要清洁的部位。菌斑沉积和活跃病变的图表是有用的。患者现在有了问题区域的图像。

使用菌斑显示剂以后，应要求患者（如是小孩，则是父母）刷牙。以下几点值得注意。

患者能去除菌斑吗？牙刷到达突出区域了吗？应该换个角度吗？举个例子，也许把嘴合上一半，牙刷就可以接触上颌磨牙的颊面。

不同设计的牙刷会有帮助吗？也许是患者的牙刷太大了。电动牙刷有用吗？大多数现代电动牙刷都有一个小的圆形牙刷头，可以做振荡、旋转或反向旋转的动作。有些型号有定时器，可以向用户提供有用的反馈，告诉他们刷牙的时间。一篇综述提出[21]，摆动/旋转运动的电动牙刷在去除菌斑和减少牙龈炎方面比手动牙刷更有效。也有报道称，电动牙刷可能会提高依从性。

手术中彻底刷牙会导致牙龈出血吗？患者对此有何反应？他们认为自己的牙龈被粗暴对待了吗？或者他们能意识到牙龈因发炎而出血吗？患者能区分健康的牙龈和出血的牙龈吗？他们是否意识到，炎症可以通过良好的菌斑控制来解决？

鼓励患者用舌头感觉牙齿。无菌斑的牙齿有光泽的感觉，而菌斑沉积的牙齿感觉毛茸茸的。患者喜欢干净牙齿的光泽感吗？如果他们喜欢，这可能是一个激励他们去刷牙的因素，但如果他们不喜欢，激励患者去清洁刷牙可能是困难的。

让人惊讶的是，对大多数患者来说，遵守建议是多么困难。因此，不要试图在一次访问中涵盖太多内容。当回访显示刷牙没有改善时，操作者必须设法确定问题出在哪里。如果患者能去除菌斑，但是没有，问题在于动机，而不是手的灵活性。大多数人都能去除菌斑，但很多人不做。

孩子们需要刷牙的帮助，这在牙齿萌出的时候尤为重要。恒牙的萌出需要6~30个月的时间（第二磨牙的萌出时间比第一磨牙的萌出时间长），在这段时间内，由于咬合面位于颌平面以下[13]，牙齿的咬合面很难清洁。这些萌出的牙齿应该由家长单独给孩子刷，他们应该站在孩子身后，用牙刷与牙弓成一定角度来刷牙。

身体和/或智力有残疾的老年人可能需要护理员的帮助来清洁口腔。这件事必须用机智的方式处理，因为这个人可能不愿意承认他们需要帮助，而看护人可能会觉得这个任务很恶心。对于护理人员来说，电动牙刷可能比传统牙刷更容易使用。

表17.3 专业牙齿清洁的临床流程

1. 显示菌斑
2. 用低磨料、含氟抛光膏（例如，二氧化硅中0.1%的NaF）去除菌斑。手机（转速可达5000r/min），带有用于处理窝沟的尖头刷和用于处理光滑面的软橡皮杯。根据局部解剖条件，对于邻面使用沾有抛光膏的牙签或牙间隙刷
3. 再次显示菌斑，检验并确认所有的菌斑已经清除
4. 局部使用氟化物（2%NaF）或氟化物保护漆。确保氟化物涂抹到所有活性龋部位
5. 对照回访。在项目开始时，回访的间隔应该很短（每2~3周一次），但当合作改善，患者达到了令人满意的菌斑控制水平时，可以延长回访时间

牙齿邻面的清洁

在釉质或牙根表面存在活跃的邻面龋病变时，就需要邻面清洁器械辅助进行清洁。对于年轻人，最好用牙线或胶带清洁釉质病变，而牙间隙刷更适合清洁较大的牙间隙和根面。操作员需要花时间向患者演示如何正确使用这些器械。许多患者认为这是困难的、耗时的、乏味的，而且他们不容易看到自己努力的结果。牙医可以在以下方面提供帮助。

牙医应该给出具体部位的建议，通过在X线片上向患者显示病变，并告诉他们这些部位在口腔中的什么位置。理想情况下，每个牙间隙都应该清洗，但如果这不现实，建议清洗病变所在的特定牙间隙可能更现实。

使用后仔细检查牙线或牙间刷，可以显示他们已经清除了菌斑。这是一个潜在的激励因素。患者可以看到和闻到他们做了一些有用的事情。

有些患者可能会发现使用特殊的牙线夹更容易，特别是当他们的手的灵活性较差的时候。另外，小直径的牙间隙刷可能会有帮助。

医生应该告诉患者在邻面清洁过程中任何出血的相关性。如果出血情况持续下去，要么是清洁不够，牙龈炎症没有解决；要么是出现了牙线无法触及的龋齿。

专业牙齿清洁

在由于某些原因无法控制菌斑和/或唾液分泌严重减少的龋活跃患者中（表17.2；见第6章），可能有必要支持他们进行一段时间额外的菌斑控制，这种支持以专业的牙齿清洁形式进行。如第15章所述，定期的专业清洁牙齿可减少几乎百分之百的龋齿。牙医们似乎忘记了专业的牙齿清洁是控制龋齿的有力手段，因为这种治疗方式最初是为管理牙周病而开发的。临床程序详见表17.3。

氟化物的使用

所有患者都应使用含氟化物浓度为1000~1500ppm的牙膏作为基本的防龋方法。为了实用起见，家庭中的所有成员都可以共用同一品牌的牙膏。然而，建议7~8岁以下的儿童使用少量（豌豆大小）（见第14章）。具有无法改变的龋高危因素的患者，可能会通过使用高浓度氟化物牙膏而获益，例如含氟浓度为5000ppm的牙膏。

在龋齿活跃的患者中，加强氟化物治疗直到情况得到控制是至关重要的。这可以通过大量使用含氟化物牙膏、含氟化物漱口水（家庭使用）、专业（操作人员使用）局部使用或这些方法的组合来实现（见第14章）。氟化物载体的选择并不重要，只要它与改善口腔卫生状况相结合（见第14章和第15章）。重要的是，患者接受这种治疗模式并遵从医生的建议。

含氟牙膏有很多值得推荐的地方。它很便宜，只需要很少的患者合作，并提高患者对自己在维持口腔健康中的作用的认识。系统性回顾表明[36]，使用含氟牙膏可以使儿童和青少年恒牙的龋齿减少24%。大多数证据是在持续2~3年的临床试验中收集的。因此，通过长时间的积累的好处可能会大得多。通过要求患者刷牙后不要用清水大力漱口，可提高口腔内氟化物浓度；然而，刷牙后不漱口对控制龋齿的额外效果是存疑的（见第14章）。因此，重点应该放在牙齿清洁的极端重要性上，而不是清

除口腔中多余牙膏的机制。含氟牙膏也可用于治疗，要求患者用手指或牙刷将牙膏直接涂在清洁的活跃龋齿病变上，最好是在睡前使用，因为夜间唾液分泌减少。这种应用方式可确保在龋洞附近长时间氟化物浓度的增加。

在许多国家，关于控制龋齿使用的牙膏中氟化物的"最佳"浓度有激烈的争论，人们通常认为浓度越高越好。含氟牙膏确实存在剂量反应效应；因此，在超过1000ppm浓度牙膏中氟化物浓度每增加500ppm（1500ppm是欧洲委员会允许在药店买到的牙膏中氟化物的最大浓度），将减少6%~8%的龋齿[36]。然而，每天刷牙次数从1次增加到2次可以减少14%的龋齿，在监督下刷牙可能比在非监督下刷牙减少11%的龋齿[34,46]。因此，对龋齿活跃患者的最佳建议不仅是关注牙膏的氟化物浓度，更应该关注刷牙的频率和勤勉度。

因为口腔黏膜敏感，有些人不能用含氟化物的牙膏充分清洁牙齿，含氟化物漱口水对患有龋齿的这些成年人有好处；例如，应该每天使用漱口水（0.05%或0.1%的NaF）1~2次，每次1分钟。另外，每周可以交替地使用0.2%NaF溶液。在一些国家，含氟漱口水在药店就可以买到，而在另一些国家，必须单独开处方才能买到。值得注意的是，含氟漱口水对龋齿的抑制作用可以达到26%，与每日使用含氟牙膏效果一致[34]。

在菌斑去除之后，应该以2%的NaF水溶液或氟化物清漆（Duraphat/氟化物保护剂）的形式专业地应用高浓度氟化物。这些产品应涂在略干的牙齿上2~5分钟。它们的主要作用方式是将氟化物钙沉积在活跃的龋齿病变中，在随后菌斑生物膜pH下降时起到缓慢释放氟化物的作用（见第14章）。每2~3个月可重复使用，直至龋病活动性得到控制。系统回顾得出结论[37]，与安慰剂相比，氟化物清漆可以减少乳牙列33%的龋齿、恒牙列46%的龋齿。专业应用氟化物凝胶的防龋效果可能较低（28%）[35]。专业的氟化物应用耗时；因此，除非用于高龋活动的个

体，否则这些方法可能不具有成本效益。

近年来，作为预防龋齿的辅助手段，一些含氟化物的替代产品被推出，如含氟化物口香糖、含氟化物牙科材料、含氟化物牙签和牙线。然而，就作者所知，这些产品都没有经过精心设计大范围临床试验的测试。因此，在提出适当的文件之前，将这些方法作为主要的预防战略是不明智的。

饮食调整

对于龋病不活跃人群来说，不建议饮食进行调整，但牙医仍应提醒患者，如果口腔卫生不佳，饮食的改变（如频繁地摄入甜食）可能会造成问题（见第8章和第15章）。同样，父母应该被告知，如果菌斑控制不充分，奶瓶和仿制品可能导致猖獗龋（ECC）[51]。"吃饭时加糖"或"周六零食"可能是合理的方法。

生活的变化有时会伴随着饮食的变化，如果这些变化是极端的，可能会对牙齿造成影响。因此，从家里搬出来、有了孩子、失业、离婚、退休和丧亲之痛的时候，一点关于饮食和龋齿的建议可能是没有错的。

对于有多发性活动性龋病的患者应进行饮食分析。有时，简单的语言分析就足以识别问题，而在其他情况下，则需要执行更详细的分析。

有两种主要的方法来确定食物的摄入量。一种是24小时回忆法，记录前24小时的饮食摄入情况。另一种是3~4天的书面记录，要求患者在进食时记录食物和液体的摄入量。两种方法都依赖于患者的充分合作和诚实。此外，这两种形式的饮食记录都有一个缺点，即记录的饮食不能代表很长一段时间内的饮食，尽管这可能是导致目前龋病和修复状况的原因。因此，饮食史是一种不科学的工具，必须谨慎解读。

记录饮食

图17.3显示了一种适合饮食分析的表格。当给患者使用这种方法时，应该向他们解释，需要他们

的帮助来找到龋齿的原因。因为这可能与他们的饮食有关，所以需要记录下他们吃什么了和喝什么了，以及吃饭的时间。也应该要求患者记录包括任何口服的药物。这样牙医就可以检查它是否含有糖浆或有干燥的效果。患者应随身携带饮食单，并及时填写，以免遗漏任何内容。食物的数量没有被特别要求，但重要的是不要仅仅因为有记录就改变任何东西。

饮食记录的分析

一旦患者返回完整的表格，牙医和患者就可以开始一起查看。牙医应鼓励患者辨别含糖的食物；这将显示患者是否了解哪些食品有潜在的危害。应该用简单的术语向患者解释糖对菌斑生物膜中产酸的影响（见第7章和第8章）。

然后，要计算出进食甜食的次数，并将这个数字记录在每天表格的顶部。现在牙医可以用一种简单的方式解释频率的相关性。进食一次甜食后菌斑会保持大约1小时酸性的推测是合理的。因此，9次进食甜食相当于9小时的酸性菌斑。对于不懂化学的人来说，这是一个简单的解释。对一些患者来说，绘制并解释Stephan曲线可能是合适的（见第8章）。应该根据患者的教育水平和理解能力来调整

传递信息的方法。想象一下，向一个生化学家或一个不懂化学的人解释这个问题。

饮食建议

根据饮食表，牙医和患者可能会制订出一些切合实际的策略来减少含糖食品和饮料的摄入频率。从饮食中完全取消糖的摄入既没有必要也不可能，但主要限制在进餐时间摄入糖可能是一个现实可行的目标。

下面的建议可能有用：

- 尽量将糖限制在主餐中；尽情享用吧。
- 用美味的零食代替甜食。在与患者讨论这个问题时，提供无糖饮料、零食和口香糖的清单是有帮助的。
- 在茶和咖啡中用人工甜味剂代替糖。
- 两餐之间的水和牛奶是安全的饮料。

年龄和饮食

父母或照顾者的态度对于改变儿童的饮食习惯非常重要。当讨论到可能导致龋齿的饮食问题时，专家必须对可能产生的内疚、愤怒甚至否认的情绪

	星期四		星期五		星期六		星期日	
	时间	品种	时间	品种	时间	品种	时间	品种
早餐前								
早餐								
上午								
午餐								
下午								
晚餐								
晚上								

图17.3 饮食分析表格。

敏感。此外，社会和文化压力的影响可能相当大。在某些文化中，家庭饮食并非由母亲决定，尽管母亲可能是应与专业人士见面的人。

饮食偏好可能会随着年龄而改变。青少年时期可能是叛逆的时期，卫生和饮食习惯的改变可能会损害牙齿。

当有父母参与时，孩子可能会很生气，这时牙医只能单独与年轻人进行沟通，关于龋齿一个优点是可以看见白垩色斑点，而内科医生在尝试规劝年轻人戒烟时会羡慕我们有一个可见的并可感知的临床表现。

老年人通常会因为口干或牙齿状况不佳而恢复软性饮食。研究表明，居住在养老院中的老年人可能有多种进食含糖食物的方式[57]，这一情况很难改变。护理人员很忙，通常没有牙医意识。访客通常会带些糖果作为礼物，吃这些糖果可能是生活中剩下为数不多的乐趣之一。此外，营养不良和体重下降可能是疾病的后果，他们需要经常吃零食、多样性食物和一些补品，这些补品通常含糖量很高。

如何帮助患者控制疾病进展

"龋齿活动状态和龋齿风险状态分类"章节中定义的龋齿风险类别现在将被逐一考虑（图17.2）。每一组都将包括具有不同社会背景的各种各样的人；因此，关于管理的宽泛陈述仍然必须适合个人。

- 龋齿不活跃/龋齿可控（绿色）：这些患者只需要鼓励他们使用含氟化物的牙膏，保持口腔卫生。
- 龋病活跃，但所有相关风险因素都可能改变（黄色）：应加强机械菌斑控制，并考虑在含氟牙膏以外添加椅旁使用氟化物和/或漱口水。如果有多个活动性病变，也应该调查饮食并对如何改善提出建议。
- 龋病活跃，但有些风险因素无法改变（红色）：

这些病例是最具挑战性的。没有一种标准的预防治疗可以满足所有患者的需要。在每个特定的病例中，控制龋齿的治疗方法必须单独设计，并适当考虑风险因素。所有的龋齿控制治疗——菌斑控制，包括专业的牙齿清洁、使用氟化物、调整饮食、刺激唾液流动可能都有作用。口干的患者属于这一组，并在下文具体讨论。

对没有或不能确定风险因素的龋齿活跃患者来说是令人沮丧的，因为牙医认为他/她错过了一些东西。管理监控工作应该继续下去，这种病例应该像红色小组一样管理。

何时应回访患者

设置回访间隔

应根据个体需要及评估当时的龋病活跃性及龋病风险，安排回访时间。因此，在不同的患者和治疗过程中，回访间隔可能有很大的不同。频繁的自动回访（例如每6个月）不一定会带来更好的结果。具有讽刺意味的是，事实证明，患者看牙医的次数越多，他们体内积聚的填充物就越多[52]。研究结果表明，虽然经常看牙可能有助于推迟牙齿脱落和维持牙齿功能，但可能无法阻止疾病进一步的发生。

以下建议可以作为设置回访间隔的指导原则（图17.2）。

所有龋齿活跃患者应在第一次指导后2~3周被召回，以检查他们如何进行菌斑控制和生活方式的改变。如果牙医在进行手术治疗前没有对这些问题做特别的努力，患者可能认为非手术治疗措施并不重要。第一次对照回访的气氛应该是具有建设性的，以此鼓励患者进一步合作。应该向患者展示哪些方面是好的，在口腔中哪些方面需要改善，并帮助患者进行调整。在风险因素得到适当控制之前，进行几次对照回访是很有必要的。

进一步的回访取决于患者对非手术治疗的反应

（图17.2）。接受放射治疗的患者可能需要每2~3周看一次牙医。口腔干燥的龋齿活跃患者每2~3个月见一次。如果一位龋齿活跃的患者已经掌握了菌斑控制和饮食调整，并且按照医嘱使用了含氟牙膏，那么他可能会在6个月内（首次）被召回。龋齿不活跃患者的回访间隔较长，为1~2年。

在年轻的患者中牙齿萌出状态，特别是第一和第二磨牙，应该影响回访时间。萌出中的磨牙咬合面容易出现菌斑滞留[6]，因此对于这样的患者，特别是当有活跃龋齿的迹象时最好每年复查2~3次，检查菌斑是否得到控制（见第13章）。如果不能正确控制菌斑，且窝沟中存在活跃的尚未成洞的龋损时，则应使用窝沟封闭剂[71]（见第19章）。

在回访时检查口腔

临床检查对确定当前龋齿病变活动度和龋齿风险状况非常重要。检查应集中注意菌斑的存在和反映菌斑控制的牙龈健康。应仔细检查整个牙列以及先前发现的病变来评估龋齿停止或进展的迹象。应该告诉患者和向患者展示哪些方面已经改善，哪些方面需要进一步改善。

决定是否进行新的X线片检查应基于当前龋齿活动情况以及先前检测到病变的深度（见第11章和第12章）。在患龋活跃的患者中，通过非手术治疗已经成功地处理了牙本质病变，这样的患者，我们在至少1年后才需要拍摄新的X线咬合翼片，而在患龋不活跃的患者中，需要间隔好几年再进行X线咬合翼片检查。在任何情况下，如果要监测病变的进展或停止，获得类似的X线片是必要的。

在回访中评估依从性

患者依从性似乎在短时间内改善，然后倾向于回落。通过对口腔卫生指导方法及依从性问题的回顾，认为无论采用何种口腔卫生指导方法，都有回落的发生[48]。本综述列举了患者不能长期遵守的几个原因：不愿意进行口腔自我护理、对建议理解不深、缺乏动机、不良的口腔健康信念、不良的口腔健康价值观、生活压力大和社会经济地位较低。

然而，通过口腔卫生指导获得长期效果的一个重要因素是定期回访[48]。在这些回访中，应通过讨论来评估菌斑控制、饮食、氟化物使用和唾液刺激等建议的依从性。对患者来讲，试图用这些答案来取悦是人的本性。菌斑显示、记录菌斑，以及随后的饮食单比简单的讨论更客观一些。在某些情况下，有必要向患者解释依从性差的后果。牙医必须诚实，对话应该被记录在笔记中。

在回访时记录口腔健康行为的改变和龋齿活动性

对于龋病管理来说，了解患者的习惯是非常重要的，我们应该保留患者习惯的记录。包括刷牙习惯，使用邻面清洁，使用氟化物和饮食习惯。患者或父母同意的任何变化也要记录下来。

为了体现所提供的非手术治疗的概况，并监测其对龋齿病变活动性的影响，有必要将这些变量记录在专门为此目的设计的表格中（图17.4）。当患者的治疗是由牙科团队的不同人员共同进行时，这可能特别有用。这样做不仅可以更容易地确定需要额外关注的具体点，而且可以指出患者已经成功控制病变进展的成功点。

重新设定回访间隔

根据以上问题设置回访间隔时间。当龋病活跃的原因无法更改或龋病活跃但原因尚未确定时，回访将会频繁进行。反之，如果临床状况改善，间隔时间可能延长。

儿童和青少年的龋病控制

儿童及青少年的龋病防治有何特别之处

控制龋病的基础（菌斑控制、氟化物的使用、适当的饮食）对所有年龄的人都是一样的，但在大约12岁之前，父母（或抚养孩子的人）扮演最

患者：12岁

	日期	2012年2月2日	2012年2月16日	2012年3月19日	2012年5月7日				
患者水平	生物膜去除的指导	+		+	+				
	饮食建议	+	+						
	氟化物应用	2%氟化钠		2%氟化钠					
牙齿水平	病变活性评估*								
	牙齿　牙面								
	2　𬌗面	●/+	●/+	●/-	○/+				
	15　𬌗面	●/+	●/-	○/-	●/+				
	18　𬌗面	●/+	○/+	○/-	○/-				
	31　𬌗面	●/+	●/+	●					
	29　远中	●/+	●/+	●/+	●/-				
	20　远中	●/+	●/-	○/-	○/-				

*在基线和回访时通过病变活动性和生物膜的出现评估龋病活跃性，并使用以下几种符号记录：●活动性/○非活动性尚未成洞的龋，■活动性/□非活动性龋洞。探查时出现/不出现可见的生物膜+/÷。

图17.4　用于监测龋齿病变的活性，并体现非手术治疗的总体概况记录表。

重要的角色。当为孩子制订控制龋齿的策略时，应该记住，孩子的龋齿是成年人决定的结果。7岁儿童的牙齿健康状况与父母的行为和信仰有一定的关系[38]。事实上，父母不良的牙齿行为可以被认为是孩子患龋齿的风险指标。因此，与有明显龋损的儿童的父母讨论的一个合理的起点可能是他们自己的牙齿健康行为和态度。

以下可能与此有关：

• 家长对龋齿的成因、饮食的重要性及子女的饮食习惯的认识。
• 父母会监督和帮助孩子刷牙吗？
• 存在需要牙科或其他专业人士复杂支持的家庭危机吗？

• 糟糕的口腔健康状况是被虐待或被忽视的症状吗？需要社会福利工作者或其他人干预吗？

未经治疗的龋齿在身体上受到虐待/被忽视的儿童中更为常见[42]。

与孩子相反，成长中的青少年开始做出自己的选择并承担责任。由于青少年的口腔健康行为通常是在青少年时期形成的，因此早期干预以加强自我保健对控制龋齿是很重要的[1]。

如果在12岁时养成每天刷牙两次的习惯，与少刷的青少年相比则可能预示着更稳定的口腔卫生状态[31]。青少年刷牙频率低可能预示着社会经济健康的发展差异[28]。饮食习惯也往往是在青少年中期形成的[58]。这就说明了在随访过程中实施牙齿清洁培训以及与青少年交谈的重要性，其中包括饮食习惯方面的内容。

儿童时期什么时候开始控制龋齿

从怀孕开始就可以进行教育和鼓励父母，这什么时候提出都不早。他们将负责婴儿的口腔护理[45]。通常，照顾者和他们的孩子在3岁左右第一次接触牙科专业人员，但这可能太晚了。在社会贫困地区，已证明预防幼儿龋齿方面的家访具有很高的成本效益[29-30]。经过培训的人员每隔3个月对8个月大的婴儿及其家属进行一次随访。他们针对儿童和母亲的需要提供牙科保健教育及短片示范。

Harris等对幼儿龋病的风险因素进行了综述[20]。口腔卫生和饮食可能相互作用，良好的口腔卫生可以平衡致龋饮食的影响（见第15章）。通过对3~4岁儿童龋病的流行病学研究，进一步强调口腔卫生的作用。在孩子1岁之前，如果一个成年人帮她每天刷牙两次，那么孩子更有可能没有龋齿。事实上，当父母为孩子规律刷牙时所获得感知能力是预测孩子是否患有龋齿的重要因素，这一因素也与来自弱势背景的孩子有关[44]。成人必须为幼儿刷牙。这是没有商量余地的。

幼儿早期龋（ECC）

学龄前至6岁儿童患龋通常被称为ECC[10]。有人提出，12~36个月大的幼儿可能有一种"非典型"龋齿模式，不同于年龄较大的儿童，主要影响上颌第一切牙和第一磨牙的光滑面。其中涉及更广泛和更严重的形式，包括牙齿折断和牙髓受累，最近被重新分类为严重的幼儿龋病（S-ECC）（图17.5）[7,10]。此前对这种疾病的分类包括猖獗龋、奶瓶龋、婴儿奶瓶龋齿等术语。"在许多方面，旧术语似乎比新术语更合理，因为S-ECC通常与促进龋齿的行为有关，如经常按需用奶瓶喂养（随意）或在睡觉时用婴儿奶瓶喝东西。"事实上，S-ECC并没有什么特别之处。

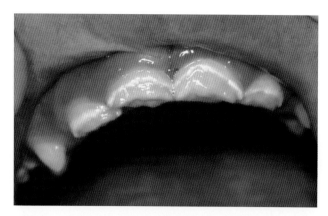

图17.5 一名20个月大的儿童在晚上喝含糖的饮料，龋齿腐蚀了上颌门牙，注意釉质的白垩色边界，表明龋的活跃程度很高。

ECC与其他形式的龋具有相同的微生物特征[59]。当这种情况主要出现在上颌前牙的光滑表面时，这可能是由于在唾液清洁减弱的区域口腔卫生不足或被忽视，加上经常接触含糖饮料的原因[16]。

有研究报道，在出牙阶段超过1年以上母乳喂养易于产生ECC[67]。虽然从理论上讲，延长母乳喂养可能会促进ECC的发展，因为母乳中的乳糖浓度相对较高（约6%）[17]，但更有可能是喂养方式（频率和持续时间）起更大的作用。确定母乳喂养在ECC中的作用是困难的，因为其他因素，如摄入其他含糖食物，可能会使结果出现偏差。在东南亚进行的一项仔细研究表明，除了补充含糖食物和预先嚼碎的米饭外，12个月后的夜间母乳喂养（婴儿与母亲同睡）也有发生ECC的风险[68]。没有夜间喂养习惯的婴儿12个月时不会出现ECC。因此，水应该是孩子睡觉时唯一的饮料。

ECC的患病率因所检查的人口而异，据报道，发展中国家的弱势群体的患病率高达85%[5,62]。在西方世界，人们发现社会经济地位、种族和ECC患病率之间有很强的相关性[20,55]。

实现行为改变

有人说，当我们"听到"自己谈论行为需要改变而不是被告知要改变时，行为改变更有可能发生[69]。行为改变很少是离散的、单一的事件：患者或家长逐渐从不感兴趣（沉思前阶段）到考虑改变（沉思阶段），再到决定和准备做出改变[74]。

那么我们应该如何与患者或家长沟通呢？动机性访谈（MI）技术是一种交流方式，允许在支持性环境中探索实际问题或话题[47,69]。这项技术不是建立在对抗或"指责"的基础上，而是建立在卫生专业人员提出开放式问题的基础上。成功的一个条件是，患者/父母说话，专业人士倾听。互动中的关键词是融洽、同理心和信任。这种关系通常是在卫生专业人员对孩子和家庭表现出真正的兴趣时建立起来的。

最近的一项研究将MI与传统健康教育进行比较，发现MI对儿童牙齿健康的影响大于传统健康教育[70]。随访6~16个月大的儿童1年。参与者都是患龋的高风险人群（移民）。与对照组相比，MI组的龋增量减少了68%（0.7 vs. 1.9个新龋病变）。在这项研究中，父母们可以从一系列预防龋齿的选项中做出选择。

有效控制儿童龋病

家长应在孩子长出牙齿后立即使用少量含氟牙膏给孩子进行刷牙。Pine等的研究表明，与每天刷牙一次或更少相比，每天刷牙两次对新长出的第一磨牙有好处[43]。这项研究也显示了父母信仰的重要性。如果父母强烈认为有时间检查孩子的刷牙情况，那么孩子每天刷牙两次的概率大约是平时的3倍。因此，支持父母并让他们相信他们的努力对孩子的牙齿健康是有意义的，他们真的做出了贡献是很重要的。

第一磨牙和第二磨牙的萌出是一种特殊的龋齿风险，因为很难维持足够的菌斑控制[72]。当第一颗恒牙在5~7岁时长出时，告诉父母保持牙齿健康的新挑战是很重要的。在丹麦Nexø市，已经开发和评估了一个程序，其主要关注萌出中的磨牙，强调机械菌斑控制[12]。虽然这项研究不是随机对照试验，但结果表明，从8个月大开始，专注于菌斑控制的专门项目可以预防龋病。这个项目是为每个孩子量身定做的，可以分为3个部分：

- 父母的教育。
- 菌斑控制训练。
- 牙科专业人员的早期非手术干预，包括去除菌斑、局部氟化物的应用和窝沟封闭剂的使用。

回访的次数根据每个孩子的需要而有所不同。该项目始于1987年。从那以后，Nexø地区15岁儿童患龋的减少幅度比其他作为对照的城市要大。除了在Nexø地区特殊的预防程序以外，Ekstrand和Christiansen并不能用其他的变量来解释这种改善[12]。

正畸治疗

使用固定或活动矫治器进行正畸治疗的儿童有患龋的额外风险（图17.6a和b），尤其是经常饮用含糖软饮料的儿童。每天用含氟牙膏刷牙，最后再加上含氟漱口水，也是这一人群控制龋齿的基本措

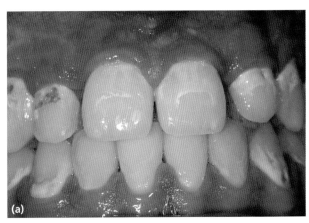

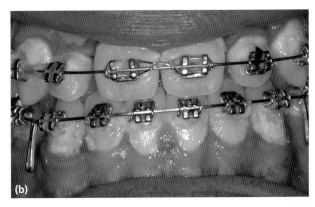

图17.6 （a）经常吃零食及口腔卫生不佳，加上固定的正畸治疗，导致出现伴有或者不伴有龋洞形成的活跃性龋病。（b）在去除矫正器之前的一次回访中看到过多的菌斑形成。图片由Ivar Espelid提供。

施。应该为每名患者量身制订个人预防方案。患有活动性龋齿的患者风险特别大，就诊时应考虑使用含氟化物的专业措施清洁牙齿[73]。对龋病高风险人群的正畸治疗是不明智的，这也是合理的建议。

口干患者

"病史"一节详细介绍了导致口干的多种原因。这些患者是一个特别具有挑战性的群体，因为他们的情况往往是永久性的。因此，预防措施可能必须加强和持续[24]，尽管这些努力，并不总是可能完全控制疾病的进展。但对于部分患者，其唾液分泌中度减少未刺激流量在0.2~0.3mL/min（见第6章）；可以通过使用含氟牙膏来改善控制菌斑，同时联合限制糖的摄入来管理疾病的状态。

口干的患者可能会发现有些牙膏太涩，使用起来不舒服。应该选择温和的膏体，最好是不含十二烷基硫酸钠的膏体。在龋齿严重且难以控制的地方，应推荐使用高氟化物的牙膏（如2800~5000ppm氟化物），在一些国家，这必须由牙医开具处方。因为毒理学的原因，我们应告诉患儿不能使用这种牙膏。

放射疗法

除非采取严格的措施保护牙齿（图17.8），否则经过了唾液腺放射治疗的患者不可避免地会患上严重的龋齿（图17.7a和b）。唾液流量随辐射而迅速下降，唾液流量是否恢复与辐射剂量有关。接受超过26Gy照射的腺体随后的功能很小，随着时间的推移也没有显著的恢复[11]。因此，一旦开始放射治疗，就必须采取预防龋齿的措施。由于口腔组织接受的辐射量与最终发生的损害之间存在剂量–反应关系，牙医询问患者计划接受的辐照总剂量是明智的。这些信息将帮助牙医设定牙齿清洁的强度，局部氟化物治疗、回访频率等。

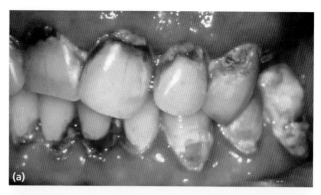

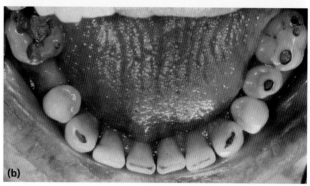

图17.7 （a）为了治疗恶性肿瘤，患者接受了唾液腺区域的放射治疗。龋病病灶处可见明显的菌斑沉积[27]。经Oniversity出版社许可转载。（b）因唾液腺放射治疗而口腔干燥的患者，颌面龋病的典型模式。由于牙尖和切缘处的牙本质经常因牙齿磨损而暴露，因而在这些部位受到龋病攻击。菌斑可能停滞在凹陷区域[27]。经Oniversity出版社许可转载。

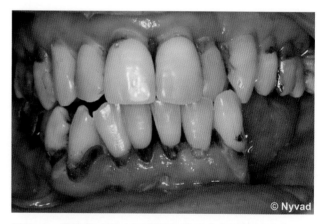

图17.8 癌症患者在左下颌骨切除及头颈部放射治疗后，已掌握控制龋病方式。患者接受了定期的专业牙齿清洁和局部氟化物治疗，并进行了细致的自我口腔卫生维护。这是一名"红色"患者，因为一些风险因素无法改变。

菌斑控制和氟化物

对接受放射治疗的患者来说，有效的方法是每天使用含1% NaF凝胶的个性化托盘，在口腔局部停留5分钟[9]。此外，应指导患者每天通过刷牙和使用牙线/牙间隙刷清除所有染色的菌斑。

上述治疗的主要问题是依从性。不严格按照规定使用氟化物凝胶，必然会导致龋病迅速发展。因此，已经开发和测试了更容易实施的预防方法。这种治疗可能包括每天两次用氟化物（0.05%NaF）漱口[39]或氟化物（0.05%NaF）和氯己定-葡萄糖酸盐（0.2%）的组合[25]。联合漱口可能比单独用氟化物溶液漱口更有效，因为可同时抑制酸性口腔菌群（见第7章）。然而，不管自我实施的治疗类型如何，重要的是要让患者意识到，每天一丝不苟的菌斑控制对结果至关重要。如果菌斑控制不足，患者也应定期接受专业的牙齿清洁，包括本章前面详述的局部使用氟化物。

对口干患者的饮食建议

对口干患者的饮食分析和建议是很重要的，因为这些患者很可能改变他们的饮食。有些食物太干了，这群人根本不能吃。此外，饮食表往往会显示患者经常啜饮以润滑口腔。用清水或牛奶就可以了。

采取保守措施缓解症状

以下措施有助于缓解严重口干带来的不适：

- 整天不停地喝水。
- 限制加剧干燥的物质的摄入，如香烟、含咖啡因的饮料和酒精。
- 避免使用收敛性产品，如含酒精或薄荷味的漱口水、味道强烈的牙膏。
- 涂上唇膏或凡士林。
- 增加卧室的湿度。

唾液兴奋剂

唾液兴奋剂只有在腺体功能受限时才有用[8]。使用过以下几种药剂：

- 嚼无糖口香糖。咀嚼可以促进唾液流动；然而，咀嚼无糖口香糖预防龋齿的效果相对较低且不稳定[32-33]。
- 唾液刺激片（如SST Sinclair, Salivin, Dentiplus）。含这种药片会刺激味蕾而产生生理性的唾液分泌的增加。该片剂含有山梨糖醇、木糖醇、柠檬酸、柠檬酸盐、苹果酸以及磷酸盐缓冲剂，因此不会损害牙齿。
- 专有含片（如Salivix, Provalis）含有苹果酸、阿拉伯树胶、乳酸钙、磷酸钠、来卡生和山梨糖醇。制造商声称，尽管pH为4.0，但由于含有乳酸钙缓冲液，这种含片会刺激唾液流动，但不会使釉质脱矿。

已证明系统性使用盐酸匹罗卡品刺激唾液是成功的。这种药物通过广泛刺激副交感神经系统而起作用，并可能产生令人不舒服的副作用。

唾液替代品

过去，口干的人不得不经常用水润湿。现在有几种唾液替代品可以使患者感觉更舒服，并提供钙、磷酸盐和氟化物离子以抵消脱矿作用。唾液的替代品有喷雾剂、含片或漱口水。

喷雾剂或漱口水来增加黏度

在欧洲，目前约有10种商用制剂，如Luborant、Saliva Orthana、Glandosane、Saliveze、Xerostom、Salisynt和Proxident。它们含有钙、磷酸盐、镁和钾来模拟唾液的无机成分。为了提供黏度，可以在产品中添加羧甲基纤维素或猪胃黏膜来源的黏蛋白。

含有抗菌蛋白的产品

包含有抗菌蛋白，如过氧化物酶、溶菌酶和乳铁蛋白的牙膏、漱口水和凝胶在几个国家都有销售。目的是弥补在正常唾液流中由于这些蛋白的缺失而导致的宿主介导保护作用的缺失。例如Biotene（Anglian）和BioXtra（Molar）产品系列。关于其疗效的临床文献相当有限。一些产品（牙膏、漱口水、凝胶、口香糖）中的蛋白质是从牛奶或初乳中纯化出来的，因为这些牛奶蛋白质在结构上和催化上几乎与人类唾液中的蛋白质相同。这些产品治疗严重口干症和癌症的临床经验是阳性的，有作用[60]。

黏稠的唾液

当有唾液但比较黏稠时，用半茶匙的烘烤粉和1L温水混合而成的漱口水来清洗或漱口，可以改善口腔和喉咙中的黏液。这可以帮助由于放疗而导致轻度黏膜炎的患者。

然而，迄今为止还没有对照研究来比较各种唾液替代品的可接受性和有效性，所以没有一个特别的推荐。事实上，这些药物都不是理想的，一些患者仍然需要在喷雾器中注满水，并经常使用。

失败

关于失败有几句话似乎是恰当的。未能获得适当的龋病控制可能源于多种因素，包括牙医在进行非手术干预方面的知识和技能，以及患者在遵守建议的方面的动机和勤奋程度。出于明显的原因，一些国家的牙医不认为非手术治疗龋齿有吸引力，因为没有任何收费政策（无论是国家资助的、保险资助的，还是私人资助的）来奖励这种治疗。至于患者，作者的主观意见是，失败通常是社会学因素而不是生物学因素的结果。Schou[50]在一篇关于菌斑控制措施的行为方面的综述中指出，良好的口腔卫生行为与其他一些同健康相关的行为、社会经济和社会阶层密切相关。生活环境恶劣的人更有可能有不良的健康行为（例如吸烟、少吃新鲜食物、大量摄入甜食），包括口腔卫生较差。牙医必须记住，人们有许多问题，牙医不能解决。本章所述的非手术治疗方法要求患者依从性。这并不总是现成的，但是，在最后的分析中，牙齿是属于患者的。

扫一扫即可浏览
参考文献

18

体弱老人的龋病控制

Caries control for frail elders

M.I. MacEntee, S.R. Bryant, H. Keller, C.T. Nguyen和C.S. Yao

引言

老年晚期的龋病和幼儿期龋病一样，常常很难管理，而且后果很严重。尤其对于身体虚弱、依赖他人照顾的老年人来说，这种情况就变得更加困难和严重。本章将重点介绍衰老、体弱及日常活动依赖他人照顾的老年人的龋病管理。

口腔健康的概念模型

图18.1中的口腔健康模型从身体、个人和社会的角度考虑健康以及与健康相关的功能。它说明老年人的经历[57]是由口腔健康相关的卫生、全身健康和舒适度的框架形成的[53]。内部核心包含口腔健康和疾病的3个主要领域：舒适度、卫生和全身健康，在访谈中被老年参与者认定与他们的日常生活紧密相关。舒适度包括外观、进食、疼痛和牙列，所有这些都可能受到龋齿的影响。卫生包括社会（如气味、外观）和个人（如清洁感）两个层面，而全身健康与口腔健康相互交织，互为补充。口腔卫生和全身健康都与龋病有紧密的联系[62,73,109]。

该模型的核心部分的外围是口腔疾病可能带来

Dental Caries: The Disease and Its Clinical Management, Third Edition. Edited by Ole Fejerskov, Bente Nyvad, and Edwina Kidd.
© 2015 John Wiley & Sons, Ltd. Published 2015 by John Wiley & Sons, Ltd.

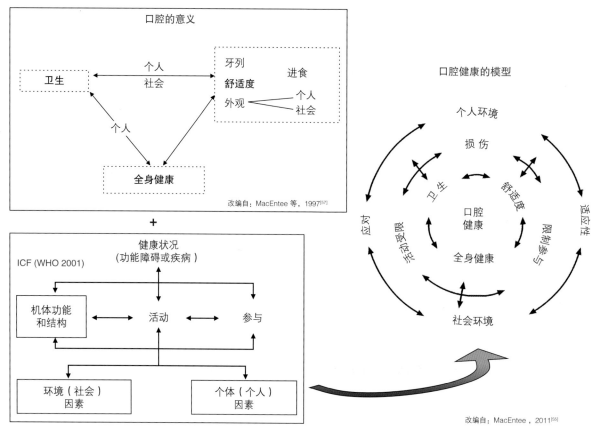

图18.1 口腔健康的模型[55,57]。经Elsevier允许转载。

的后果，如龋齿。中间功能层包含潜在的结构损伤（例如牙齿缺失、折断或损坏）或因为不适、疼痛、感染或尴尬等原因造成的完全或部分活动受限。外部环境层由人们赖以生存的个人因素（如年龄、性别、习惯、生活方式）和社会因素（如收入、社会支持、生活安排）之间的相互作用以及人们的适应和应对能力构成，这是成功老化的要素[83]。最后，模型各层内部和各层之间的箭头表示各层内部与各层之间的动态及波动关系。体弱老人的龋病与健康相关的所有生物的、行为的和环境的因素之间存在相互影响的关系。

体弱

体弱是一种多项日常活动受限的生理和认知状态，包括口腔卫生[35,55]。它很难被精确定义。一组研究人员将体弱与以下3种或3种以上的身体状况

相关联: 萎缩或肌少症; 无力、缓慢、缺乏能量或耐力、低活动水平[13]。另一研究小组[82]在他们的定义中加入了认知成分，并且在一项基于社区的研究中发现，大约1/3的65岁以上的人群和2/3的85岁的老年人身体都是虚弱的。然而，体弱在全球范围内的流行程度还不是很明确，但可以从大于85岁年龄组的人口规模中进行推算，尽管这些推算并不十分精确[104]。例如，目前将近5%的意大利人口超过85岁，日本为3.9%，大多数西方国家约2%的人口处于这一老年阶段（图18.2）。

大多数身体虚弱的人在他们变得严重依赖且需要照顾的需求超出其家庭的承受能力之前，一般都是住在家里。在农业程度多于工业程度的国家中，照顾老人的需求一般都是由他们的家庭而不是由国家运营的机构来提供的。然而，随着工业化和城市化的扩大，家庭常常无法提供如此繁重的日常护理，身体虚弱的人经常被转送到长期的护理机

国家	数量	%
意大利	2,821	4.7
日本	4,616	3.7
比利时	286	2.8
德国	2,125	2.5
加拿大	872	2.4
英国	1,525	2.4
芬兰	125	2.3
瑞士	189	2.3
丹麦	119	2.1
荷兰	339	2.0
美国	6,102	2.0
新西兰	83	1.9

国家	数量	%
澳大利亚	430	1.5
以色列	109	1.4
新加坡	51	0.9
韩国	174	0.9
中国	7,960	0.6
巴西	979	0.5
南非	165	0.4
土耳其	267	0.4
印度	2,706	0.2
沙特阿拉伯	41	0.1

图18.2　2013 年，年龄大于 85 岁的人口数量（x1000）占全部人口的百分比，经US Census Bureau许可转载。

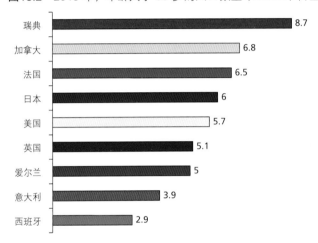

图18.3　65岁以上需要接受国家机构护理的人口百分比，经US Census Bureau许可转载。

构[90]。综上所述，社会政策、社会经济地位、家庭动态和文化偏好在决定社会如何照顾体弱多病者方面发挥了重要作用[1,48]，因此导致不同文化之间存在很大差异（图18.3）。

在过去的几十年里，一些国家严重失能老年人的比例有所下降[107]。例如，在美国，由于教育水平、营养水平的提高以及烟草使用的减少，老年人中失能人群的比例在过去25年里大幅下降[61]。丹麦、芬兰、意大利和荷兰[49]也有相似的报道。然而，尽管有这些乐观的结果，德国在养老院中安置了近1/3的体弱老人，自1999年以来，养老院的入住人数增加了23%，在2005—2007年，更是增加了近5%[52]。据英国估计，在2010—2030年，85岁以上

的老人将至少增加100%，65岁以上患中重度痴呆症的老人将增加80%，居家养老或长期护理机构[42]的社会护理需求将增加90%。然而，大多数老年人无论变得多么失能和依赖他人，都愿意尽可能长时间地居家养老，这就增加了识别需要特殊照顾的患者的难度[1]。

健康问题，如心血管疾病、帕金森病、多发性硬化症和痴呆，都能加速体弱、骨关节病、睡眠障碍、记忆、视力和听力下降，通常会使大多数日常活动复杂化，体弱会随着年龄的增长而增加。体弱者可以通过社会支持、财政资源、良好的保健和其他有利条件得到缓解，甚至逆转，也可以因为生理缺陷、贫穷或个人忽视等不利条件而加剧[82]。一些前瞻性的证据表明，牙医可以通过控制口腔疾病，包括龋齿的治疗，维护或修复牙列来促进健康饮食、提升自尊和整体生活质量，从而协助延缓生理上和认知水平的下降[4,47]。

老年口腔龋齿的生理特征

老年人牙齿的龋病发展与年轻人牙齿的龋病发展很相似，清洁的牙齿很少出现龋病。然而，多年积累起来的损伤和填充物往往会在牙齿表面留下深深的伤痕和结构损伤，成为菌斑和细菌的避难

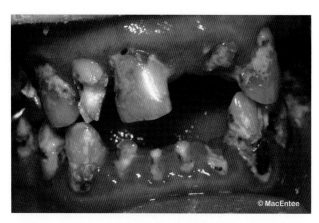

图18.4 服用多种抗胆碱药和经常摄入糖的一名男性的猖獗龋。

所，从而导致猖獗龋的发生，可以在极短的时间内破坏整个牙列（图18.4）。龋齿病变的颜色因色素沉着的程度不同，可呈现浅黄色、橙色到黑色的外观（见第3章的临床图片）。通常它是软的病损，这可与静止性龋或酸蚀性龋区分开来[72]。然而，病变常常是活跃性脱矿和静止脱矿同时并存，所以，龋齿的活跃程度常常要通过病损表面的软硬度而不是病变的颜色来判断的。

体弱人群中龋病的发生率

体弱人群患有龋齿是有潜在的破坏性和伤害性的。牙骨质和牙本质的暴露会随着年龄的增长而增加，它们的溶解度远远大于牙釉质，使得老年人的牙根更容易患上龋齿，但在其他方面，牙齿冠部和根面的龋损进展过程是相同的[25]。很难检测老年人活动性龋的患病率，因为用于区分活跃性龋、复发龋和静止龋的标准有时候很模糊。因此，以前的龋损伤痕很容易被误诊为活动性病变，从而造成龋病的患病率在老年人群中的偏移。尽管如此，龋齿在老年口腔中是普遍存在的，因为随着年龄的增长，有更多的牙齿表面处于脱矿的危险之中。

一项对瑞典哥德堡102名65岁以上老人进行的为期10年的纵向研究发现，他们中只有5人在这10年里没有发生龋齿，而且85岁以上年龄组根面龋病的严重程度更是出奇地高[30]。相比之下，一项针对

温哥华一家长期护理机构的50名失能居民进行的为期2年的跟踪研究显示[56]，在研究期间，只有3名参与者出现了2个以上的新生龋。这些人在基线时平均每人有14颗牙齿。1年的净发病率为每人0.9个病损，2年则是每人3.4个病损。然而，这些平均数字可能会产生误导，因为一名参与者在第一年新发了7颗病损，在第二年新发了13个病损，而另一名参与者在第一年新发了19个病损。如果在分析时把这两个突出的参与者剔除掉的话，则在剩余的48名参与者中2年内的净发病率为每人1.8个病损。显然，老年人中猖獗龋的发生跟儿童一样，仅限于发生于那些易感人群中。一项为期1年的研究将老年痴呆参与者与其他认知健康的参与者进行了比较，发现一半的痴呆患者和1/4的健康对照者中存在龋损[15]，且大部分是冠方的龋损。该调查表明，龋齿的高发与痴呆的严重程度、男性、口腔卫生不良、使用抗胆碱能药物以及近期的龋齿病史有关。

识别龋病的风险

生物学因素是老年人群患龋风险的主要原因。例如，瑞典一项针对在家接受支持性护理的参与者的研究表明，患龋风险的升高与"唾液分泌少、菌斑指数高和填充体数量多"显著相关[100]。然而，龋齿相关风险因素并不仅仅限于生物学因素，还涉及环境因素和社会心理因素[3]，尽管这些因素很少受到关注，可能是因为不同特征的大量的受试者需要一个多变量模型来检测每一个变量。例如，我们对家庭组成、宗教信仰、饮食广告、不同的文化水平和人文背景的牙医如何使用龋齿相关的处方以及不同优势的医疗保健系统[26]等对龋齿的影响知之甚少。

现在我们将讨论影响体弱老年人患龋风险的具体因素。

牙齿的数量

在过去的几十年里，拥有天然牙齿的老年人

数量巨大的增长。如今，英国几乎所有（约80%）的65岁老人和超过一半（53%）的85岁老人都有天然牙齿；年龄在75岁以下且拥有天然牙齿的人群中，大多数都拥有超过21颗牙齿，而75岁年龄组每人平均拥有8颗天然牙齿[98,111]。2007—2009年加拿大健康措施调查[39]的类似数据表明，大多数（78%）60岁以上的人群平均拥有19颗以上的牙齿，超过一半（58%）的人拥有21颗或更多的牙齿[39]。澳大利亚2004—2006年的一项调查数据显示，老年人天然牙齿的情况也类似——近2/3（64%）的75岁以上人群拥有天然牙齿，近一半（45%）的人至少有21颗牙齿[95]。因此，随着越来越多的人进入老年阶段时拥有天然的牙齿[25]，龋齿问题在可预见的将来会变得严重起来。

多重疾病

世界卫生组织[112]指出：

> 非传染性疾病（non - communicable diseases, NCDs）是全球主要的死亡原因，其造成的死亡人数超过了所有其他原因的总和，并且它们对世界上低中收入人群的打击更为严重。这些疾病已达到流行的程度，但通过减少其风险因素、早期识别和及时治疗，它们也可以大大减少，从而挽救数百万人的生命和避免难以言状的痛苦。

龋齿是一种非传染性疾病，虽然很少会导致死亡，但它可以在所有年龄组中导致极大的焦虑和痛苦。同时患有多种慢性疾病（如多重疾病）的人群已经获得更多的关注。多重疾病似乎是老年人的一个常态，因为大多数医疗保健系统主要是为治疗单一疾病而设计的。2007年3月在苏格兰的一项对314个医疗机构的调查显示，在所有的预约患者中，约有将近一半（42%）的患者有一种或多种慢性疾病，在65~85岁年龄组中每人平均患有2.6种疾病，大

于85岁的老年人平均患有3.6种疾病[5]。值得注意的是，大多数疾病的临床指南都是针对单一疾病而创建的，这样一些患有多种疾病的患者常常被排除在一些药物和牙科的临床试验之外[105]。因为有报道称，他们的"健康状态可能会影响试验结果或不能保证其能完成该试验"[76]。

多药疗法和口干

唾液腺功能减退（salivary gland hypofunction, SGH）是唾液腺在受到刺激和未受刺激时唾液分泌减少以及唾液生化成分改变的一种生理状态。与之相反，口干症（xerostomia）则是患者对口腔干燥的主观或心理反应[41]。有时，当口干时，唾液腺功能减退和口干症这两个术语可以互换使用。在干燥的口腔中，牙齿上积累的大量菌斑中富含细菌和酵母菌，这些细菌和酵母菌会导致体弱、吞咽困难的人患上吸入性肺炎，甚至过早死亡[62,69,114]。

年龄的增长会导致腮腺唾液流量的减少，但与疾病、药物或放疗对唾液流量和成分的不利影响相比，这种变化是非常轻微的[34]。虽然唾液质量或流量的生理上变化对患者或临床医生来说并不明显[33,89]，但是许多药物和疾病，特别是舍格伦综合征，可导致唾液功能障碍。抗胆碱药、抗抑郁药、抗组胺药、抗高血压药、抗帕金森药、抗精神病药、利尿剂和镇静剂这些目前被广泛使用的药物，它们都能影响唾液的流量和成分。Ghezzi等[34]估测经常使用上述的任何一种药物与健康人14年的增龄对唾液腺的影响效果相似。药物的这个副作用，主要是对颌下腺的副作用，可能会由于多种药物[22]的生物化学相互作用而进一步加重。关于SGH或口干症在一般人群中的分布情况报道很少，根据被调查人群的年龄和健康状况的不同，结果从0.9%到65%不等[75]。然而，毫无疑问的是，无论是由舍格伦综合征、头颈部放射治疗，还是更常见的抗胆碱药物所引起的口干都会大大增加患龋的风险[78,103]。2008年加拿大初级卫生保健的经历调查发现，多于1/4

（27%）的加拿大老年人，他们中约有2/3（62%）的人患有多种慢性疾病，规律服用5种或5种以上药物（例如多药疗法），只有不到一半的人再次让医生或药剂师来修订他们的处方[81]。药物在开具和发放后很少对它的副作用如口干进行追踪回访。1992年，在美国131种最常用处方药中，超过3/4（80%）的药物在生物医学文献和药厂的专刊中报道与SGH相关[96]。最近在加拿大进行的一项类似的研究也发现，近2/3的最常用处方药都在生物医学文献或药厂的专刊中写过要警惕口干症。然而，口干症作为一种副作用，在生物医学文献中被发现的频率比药厂提供给医生和药剂师的专刊中要高10~20倍。换句话说，口干症并不常常作为一个副作用写进医生的药典中。因此，患者可能因为没有得到适当的提醒，当口干症发生时，由于不知道其中的原因，常常会造成患者的困惑和不安。

饮食

饮食习惯深植于文化行为之中，糖的摄入受到多种文化的主导，所以那些日常频繁消费甜的食物和饮料的民族具有很高的患龋率就不足为奇了。如果同时又伴有口腔卫生差和低氟等因素，则龋病的患病率就会更高[97]。糖也有类似于阿片类止痛的效果，可能由于母亲的饮食习惯，使人在胎儿期就对糖产生一种强烈的吸引力或上瘾性[20]。因此，通过处方来改变这种根深蒂固对糖的渴望几乎是不可能的。为了对抗营养不良，许多老年病医生和营养学家会使用一些高卡路里的食物，但是很少考虑到这些食物的致龋风险，这会使糖的问题变得更加复杂。体弱人群营养不良是一个普遍存在的问题，典型的治疗方法是在两餐之间频繁摄入高热量的甜食和饮料，或将其作为膳食替代品[66]。

增龄和痴呆可改变味觉和嗅觉，这可能会促使那些年轻时不喜欢甜食的人变成"甜口"[67,88,99]。此外，舍格伦综合征和放射治疗会使味觉变成金属味或咸味，增加了对苦和酸性食物的敏感性，而唾液分泌减少又可降低对甜食的敏感性，从而增加了患者对糖的渴望。当配偶去世或退休后收入减少时，饮食习惯可能会发生突然改变。抑郁和失能也可改变饮食习惯，而且这种改变通常会导致或加剧口腔健康的恶化。多颗牙齿缺失会影响咀嚼功能，唾液腺刺激唾液分泌下降，使患者更愿意进食精制的碳水化合物而不选择坚硬的肉类、水果和蔬菜[8,84,108]。然而，大多数饮食习惯的差异主要是受社会的人口特征、文化和行为特点的影响，通常不受社会成员牙齿状况的影响[12,23]，特别是对于那些健康状况较差的人群[37]。

口腔卫生

许多居民护理机构的管理人员清楚地知道他们的员工不能识别口腔疾病或帮助那些年老的入住者有效地维护口腔卫生，因为这是机构管理的优先权和入住者的需要之间的冲突[58]。缺乏有关的口腔卫生保健技能更使这个问题复杂化[77,91]。目前已经尝试对护理助手进行口腔护理教育，虽然在某些情况下取得了一点乐观的结果，但大部分结果还是令人失望的[59,92]，即使是在有明文规定的日常口腔护理和配备牙科专业人员的行政管辖区中[46,60,110]。大多数身体虚弱的住在护理中心的老年人所处的境遇是，他们无法在口腔卫生方面得到有效的帮助[91,93]。口腔内积累的细菌和酵母菌使他们处于患龋（见第7章）和其他严重危害健康的高风险之中[2,16,50]。

社会经济状况

加拿大健康措施调查[40]的口腔健康部分结果显示，低收入人群的患龋人数是高收入人群的两倍。贫困社区中龋病的集中分布可能是多种因素共同作用的结果，例如精制碳水化合物的饮食、口腔健康促进不足、难以获得含氟牙膏和牙科服务，以及口腔卫生维护困难等[106]。因此，作为全身健康的一个重要决定因素，社会经济因素在龋病的发生和控制中也起着非常重要的作用。

义齿

义齿，特别是可摘局部义齿，在增加龋齿，特别是根面龋齿的风险方面的作用似乎是确定的[70,79]。这个结论已经得到来自英国、中国、温哥华的旁遮普的社区，不列颠哥伦比亚省的老年临床队列研究的证实。在5年的临床观察中，有1/5的人有3颗或3颗以上的牙齿缺失主要与使用活动义齿相关（相对危险度: 6.32）。与初始状态的牙周状况呈弱相关（相对危险度: < 1.5）[36]。当口腔中的唾液缓冲能力下降或缺失时，义齿的介入改变了牙齿的生物环境，促进菌斑的酸化，使得口腔环境变得相对复杂。因此，除非义齿对外观或功能至关重要，否则最好避免使用义齿。幸运的是，许多人即使牙弓变短了，仍然能够很舒适地行使咀嚼功能[32,44]。

患龋经历

很明显，过去的龋病经历可以预测未来的龋病风险（图18.5）。以前患有龋齿的患者很可能有更多的龋齿，而且最近的龋齿病变可能是出现新病变风险升高的最佳指标，除非采取积极措施来改变导致这种高风险的多种危险因素，如环境、社会和个人因素等[87]。

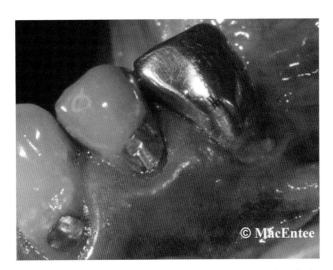

图18.5 一名有复发性根面龋病史的患者牙冠边缘的复发龋损。

龋病对体弱老人的影响

龋齿引起的牙痛会使人的身体、心理和社交能力衰弱[57]。剧烈的疼痛是无法忍受的，但疼痛带来的衰弱影响取决于患者的耐受性以及相应疾病的真正可见性和感知度。龋齿病变的可见性因为与个人忽视相关的耻辱有关，可以使一个人变得隐遁，即使病损并不引起疼痛[31]。

老年牙齿缓慢进展的龋齿会刺激修复性牙本质的产生，但它也会导致牙髓"安静"的坏死和低级别的根尖炎症[6,17]。然而，老年牙齿的牙髓炎症并不总是平静或无痛的，患有沟通障碍的人，如痴呆，当无法确定或解释疼痛的来源或程度时，情况就会变得很棘手，并可能会导致暴力和其他攻击性行为，而这些行为乍一看似乎与牙齿问题无关[14,28]。牵涉性疼痛、幻觉性牙痛、颅面神经痛、灼口综合征和其他慢性疼痛性疾病也常常难以诊断与治疗，尤其是对于体弱且有龋齿的老年患者更是如此。

牙齿缺失对老年生活质量的影响可能比尚未累及牙髓的龋齿病变影响更大[18]。龋损破坏牙齿结构，增加了牙齿冠折的风险，当冠折的牙齿无法修复时就会造成牙齿缺失。牙齿一旦缺失了，反过来又可导致一系列的生理、心理和社会失能，在许多情况下这与老年人的理解能力下降有关[27,57]，需要处理更多的不确定因素[11,63]。

患者对于缺失牙齿修复的意愿有很大的差异。有些人能轻松适应缩短的牙弓，而另一些人则有强烈的愿望，如果有可能的话，修补身体上任何缺失的部分，以实现心理和功能的完整性[32,44]。当患者身体虚弱或有认知障碍时，这一挑战有时似乎难以战胜[10]。幸运的是，不同年龄段的大多数人都可以接受并适应缩短的牙弓（图18.6）。

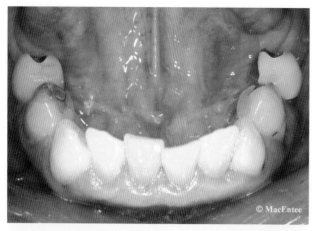

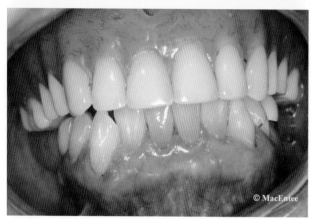

图18.6 一位口腔清洁的老年患者，上颌是总义齿，下颌牙齿通过短牙弓和修复体获得成功的管理。

体弱人群的龋病管理

龋病管理的总则

患者的病史、目前的全身状况以及口腔健康状态，可以判断其患龋的风险。因此，患龋风险的管理策略应该基于以下原则：①预防和控制是优先要考虑的，而只有在需要改善口腔环境时才使用手术或牙科侵入性治疗；②进行手术治疗时，应尽可能少地去除牙体组织；③窝洞的预备与填充是用来保存牙齿和保护患者的全身健康的。

Nyvad和Fejerskov[72]推荐在制订龋齿的管理策略时，应该首先评估龋病的活跃度而不是牙齿的外观。根据清除活跃性龋损处微生物菌斑的可能路径，可以采用不同的治疗方法。深部病变需要一种填充材料来封闭窝洞，从而避免菌斑堆积。浅层病变可通过牙刷来清除细菌，偶尔可以去除病变外围的悬釉，使牙刷和唾液容易接触到病变表面（见第19章）。

这些控制龋齿策略原则的确立是依赖于家庭中或护理机构中的日常口腔卫生的"拥护者"[102]。拥护者的专业资质，无论是牙医、牙科卫士生，还是受过特殊教育的助手，都不如能渗透到机构文化中并以同事身份与管理人员和其他员工的沟通能力来的重要。

如果没有来自其他跨专业医疗保健团队的有效帮助和合作，牙医无法单独对多药疗法的患者进行龋病管理。团队合作的概念主导了长期护理的日常工作，团队合作的有效性受到成员之间的容忍度、相互信任和相互尊重的强烈影响[74]。在长期护理机构的跨专业团队中，随着其他团队成员了解到口腔健康对体弱患者的管理的重要性，牙科人员目前的角色正在改善。但是，在牙医和牙科卫士生能够大幅度降低龋病发生的潜在风险之前，还有很多工作要做[55]。

痴呆的管理

在处理体弱患者的牙齿管理需求时，如果患者同时合并有痴呆，情况就变得尤其困难。因为意识到一个方案并不能适合所有的患者，因此提出了几套方案。

痴呆患者和其他群体一样，患者的需求各异，因此对他们进行治疗时需要个性化的准备和组织[14]。对于轻度痴呆的患者，我们主张不需要特别的护理改变，只需意识到患者在未来可能需要口腔护理的帮助即可[24]。中度痴呆的患者需要相对简单的治疗策略和其他卫生保健人员的简单合作。对于严重的痴呆患者，需要特殊疗法来尽可能地减轻患者的焦虑和紧张，治疗的目的是姑息性的而不是治疗护理需求的增加。

Fiske等[28]提供一个有用的治疗计划指南，强调：①家庭的作用；②现实主义；③降低期望值；

④预防疾病；⑤减少压力；⑥有效的沟通；⑦偶尔需要使用抗焦虑药物；⑧最后一点尤其重要，舒适治疗的保证。Chalmers[14]认为，只要认识到大多数痴呆患者的攻击性行为都是因为焦虑和恐惧引起的，则大多数攻击性和其他破坏性行为都可以在不使用药物的情况下得到控制。她强调了在安静的环境中与焦虑患者沟通的重要性，使用不具威胁性的动作、触摸和其他非语言交流，并用清晰柔和的声音提出简单的指令。所有这些尝试都需要医疗团队中其他成员的帮助、耐心和同情心。

环境及口腔卫生

Nyvad和Fejerskov[72]报道，"龋齿病变可以在任何发展阶段停止下来，前提是可以获得临床上没有菌斑的条件。"他们声称要想取得这种乐观的观察结果，并没有统一的可推荐的口腔卫生水平。他们建议自我操作的菌斑去除方法并辅助使用含氟牙膏，偶尔局部使用氟化物。含氟牙膏不会阻止龋病的发生，但会减缓龋病的发展，特别是当其他风险因素水平较高时（见第13章）。

然而，对于那些需要外人提供帮助来维持口腔卫生的人来说，很难获得有效的帮助。这在很大程度上是因为大多数长期护理机构的日常事务中存在许多优先事项的冲突[19,58-59]。护理机构的管理人员清楚自己的法定责任，通常会给入住者提供紧急牙科治疗以减轻急性疼痛和感染，但大多数人似乎无法保证其员工每天为患者提供的口腔护理的质量[60]。再者，行政管理人员与牙科专业人员或政府监督人员之间的不良合作常常加剧了管理上的困难[46]。此外，在社区，牙科服务通常是收费服务，牙医和牙科卫士生通常没有什么动力，在非强制性下仅靠职业责任感来访视护理机构的患者[10,54]。总之，这些因素给保持良好的口腔卫生和局部应用氟化物造成极大的障碍。

口腔护理计划

根据我们的经验，体弱老人的龋病管理策略如果建立在一个计划明确、有效实施和责任共识的基础上，可能会更有效[80,102]。一个需要照料的患者入住到护理机构之后，牙科团队的一名成员应尽快完成口腔和牙齿的完整评估[9,71,113]。并记录下口腔健康状况，一旦有相关问题的需求，可以与牙科小组取得联系以解决问题，明确每个入住者需要的日常口腔卫生援助水平。随后，牙科小组会根据口腔检查信息制订出个性化的口腔护理计划，这个方案让护理人员可以很容易获得（见表18.1的一个例子，适合一个体弱男性的日常口腔护理计划，见图18.6，他的上颌是总义齿，下颌是天然牙齿）。

每一位指派给入住者提供口腔护理帮助的人都应该被指导做到以下几点：①经常询问入住者有没有不舒服；②戴手套；③清洁并存放义齿；④用含氟牙膏清洁所有的牙齿表面；⑤限制糖的摄入；⑥报告

表18.1 图18.6中的患者的口腔护理方案实例

1. 请从正前方轻轻走近钟先生，请求他的同意取下他的上颌义齿和刷他的下颌牙齿。在提出要求时要与患者保持眼神的接触，在得到他的允许之前不要触碰他的口腔。他对这个请求通常反应缓慢，但是会同意这个请求
2. 问他是否有任何不适或口腔疼痛，如果有，请通知牙科小组的成员
3. 每晚戴上手套取下他的上颌义齿，用所提供的牙刷和清洁凝胶刷义齿的所有表面。在一个装满水的水池上方刷义齿，这样可以在义齿掉落时保护义齿
4. 如果他睡觉时不想戴义齿，就把义齿放在一个干燥的容器里——有时他更喜欢晚上把义齿放在嘴里
5. 让钟先生舒服地坐在椅子上，从前面接近他，尽量多地保持眼神交流。刷牙时，站在他的右侧，用左臂轻轻地抱着他的头，这样比较容易。然而，这种方法有时会使他感到困惑和痛苦。如果他看起来很痛苦，你就停下来。可能有必要推迟口腔卫生的维护，等到他比较放松，不那么痛苦的时候再进行此项操作
6. 使用提供的电动牙刷和含氟牙膏，来清洁患者的下颌天然牙齿。先轻柔地刷他的牙齿的舌侧面，然后再刷牙齿的颊面和唇面
7. 允许钟先生在清洁期间随时休息，如果附近没有水槽，可以让他随时往杯子里吐
8. 向牙科小组的成员报告任何牙龈出血（牙龈炎）或其他的口腔及周围异常
9. 鼓励钟先生不要在两餐之间不止一次地吃含糖零食或糖果，也不要在刷牙后、睡觉前吃上述的食品

异常情况。还应教会他们如何以不具威胁性的方式来帮助入住者保持口腔卫生，最主要的是尽可能多地保持目光接触，当被照顾者感到痛苦时，则有必要推迟口腔清洁和评估过程[14,28]。

口干

照顾一个患有猖獗龋和口干、服用多种药物的体弱的人是非常具有挑战性的，通常需要来自其他专业医疗团队的帮助。首要目标是解决口干引起的不适。一系列唾液替代品都可以使用，但是没有一种产品可以替代天然唾液中的所有成分（见第6章"唾液腺功能低下的处理"）。有时使用装水的小喷雾瓶来喷口腔可缓解不适感[101]，也可通过咀嚼口香糖来刺激有限的唾液分泌[94]。然而，最重要的是，必须警告口干患者和他的看护人，频繁摄入任何来源的糖都有导致龋齿的危险，并建议使用无糖口香糖和其他无糖的唾液刺激物。

饮食

如何调整老年人的饮食，以及调整饮食以适应口腔问题的好处，仍有很多不确定性[85]。当然，口腔疼痛或咀嚼困难的人不太可能为了更健康放弃柔软的精加工食品而选择难以咀嚼的未加工食品[7]，而且在人们没有看到改变饮食的好处之前，通常不愿意考虑去改变自己的饮食[21,68]。因此，去除牙齿上和修复体上的刺激物，以使口腔舒适是十分必要的，并与患者和医疗团队的其他成员开诚布公地交流饮食习惯改变的好处也是十分必要的。

硬纤维食物，包括面包、奶酪和坚果，可以通过刺激唾液分泌来缓冲唾液中的酸，但如果没有强壮的牙齿，很难咀嚼这些食物[86]。因此，牙列受损的患者需要一些关于如何选择和食用适合食物的建议[64]。煮熟的意大利面、芝士酱和填有芝士的鸡胸肉都是很好的软性食物的例子，它们可以增加牙齿生物膜中的钙浓度，与其他食物一起烹饪也可以防止龋齿的发生[65]。吃完饭后，人对糖的吸引力就会

降低，这就更加强调了当身体严重虚弱时，营养膳食的重要性[20]。

修复性牙科治疗

当身体虚弱的人需要牙科治疗时，治疗有时需要在家中进行。在家庭中或护理中心中采用非创伤性修复治疗（atraumatic restorative technique，ART）可以稳定牙齿至少1年[29]。在一个小样本的临床研究中，牙医使用"口镜、牙周探针、挖匙-小斧、小铲、雕刀、镊子、刮治器、口罩、手套、棉卷与棉球、楔子、邻面成型片、润滑剂和玻璃离子材料"[40]对老年参与者进行治疗。虽然在本研究中大多数（89%）的龋损并不能通过ART的方式得到修复，但大多数（79%）的牙齿修复体在治疗后至少11个月是完整的且没有不适主诉。在另两个有关ART的临床研究中——一项是关于放射治疗患者[43]，另一项是关于长期居住在护理中心的老年人[51]，修复体的存在率几乎与传统的修复技术相当（有关ART的更多信息见第19章）。

总结

天然牙齿、近期龋齿、义齿、口腔卫生不良和抗胆碱药物的使用是当今大多数国家中老年男性或女性的典型特征，它们都预示着更多的龋齿和相关问题。猖獗龋对任何年龄段的人都是极具破坏性的，但对那些身体虚弱、努力维持生理和认知健康的老年人，这种破坏可能是毁灭性的。老年阶段龋齿是增加的而不是减少的，这是因为大多数人存留的天然牙齿是处在一个多种疾病和多种用药的复杂环境之中。除了牙科的专业人员，人们对龋齿的认识非常有限。例如，内科医生、护士和营养师鼓励身体虚弱的人通过每天频繁地吃甜食和喝饮料来对抗营养不良，但是却没有必要的口腔卫生维护来控制致龋微生物的增殖。虽然这类患者的抗龋任务是艰巨的，但通过临床评估、日常口腔卫生、糖控

制、氟化物的使用、微创手术和充填治疗等综合应用，龋齿还是可以得到有效的控制。然而，牙医和牙科卫士生只有成为跨专业医疗保健团队的一员，才能有效地监督和实施这一管理方案，这个跨专业医疗保健团队的目的就是为了满足身体虚弱和依赖别人照顾的老年人的需要。

口腔，像身体的其他部位一样，如果不能很好地清洁，必然会造成严重后果，包括口腔卫生不良会引起吸入性肺炎和过早死亡的风险增加。对于口腔和牙齿的健康需求，身体虚弱的老年人和其他年龄组的人是相同的，他们更需要进食、微笑、说话和接吻。因此他们的最低愿望就是能帮助来维持牙齿的清洁和健康。

扫一扫即可浏览
参考文献

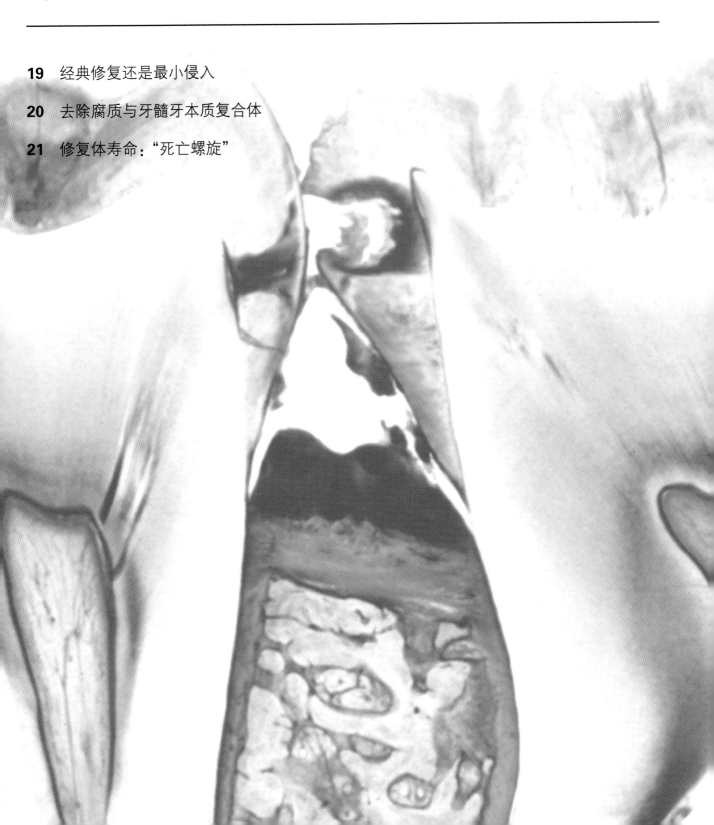

第5部分
手术干预

Operative intervention

19

经典修复还是最小侵入

Classical restorative or the minimally invasive concept?

Edwina Kidd, J. Frencken, B. Nyvad, C.H. Splieth和N.J.M. Opdam

牙体修复和龋病管理

龋病治疗包括哪几部分

第13章~第18章已经重点讲解了龋病管理的非修复治疗方式。其中的观点指出,任何病损,无论有无形成龋坏,只要牙髓没有出现不可逆的损害,均可以通过定期阻断生物膜的形成以及应用氟化物来控制龋坏的进展。这是一种治疗龋病的方法,但有时牙体修复也是龋病治疗的一部分。

为什么以及什么时候需要牙体修复治疗

从龋病学的角度来看,当患者不能用任何方式对龋洞进行清洁时,则需要进行牙体修复。因此,从龋病管理的角度来看,牙体修复有利于菌斑的控制。

咬合面龋坏

已有学者表明,当骀面病损形成龋洞(图3.37和图3.39)时基本会波及牙本质[37,170]。其中大部分病损在X线片上显示病损已达牙本质(图3.38和图3.40),并且其内含有微生物。

当牙本质呈皮革样质地或质软时,表明龋坏是处于进展期的。根据图5.49、图5.50和图5.59的组织学图片所示,龋坏是沿着釉柱的方向形成的,薄弱的牙体组织断裂形成龋洞,龋洞难以被清洁,因此需要进行充填治疗。有时,所有龋坏的釉质都发生断裂,使龋洞暴露在外,可以进行清洁(图3.36)。这种情况下,龋坏不需要通过充填治疗来阻止病变的进展。

邻面龋坏

当龋坏发生在相邻牙齿的邻面时,很难通过牙

表19.1 恒牙的X线表现与龋坏相关性的临床研究

研究	受试者人数及特征	研究设计	发现邻面龋坏的百分比，增加的影像学深度数值记录在括号里				
			R0	R1	R2	R3	R4
Rugg-Gunn[142]	370个13岁儿童无邻接触点的邻面	拍摄标准X线咬合翼片，然后对开放的邻接触区进行直视检查（1名观察员）	0.8% (283)	20.7% (58)	47% (17)	100% (12)	—
Bille和Thylstrup[14]	8~15岁儿童的158个进行充填过的牙面	7名观察员记录窝洞预备时的临床检查情况	0 (6)	14% (50)	20% (35)	52% (58)	100% (9)
Mejàre等[103]	63名青少年的598个前磨牙和磨牙牙面	正畸拔除患牙前拍摄牙片，之后进行直视检查（3名观察员）	1% (463)	11% (16)	31% (13)	100% (6)	—
Thylstrup等[165]	大约660个成人和儿童修复过的邻面龋损	263名观察员记录临床操作时的牙体组织变化	30% (13)	7% (72)	11% (143)	52% (330)	88% (102)
Mejàre和Malmgren[102]	43名7~18岁的儿童	记录在临床窝洞制备过程中的牙体组织变化（1名观察员）	—	— (28)	61% (32)	78%	
Pitts和Rimmer[134]	211名5~15岁的儿童	直视检查牙体预备过程	0 (1323)	0 (100)	10.5% (19)	40.9% (22)	100% (4)
De Araujo等[26]	评估了168名高中生的1468个牙面；拍摄了标准化的X线片	直视检查牙体预备过程	—	13% (19)	26% (27)	90% (19)	—
Seddon[152]	年龄6~22岁的患者	窝洞预备后取印模（1名观察员）	7% (44)	6% (48)	15% (97)	48% (52)	100% (10)
Lunder和von der Fehr[93]	年龄17~18岁的患者	窝洞预备后取印模并制作石膏代型（2名观察员）	—	—	30% (23)	65% (23)	
Akpata等[3]	17~48岁患者的108颗磨牙和前磨牙，选择2个相邻的龋坏表面，进行深层的充填治疗	直视检查牙体预备后的相邻牙面（2名观察员）	—	0 (16)	19% (31)	79% (43)	100% (18)
Hintze等[69]	53名20~73岁成年人的390个邻面	直视检查牙齿预备后的邻面（4名观察员），发现只有16~25人进行了窝洞预备 （未给出n值）	3%	5%	8%	35%	78%~ 100%
Ratledge[139]	32名19~76岁的患者有54个邻面需要治疗	分牙后取印模记录龋洞（1名观察者）	—	—	—	85% 54	

刷或牙线进行有效的菌斑清除。尽管龋坏的进展取决于个人和局部因素[104,106]，但在这种情况下龋坏进展的可能性会很大。因此，在临床上应仔细检查牙齿的邻面是否存在龋坏。

X线片不能显示出是否存在龋坏，但是自20世纪70年代以来的几项临床研究表明影像学表现与恒牙龋坏的存在与否是有关的。这些研究列于表19.1。图19.1是表19.1中提到的影像学表现。这项研究有助于让牙医知道什么时候病损可能是龋坏，因而了解什么时候有必要通过修复干预进行龋病管理。R4病损（内层牙本质）应进行修复治疗。R3病损（牙本质的外1/3）不一定存在龋洞。在龋病活跃[93]并且邻近龈乳头存在炎症[38,140]的患者口内更

有可能出现龋坏。将邻牙分开（图11.29）并轻力探查确认是否存在龋洞[69]。R1和R2病损（牙釉质病损）不太可能形成龋洞，对它们进行充填治疗是完全错误的。应对其行非修复治疗，并再次评估病损处于进展期还是静止期。

光滑面龋

与咬合面及邻面不同，光滑面上的龋洞可以很容易被牙刷刷到，当有釉质破坏时，可以考虑通过研磨和抛光去除釉质悬突，从而帮助清洁整个区域（图19.2a和b），这种特殊情况值得关注。患者可以通过仔细使用牙刷和含氟牙膏来阻止龋坏发展，但是牙齿美观性较差。在这种情况下，可能不需要

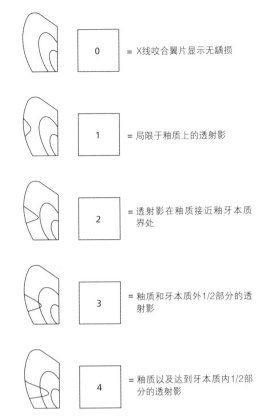

0 = X线咬合翼片显示无龋损

1 = 局限于釉质上的透射影

2 = 透射影在釉质接近釉牙本质界处

3 = 釉质和牙本质外1/2部分的透射影

4 = 釉质以及达到牙本质内1/2部分的透射影

图19.1　X线咬合翼片上邻面脱矿的示意图。

充填治疗来阻止龋坏进展，但充填治疗肯定会改善牙齿外观，如图19.2c所示。治疗中所获得的外观明显改善以及患者的微笑，是口腔修复中的一种特殊乐趣。患者和牙医在这一过程中多会感到满意，但应该记住，充填治疗只是恢复牙齿外观；牙齿清洁和氟化物才能控制龋坏并防止其复发。图3.47和图3.48中的龋坏在患者微笑时是不可见的，在这样的病例中，由于美学的原因，可以不需要充填治疗。

Green Vardiman Black和经典的修复概念

接下来会讲一小段关于一位杰出的牙医的故事，被认为是现代牙体修复的鼻祖（图19.3）。他是一位名叫Green Vardiman Black的美国人，1836年出生于伊利诺斯州的一个开拓性农场。他的家人认为他有点懒惰和愚蠢，他只受过22个月的正式教育便离开了学校。在他只有17岁时，便离开家在一个哥哥的指导下学习医学。

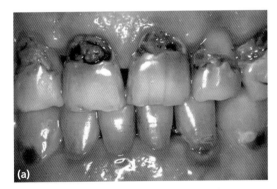
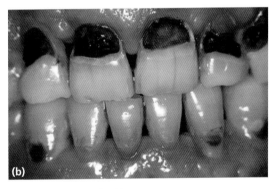
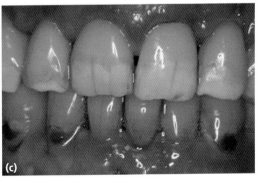

图19.2　（a）颈部龋损表面覆盖菌斑。（b）用金刚砂抛光钻针去除悬釉并指导清洁工作14天后。牙齿每天用牙刷刷2次，并使用含氟牙膏。从龋病学的角度来看，这些牙齿的状态现在是稳定的，但为了改善它们的外观，它们需要用复合树脂来修复。（c）已完成修复后的牙齿。小的色差是牙齿干燥后产生的，它们在被唾液浸湿几个小时后会消失。

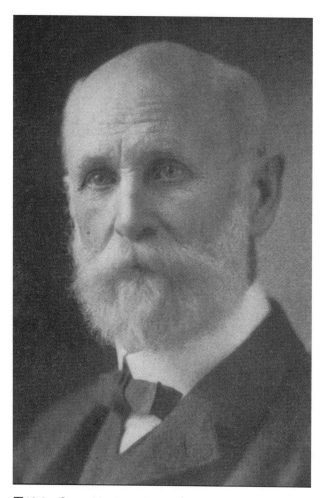

图19.3 Green Vardiman Black（1836—1915）。

后来，Green Vardiman Black遇到了一位牙医，便放弃了医学培训，开始做牙医的学徒。过了几个星期，他觉得自己已经学会了所有的操作，当他只有21岁的时候，便开了牙科诊所。他在南北战争中加入了联邦军队，但军队被解散，于是他在伊利诺斯州的Jacksonville开了牙科诊所。在这里，他的牙科事业蒸蒸日上，成为密苏里州牙科协会的创始人，并成为牙科学院的教师，讲授病理学。在工作中，他是执业医师、学者、科学家和教师；在家中，他是父亲、丈夫、音乐家、图书馆馆长等。

他研究范围很广：包括语言、数学和科学。他是W.D. Miller的朋友，W.D.Miller进行过龋病的化学寄生虫理论的相关研究，还研究过细菌学。Green Vardiman Black写了一本牙科解剖教科书，并着重研究了龋病的病理。他设计了一种用于磨牙的牙科手机，写了一些关于窝洞预备的文章，并且进行了银汞合金的相关研究。因为当时的充填材料黄金，对许多患者来说太昂贵了。之后，他设计并制作了用于窝洞预备和充填的器械。

在1864—1915年间，他发表了大约1300篇科学论文和讲说。1908年，他出版了他的《牙体修复学》教科书，这本书分两卷出版，第一卷全部是关于病理学的。研究他在1897—1914年间担任North Western Dental School的院长，1915年于伊利诺伊州的农场去世，享年79岁。

虽然他被认为是牙体修复学的鼻祖，但他的成就远不止于此。他特别强调了病理学[15]的重要性：

仅注重机械性的牙科操作，而不了解龋病病理知识的想法是错误的。他描述了菌斑，并将白色点状病损与菌斑滞留联系在一起，不断强调刷牙对控制龋齿的重要性。同时，他强调了学生学习心理学和社会学的重要性。至于乳牙的治疗，他强调，治疗中儿童不应受到惊吓，并向母亲演示如何给儿童刷牙。让他感到遗憾的是当时没有适合乳牙的充填材料，只能够暴露病损让父母为他们清洁牙齿，目的是阻止龋坏的进展。所有这些观点都能在病理书本的第一卷中找到，如果可能的话，你应该看看他所做的这些伟大的工作以及他取得的成就。

就牙体修复学而言，他强调釉质病损不需要被磨除，但他主张在牙本质上龋坏一定要磨除。今天，我们完全不赞同这一观点，但Green Vardiman Black认为，必须切断感染来阻止龋坏进展。遗憾的是，这种观点在一些牙科学校仍然盛行。他还主张预防性扩展，他将其描述为计划性地扩大充填范围，以便将窝洞边缘放置在可清洁的区域，以防止龋坏的再次发生。因此，窝沟被完全磨除，保证充填体边缘在光滑可清洁的区域。牙齿颈部的窝洞扩展到围绕牙齿的龈沟处，这样可以使边缘线位于自洁区。

预防性扩展在现代牙科中不被认可。近年来被认为是不必要的牙齿破坏，但必须记住，在Green

Vardiman Black的时代，龋病的发病率和患病率要高得多，充填材料也仅限于黄金、银汞合金和临时水门汀，没有窝沟密封剂，也没有粘接材料。

最小干预的概念

最小干预的方法强调预防性的龋病控制原理，就像Green Vardiman Black一再强调的，釉质龋坏可以通过刷牙来控制。今天，非修复治疗应该基于将龋坏诊断为活性龋的早期诊断，以对釉质和牙本质龋坏的控制能力作为基础，之后进行非修复性的护理和重新评估。总体目标是终身保持牙齿的健康，从而尽量减少修复干预的需要。然而，当需要进行修复时，干预措施应尽可能保守（微创），尽可能保留更多[58,169]的天然牙齿。

尽管尽了最大的努力，但一旦磨除牙齿组织便将会削弱它，进行第一次修复便开始了一系列的修复治疗[40]。修复材料应该有良好的使用寿命和支持组织，如果可能的话，应加强剩余的牙体组织。出于这些原因，应选择坚固和耐磨的修复材料以及能粘接牙齿和修复材料的粘接技术。

然而，最近的研究表明，即使使用最先进的粘接技术，复合树脂充填体与牙本质之间的粘接可能也相当短暂（见参考文献[166]综述）。因此，应避免过早或不必要的修复干预。10年前，图19.4中的前磨牙被选中参加美国的一次州委员会考试。虽然这被称为最小干预牙科，因为预备的窝洞是很小的，但现在还是被认为是过度破坏牙齿。

改变治疗方法的原因是什么

Green Vardiman Black在1908年的教科书中写道，3个因素促成了修复治疗的最小干预方法：一些国家的龋病进展率降低，对控制龋病过程的了解增加，以及粘接剂材料的出现。如果Green Vardiman Black能有机会接触到牙色的粘接材料，它们不需要磨除牙齿（银汞合金和黄金）或预备近平行的洞壁（金合金嵌体）来进行固位，他会多么

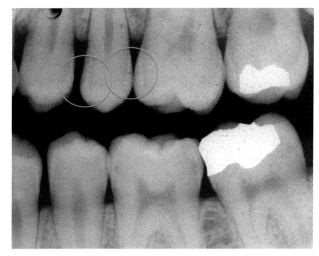

图19.4 这个第二前磨牙不需要修复。 病损不会形成龋洞，可以仅通过清洁来预防病变发展。

开心啊。

你的牙科学校在做什么

花点时间思考一下你的牙科学校在做什么。以非修复治疗为重点的最小干预概念是否已被接受？多年来，只有牙体修复是龋病治疗的同义词。龋齿是通过在牙齿上填洞来"治疗"的。这种方法在科学上是不被认可的，但是你的许多老师都是在这一观念下学习成长的，要摆脱这种观念非常困难。

思考以下与你的学校有关的问题，并与你的老师讨论，这可能会有帮助。然后，你可以评价你的老师的观点，并评价你的回答。

（1）如何教授龋病学？课程是以讲授为主，还是那些督导你临床工作的人告诉你如何将科学付诸实践？

（2）你是否被教授要去区分和记录活性龋和静止龋，并思考其预后？

（3）你是否经常被要求评估你的患者患龋病的风险？如果你这样做，它将会如何影响你的治疗计划？

（4）你是否希望向你的患者展示如何进行有效的菌斑控制？是否有牙刷和牙线以便你可以为他们提供适合他们的清洁辅助工具？你的老师鼓励这

样做，并给你提供吗？

（5）你是否建议患者适当使用氟化物？

（6）你的诊所里有食谱吗？

（7）你曾经测量过你的患者唾液流量吗？如果你这样做了，你对测得的信息做了怎样的处理？

（8）你所有的临床老师都致力于非修复治疗吗？你喜欢做这种形式的牙科治疗还是更喜欢做修复治疗？

（9）你们学校是否会计数评价你们开展的工作数量？如果有，是否包括非修复治疗和修复治疗？

（10）如果只有修复治疗满足这些需求，这会影响你对非修复治疗的态度吗？你觉得这是浪费时间吗？

（11）你是否会隔一段时间复查你的患者，来评估治疗的成功与否？

（12）当你建议不需要进行充填治疗，但你可以帮助他们阻止一个活性龋龋坏进展时，你的患者会有什么反应？他们高兴吗？你遇到过他们希望你承担责任并充填牙齿的情况了吗？他们对你有什么期望？

封闭剂

殆面封闭剂

导言

粘接技术的发展，对于龋病影响的点隙和窝沟这些难以清洁的表面，能够有效地通过封闭阻断生物膜的代谢。在20世纪70年代初，大多数工业国家的龋病进展率仍然很高，"预防"方法是封闭所有萌出的恒磨牙，使龋病预防率高达50%[1,105]。

今天，在龋病发生率下降后，这种"预防性"使用封闭剂的做法是否合理是值得怀疑的[1,159]。因此，虽然咬合面龋坏依然是低龋人群龋病发生的主要部位[100,150,159]（图19.5），并可能占儿童和青少年龋坏总体的70%[16]，但我们没有科学的证据来证明不同患龋水平是如何影响殆面封闭剂有效性的。

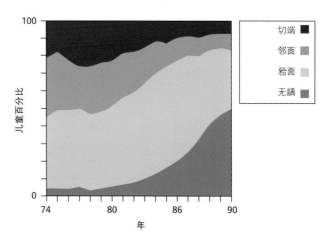

图19.5 12岁丹麦儿童龋坏严重程度分布情况（1974—1991年）。需要注意的是，这些年来龋坏发生率下降，但咬合面龋坏的下降程度没有达到切牙龋坏下降的程度。改编自参考文献[150]。

虽然点隙和窝沟封闭剂优于其他常用的龋病控制措施，如氟保护漆的应用[68]，但我们不知道这是否适用于低龋风险儿童。因此，在获得这种信息之前，出于成本效益[66]的原因，似乎明智的做法是提倡使用殆面封闭剂，主要是为了"治疗"的目的，对于活跃的未成洞的病损，通过常规的非修复治疗[36,159]进行龋病控制是失败的。单纯的"预防性"封闭剂可能偶尔被用于高风险的个人或群体，因为他们处于艰苦的社会环境中，和/或依从性可能也差。在任何情况下，封闭剂应始终伴随着多种预防措施，以控制患者整体的龋病活动。

殆面高龋水平的原因之一是其表面窝沟很难清洁，特别是在萌出期间。虽然龋病通常不会在沟-窝系统的最深处发展（见第5章，图5.53），但窝沟入口处菌斑的堆积为龋病的发生提供了有利的条件[18]。更加困难的是，恒磨牙可能需要1～2年的时间才能完全萌出。在此期间，它们没有到达牙殆平面，常规刷牙不能充分去除菌斑。出于这些原因，用封闭剂封闭住这些区域是合理的。然而，要认识到的是，单纯的封闭剂不会降低龋齿的活跃性，封闭剂的应用是菌斑控制不足的标志。牙列中的其他部位，若菌斑清除也不充分，仍然容易患龋病，因为局部的龋坏环境没有改变。在一项由德国全科医生进行的关于封闭剂成功率的观察性研究中，尽管使用了封闭剂，对于因现有的充填物或龋齿缺陷而被判定为有较高龋坏风险的儿童，在磨牙仍表现出较高的患龋率[67]。

在第13章中，丹麦的一项研究（Nexø研究[18-19]）描述了一种替代封闭剂的方法，该研究选择了一种以病因为基础的控制咬合面龋坏的方法。他们训练孩子和父母去刷萌出的磨牙，将牙刷以直角角度放置到牙弓上清洁，这样尽管牙齿还没有到达殆平面，也有可能阻碍菌斑堆积，只有当这种非修复方式失败和出现早期龋坏时，才会使用封闭剂。这项计划使12岁儿童的最小龋均水平为0.23DMFS，并且封闭剂应用[36]的比率非常低。

总之，封闭剂大多是当在点隙和窝沟中活跃的未形成龋洞的龋损不能通过适当的菌斑控制方法来控制时使用，特别是在牙齿萌出阶段、清洁更加困难时。预防性封闭剂可能偶尔应用于存在高风险的个人或人群，因为他们处于艰苦的社会环境中和/或依从性差。在任何情况下，封闭剂的应用应始终伴随着附加的预防措施，以减少龋坏的进展。

材料

窝沟封闭剂是树脂或玻璃离子水门汀材料。防龋的效果依赖于建立一个封闭空间，以防止菌斑的形成。在过去10年中，这两种材料成功率的差异一直存在争议[101]。树脂基封闭剂需要严格的隔湿，以确保有效使用酸蚀粘接。另外，玻璃离子材料含有矿物成分，通过化学作用附着在牙齿表面。它们的力学性能低于树脂基封闭剂，导致更低的留存率，特别是使用低黏度玻璃离子时[89,154]。因此，常选择树脂基封闭剂[1]材料。然而，高黏度玻璃离子是现在玻璃离子基材料常用的选择，因为它们会大大增加材料的留存率[20]。

几项研究表明，玻璃离子水门汀即使肉眼已不可见也能起到防龋作用。这可能是因为窝沟中有水门汀的残余，封闭了窝沟更深的部分从而获得更有效的菌斑去除[51]，以及增加了从材料释放到局部环境[45,128]的氟离子水平。然而，关于龋病预防，系统性综述[2,10,110,178]得出结论，这两种材料的结果没有显著性差异。

尽管如此，有一种情况使用玻璃离子水门汀是可取的，那就是对于萌出牙齿，在封闭剂放置过程中隔湿存在问题时[176]（图19.6）。恒磨牙咬合面龋坏的风险在牙齿萌出[145]期间总是最高的，特别是在高发龋个体身上。在这样的条件下，高黏度玻璃离子水门汀似乎能获得更好的留存率，并且用指压力充填[11,53]的材料可以进一步提高留存率。

树脂基封闭技术

隔湿是实现粘接的关键。橡皮障的使用为这一

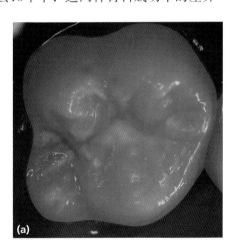
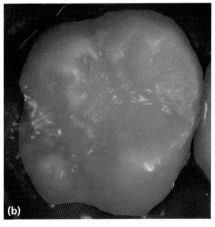

图19.6 萌出牙齿中的玻璃离子封闭剂：（a）7岁女孩26的釉质脱矿；（b）殆面用富士IX GP Extra®封闭。感谢Dr S.Leal的病例。

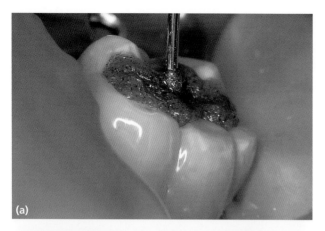

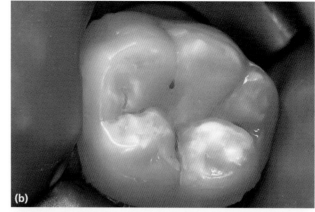

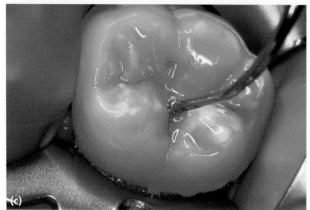

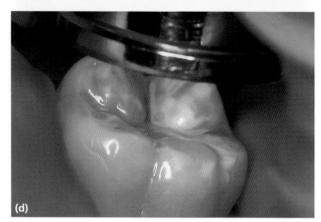

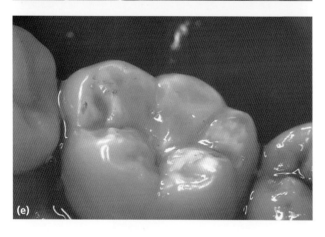

图19.7 （a）用37%磷酸凝胶酸蚀𬌗面。（b）经冲洗和干燥后的酸蚀釉质表面呈白垩色，然后再放置树脂基封闭剂。（c）在整个𬌗面应用窝沟封闭剂。（d）光固化封闭剂。（e）用咬合纸检查咬合情况，该纸将通过颜色标记确定咬合接触区域。

点提供了便利，但它不能应用在萌出的牙齿上。有一些证据表明，小心地用棉卷隔湿，加上熟练使用吸唾管和喷空气/水，在封闭剂留存率上[67,95,176]与使用橡皮障相近。用尖头毛刷和清洁膏清洁牙齿后，表面应用37%磷酸酸蚀15秒（图19.7a）。更长时间的酸蚀可能不会产生更好的结果[35,175]。通过观察牙面干燥后的白垩色外观（图19.7b）来检查酸蚀效果。任何酸蚀表面暴露在唾液中表面都会形成一层不能通过冲洗去除的物质，这会减少封闭剂的存留。如果唾液污染牙面，牙齿应彻底冲洗、干燥，并重新酸蚀，然后再进行粘接。

树脂封闭材料的瓶子在使用前必须摇匀，以混合所有成分。这会使其中含有气泡，因此需要将瓶子倒置1分钟，使气泡留在瓶子里。材料应使用小毛刷或小器械涂布（图19.7c），进行可控的材料渗入，避免过度充填窝沟。光固化后（图19.7d），应检查咬合并应去除早接触（图19.7e）。

玻璃离子封闭技术

用尖头毛刷和清洁膏清洁牙齿的点隙和窝沟后，表面用聚丙烯酸处理10～15秒。然后将其从牙齿表面冲洗掉，用干棉球干燥。不可以用气吹干，因为它会使牙面脱水，同时减少玻璃离子与釉质的化学粘接。然后将混合的玻璃离子（手调粉–液）或从胶囊中挤出的材料放置于点隙和窝沟，并使用涂有凡士林的食指按压（图19.11f）。使用咬合纸检查咬合，多余的材料应该用挖匙去除，而不是用旋转器械磨除。这是因为封闭剂还没有达到最终的硬度，钻头会磨损太多的封闭材料。封闭的萌出中的牙不能用这种方法检查咬合。因此，封闭剂只应覆盖点隙和窝沟系统的较深部分。为了保证新放置的玻璃离子封闭剂的隔湿，并在一定时间内进一步提高其硬度，玻璃离子表面用一层薄薄的凡士林保护。

结果

完善的随机临床试验说明了封闭剂在第一恒磨牙中的高防龋效果。然而，这些试验是严格按照对照试验设计进行的，它是由积极性高的研究人员，在最佳条件下使用封闭剂，患者也能保证必要的复诊。因此，系统性综述研究表明，封闭剂可以取得最佳的效果。忽略其理想的条件，试验显示出了明显的龋病降低结果（33%～71%）[101]。

实际上在牙科全科诊所中，有效性可能与这些理想情况不同。当封闭剂被引入作为群体预防措施时，实际情况可能有所不同。在德国的一项观察性研究中，在国家卫生系统的监管下，口腔全科医生在患者12岁和15岁时对其第一颗恒磨牙内的封闭剂进行了记录。年平均留存率和龋损率（各6%）远低于来自随机对照临床试验[67]的数字。因此，实际上封闭剂预防龋坏的能力和成本效益可能会较低。同样，可以推测，玻璃离子封闭剂实际上比树脂封闭剂成功率更高，但我们没有太多的科学依据来支持这个假设。

封闭剂应维持多久

封闭剂的应用被认为是对粗糙牙面的一种改善，使其变成光滑的表面，从而促进菌斑的清除。首先，封闭剂在第一个病例中应用是因为孩子和父母没有足够的能力控制龋病的发展，封闭剂的使用和牙体修复应与保持牙齿健康的教育齐头并进的发展。良好的教育能成功抑制龋坏发展，并减少使用封闭剂来帮助菌斑控制。在许多国家，龋病发病率和患病率已经下降，多年来保持在很低的稳定状态。

封闭剂的使用随着时间的推移在减少，牙医应该定期检查封闭剂是否在材料可能断裂的区域出现了我们不希望出现的菌斑堆积。根据对特定儿童的龋坏风险的评估，以前封闭的点隙和窝沟要么应重新封闭（高龋风险），要么打磨并保留部分的封闭剂使菌斑不会堆积（低龋风险）。希望随着时间的推移，菌斑控制将得到改善，如果封闭剂已经使用了5年，就不需要再继续更换它。希望它能在较难控制菌斑的这段时间内帮助孩子预防龋坏。

邻面封闭和渗透

虽然咬合面龋是儿童和青少年龋坏的主要部分，但这些牙面可进行清洁、氟化物应用和微创修复。然而，在牙齿邻面，龋坏更难发现，检查、预防和修复更加困难[97]。即使是高水平的龋病控制，邻面仍然是龋病发展[7]的重要部位。

邻面龋坏的进展往往相当缓慢，特别是在恒牙[106,149]。最早的龋损和充填部位位于邻面的占总患龋数目的86%[7]。这一数字说明通过非修复的方式探查以及通过仔细的临床检查和X线咬合翼片发现邻面龋坏的重要性。然而，邻面的清洁要求很高，患者自己使用牙线的效果不确切（见第15章）。因此，可能需要对邻面采取替代的预防措施。这一想法促进了邻面的封闭或渗透技术的发展。图19.8说明了两者的区别。当龋损被封闭时，树脂层覆盖龋

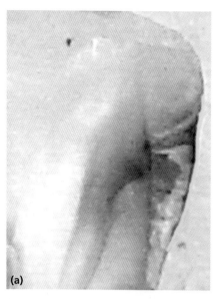
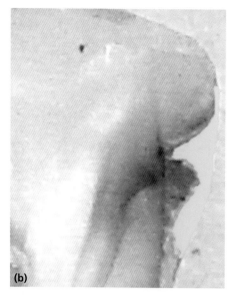

图19.8 封闭的和渗透的龋损之间的差异。邻面的封闭剂，颜色黄色，覆盖牙齿表面（a）。渗透树脂旨在填补龋坏病变内的微孔（b）[39]。经George Warman出版许可转载。

损，遵循与封闭咬合面龋相同的原则。在渗透技术中，使用强酸（盐酸）酸蚀和去除病损表层的部分，使其可以被渗透树脂浸润到[108]，树脂现在可以被用于渗透病损[129]。

封闭技术（图19.9）使用传统的树脂基封闭剂对未形成龋洞的病损进行封闭。2年的临床试验比较了牙弓一侧使用封闭剂与另一侧牙弓使用氟保护漆间的差异，结果显示两组[60]龋坏进展无差异。随后的一项研究[96]使用了略微不同的方式。牙齿用正畸橡皮圈分离几天，这能有利于龋病病损的准确诊断以及封闭剂的使用。对侧牙弓作为对照在家里使用牙线进行自我清洁，而不额外应用氟化物。对于有龋坏进展的人群使用封闭技术优于指导患者使用牙线的效果。

然而，对于低龋人群，定期随访，专业氟保护漆的使用，以及在家中自我清洁使用牙线可以使其达到与对侧使用封闭剂[6]相同的低龋坏进展效果。由于操作封闭材料[146]存在难度，封闭邻面龋坏是困难的。为了有助于操作，有研究尝试应用预固化的粘接贴片[6]。

渗透树脂（图19.10）采用高度疏水的树脂材料，需要通过橡皮障的使用和酒精干燥来进行绝对的隔湿。一项为期3年的研究表明，4%的龋坏在治疗后通过X线片可发现龋坏进展，而对照组则为42%[108]。在一项为期3年的临床试验中，将渗透树脂与封闭剂相比较，这两种技术在控制邻面龋坏的进展方面都明显优于安慰剂对照组，但两者之间没有显著差异[98]。封闭技术和渗透技术尚未在一般临床实践中得到评价。

适应证和存疑问题

封闭和渗透技术难以操作，同时材料昂贵且修复时间长。此外，在X线咬合翼片上无法检测到封闭和渗透治疗后的病损，这使得在临床上很难检测到这种龋坏。由于这些原因，它们不会被用作单纯的预防方法，但可能用于活跃的邻面未形成龋洞的龋损，这些龋坏有相当大的进展风险。它们在临床操作中的使用必须进行长期随访，并且与所有封闭剂一样，必须进行成本效益分析。

当龋病控制措施，包括封闭剂，无法阻止龋坏的发展时，牙本质中的龋洞形成，患者无法清洁，需要进行某种形式的修复，从而促进菌斑控制并修

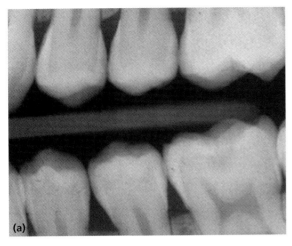

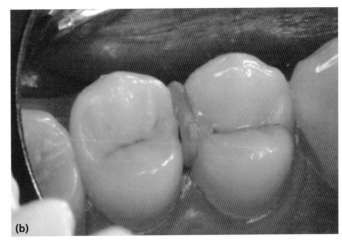

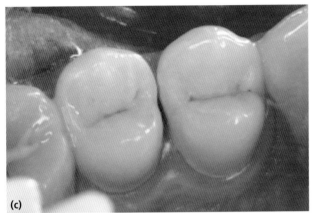

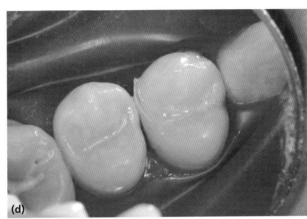

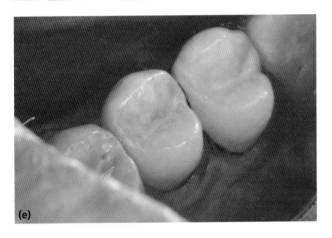

图19.9　24远中邻面的D2病损封闭：（a）X线咬合翼片；（b）应用橡胶环进行分离；（c）4~5天后取出，冲洗和检查病变，以确保无龋洞；（d）橡皮障隔离、邻面酸蚀和使用封闭剂或粘接剂贴片；（e）最后的抛光。

复龋坏牙的功能。现在开始从最微创的方法进行一系列的修复。

非创伤性修复治疗

定义和历史

非创伤性修复治疗（ART）是预防龋坏和阻止龋坏进展的最小干预方法。它由两个部分组成：封闭易患龋的点隙和窝沟；用封闭剂修复牙本质龋坏[48]。ART封闭剂的放置涉及应用一种高黏度的玻璃离子，在指压力下推入点隙和窝沟。ART包括手用仪器去除质软的腐质，然后用粘接牙科材料修复龋洞，同时封闭所有剩余的点隙和窝沟，这些点隙和窝沟仍然处于可能龋坏的风险之中。在2014年推荐与ART一起使用的修复材料是一种高黏度的玻璃离子，在临床研究中进行了测试，发现它有较高的

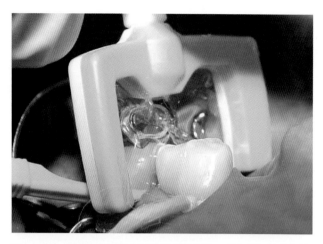

图19.10　酸蚀和干燥后进行树脂渗透。将铝箔成形片就位，以确保准确涂布酸蚀剂以及保护相邻的牙齿。这是在酸蚀后，牙齿冲洗，使用酒精，并进行彻底干燥。现在，插入一个新的成形片，并使用渗透树脂。去除成形片，用空气干燥，将渗透树脂进行光固化。

成功率。树脂改性玻璃离子也被用作ART的修复材料，在一项初步研究中显示出较好的预后效果[42]。

　　ART最初是为了满足在发展中国家和贫困地区寻找一种方法来保护所有年龄的人的龋齿，因为那里的电力、自来水和资金等资源很少。如果没有这样的干预牙齿会进一步龋坏，直到它们因不能保留而被拔除。这种方法最终被称为ART，是JE Frencken在20世纪80年代中期首创的，作为坦桑尼亚达Dar es Salaam牙科学校社区口腔保健方案的一部分。为了支持新成立的牙科学校，西方捐助者提供了"移动"的铸造牙科椅、钻头和抽吸装置。为了在坦桑尼亚农村地区投入使用，这一设备需要一台发电机、汽油和一辆运输工具。然而，牙科学校不可能用捐赠的"移动"设备进行社区口腔保健培训。那么，应该怎么做呢？学生需要接受社区牙科培训，而且在坦桑尼亚农村有许多患者因龋齿导致疼痛并饱受折磨。那里需要进行彻底的改变：需要有"跳出原有界线之外"的想法。

　　所采取的第一步措施是调查坦桑尼亚农村诊所可用的手用器械的类型及它们是否适合来进一步磨开小龋洞以及扩展较大的龋洞。用这些仪器制备的窝洞，最初用磷酸锌水门汀充填，之后用聚羧酸锌

水门汀充填，得到了很好的效果。在许多牙体修复中，聚羧酸锌水门汀出现了明显磨损，但主要的成果是所有的人都没有出现牙痛。患者积极的反映和这种修复技术的明显成功是非常鼓舞人心的。试验研究的结果在1986年坦桑尼亚牙科协会的科学会议上提出，ART方法诞生了。

　　根据初步令人鼓舞的研究结果，在坦桑尼亚开始了一项实地研究，使用了一种永久的修复材料，即一种中等黏度的玻璃离子水门汀，而不是聚羧酸锌水门汀。未发表的结果表明，3年后玻璃离子修复材料的留存率高，咬合磨损程度低。ART方法的突破是在20世纪90年代初泰国Khon Kaen农村地区的第一次重点临床试验中取得的，该试验将ART方法与传统的银汞合金充填方法进行了比较[52,132]。这项研究引起了世界各国领导人在口腔健康方面的注意，并使世界卫生组织在1994年世界卫生日通过了对ART方法的采用。自那时以来，ART已经在世界各地使用改进的材料和方法进行了科学评价。现在将讨论使用ART封闭剂和ART修复材料的理由。

窝沟封闭和最小修复干预

非创伤性修复治疗封闭剂

　　应用ART封闭剂的技术与玻璃离子封闭剂的技术没有什么不同（见"玻璃离子封闭技术"部分以及图19.11）。ART封闭剂可以应用于不进行修复操作的情况，因此不需要电和自来水。在孩子们用牙刷和含氟牙膏清洁牙齿后，点隙和窝沟是通过探针来清理的，并使用棉卷进行隔湿。如果使用粉–液型的高黏度玻璃离子，需确保混合过程中按照制造商的说明书进行。多余的玻璃离子用充填器/雕刻刀和/或中号的挖匙去除。在不进行修复的情况下，对ART封闭剂进行多年的复查可能是不实际的。虽然使用ART封闭剂看起来很容易，但操作者应该认真地获得必要的技能。

　　ART封闭剂使用的高黏度玻璃离子通常用手指施压放置。与树脂基封闭剂材料[155]相比，ART玻璃

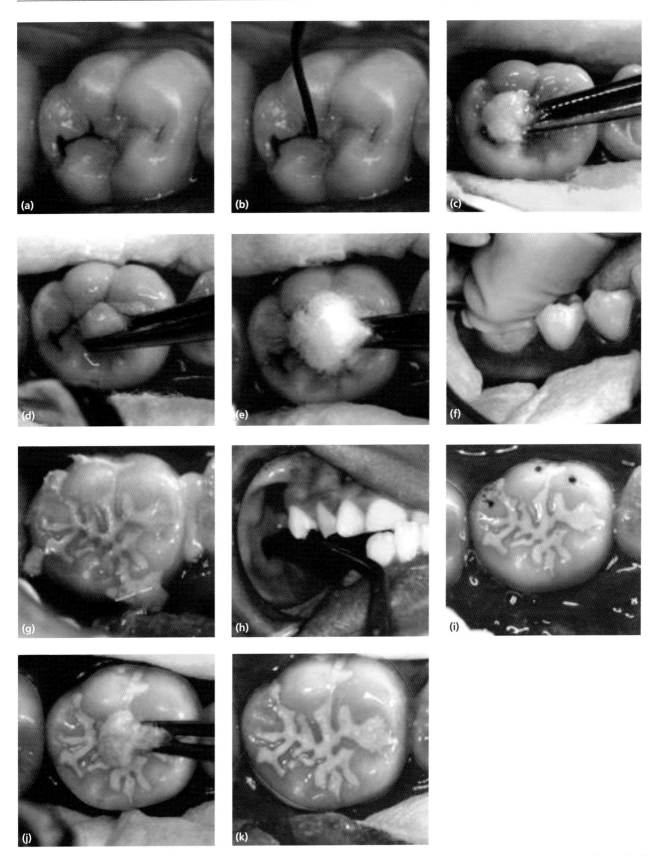

图19.11 一步一步地使用高黏度玻璃离子（Fuji IX，胶囊版）进行ART封闭。（a）牙齿46有需要封闭剂保护的点隙和窝沟系统。（b）用锋利的探针清除点隙和窝沟中的食物残渣。（c）用浸泡在聚丙烯酸中的棉球对殆面和点隙、窝沟进行处理。（d）用湿棉球清洁殆面和点隙、窝沟。（e）用干棉球将殆面和点隙、窝沟进行干燥。（f）用食指将玻璃离子混合物压入点隙和窝沟。（g）10~15秒后移开手指，混合物被推到殆面的边缘。（h）检查咬合。（i）用手用器械除去多余的玻璃离子材料。（j）在ART封闭剂上涂一层凡士林。（k）请患者至少1小时不进食。感谢Dr S.Leal提供的病例。

离子封闭剂的窝沟渗透深度和边缘微渗漏情况没有什么不同；同时用压光器充填与用手指压入玻璃离子[111]相比，也没有什么不同。如果应用得当，ART封闭剂具有长期的防龋效果，并能保留相当长的时间。ART高黏度玻璃离子和树脂封闭剂2年后的失效率分别为1.7%和1.1%[21]。5年后的失效率分别为3%和13%[12]，差异无统计学意义，针对刚开始萌出的磨牙5年后两种类型封闭剂的预后也无显著差异[9]。

非创伤性修复治疗

当龋损进展到牙本质，并有一个龋洞产生时，患者不能清洁到位，可能需要牙体修复，以促进菌斑控制。选择ART的病例与选择传统修复治疗的病例没有什么不同。在所有情况下，正确的诊断都是至关重要的。一个相当大的牙本质龋坏在咬合面的最小开口直径为1.6mm[117]，可以进行ART。这给开口很小的龋洞可能会带来一些问题。经验表明，手用器械无法进入非常小的牙本质龋坏，特别是那些在颊侧点隙的下颌恒磨牙。在这些情况下的方法是尽可能打开龋洞，清除所有腐质和生物膜，并用高黏度玻璃离子ART封闭剂覆盖牙本质龋坏和点隙、窝沟。使用封闭剂封闭龋损[61]和封闭剂对残余细菌的作用进行了系统性文献回顾，结果也支持该治疗方法[122]（见第20章）。

口腔清洁

使用手用器械进行ART口腔清洁的原理是基于牙齿解剖和龋病的自然进展。在釉质龋损中，脱矿沿着釉柱的方向发展。研究釉柱与𬌗面和邻面的方向是特别有意义的，因为它们是不同的。在咬合面龋损中，釉柱的方向导致龋洞在其开口处比其更深的方面更窄，使其形成锥形（图19.12）。龋病的进一步进展导致釉质脱矿，要么没有下方牙本质的支持或下方牙本质支持薄弱（图19.12）。这种釉质很容易通过手用工具弄断，形成一个足够大的开口，以便挖匙进入和去除脱矿的牙本质。了解这一过程和识别牙齿表面釉质和牙本质脱矿的不同阶段是正确应用ART方法的关键（图19.13）。没有必要去除所有无基釉，只有那些需要器械进入或很薄、容易折断的釉质需要去除（图19.14）。可以使用专门为这项任务设计的牙釉凿、牙龈边缘修整器或锥形器械（釉质切割器）（图19.15）。在邻面龋损中，釉柱的方向不会导致形成锥形的病损，有时进入边缘嵴通路可能是不同的。出于同样的原因，也很难通过手用器械打开颊侧点隙和窝沟中的小洞。在没有旋转手机的情况下，如果需要施加太多的力来打开一个龋洞，最好放置ART封闭剂。在传统的牙科诊所中，如果手用器械不能做到，则应使用旋转手机进一步打开龋洞。如第20章所讨论的，一定量的脱矿牙本质现在是用挖匙去除的。

非创伤性方面

为什么使用手用器械的龋病管理方法被称为非创伤性修复治疗？在1992年对泰国进行的6个月研究评估中，很明显，接受ART的儿童很高兴地参加了研究，而接受传统旋转手机治疗的儿童则很不愿意这样做。这些孩子中的许多人在看到操作者认为他们需要进行再次治疗时逃跑了。在询问这两个群体的儿童对6个月前他们进行过的治疗的时候，很明显，接受ART的儿童接受程度很高，而接受传统的旋转手机治疗的儿童则不愿意再接受这种治疗。因此，"非创伤性"一词被采用，不仅因为它的疼痛或不适程度低，还因为它对牙齿组织的破坏很小。后来，许多牙医报告说在进行ART修复操作时感觉更放松后，"减少操作者的压力"被添加为使用非创伤性治疗的第三个原因。

牙科焦虑和牙齿疼痛与非创伤性修复治疗

有临床试验分析了患者进行ART与传统方法治疗期间的舒适度和焦虑水平，发现没有一致的趋势（表19.2）。一些研究报告ART减少了疼痛和焦

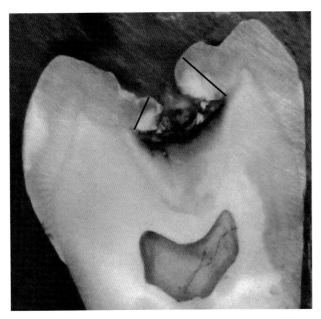

图19.12 部分脱矿釉质的小龋洞开口，釉牙本质界处的破坏比龋洞开口处更宽，使呈锥形。感谢Dr E. Verdonschot的病例。

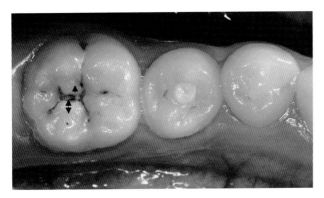

图19.13 第一磨牙𬌗面的牙本质龋损。注意龋坏开口周围的白色着色。这是釉质部分脱矿的表现，在受到釉质凿轻微压力时就很容易折断（见图19.12中的分研割线）。在这样做后，龋洞开口大小将增加，匙将更容易进入，以清除感染的牙本质。还应注意𬌗面的龋坏。感谢Dr B. Monse的病例。

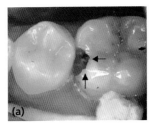
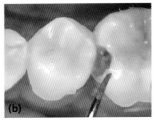
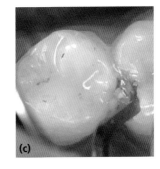

图19.14 用釉质凿进一步打开牙本质的龋坏。（a）可见颊侧釉质的龋坏，龋坏脱矿且非常薄。（b）将釉质凿放在龋洞开口的边缘，并轻轻加压。（c）釉质已断裂，继续去除脱矿的釉质。

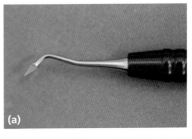
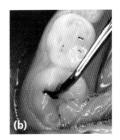

图19.15 下颌第一磨牙小的牙本质龋坏。（a）将釉质通道切割器用于进一步打开龋坏。（b）锥形器械放置在龋洞开口中，器械逆时针转动几次，磨除薄的釉质形成开口。

儿童的牙科焦虑，并可能降低牙医治疗儿童时的压力水平。

虑，而其他研究确实显示与传统的旋转手机治疗没有区别。应该注意，这张表不是要让你记住，但它表明了对ART评估的相关文章已经发表很多了。

局麻与非创伤性修复治疗

局麻仍然是当代操作中的常规部分，特别是当使用旋转设备时。现在普遍认为，在使用手用器械行ART治疗龋齿[72,171]时，很少需要局麻。这减少了

非创伤性修复治疗保存牙体组织

很明显，与旋转仪器不同，手用器械对于去除健康牙体组织的能力有限。因此，手用器械制备的单面窝洞的尺寸明显小于通过旋转仪器[137]制备的窝洞并不意外。也有报道称，当窝洞用车针制备时，与窝洞相邻的邻面通常会受到严重损坏，除非相邻的邻面受到[94,116,135]保护，甚至到了医源性损伤被认为是龋病危险因素的程度[135]。在预备Ⅱ类窝洞的过程中，手用器械也会对邻牙邻面造成医源性损伤[84]。然而，与使用车针造成的损坏相比，其损坏很小。

可以得出的结论是，ART的"非创伤性"意味

表19.2 比较ART和传统治疗方法之间的牙科焦虑与牙齿疼痛的综述[59]

参考文献	比较	年龄	操作者背景	测得变量	结论
Schriks和van Amerongen[148]	ART vs. 旋转仪器	6岁	牙科学生和牙医	**不适**。心率以及改良Venham量度表（观察者）	ART方法产生更少的不适感
Rahimtoola等[138]	ART vs. 旋转仪器	6~16岁	牙医	**疼痛**。问题：在治疗中是否感到任何疼痛	ART方法能减少疼痛
De Menezes Abreu等[28]	ART vs. 旋转仪器	4~7岁	儿童牙科专家	**疼痛**。Wong-Baker FACES疼痛评定量表	ART方法能减少疼痛
De Menezes Abreu等[29]	ART vs. 旋转仪器 vs. 极端保守治疗	6~7岁	儿童牙科专家	**疼痛**。Wong-Baker FACES疼痛评定量表	治疗中的疼痛水平没有差别
Topaloglu-Ak等[167]	• ART 旋转仪器 • ART 使用化学机械凝胶的ART	6~7岁	儿童牙科专家	**焦虑**。Venham图片测试	各治疗中的焦虑水平没有区别
Mickenautsch等[110]	ART vs. 旋转仪器	儿童和成年人	牙医和牙科治疗师	**焦虑**。儿童恐惧调查表。Corah's牙科焦虑量表	接受ART的孩子和成年人牙科焦虑程度会更低
De Menezes Abreu等[30]	ART vs. 旋转仪器 vs. 极端保守治疗	6~7岁	儿科专家	**焦虑**。面部图像量表	各治疗中的焦虑程度没有区别

经Springer Science和商业媒体许可转载。

着一种即使没有麻醉也能对患者造成很少或根本没有疼痛/不适的方法，它只去除无用的牙体组织，并且与使用旋转仪器相比，能最大限度地减少对邻近牙齿表面的损伤。

用于非创伤性修复治疗的修复性材料

ART的定义包括所有粘接修复材料和粘接系统的使用。然而，在操作中，大多数关于ART的研究使用了玻璃离子水门汀，尽管树脂基材料也会被使用。目前推荐的玻璃离子类型是高黏度的（粉与聚酸液比≥3.4：1.0）。在许多国家，不应使用价格低廉的中等黏度玻璃离子（粉与聚酸液比在2.1：1.0至3.3：1.0之间），因为使用这种玻璃离子进行ART修复和ART封闭的留存率明显低于使用高黏度的玻璃离子[173]的留存率。此外，建议使用已在长期的临床研究中进行了测试的高黏度玻璃离子。有一些厂商宣传了可以用他们的高黏度玻璃离子进行ART，这些材料还没有投入临床试验。临床医生应该认识到这种情况，当使用不合格的高黏度玻璃离子时，一个清洁的窝洞也可能会获得不好的修复结果。

高黏度的玻璃离子以粉-液形式和胶囊形式销售。当使用少于所需量的粉获得混合物[33]时，ART封闭剂和ART修复材料的质量就会受到影响。每滴液体所需粉量减少50%，混合所得的高黏度玻璃离子的抗压强度就降低50%，这是不可被接受的。因此，使用手调玻璃离子的牙医应该确保所有的粉都溶入体液中。对于专业人士来说，随意地混合玻璃离子是不道德的。然而，想要经常获得好的混合材料并不容易。因此，牙科团队有必要在使用玻璃离子之前，对其调拌操作进行培训。在牙科实践中，可以使用胶囊型高黏度玻璃离子，这在一般情况下，相比于手调玻璃离子具有更好的力学性能[34,114]。

采用高黏度玻璃离子逐步进行非创伤性修复治疗

所需设备

与传统的牙科治疗不同，ART方法只需要基本的牙科设备，这意味着这种方法可以在许多不同的情况下使用，尽管精密的设备可能取决于工作条件。这些可大致分为在设备齐全的牙科诊所进行的ART和在学校或家庭等外展情况下进行的ART。基本

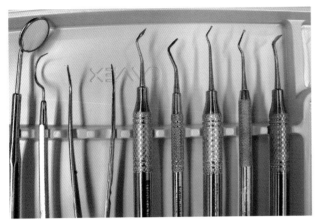

图19.16　一套ART器械由口镜、探针、镊子、釉质切割器、釉质凿、挖匙（中小号）和充填器/雕刻刀组成。

设备包括对患者和操作者的适当支持、口腔内照明光源、牙科器械、修复材料和其他相关消耗品。

牙科仪器及耗材

　　基于放置ART修复材料或ART封闭剂所涉及的步骤，ART中使用的器械是被仔细地选择的，不会使用超出基本需求的器械。几乎所有的器械都是牙科操作中常用的器械并且随时可从大多数牙科器械供应商处获得。基本器械是口镜、探针、镊子、釉质凿、釉质切割器、挖匙和充填器/雕刻刀（图19.16），ART器械可通过Henry Schein、Hu Friedy、Duflex等公司获得。牙医应该购买由硬钢制成的优质仪器，使器械的工作端能长期保持锋利。如果一个器械的工作端变得钝了，需要进行磨尖。在牙科诊所，吸唾装置可用于隔离牙齿。所需的消耗品包括棉卷、棉球、凡士林、玻璃杯、木楔、成形片或赛璐珞条、咬合纸和玻璃离子水门汀。

非创伤性修复治疗封闭和修复方案

　　为了取得最佳的效果，必须遵循所有必要的步骤。这些如图19.11和图19.17所示。

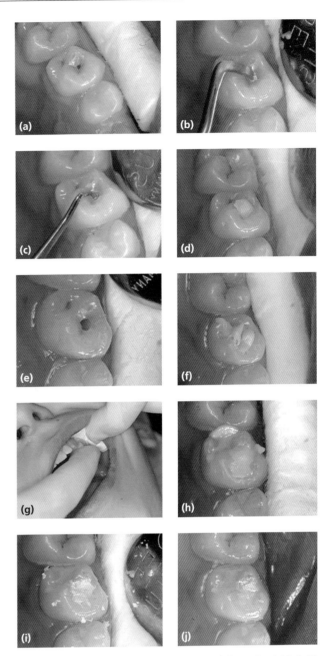

图19.17　逐步进行牙本质龋坏的ART修复。（a）注意龋洞开口周围的变色情况，这表明龋洞在釉质下已扩大。这种无基釉是脱矿的，在轻微的压力下很容易破裂（见第5章和图19.12）。（b）用釉质凿的刃进一步打开龋洞。（c）用小号挖匙清除龋坏。（d）用棉球清洁窝洞、点隙与窝沟。（e）在充填材料前仔细干燥窝洞。（f）增加的窝洞点隙和窝沟用玻璃离子水门汀填充。（g）在𬌗面上施加坚定的指压力，这被称为"指压技术"。（h）𬌗面外缘可见多余的充填材料。（i）ART修复后进行调𬌗。充填材料尚未覆盖凡士林。（j）已完成的修复。充填了窝洞，封闭了点隙和窝沟。感谢Drs J.Frencken和C.Holmgren的病例。

操作者

读者可能已经有了这样的想法，进行ART封闭和ART修复是简单且容易学习的。然而，许多国家向牙医和牙科治疗师团队教授ART课程的经验表明情况并非如此。除了了解玻璃离子的化学特性和正确处理方式外，还迫切需要了解现代龋病学和龋病进展动力学，以便有效地操作和体现ART的优势。也有人注意到，许多牙医和牙科治疗师，与年龄无关，需要在监督下练习这些技术。ART增强了他们的信心，因为对于他们原来不擅长的牙本质龋坏治疗，现在可以不使用车针和现代修复技术进行治疗。在ART课程还包含有关龋病非手术治疗的内容，口腔健康治疗的循证学结果，以及如何管理失败的ART封闭和ART修复。因此，依据参与者的经验，ART课程可以持续最多5天。

非创伤性修复治疗封闭和修复的有效性

这将在第21章中详述。总结许多临床试验的结果，可以得出：

- ART封闭剂具有较高的防龋效果。
- ART采用高黏度玻璃离子可安全地应用于乳牙和恒牙后牙的单面龋坏。
- ART使用高黏度玻璃离子的不能常规用于乳牙后牙的多面龋坏。
- 没有足够的信息说明ART可修复上下颌恒牙后牙和前牙的多个牙面。

非创伤性修复治疗失败的原因

ART修复失败的原因与用其他材料修复失败的原因相同。评价标准旨在评估修复体随着时间推移的机械性能以及剩余牙体组织的生物学状态。机械性能部分取决于修复材料的物理性能，部分取决于操作者的处理。玻璃离子材料脱落的原因有很多：

- 脱矿釉质和脱矿牙本质去除不足。

- 玻璃离子粉液混合不当。
- 混合玻璃离子时的湿度和温度。
- 用手调玻璃离子不能完全充填窝洞。
- 唾液和/或血液污染。
- 清洁窝洞不足或没有维持好窝洞的清洁。
- 儿童的依从性。

玻璃离子在多牙面修复中的断裂韧性不足被认为是造成多牙面ART修复在乳牙[86-87,163]中脱落率高的原因。高黏度玻璃离子的力学性能可以通过在操作过程中使用高强度LED固化光单元[115]加热来进一步提高。这增加了体外的断裂韧性，并计划进行临床试验。

操作者似乎是影响ART修复材料存留的主要因素。有研究评估了4个或更多的操作者[54-55,57,137,163]的ART修复效果，发现一些人的表现比他们的同事差。操作者效应似乎表明，牙医和牙科治疗师需要技能、勤奋和理解力，以提供高质量的ART修复[62]。因此，在实地和临床应用ART之前，必须进行ART培训。

老年人的非创伤性修复治疗

从一开始，适合使用ART的对象之一就涉及老年人，特别是那些生活在福利机构中的老年人和那些住在家里的老年人。然而，很少有研究调查ART在为这些人提供牙科保健方面的潜力。第一项这样的研究是对70多岁的人进行的，他们由于身体、精神或情感问题而居家[71]。大多数患者龋坏范围非常广泛，以至于经典的修复治疗对于这些老年人不再可能。治疗1年后，79%的ART修复被认为是成功的。ART很受欢迎，接受者对在家能提供的治疗非常满意。第二项研究是针对接受放射治疗的平均63岁患者的根面龋进行的。治疗2年后，用高黏度玻璃离子进行ART修复与传统方法修复获得的留存率无显著差异：分别为66.2%和65.2%[73]。进一步的研究调查了平均年龄为78.6岁的福利院老年人，与使用树脂改性玻璃离子的传统修复治疗相比，ART根面修复的存留情况。传统修复1年留存率为91.7%，ART修复1年留存率为87%[88]。

ART在医院、福利院或自己家中的老年患者龋病管理的应用潜力尚未得到充分研究。考虑到未来几十年世界范围内拥有天然牙列的老年人数会增加，应充分关注将ART应用于老年人（医疗）口腔保健措施的一部分的影响的相关研究（见第18章）。

非创伤性修复治疗与残障人士

一项关于向残障人士提供治疗的有效性的系统综述得出结论，应当对ART方法的潜能进行调查[113]。使用ART的目的之一是减少必须在全麻下接受简单修复治疗的残障人士人数。例如，针对不能接受牙科手机噪音的患有严重自闭症的患者，ART被证明是一个很好的选择。

公共服务中的非创伤性修复治疗

第一份介绍在公共服务系统中使用ART情况的报告来自南非。在那里引进ART是因为它的预防、修复和经济优势，有利于患者，以及增加人口中牙科保健需求的潜力。采用ART与相关的培训、研究和后续监督有关。自那时以来，ART已在一些国家引入，作为一种合适的龋病管理概念。

南非、墨西哥、坦桑尼亚、埃及、拉丁美洲国家和柬埔寨的经验[22]表明，在公共口腔保健服务中适当地实施ART主要受到两个因素的阻碍：ART器械和高质量玻璃离子的可得性。在这方面，值得注意的是，在埃及公共服务部门和私人诊所的牙医能够在其私人诊所中进行ART修复治疗，但在公共设施中则较少。这是因为公共服务诊所提供的玻璃离子水门汀和适合的手用器械较少，他们会购买这些材料，用于自己的私人诊所[43]。

因此，将ART成功纳入公共口腔保健服务的方针应包括：

- 举办ART课程来培训牙医。
- 在已经组织了这样培训的国家或地区定期举办完整的ART课程。
- 通过确保持续供应高质量的高黏度玻璃离子修复材料来支持课程参与者。
- 在公共口腔保健诊所中安装治疗监测系统。
- 组织牙医参加关于更新的监测结果的会议。
- 与大学和卫生部进行ART口腔健康项目方面的合作[143]。

最后，将ART作为基本口腔护理包的一部分[56]增加了向许多有需要的社区提供必要的姑息、预防和修复性治疗的机会。

非创伤性修复治疗与牙科教育

ART的原理完全符合最小干预牙科的概念。很明显，如果像巴西[118]、美国[79]和许多其他国家那样，在牙科学校教授ART，人群将会获益。一些关于ART的教科书[48,77]和关于最小干预牙科的教科书中ART的章节[49]、预防和社区牙科学[70]、放射学[50]和儿童牙科学[47]已经出版。

结语：非创伤性修复治疗

自大约25年前ART的概念已经传遍世界。它已经成为中国、越南、印度尼西亚、土耳其、埃及、南非、坦桑尼亚、荷兰、法国、英国、美国、墨西哥、厄瓜多尔、委内瑞拉和巴西等国牙科课程的一部分。国际牙科联合会在2002年[44]于维也纳举行的年会上接受了ART作为最小干预牙科概念内的治疗方法之一。ART在发达国家的全科牙医中越来越受欢迎。美国[151]和英国的全科牙医[17]使用ART对儿童进行修复治疗。在荷兰，ART被用于治疗儿童和焦虑患者。因此，ART不再局限于没有电和自来水的环境，而是成为一种当代龋病管理方法，可应用于任何牙科诊所。

传统的最小侵入方法

现有材料

在传统操作中，直接修复可用的材料是银汞合金、复合树脂和玻璃离子水门汀。龋病治疗的间接修复被认为是过时的，因为不利于在成本效益与活性龋患者治疗失败的高风险和需要损失的大量牙体组织之间获得平衡。当龋活跃患者必须修复较大的缺损时，应将直接修复与密集的非修复性龋病控制放在一起。当口腔的平衡重新建立，龋病活动得到控制时，可以考虑间接修复。它将更好地恢复解剖外形、咬合和邻接触。这种修复体可以在龋病不活跃的患者口内存留一生。

银汞合金、复合树脂和玻璃离子修复

银汞合金修复已经成功地进行了多年，但由于复合树脂材料的使用增加，现在已经逐渐减少，由于环境原因，银汞合金的继续使用受到了挑战[75]。然而，在复合树脂和树脂改性玻璃离子使用时，特别是由于树脂表面释放的单体和不充分的固化，可能会因为接触树脂而对全身健康产生负面影响。这些讨论超出了本书的范围，但在总体水平上，银汞合金、复合树脂和玻璃离子水门汀在进行恰当的充填时都可以被认为是安全的。

银汞合金最明显的优点是其长期的牙科使用记录、低成本以及易于操作，而其最重要的缺点是缺乏粘接能力和外观。在许多国家，复合树脂材料是直接修复的首选材料。正如将在第21章中看到的，现代复合树脂修复的寿命与银汞合金修复相当，尽管这一结果可能取决于龋坏条件和修复面积的大小。银汞合金修复可能在龋活跃患者口内会持续更长的时间，如儿童由于乳牙进行充填治疗[13,156]。然而，大块的银汞合金修复可能会比大块的复合树脂修复更容易因折裂失败[127]。在低龋风险患者中，复合树脂的长期表现更好[127]。患者因素，如龋病活动性，可能在远期修复的寿命中起着比所选择的材料

更重要的作用[27]。

玻璃离子由于其释氟作用，常被推荐为修复龋齿的合适材料[120]。一些临床研究表明，玻璃离子修复对乳牙邻面具有稳态作用[32,136,168]。另一些研究则显示，牙齿颈部进行玻璃离子修复，继发龋的发生减少，特别是在唾液流量减少的高龋风险人群中[31,99]。总之，根据系统性综述，Ⅱ型玻璃离子水门汀在颈部釉质和牙本质的固位优于树脂基材料[131]。对于需要进行修复治疗的根面龋，玻璃离子被认为是第一选择。

在乳牙列中，单牙面采用玻璃离子修复，特别是在使用ART技术时，已被证明是一种成功的治疗[25]。使用ART的额外优点是不需要局麻，而且该技术比传统技术引起的牙科焦虑要小。对于修复大面积的窝洞，玻璃离子缺乏实现持久修复的力学性能。对于这种窝洞，应使用复合树脂材料，用全酸蚀方法进行粘接。因此，在恒牙列中，胶囊型的高黏度玻璃离子的使用应限于活性龋患者的单牙面和颈部（根）龋坏的修复。玻璃离子水门汀也是临时修复的首选材料，如逐步去腐技术（见第20章"逐步去腐研究"一节）。选择一种与牙齿不同颜色的玻璃离子水门汀将有助于牙医在去除充填物时区分充填材料和牙齿。

对于其他较大的牙体缺陷，用复合树脂修复，采用全酸蚀技术粘接，会有最好的预后。复合树脂已经发展出了新的材料，如纳米复合树脂材料或低聚合收缩材料。初步结果显示复合树脂存在优势，但是还没有在临床研究中得到证实[147]。有研究建议将一层玻璃离子放置在复合树脂下面，即所谓的三明治技术。然而，全酸蚀粘接修复比三明治修复具有更长的寿命，主要是由于折断更少[126]。

微创龋病管理的相关技术

牙体组织的保留

如果要修复龋坏，则需要去除适量的脱矿组织（见第20章）来保证充填治疗。对于殆面（图

19.18）和光滑面的龋损，很容易通过直视检查出来，从而实现最小面积的预备。如果一个龋洞被脱矿的釉质包围，脱矿的釉质可以被预备或者在能获得良好的龋病控制阻止病变进展的情况下进行保留。在殆面，脱矿釉质可以被封闭——称为封闭剂修复[153]。

关于预备的边缘线应位于何处取决于脱矿釉质塌陷的风险、美学考虑以及对修复体边缘斜面的需要。复合树脂修复的斜面制备可以改善外观，使充填物更易融入牙齿中。虽然实验室研究倾向于预备洞缘斜面以改善窝洞封闭[123]，但临床研究没有显示更好的结果[78,177]。

在后牙和前牙的邻面龋坏中，预备最小的箱状洞形是最佳的修复方法。它为去除完全脱矿的龋坏组织和充分充填修复材料提供了良好的视野。隧道预备已被推荐用于治疗邻面龋坏以实现微创。这种方法使邻面和边缘嵴尽可能完整。然而，要到达通常位于邻面接触点以下的龋洞，殆面的开口需要较多加宽，保留的边缘嵴薄，患牙很容易出现折断。此外，这一方法损坏邻牙的风险较大，并且在技术上也很难充填窝洞。这些充填体的预后也不好[141,160-161]。由于所有这些原因，隧道预备是不建议的。这一修复方式在临床从使用到摒弃，也给我们上了很好的一课。它的设计是为了保留更多的牙体组织。然而，仔细的临床评估表明，这些修复是失败的，这一设计现在很少使用[174]。得到的结论是：无论如何思考和创新，临床评估和报告是不可或缺的。

相邻牙齿表面的保护

当龋坏位于相邻的牙齿表面时，龋洞位于牙齿颈部到邻面接触点。因此，当窝洞预备好时，有损伤邻牙的风险（图19.19）。当治疗高龋风险患者时，邻近的牙齿表面很可能有一个未形成龋洞的损害。如果这些釉质病损的表面，被旋转器械接触，这将促进和增强邻牙的龋坏进展，形成新的龋洞。

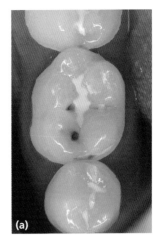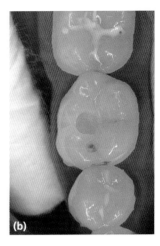

图19.18　（a）殆面可见龋坏。（b）去腐后的预备形；可以注意到与近中窝缓慢进展的微小龋坏相比，中央窝活动性病变的扩展差异明显。近中面的龋坏不进行预备，因为龋坏已静止。

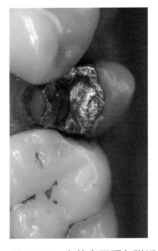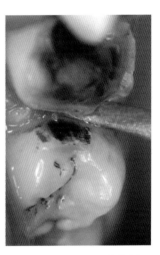

图19.19　在前磨牙预备附近的磨牙釉质表面受损的病例。由于患牙的低龋活性，这种损伤不会导致随后形成龋坏。

这可能发生在图中的第一磨牙的远中面。从图19.4中知道，对邻牙的损伤是非常常见的[90,94]，必须努力来避免这一点。有研究结果表明，对邻面进行修复[135]时，相邻牙齿邻面的后续修复风险增加了2.5倍。然而，患者的个人龋病风险可能比医源性损伤对于患牙预后影响更大。因此，我们再次强调非修复性龋病控制措施是治疗的最重要部分。

为了保护邻牙表面，有两种措施：

• 使用成形片放置在邻牙周围（图19.20）。
• 使用特殊声波预备尖（KaVo），它有一个面向邻牙的非工作侧，其工作侧能够去除薄的釉质层，并沿邻面边缘线形成洞缘斜面（图19.21）。体外研究表明，使用Sonysis尖可以减少对邻牙的损伤，而且边缘适应良好[124]。

当相邻牙齿表面存在修复材料时，充填体可能会受损。当邻牙修复材料表面被损伤时，应该在充填之前进行解剖外形抛光和调磨。这能减少损伤，并可能形成更好的邻面解剖形态（图19.22）。

建立邻面接触点

获得一个良好的邻面接触点是非常重要的，否则食物易嵌塞并滞留在牙间隙。这对患者来说很麻烦，会促进继发龋的发生。在处理银汞合金时，建立良好的接触点相对容易。如果基体放置好并抛光，银汞合金的凝结会使邻接触更紧密。当使用复合树脂时，材料的稠度意味着现在不可能通过简单地将材料推到成形片上来建立邻接触，还需要其他技术。如今，特殊的分牙环（图19.23）可主动分离相邻的牙齿，从而获得更紧密且位置合适的邻接触点[91-92]。

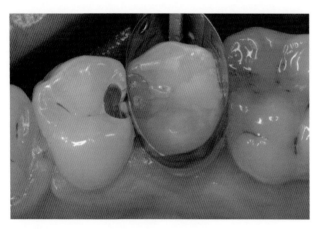

图19.20　在第二前磨牙周围放置成形片，以保护其邻面，而第二前磨牙远中面的龋损则用车针打开。

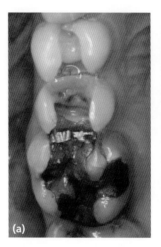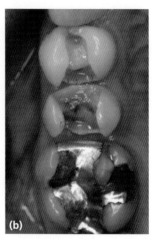

图19.22　（a）第二前磨牙窝洞制备时损伤了第一磨牙银汞合金的近中面。（b）现在已对损伤表面进行了打磨，并在进行新的修复之前对其近中面进行了解剖外形的恢复。然而，近中面现在可能太过平坦，无法获得适当的邻面接触来避免食物嵌塞。

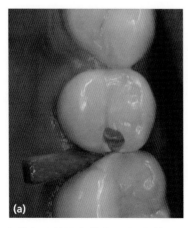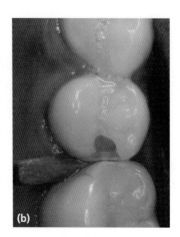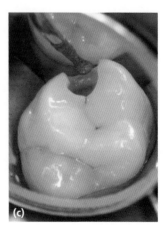

图19.21　保护邻牙的预备技术。（a）放置一个楔子，并使用车针对龋坏进行初步打开。（b）使用Sonysis装置（KaVo）制备的龈方斜面。（c）使用Sonysis尖。这个仪器只会在一侧进行切割。邻牙邻面光滑，不会造成损伤。

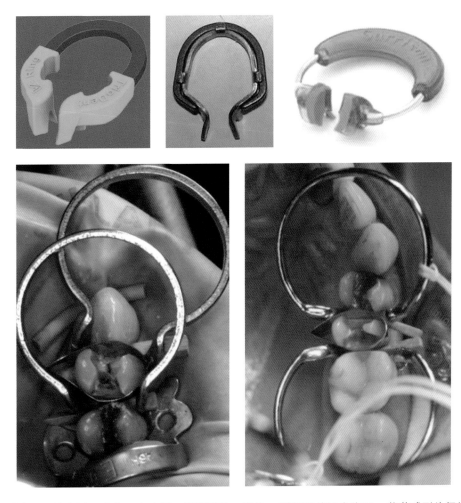

图19.23 不同类型分牙环的病例。 在每一个病例，原则都是一样的。 弹簧环使牙齿分开。 将薄成形片仔细放置于邻牙间，将成形片的颈缘搂牢，确保紧密贴合后，放置修复材料。 当环被移除时，分离的牙齿一起移动，并获得紧密的邻接触点。

边缘的封闭和清洁

充填修复材料可以帮助菌斑控制。因此，很明显，修复材料应该与牙齿紧密结合，从而保证患牙易于清洁。在颈部边缘最难达到这一目标，这里菌斑易于滞留，龋齿也易发生。一个特别关键的区域是牙颈部的邻面修复。如果留下空隙，导致无法清除的间隙超过250μm[81,164]的临界宽度。对于龋病活跃的患者，这很可能导致继发龋坏。因此，牙医应该尽一切努力获得无空隙的边缘线。有人认为，使用可注射的复合材料并将其注射头插入窝洞内可能有助于实现这一点。此外，第一层可流动复合材料的使用已经被描述为所谓的"雪犁"技术（图19.24）。在这种技术中，流动复合材料直到添加一层混合填料复合树脂材料才进行固定[125]。然而，应该指出的是，没有什么实验能证明哪种技术最适合实现无空隙的洞缘。操作人员的技能和奉献精神很可能会发挥重要作用。

临床病例

𬌗面封闭修复（图19.25）。这种修复的基本原理是用复合树脂修复龋洞，并与Green Vardiman Black的"预防性扩展概念"相反。将残余窝沟系

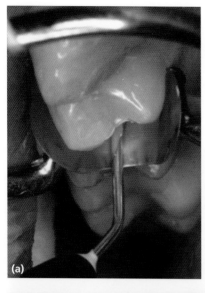
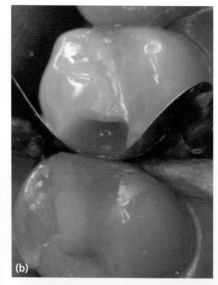
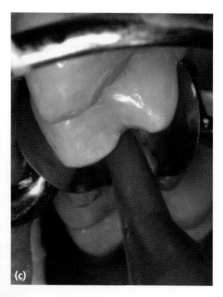
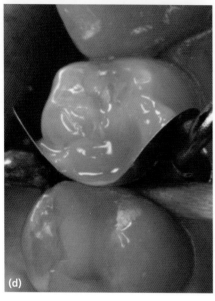
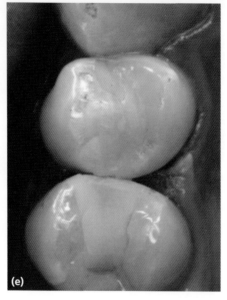

图19.24 "雪犁"技术。（a）在插入成形片后使用流动性复合树脂材料。（b）流动性复合树脂材料就位。（c）充填混合填料复合树脂材料。（d）固化后的充填材料。（e）完成修复。

统进行封闭，以维持牙齿结构，帮助菌斑控制。治疗称为预防性树脂充填[153]。用ART和高黏度玻璃离子进行窝洞处理会用到同样的方法（图 19.26）。

- 邻面箱形修复（图19.27）。
- 颈部复合树脂修复（图19.28）。
- 用玻璃离子水门汀修复根面龋（图19.29）。
- 较大的龋坏（图19.30）。

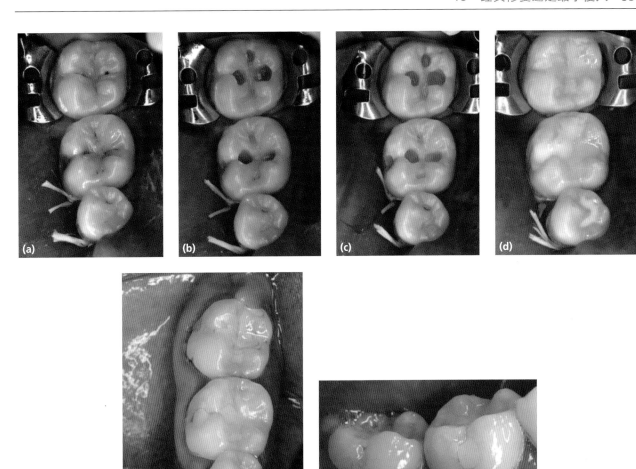

图19.25 殆面封闭修复。（a）一名12岁女孩磨牙的龋坏（1997年），应用橡皮障。（b）用金刚砂车针打开龋损后的预备形态，磨牙的远中窝可能不需要打开，因为龋坏是静止的。（c）去腐后的病损。（d）充填病损。用三步法酸蚀–冲洗粘接剂与混合填料复合树脂一起使用。在殆面其他位置涂布白色封闭剂。封闭剂可能是不需要的，因为该部位没有活性龋。（e）15年后的修复体；患者现已28岁。需注意的是，封闭剂已部分磨损。（f）颊面的临床照片可见深染的静止龋，是以前活性龋遗留下的痕迹。

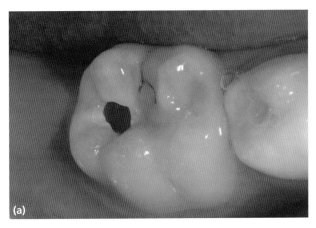
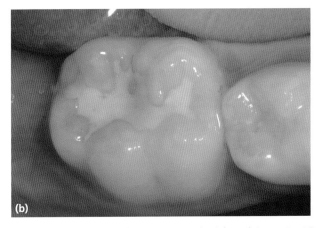

图19.26 ART殆面封闭剂修复。（a）根据ART方法对一名4岁女孩的乳磨牙进行窝洞清洁。（b）不仅修复了窝洞，而且用Ketac Molar Easymix®封闭了邻近的窝沟和点隙，提供了额外的保护。感谢Dr S. Leal的病例。

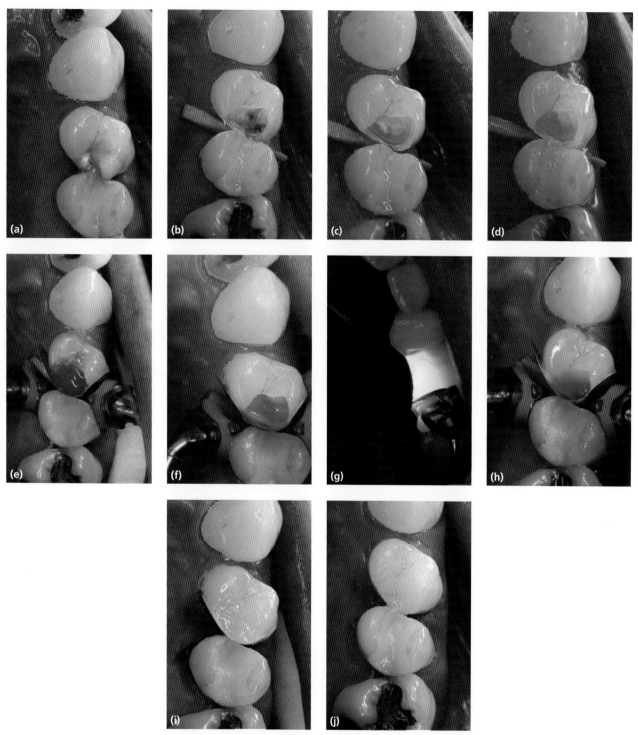

图19.27　邻面箱形修复。（a）上颌第一前磨牙远中的近髓深龋洞；X线片见［（k）ii］。（b）用金刚砂车针打开牙本质龋损并去除釉质。（c）在水冷却下用球钻去除釉牙本质界处的脱矿牙本质后。釉牙本质界处保证有2mm的区域有健康牙本质可以用来粘接。中央的腐质尚未清除干净。（d）小心地去除大部分软化牙本质后的窝洞，留下中心的一层覆盖牙髓，目的是间接盖髓。在这种情况下，中央的龋坏牙本质没有受到垫底材料的保护。（e）放置成形片、楔子和分牙环。涂布酸蚀剂。（f）注射第一层流动性复合树脂，但不进行固化。（g）充填第一层混合填料复合树脂，两层一起固化。（h）前两层树脂已经固化。（i）去除成形片后的充填体外形。（j）抛光后的充填体。（k）3张X线片：（ki）治疗的3年前；（kii）治疗前；（kiii）治疗后。

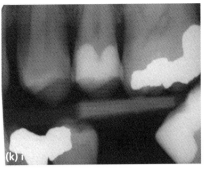 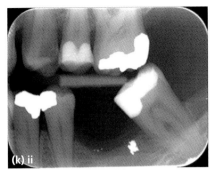 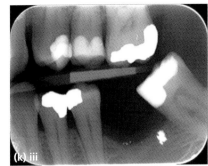

图19.27（续）

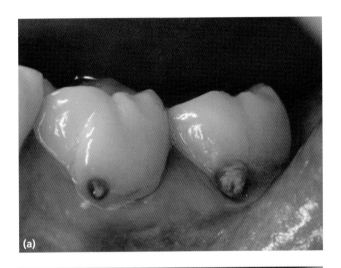 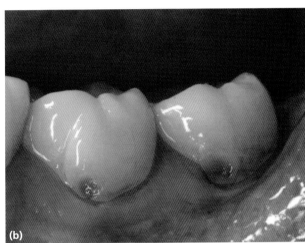

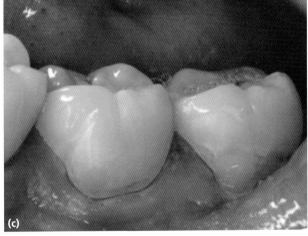

图19.28 颈部复合树脂修复。（a）对32岁男性的临床检查结果显示，尽管1年的非修复性治疗侧重于用含氟牙膏改善菌斑清洁效果，但颈部病损仍被生物膜覆盖。因此决定进行充填修复来辅助清洁。（b）窝洞预备，尽量减少牙体硬组织的损失。（c）采用三步法全酸蚀技术和直接复合树脂粘接修复。

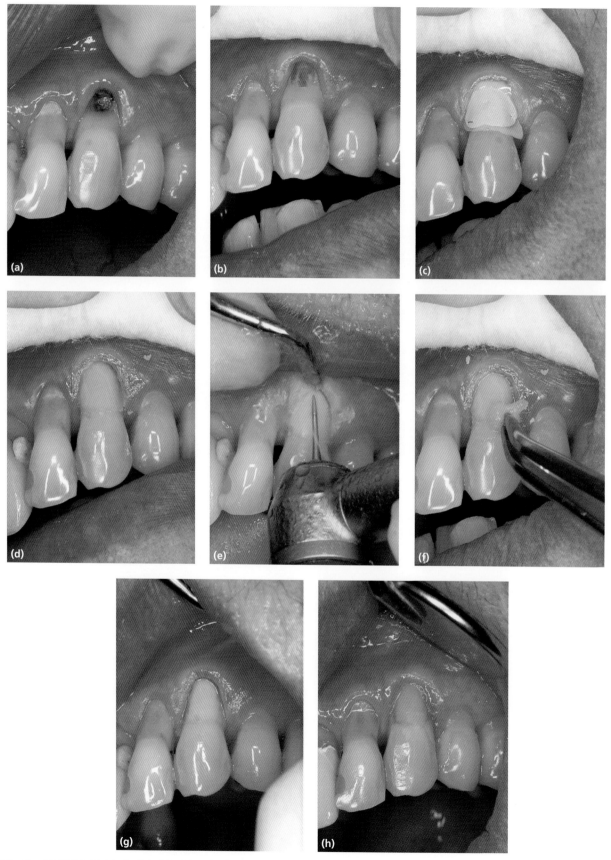

图19.29 用玻璃离子水门汀修复根面龋：（a）上颌尖牙龋坏，菌斑控制不良。（b）去腐后。（c）注射水门汀后，放置特殊成形片并去除多余材料。（d）等待5分钟后，取出成形片。（e）使用平头金刚砂钻针抛光。（f）应用氟保护漆。（g）完成的充填体。（h）3年后的充填体。

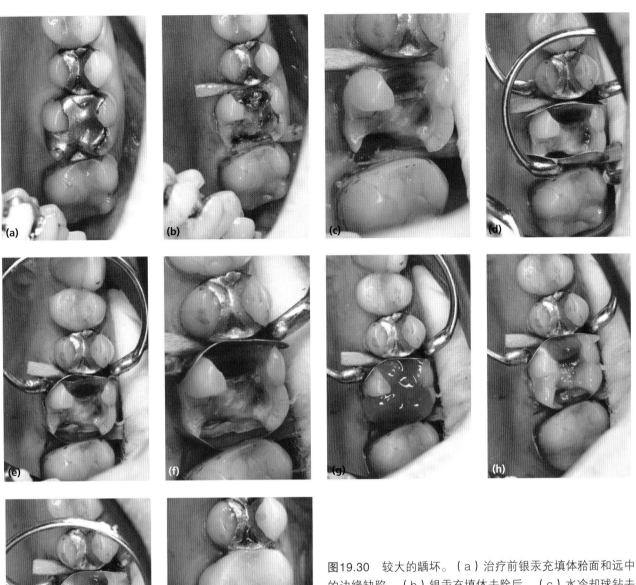

图19.30 较大的龋坏。（a）治疗前银汞充填体殆面和远中的边缘缺陷。（b）银汞充填体去除后。（c）水冷却球钻去腐后。注意木楔到位，防止牙间牙龈出血。（d）这说明了一个典型的问题，即存在一个宽的箱状洞形，并尝试放置一个分牙环。分牙环使成形片脱离原有位置。（e）和（f）解决方案是首先将远中成形片在没有分牙环的情况下放置，同时近中放置分牙环和成形片。（g）酸蚀窝洞。（h）填充近中窝洞，对远中窝洞的颊壁和腭壁进行修形。（i）固化后，可以很容易地放置分牙环。（j）完成的修复。

重新充填或修复失败的充填体

现有的充填体的替换是许多发达国家大多数牙科诊所进行的核心业务[581]。第21章讨论了充填失败的原因，可以概括为：

• 生物学因素的失败，如继发龋。

• 牙医诊断为技术失败，如充填体折断、充填体周围的牙齿折断、邻接触点不佳、不适合的充填体。

• 由患者评判的失败，如外观不良。

由牙医明确修复失败的原因是非常重要的，因为如果要进行正确的治疗这是必不可少的。失败的原因必须要与患者进行讨论。例如，如果问题是继发龋，那么患者起主要的作用。另外，如果问题是技术性的，牙医将如何避免在新的充填治疗中犯完全相同的错误？

失败的充填体应该完全替换还是修复？很多观点建议将修复作为微创的选择。众所周知，当修复体被移除时，很容易过度切割和去除健康的牙体组织[41]。尤其是要磨除粘接修复体时。银汞合金是没有粘接作用的；其修复可以小心地从边缘开始，

去掉填充物的中间部分，这绝不能用粘接修复来完成，因为修复材料所连接的牙齿有可能折断。

修复体必须小心地移除，这需要技巧。此外，当修复时，对牙髓损伤的风险较小，修复中令人满意的部分被保留下来，这样就不会引入新的技术问题。合理的建议是，如果现有修复体的相当一部分在临床上是可以接受的，那么修复修复体应该是首选，而不是完全替换（图19.31~图19.35）。只要清

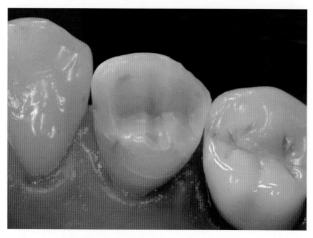

图19.31　复合树脂材料聚合收缩引起的舌侧裂纹。是否要治疗？不，只要患者没有不适就不需要。

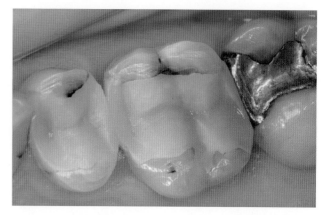

图19.32　复合树脂充填修复的边缘缺损。是否要治疗？不需要窝洞预备，只需局部清洁、酸蚀、粘接和树脂充填。

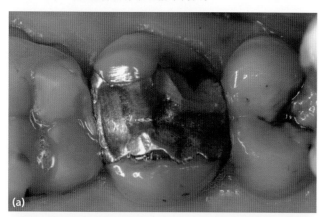

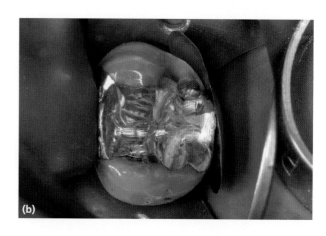

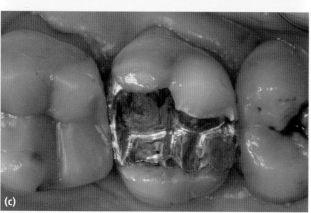

图19.33　（a）远中颊尖折断。（b）在釉质上预备斜面，用复合树脂材料取代牙尖。（c）已完成和抛光的充填体。

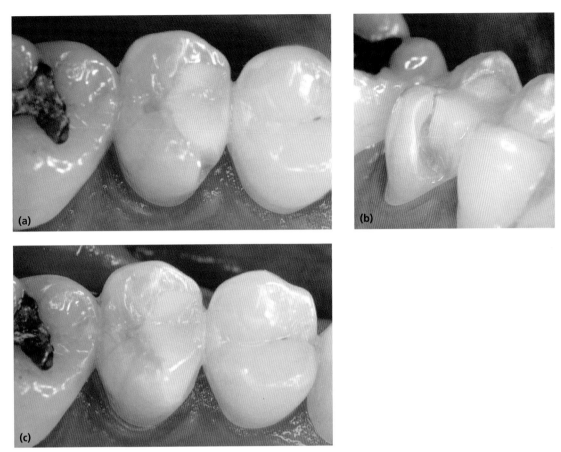

图19.34　（a）邻面洞舌侧的釉质断裂。（b）将缺损进行清洁、酸蚀、粘接和充填。（c）修复完成。

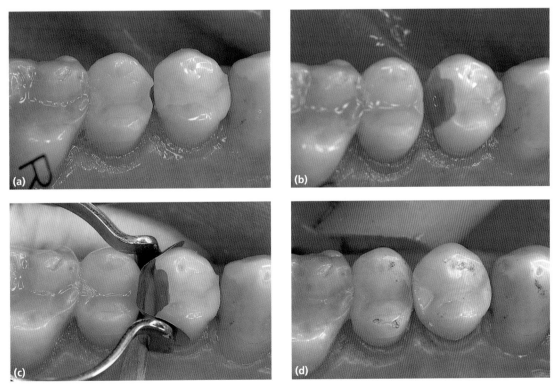

图19.35　牙齿14有一个12年的近中－殆面－远中的复合树脂修复。在X线片上可见一个再发龋。（a）注意到牙齿15中复合树脂充填体边缘嵴出现小的折断。（b）预备一个远中洞形，并对15的近中轮廓进行重新修形。（c）放置成形片、木楔和分牙环获得紧密的邻面接触。（d）使用可注射的混合填料复合树脂材料完成修复。

除那些需要完全被取代的部分[58]，修复后的充填体就可能保留下来。

微创治疗和乳牙列

工业化国家的儿童和青少年恒牙列龋齿的患病率显著下降。很多国家将儿童的牙齿保健作为一项资金充足的优先政策。但另一些国家，如英国或德国，幼儿园儿童的乳牙状况却令人担忧。很多牙医承认在接诊儿童患者时有很大压力，他们没有时间[133,158]。儿童早期龋（ECC）和需全麻治疗的儿童数目逐步增加[80]。医生可能选择不对乳牙进行治疗，乳牙"治疗"指数（治疗与未治疗乳牙的比率）几乎下降为零[119]。对于有多牙受累的儿童，治疗效果不佳，且常常没有临床改善，导致这类儿童经常发生牙痛和脓肿[112]。这些牙齿问题毫无疑问会降低儿童的生活质量[24,83]。据报道龋齿与中耳和呼吸道感染具有相关性[4]。

一些国家的专家就如何改善这样的局势展开了激烈讨论[82]。以下几节将探讨儿童和乳牙的特殊性。虽然目前对于龋齿控制措施的重要性已有共识，特别是家长用含氟牙膏为儿童刷牙的重要性（见第15章），但最佳修复方式仍存在争议。接下来，我们将尝试解决这些问题。

乳牙的功能和寿命：它们重要吗

乳牙只在口腔中存留6~9年，是临时性牙齿（表19.3）。在此期间，牙医应该确保乳牙不出现

表19.3 乳牙的萌出时间和寿命

	萌出时间（年）		生（年）
	脱落性的	永久性的	
中切牙	0.5	7	6.5
侧切牙	0.75	8	7.25
尖牙	1.5	9/12[a]	7.5/10.5[a]
第一磨牙/前磨牙	1	10	9
第二磨牙/前磨牙	2	11	9

[a] 上牙弓/下牙弓。

问题。它们常被轻易地拔除，但第二乳磨牙的过早丧失往往会导致第一恒磨牙近中移动，导致恒牙列继发拥挤，需要后续昂贵的正畸治疗[23]。同样，拔除这些牙齿不愉快的经历和拔牙的疼痛也会给儿童和父母造成创伤。

恐吓儿童会严重影响其他未来的口腔治疗。前牙虽然不能维持上下颌间距离，但对口颌面部功能的发育、语言发育和食物咀嚼都有（重要）价值。此外，一个愉快的微笑，而非缺少牙齿的笑容，对幼儿园儿童的社会体验有重要影响。

解剖因素

乳牙的釉质和牙本质比恒牙薄（图19.36）。牙齿更小，邻接触更广泛，髓腔相对于牙冠的比例更大。这意味着病变在乳牙中到达牙髓的时间比在恒牙更快。

因此，非侵入性或微创治疗可能面临比恒牙列更大的问题。选择微创治疗必须考虑若疾病进展可能导致后续牙髓坏死、疼痛、脓肿甚至拔除。

另外，修复治疗必须考虑到牙髓状态。是否有不可逆性牙髓炎？这种临床诊断难以通过询问幼小的儿童获得，在很大程度上依赖于向家属询问病史。X线片是早期发现龋损或诊断牙髓坏死伴根尖/根间感染的重要辅助手段（图19.37），但X线片不能评估深龋牙髓的炎症状态。

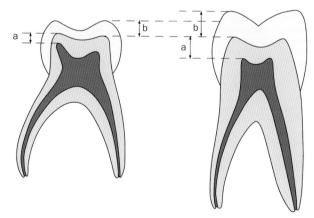

图19.36 乳磨牙（左）和恒磨牙（右）的解剖差异。乳牙的牙本质（a）和釉质（b）厚度较薄，部分由于乳牙髓角更高。

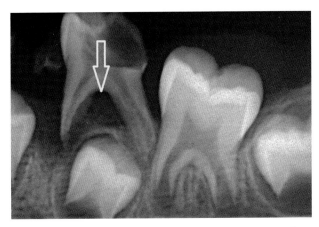

图19.37   X线片显示根分叉透射影（箭头）表明牙髓有不可复性炎症并出现了坏死。需要治疗或摘除牙髓。X线片并没有显示炎症信息，但提示这个病例不可仅保守治疗。

最小干预措施

疼痛是非常重要的，必须首先处理。不可复性牙髓炎的症状不会在龋齿治疗后消除，需要摘除牙髓或拔除牙齿。有龋洞且无疼痛的患牙，若洞内不能清洁到位，有利于耐酸生物膜的形成[162]，使原有龋洞进展，最终导致疼痛及牙齿缺损。因此，龋病需要进行管理。治疗策略包括：

- 不去除龋坏组织降低病变活跃性。
- 不去除龋坏组织进行封闭。
- 部分去除龋坏组织并修复。
- 完全去除龋坏组织并修复（非微创治疗）。

不去除龋坏组织降低病变活跃性

这种方式生物学上基于龋病控制的概念（见第13章和第17章），适用于乳牙和恒牙。该方法在ECC患者中得到了最令人印象深刻的应用，它可以使前牙广泛的光滑面活动性龋损停止进展（图19.38a和b）。这类龋病通常难以通过单独应用修复治疗得到控制。因此，控制这类龋病发展的唯一方法是通过加强与患者家长的沟通使家长负起责任，并对家长进行刷牙方法的培训。

对于乳牙列，另一种选择是拔除多颗龋坏牙齿和/或用金属冠修复，但如果恒牙萌出时患者仍不能控制菌斑，则这一方法会显著失败。在父母的帮助下，刷牙2分钟可清除菌斑，刷牙10天可减轻牙龈炎，刷牙数月后过去活跃的、脱矿的龋损才可转变为光滑的静止性龋损（图19.38b）。

乳牙的优势在于，在疾病的自然过程中，薄薄的牙釉质很容易脱落，这往往会导致自洁的自动停止。利用这种生物学方式进行邻面的片切可治疗邻面龋。片切后患者可通过刷牙清洁邻面有助于使病变静止。这是一种经典的非手术治疗龋病的方法，被称为非修复性龋齿治疗（NRCT）[63]（图19.39）。这种治疗方式必须去除边缘嵴，但需保留牙齿的接触区，以保持牙齿的位置，防止因牙齿近中移动造成的间隙丧失。父母和孩子如果可以的话，必须有规律的定期垂直于牙弓刷牙，以确保菌斑清除到位，并通过使用含氟牙膏在局部应用氟化物。在牙科诊所额外应用氟化物也有助于龋病的控制，但不可替代日常刷牙。这种治疗的优势是仅需儿童很少的配合，可以使他们具有更高的依从性[144]。

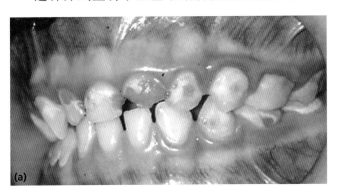

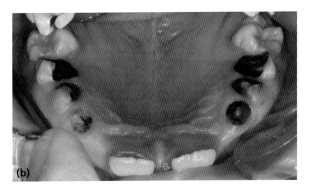

图19.38   （a）儿童早期龋（ECC）是一类严重的问题。有大量菌斑、牙龈炎，牙齿上有白色脱矿病损和龋洞形成。（b）使用含氟牙膏刷牙后龋损静止。

什么是NRCT?

1. 知情同意

2. 使龋洞内的菌斑可清除

3. 使用抗龋药物或使用保护性制剂治疗牙本质龋

4. 有效的口腔健康教育

5. 监测龋病进程

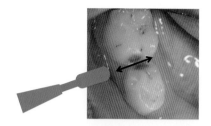

(a)

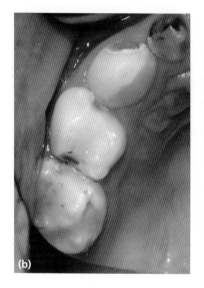

(b)

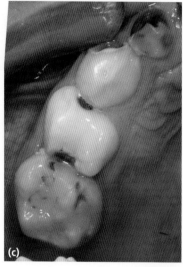

(c)

图19.39　NRCT。（a）NRCT方法、刷牙方向和牙刷。（b）片切后，第二磨牙近中边缘嵴被部分磨除，第一磨牙近中/远中边缘嵴被彻底磨除，打开了第二磨牙的继发性龋齿和第一磨牙的原发性龋损。接触区顺应V形切片的形状被部分去除。父母需要学习如何刷牙。（c）片切后半年。同一例患者半年后由于刷牙不完善，菌斑仍存在，但龋病静止。由Rene Gruythuysen提供。

这种方法非常适用于较大的龋损，但是小的龋损是否适用呢？这种治疗方式是否可以在诊室以外的环境中应用呢？目前，ART技术已成功应用于儿童。使用ART技术修复小龋损、使用手用器械扩大中等大小的龋洞及使用含氟牙膏刷牙清洁中到大的龋洞的治疗方案也经历了检验。

经过3.5年后，这种极端保守治疗方案的牙齿存活率与使用传统的银汞合金治疗方案以及使用ART方案治疗龋齿的存活率相同[111]（图19.40）。

开放洞的清洁是父母和/或孩子在监督下定期刷牙的基础上进行的。在教师的指导下，3年时间里，通过每天使用含氟牙膏和学校牙科教育，3~4岁儿童能够阻止45%的前牙牙本质龋病[85]。加强对父母的教育，使他们了解龋病的进程和他们在龋病控制中起到的作用。然而，目前没有有关片切治疗

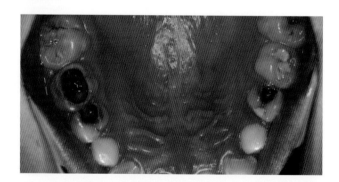

图19.40　极端保守治疗方案：使用ART方法处理小的龋洞，用手用器械扩大中等大小的龋洞，每天用牙刷和牙膏清洁中等及大的龋洞。图为治疗后1年的情况。ART修复效果良好，暴露的龋洞内病损已经停止进展。S.Leal博士提供。

的临床随机对照研究。

另一种重新发现的微创治疗方法是用银离子以氟化氨银的方式浸润[59,130]。在这里使用"重

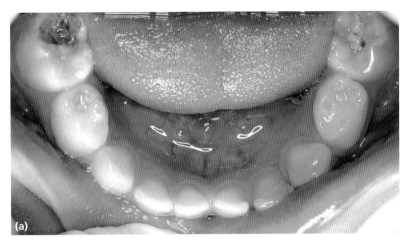

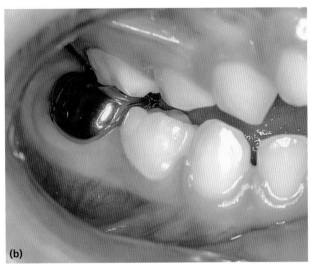
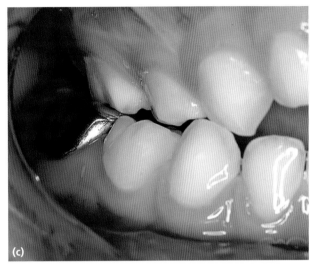

图19.41 霍尔冠。（a）粘接前：未去除龋齿，咬合面和邻面完整。（b）粘接后即刻，不可避免出现咬合高点。（c）6周后，咬合已重建。由Nicolla Innes提供。

新发现"一词，是因为这种方式最初是由Green Vardiman Black提出的。他用硝酸银作为抗菌剂。这种方式会使牙本质变成黑色，从而限制了它在前牙的应用，并且其长期抗菌的效果仍然证据不足[59]。此外，这种制剂的毒性令人担忧。即使在口腔卫生状况控制欠佳的情况下，也可以使用银浸润辅助片切治疗，但其单独应用的临床疗效尚不清楚[130]。

不去除龋坏组织进行封闭

这种方式治疗龋病的活动性白斑已有多年的实践。然而，儿童很难配合获得成功的粘接，会导致

釉质，尤其是邻面釉质，不能完全受到保护。

金属冠粘接前不需要去除龋损和牙体预备，虽然一开始不被认为是一种微创的技术，但这种治疗方式很好操作，更容易被患者所接受（图19.41）。到目前为止，这是唯一通过临床随机对照试验被证明是成功的治疗方式[76]。与此相反，对照牙使用玻璃离子水门汀治疗5年后表现出更高的失败率（需要注意的是使用复合材料而非玻璃离子水门汀治疗乳牙时，仍是非常成功的。第21章将充分探讨乳牙修复的预后）。

因此，在霍尔技术中使用的预成金属冠可以通过停止菌斑基质的供应来破坏龋齿进程。尽管会

使儿童在离开诊所时开豁，但随着时间的推移会痊愈[172]。

然而，目前尚无对比金属冠与例如切片等微创方法的临床试验。虽然金属冠在有限寿命的乳牙中非常成功，但并不能减少龋齿的活动。这可能会导致恒牙列的后续问题。

部分去除龋坏组织并修复

这种方法通过去除足够的龋坏组织，获得有效的边缘封闭，从而抑制残余龋坏组织的进一步进展（见第20章）。有时需要几个月后复诊，在永久修复前进一步去除龋坏组织。这种逐步去龋的方式已被证明可以减少牙髓暴露的风险，并促进牙本质小管硬化和第三期牙本质的形成。再进入龋洞时，病变变得更硬、更暗且更干燥。然而若密封牢固是否需要再打开龋洞存有争议（见第20章中的"需要再次去腐吗"一节）。同时，不经过再进入的部分龋坏去除在乳牙列中可能非常成功。在一项对60名难以配合的儿童的研究中，有深大龋损的乳磨牙通过这种治疗，3年中有96%的牙齿没有疼痛、肿胀，且X线片未发现根尖病变[64]。

完全去除龋坏组织并修复

去除所有脱矿和感染的龋坏组织，恢复牙齿功能是多年来治疗的标准方法。但这对儿童患者和牙医有较高要求，涉及局麻、使用高速手机、良好的湿度控制等。而ART方法则不存在上述缺点。许多描述ART可成功应用于乳牙治疗的研究中几乎没有提到脓毒血症是失败原因之一[59]。如果去除所有完全脱矿的龋坏组织可能暴露牙髓，则需要开髓治疗。虽然这种治疗方式在多个牙面的充填治疗失败率较高，但当它与金属冠联合应用时提供了可预测的结果和可接受的成功率（80%）[157]。

治疗方案的选择

所有无创或微创的治疗方法都可应用于乳牙列。然而，必须认识到，儿童无法通过自己的力量改善口腔卫生。父母必须自觉承担这一责任。另一方面，无创和微创的治疗方法有助于儿童熟悉牙科操作，并控制活动性龋病，这对儿童未来的口腔健康有重要影响。这些方法还可以避免在治疗ECC发现的浅层或浅表病变时应用局麻。

邻面龋损可通过片切控制其进展（NRCT）。然而，只有儿童接受使用旋转器械时才能实现这一操作。一种对儿童更友好的方法可能是采用手用工具扩大龋洞，但这种方法只能在釉质很薄且没有支撑的情况下进行。乳磨牙深且隐蔽的龋损，未发展为不可复性牙髓炎时可通过微创霍尔技术用金属全冠治疗。部分去除龋损且边缘封闭良好的修复也可以防止龋病的进展。治疗的选择在很大程度上取决于患者龋病的活动性、牙医的技术水平，以及牙科治疗所在的国家、文化和现行的医疗保健制度。

有时病例在全麻（GA）下治疗，但长期结果非常复杂。仅采用充填治疗的失败率较高，而全麻下牙髓切除和金属冠修复可更好修复牙齿[5,121]。然而，局麻下修复治疗的预后欠佳[46]。可能出现新的病损，充填失败，常需要进一步治疗。这一点并不意外，这是由于这类患者患病情况相对更重，依从性较差且龋病的活动度仍然高度存在，这将最终导致乳牙和恒牙的丧失。局麻下放置金属冠可保证该牙正常脱落，但不会保护其他牙齿或未来萌出的牙齿。在一些国家，例如德国，甚至立法规定在牙周治疗等侵入性治疗之前，患者的依从性和口腔家庭护理必须得到改善。建议牙医在开始大规模治疗之前，特别是需要全麻的情况下，首先进行非手术、龋病控制的治疗。

对乳牙龋的忽视是不可接受的。不可以不采取任何措施，仅仅寄希望于牙齿无痛的脱落。这有时被误认为是非手术或微创治疗。儿童和父母就诊的社区常采用这种方式，但在资金不足的社区这种做法可能很难坚持。根据世界卫生组织的数据，高收入国家5岁儿童乳牙80%以上的龋齿没有得到治疗，而低收入国家的同龄人这一比例为95%[8]。在口腔护理水平较低的社区，已发生的龋齿将如何进展？对8岁儿童随访3.5年（平均），只有7%的乳牙龋损得到了修复。93%的龋齿未得到治疗，81.5%的乳牙在没有症状的情况下脱落，剩余4/5的龋齿会引起牙痛、脓肿或窦道[74]。如果这些社区的父母和儿童采取了规律的菌斑控制和饮食控制，则这些有症状的龋坏牙齿也可能无症状脱落。

必须认识到，当龋病无法控制时，包括微创或较大限度的侵入性治疗等所有的方法最终都会失败，减少这种情况的关键是家长在家庭保健和/或教师在学校保健中的积极合作。

扫一扫即可浏览
参考文献

20

去除腐质与牙髓牙本质复合体

Caries 'removal' and the pulpo-dentinal complex

Edwina Kidd, L. Bjørndal和O. Fejerskov

引言

当Green Vardiman Black在1908年写《Operative Dentistry》时，他根据自己的观察和当时对疾病发展的理解，得到的一个结论是[11]：在过去，存在着牙科实践与龋病病理学习的彻底分离，这是科学上不应该继续的不正常现象，这个现象明显倾向于仅让牙医机械化。在过去的1个世纪里发生了一些奇怪的、错误的事情，这可能是因为在许多牙科学校，龋病学和牙科操作技术是分别进行教学与研究的。一代又一代的学生都经历了这个过程：修复天然无龋坏的牙齿，更糟糕的是，塑料义齿的操作技术课程和仿头模练习。如果没有天然牙齿，这种塑料的使用可能是必要的，但它不太理想，因为它提倡模板化和机械化的教学方式，而不是从生物学角度去教学。

最终临床所见的患者龋齿与无龋坏的天然牙或塑料牙相比有很大的不同，这破坏了学生对仿头模课程上教授的有关窝洞的轮廓形状、适当的深度、宽度和角度的刻板想法。事实上，如果学生们进入到临床操作中可能会备受打击。因为此时，他们决不能做出仿头模上要求的那种刻板的外形。例如，去腐后绝对不会产生一个平整的洞底，如果尝试获得平整的洞底，牙髓可能会暴露。适当地去除腐质以决定窝洞的形态，因此本章将侧重于去除腐质背后的生物学证据。理解龋齿的病理学（见第5章）应当作为临床管理的基础。

1967年，Massler适当地提炼出在这方面当前的科学成果。他强调说[46]：对于以生物学为导向的临床教师来说，见证过度集中于牙科治疗操作步骤，在牙齿上"钻洞和填充"，忽略引起病变的疾病过程（龋病学）和牙齿–骨损伤的术前处理，是非常令人不安的。这些话的意思同于上述Green Vardiman Black所述，比Massler早60年就已被书写。

25年后，这些想法在临床上得到了如图13.6所示的实施。在一次就诊后的3周内，可以教这些有开敞龋洞并伴有疼痛症状的患者刷牙和清洁窝洞，以达到减轻疼痛程度的目的。注意仅通过清洁窝洞获得牙本质颜色的变化，没有去除任何龋坏的牙本质。这个概念随后系统化用于阻止根面龋的发生[51]与图13.4的结果相同。因此，我们得出结论，仅仅通过刷除生物膜，可能在一定程度上，将活跃的、进展的龋损转化为静止龋，并且消除疼痛。换句话说，Green Vardiman Black和Massler的陈述是正确的。

在本章中，我们甚至进一步将这些概念尝试用生物学的理念运用至未来的充填治疗。

牙髓牙本质复合体和龋病

在下文中，我们总结了第5章关于牙本质龋病进展和牙髓牙本质复合体反应的要点。

无论是表面完整还是形成窝洞的牙釉质或牙本质的损伤，只要可以进入病变处进行清洁，就可以通过单独的菌斑控制来阻止病变进展。

在脱矿但未形成洞的牙釉质下方牙本质的病损是牙齿表面生物膜代谢的结果。表面易于清洁，这就是为什么这些病变可以停止进展。他们不需要治疗干预。

同样，根面病变可以在任何阶段被阻止，尽管牙骨质和牙本质在这个过程中很早就受到微生物的侵袭。牙本质病变，无论是牙冠还是牙根，都会被"感染"，而不会导致进一步的病变进展。

牙本质是含有成牙本质细胞突起的重要组织，牙本质和牙髓必须同时考虑。

牙本质有对于生物膜中pH波动的细胞驱动防御，导致在牙髓牙本质交界处管内和管周矿化及第三期牙本质形成。

在进展缓慢的病变中，这些成牙本质细胞反应逐渐"阻塞"牙本质小管并封闭口腔环境和牙髓之间的通路。

在脱矿仅限于牙釉质时便有可能出现牙髓炎症反应。

在快速进展的牙本质病变中，成牙本质细胞可能被破坏，导致牙本质小管通路开放。

当细菌侵入第三期牙本质时，牙髓最终会发生严重炎症，继而坏死。

牙髓炎及其临床诊断

临床症状与牙髓病理关系不大，这对需要知道牙髓是否有可能存活的临床医生来说是个问题。可复性或不可复性牙髓炎的临床诊断用于预测牙髓是否可能保存。在可复性牙髓炎中，热刺激、冷刺激或甜刺激引起的疼痛持续时间短，当刺激结束时疼痛消失。临床医生希望保存一个健康的有活力的牙髓。不可复性牙髓炎当去除牙髓刺激后，疼痛会持续数分钟或数小时。此时，牙髓已经发生破坏，必须去除。

为什么牙髓牙本质复合体的反应对于治疗管理来说非常重要

有一定程度炎症反应的牙髓牙本质复合体，临床医生需要实施治疗干预。应该采用传统的治疗方法吗？传统治疗方法的重点是在修复前去除所有"感染"的牙本质。1个多世纪以来，牙医们都被教导去除所有感染的、软化的牙本质，甚至洞底需要使用抗生素冲洗以减少微生物。但这有可能且有必要吗？抑或还是会对牙髓造成不可挽回的损害？

为什么在不去除被大量细菌侵入的牙本质的情况下，就可以阻止根面龋的发展？为了回答这些问题，我们必须检索文献，以便为各种观点寻找依据。

根据目前对第3章、第5章、第9章和第10章中概述的龋病过程病理生理学的理解，应遵循合理的临床处理；即在决定可能的治疗干预之前，停止正在进行的龋病病变，并评估牙髓的症状。有证据表明，没有必要机械去除所有感染的软化牙本质，以阻止进一步的病变进展。事实上，这种激进的去除方式可能会进一步危及牙齿的存留。

感染牙本质的概念和临床预后

正是生物膜代谢导致了硬组织的溶解。因此，应尽可能干扰生物膜（机械干扰/去除），以阻止任何病变进展。一旦形成洞，微生物就会沿着脱矿牙釉质和牙本质之间的间隙侵入（图20.1），但这并不意味着所有受感染的牙本质都应该或尽可能被去除。简单的答案是，这样做既没有必要也不可能。

如第5章所强调（图5.73），牙本质脱矿软化先于微生物侵入[17-18,40,52]。然而，即使组织没有脱矿，微生物也可以侵入任何暴露于口腔环境中的开放牙本质小管。即使去除了所有软化牙本质，微生物也会存在。这些存在于充填体下方的微生物仍有活力，但不产生明显的有害作用。几乎没有证据支

持去除这种概念的"感染牙本质"。也许龋齿作为一种感染性疾病[31,54]让业内人士认为应清除所有受感染的组织。我们这个时代的理念是微生物和疾病有关，应该立即被消除，想想病灶感染的概念。近几年来，随着这一章的展开，通过填充物"密封"在空腔中的微生物被剥夺了营养物质并对这种压力做出反应，如果它们现在被取样，不能再代表产酸的致龋细菌。

图20.2显示了咬合面龋洞的临床表现，患者无法将生物膜从龋洞中去除。需要充填修复。该图显示并描述了去除病变及修复时的临床表现。在封闭这个洞之前，应该去除多少软化的脱矿牙本质？多年来，手术传统如下：用钻或挖匙去除软化的（图20.3）、感染的牙本质，去除至质地坚硬的牙本质。扩展去除获得适合填入充填材料的洞形，使用一些制剂如氢氧化钙、氧化锌丁香油或玻璃离子水门汀去保护牙髓牙本质复合体，以使其避免充填材料的毒性作用、牙体–充填材料界面的微生物渗漏和温度变化的影响。

一些牙科学校要求釉牙本质界应该质地坚硬并且无棕染。其他学校教学生去腐至釉牙本质界质地坚硬，忽略棕染处。但是，着色程度是一个主观的，相当不可靠的评估牙本质感染严重程度的指标；无论用什么充填方法充填，仍会残留一些细菌（我们身上和体内的微生物甚至比组成我们组织和器官的细胞数量还要多）。因此，保留着色部分作为更保守的方案是更合乎逻辑的[34]，除非着色会破坏完整的牙齿–充填体的外观。

对于无症状的、牙髓活力测试正常的牙齿，牙髓表面的牙本质，可以轻轻地使用挖匙去除。禁止使用挖匙用力挖除，因为这样容易使牙髓暴露。软化且严重感染的牙本质通常是湿润的（图20.3e），但不可能知道窝洞底部和牙髓之间的牙本质厚度。经验丰富的临床医生做出了有根据的猜测，但是学生并没有很清楚，挖除接近牙髓处有暴露牙髓的危险。有时，尤其是当一个旧充填体被移除时，脱矿

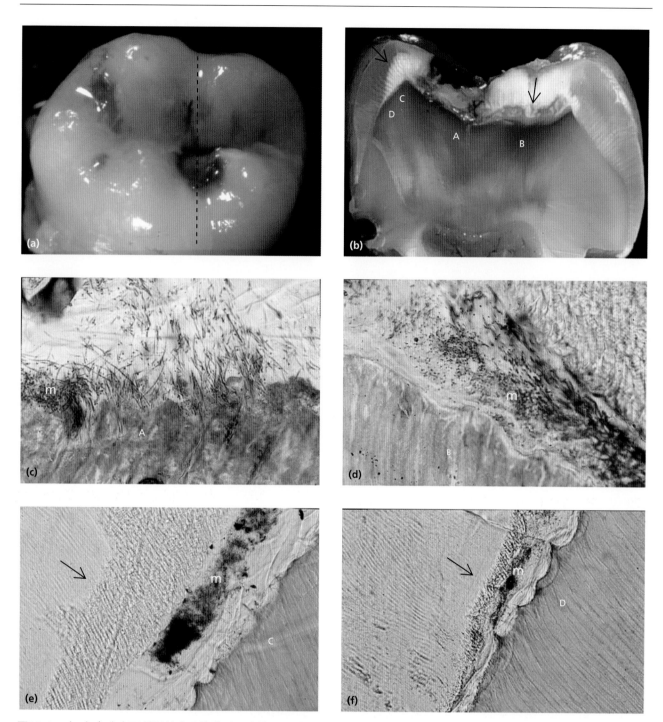

图20.1 （a）有咬合面龋损的磨牙拔除后。虚线显示的是截面平面。牙齿是湿润的，这就是龋洞周围半透明度没有变化的原因。将此外观与图20.2a中的临床图片进行比较，图中干燥牙齿的半透明度很明显。这两个图片强调在临床检查中干燥牙齿的重要性。（b）拔出的牙齿被切开后的切面。注意被破坏的釉质（箭头）。部位A、B、C和D的组织学细节见（c~f）。组织学图片显示了牙本质微生物m与牙本质和釉牙本质界的关系。（c）部位A：在窝洞中心的牙本质小管表面渗入的微生物。（d）部位B：沿釉牙本质界间隙生长的微生物，但其未进入牙本质小管。（e,f）部位C和D。微生物的聚集和间隙的大小朝着窝洞开口边缘减小。箭头显示脱矿釉质结构。修改自参考文献[6]。经George Warman出版社许可转载。

牙本质可能出现暗染，且干燥和易碎（图20.4）。这种牙本质被证明是被"轻微的"感染[34]，可能是之前的牙医备洞后未处理。它不需要彻底去除，当

然此时不太可能因为去腐出现牙髓暴露，原因是产生了第三期牙本质。

Fusayama研发了龋显色剂（酸性品红）用于龋

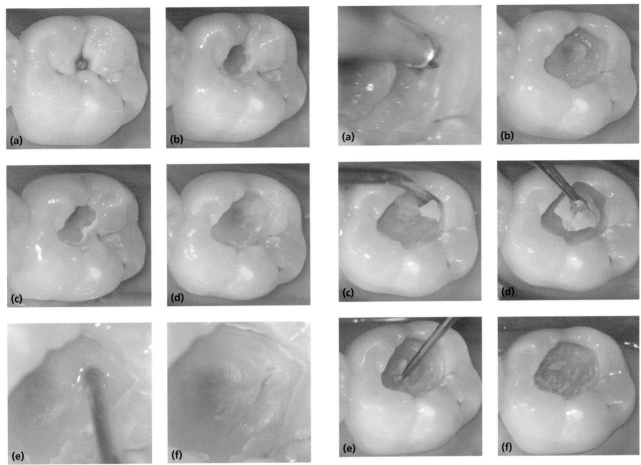

图20.2　冠方的龋坏伴随着大量微生物的聚集，随着窝洞周围釉质半透明性的变化（a）显示在这个阶段，牙釉质脱矿沿着釉牙本质界扩展，形成釉质脱矿的逆行模式（b，c）。临床上去除悬釉的依据基于釉质逆行脱矿（d）。釉牙本质界封闭生态系统的开放显示出与暴露的中央和最早的龋损部位相关的棕色脱色的脱矿牙本质。探针很容易穿透组织碎片，它非常柔软和潮湿（d，e）。请注意，在临床中可以看到由于牙本质广泛脱矿而在釉质和牙本质间产生的间隙（e，f）。由Bjørndal于2006年临床记录。

坏牙本质的主观临床评价[17-19]，以区分临床上"感染"和"被影响"的牙本质[18,26,36]。他报告说感染的牙本质最表层发生了不可逆转的破坏，细菌感染层永远不会再矿化。最深层的感染牙本质由于再矿化而变硬[15]（图5.73）。Fusayama建议染色前沿与细菌侵入层相一致。然而，一些研究报告说染料不能区分是细菌感染区域还是软化的受影响组织[2,13,33]。因此，其不明智的使用可能导致过度的预备。

其他人建议化学去除龋坏（感染）牙本质[4]，基于次氯酸钠的原理，次氯酸钠是一种非特异性蛋

图20.3　机械去腐结合周边牙本质挖除，结合了使用圆钻（a，b）和挖匙（c，d）清除中心感染组织。探针用于评估临床一致性；这里，还没有获得难以接触的牙本质（e）。请注意，较深和软化的龋坏牙本质是一个支离破碎的组织（f）。靠近牙髓的去腐意味着风险，因为碎片上的裂隙可能导致牙髓暴露。由Bjørndal于2006年临床记录。

白水解剂，可以去除部分脱矿的牙本质。这一概念已得到进一步发展，目前市场上销售的一种凝胶可应用于龋洞，并保留一段时间以溶解牙本质基质成分包括部分降解的胶原蛋白。同样，问题是这部分牙本质需要去除吗？如果牙医开始在任何可以通过菌斑控制实现龋病停止进展的牙本质上（如根面龋），使用这种方法，那将是不幸的。如何阻止这种病变不仅是必要的知识[51]，还将充填修复需求增加。

由于仍有人争论是否需要尝试去除感染牙本质，现在看来，研究保留受感染牙本质的后果的证据似乎是合乎逻辑的。

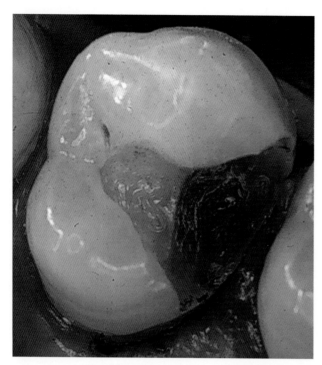

图20.4 旧充填体已被移除并见着色；下面存在软化、易碎、干燥的牙本质。这不需要用力去腐，尽管由于第三期牙本质形成牙髓暴露不太可能发生。在充填以前，龈壁边缘需要坚硬以确保良好的粘接和密封。

在龋坏牙本质上方放置窝沟封闭剂的研究

许多年前，对简单的封闭龋坏牙本质的后果进行了调查。为1975—1992年间报道的研究[20,23-24,28-29,47-49,58]。除一例外，其余均为前瞻性研究，其中多例有未封闭对照病损。对龋病的活跃性进行了一系列评估，包括临床观察、病灶深度测量、影像学深度测量和微生物样本。观察期不同，从2周到5年。方法论的差异不利于对研究进行系统的回顾，但是一些统一的主题出现了。密封性病灶似乎不论从临床角度还是放射学角度进展都已停止。调查封闭细菌的状态显示：随着时间的推移，微生物数量减少或完全消除。然而，封闭剂脱落和未封闭的对照牙，病变依旧进展。

而有一项研究[58]与上述结果相比得出相斥结论。这项工作是一项检查封闭后牙齿的回顾性研究，这些封闭牙齿的X线片显示，封闭剂下方的牙本质有透影区，但临床上是完整的。这种方法排除

了在放置封闭剂之前进行微生物取样，这是很不好的，因为无法比较密封前后的微生物计数。尽管如此，当对这些牙齿进行微生物取样时，其牙本质通常柔软、潮湿。50%的牙齿中发现细菌，这似乎是因为封闭步骤没有适当地进行。

逐步去腐研究

逐步去腐首先由Bodecker在1938年提出[12]，初次就诊只去除部分软化牙本质。龋洞被暂封几周后再打开。在最终充填修复前进一步去除腐质。这个步骤的目的是阻止病变的发展，并且促进第三期牙本质的形成，减少牙髓暴露的可能性。因此，它基于生物学原则，增强组织自身修复能力。本步骤经过30多年的科学研究的检验。这些研究涉及对龋坏牙本质进行基线研究，经过一段时间封闭后进行重新分析。这项工作是一个非常重要的评估感染牙本质封闭后结果的研究证据（图20.5a~d）。

在1961—2001年，有超过20项逐步去腐的研究，涉及乳牙和恒牙[32]。不同的实验方案可以总结如下：大多数研究仅纳入"深龋"（图20.6）。除一例牙齿有轻度"处理前疼痛"外，大多数研究中都宣称没有不可复性牙髓炎的症状[10]。龋洞壁变硬，然后在牙髓上方不完全去除龋坏组织。这避免了牙髓暴露，但留下牙髓上方的软化湿润牙本质部分。初次就诊时去除的脱矿牙本质的量从龋洞入口到去除大部分龋坏组织不等。大多数人无法控制去除至坚硬的牙本质的位置。充填修复前，经常在剩余牙本质上方放置氢氧化钙，但玻璃离子水门汀和复合树脂也常被直接置于软化感染牙本质上方。复诊再次去腐的时间从25天到2年不等。复诊时，使用了许多标准来指示龋病的活动性，包括牙本质硬度、湿度和颜色、影像学表现和封闭前后采集样本的微生物学检测。

采用这种不同的方法，不太可能有关于结果的系统综述，但会出现一些结论。不全去腐的临床成功率

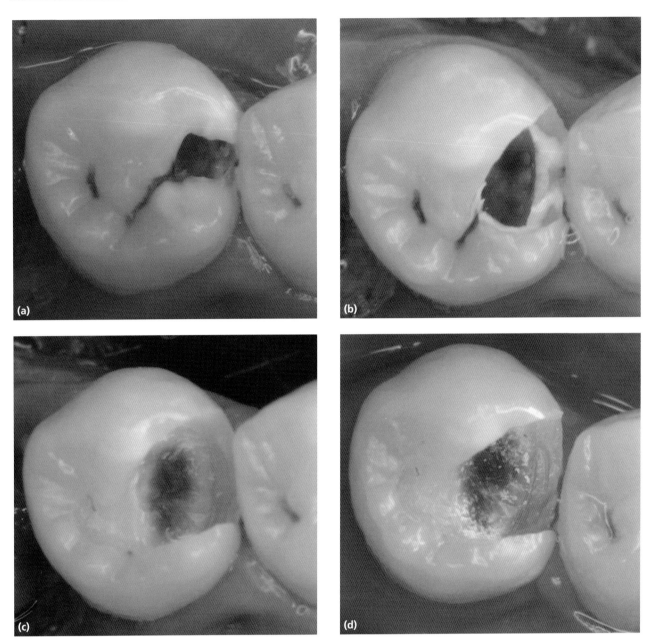

图20.5 下颌前磨牙深龋的去腐过程。注意窝洞周围的白色区域为沿着釉牙本质界破坏的牙釉质（a）。在去除受损牙釉质的过程中，沿着釉牙本质界观察到一种清晰的脱矿牙釉质（b）。在第一次去腐过程中，表层和中央部分的脱矿牙本质被去除，包括病变的周边部分。暴露的软牙本质呈浅棕色（c）。在临时充填和和间隔6个月的治疗后，在最终去腐之前，中心暴露的牙本质是深棕色（d）。来自参考文献[5]。经Danish Dental Journal许可转载。

较高。使用逐步去腐技术能够避免牙髓暴露，两次去腐间也很少有临床症状。初次去腐后疼痛一般会很快缓解。若去腐至硬化牙本质处，经常会露髓。

关于再次进入时，几项研究[7-9,30,35,39,42,59]报告说牙本质发生了变化，变得更干、更硬、更暗（图20.5）。微生物监测显示可培养菌群数明显下降。少数牙样本已培养不出微生物，但是存在着细菌。

一个可能的解释是充填体下方的细菌可获得的营养物质与充填体上方和龋洞内的细菌获得的不同。充填后细菌获取的营养物质主要是蛋白质，包括通过来自牙髓、牙本质小管传送的糖蛋白。一些研究[7,42,55]表明再次去腐时可培养的菌群发生改变，改变为"低致龋菌群"，以口腔链球菌和内氏放线菌为主，这两种细菌能够释放和利用牙本质小管中存

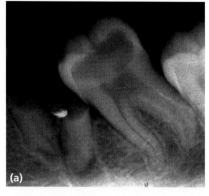 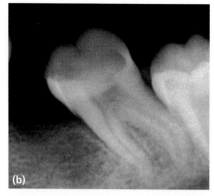 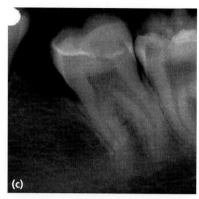

图20.6 采用逐步去腐法治疗下颌第二磨牙深龋（a）。注意第一磨牙剩余牙根表明龋齿进展。第二磨牙用树脂嵌体永久修复。1年后，牙髓活力得到证实，新的X线片显示无根尖透射区（b）。4年的回访证实了牙髓的活力以及无根尖透射区（c）。但是，完全阻止龋齿活动尚未实现；第三磨牙已经发现有新的邻面龋。修改自参考文献[5]。经Danish Dental Journal许可转载。

在的糖蛋白。这种微生物组成的转变完全符合第7章所述的生态菌斑假说。

在乳牙上进行的随机临床试验[38]特别令人感兴趣。对照组在防龋染色剂的指示下去除所有腐质，剩余的牙本质受到最低程度的感染。实验组腐质去除少，封闭的剩余感染牙本质多。尽管存在这些差异，3~6个月后再次去腐时，两组牙本质微生物感染程度相似且低。一项可比较的恒牙的临床试验[43]比较了完全去腐和不全去腐充填后，样本中微生物情况。结果显示：不考虑脱矿感染牙本质去除量的前提下，全部去腐后可检测的细菌数量高于对照组部分去龋充填后剩余菌量。这些研究清楚地表明，放置充填体避免了暴露于口腔环境中，细菌数量减少。

逐步去腐预后的随机对照临床试验

需要评估部分去腐的任何不良后果的随机对照临床试验。这些研究要求有设计合理的纳入标准和招募足够的受试者。理想条件下，应该使用隐藏的分配方法，如应用计算机产生的数字，患者被随机分为对照组和试验组。检查者进行随访，且检查者并不知道受试者分组以避免偏倚。

最近一项系统综述[57]中只有4项临床试验[10,37,41,53]。其中2项[41,53]包括乳牙。病损为深龋且无

表20.1 逐步去腐法的随机对照临床研究的牙髓暴露率

作者	对照组	二次去腐			
		一次去腐		再次去腐	
Magnusson和 Sundell [41]	29/55	53%	0/55	0	8/55	14.5%
Leksell等[37]	28/70	40%	0/64	0	10/57	17.5%
Orhan等[53]	12/55	22%	0/45	0	4/49	8.2%
Bjørndal等[10]	43/149	28.9%	4/143	2.8%	21/139	15%

在4项临床研究中，相对于牙齿总数的牙髓暴露数量和百分比。很明显，与一次去腐相比，逐步拔牙法能显著地减少暴露牙髓暴露，从而减少根管治疗的概率。

有症状的不可复性牙髓炎。所有研究中，对照组完全去腐，而试验组部分去腐防止牙髓暴露。初次去腐和再次去腐之间的时间间隔为4~24周，但这一点没有系统地完成。因此，我们不能说这种时间维度的临床相关性。

表20.1给出了露髓的结果。每个研究表明，全部和部分去腐两组的露髓多少存在显著差异。第一次就诊时，全部去腐组露髓的比例为22%~53%。在逐步去腐组，4项研究仅有1项有露髓，而且仅少数牙齿露髓。再次去腐时，进一步地去腐会导致所有研究中都有部分牙齿露髓。应该需要注意的是，去腐未净露髓的牙齿需要根管治疗。在Bjørndal等[10]的研究中，招募了一些存在治疗前不适的患者，在1年的随访时有更高牙髓暴露的风险和较低程度的牙髓存活率。综合起来，试验表明逐步去腐的方法减少了对根管治疗的需要，但并不能完全避免。

需要再次去腐吗

最后的去腐可以让牙医确保没有牙髓暴露，并去除剩余的软化牙本质。这里的逻辑是，尽管进展缓慢，但受感染的组织的破坏过程可能会继续。因此，最后的去腐是为了保障充填体的留存率。

然而，也许不需要再次去腐，这确实是间接盖髓技术的基础[15,25,56]，尽管大多数脱矿组织在此过程中被移除（图20.7）[22]。另外，逐步去腐的软化湿润牙本质仍留在原处。现在有必要重新去腐吗？毕竟，"封闭"的龋洞应该会大大减缓甚至停止龋齿的进程。微生物的存在可能无关紧要。也许这些机会致病菌在目前所处的新环境中也可以存活。

上述微生物学研究表明，牙本质现在受到的感染最小。因龋坏暴露牙髓的牙齿行盖髓术或活髓切断术后的牙髓存留的预后是较差的[1,3,10]。因此，这些结果提示再次去腐是不需要的，甚至可能是有害的，尤其是乳牙列！基于此依据，将即将脱落的儿童乳牙接受二次处理是不可接受的。针对这个问题，有必要进行更好的和更系统的研究，特别是长期随访牙髓活力和充填体寿命。然而，这些研究对象应该是恒牙，逻辑上必须是在体内进行，因为没有原位或实验室模型可以模拟相应的牙髓牙本质反应。

在进一步的逐步去腐研究中，对照组的治疗选择值得评论。表20.1显示，当选择完全去腐作为对照时，牙髓暴露率较高。考虑到这些牙齿的牙髓活力预后不佳，设计全部去腐的对照组是否合乎伦理要求？Maltz等[45]考虑到这一点，设计了部分去腐的逐步去腐比较研究方法；设置不完全去腐组。

这项治疗患深龋恒牙的随机临床试验[44-45]比较部分去腐后用玻璃离子水门汀充填之后更换树脂材料与逐步去腐组的差别。在逐步去腐组，当初步去除腐质后，再次去腐前窝洞使用临时充填材料（氢氧化钙和氧化锌丁香油）充填。1年后随访，显示一个高成功率（部分去腐组98%，逐步去腐组

91%）。但是，3年后随访显示两组间有显著差异，部分去腐组成功率为91%，而逐步去腐组成功率为69%。这些失败是由于逐步去腐组的几个患者没有进行最终去腐和临时充填材料脱落导致。这点有重要的临床意义。部分去腐和永久充填体对于髓壁的软化脱矿牙本质的副作用非常少。但是，如果操作者选择逐步去腐，放置临时充填材料看起来是不明智的，患者若不在再次去腐时就诊则其极易脱落。

没有去腐直接永久封闭，窝洞会发生什么

两个随机对照试验使用了这种非常规的方法。它们完全不同，必须分开考虑。第一个研究[50]是在X线片上咬合面病损超过牙本质层的一半的恒牙上进行的，这是分口研究，意味着对照组和试验组都是同一名患者。对照组牙齿完全去腐，用汞合金修复。试验组牙齿在龋损的入口处制备釉质斜面，但是不去除脱矿牙本质。甚至釉牙本质界都没有完全去腐。这些牙齿使用树脂充填材料封闭，随访10年。50%的患者在这段时间后仍参加复查。这些患者牙齿病变进展被阻止，树脂封闭组的临床失败率不高于完全去腐后银汞充填的对照组。没有办法知道剩余的50%患者牙齿发生了什么。

第二项研究同样是非传统的，对乳牙进行了研究[27]。对照组常规治疗去腐后，医生会进行常规治疗（大多数情况下是玻璃离子水门汀修复）。试验组不去腐和预备。用玻璃离子水门汀直接粘不锈钢冠（"霍尔冠"；图19.41）。这也是分口研究。随访5年的结果[27]显示出更高的失败率（诊断为不可复性牙髓炎、牙髓坏死、脓肿、牙齿无法修复），其中对照组为17%、试验组为3%。对照组结果不佳的原因可能是由于操作者使用玻璃离子水门汀充填。这样的充填修复已经被证明临床效果差[14]。性能优异的将感染牙本质封闭的霍尔冠的临床表现更引人注目。

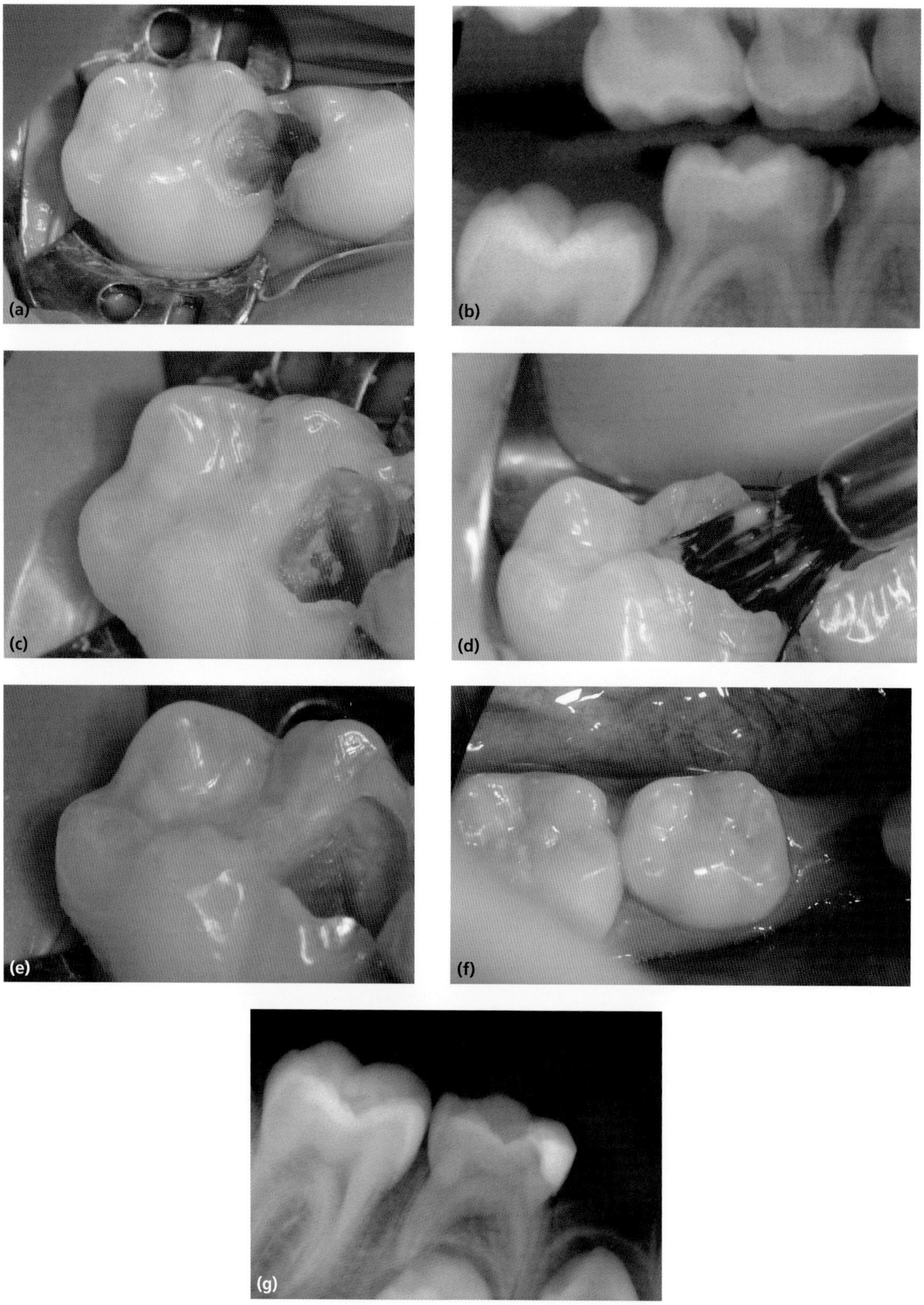

图20.7 间接盖髓。（a）间接盖髓术治疗前的下颌第二乳磨牙深龋。（b）同一颗牙齿咬合时。（c）去除釉牙本质界的腐质。微生物仍然存在于龋洞的中心。（d）用旋转的合适的刷子和含氟牙膏去除腐质。（e）去除腐质后，干燥窝洞，应用树脂改性的玻璃离子水门汀（Vitrebond/3 M Espe）垫底，并使用复合体充填窝洞（Dyract/Dentsply Caulk）。（f）2年4个月后的临床结果。（g）2年4个月后的影像学结果。由荷兰的ReneGruythuysen和BSL、Springer传媒、Houten公司友情提供。

乳牙的进一步考虑

龋病的进展在乳牙和恒牙上是相似的。但是，乳牙是临时的，仅在口内使用6～9年，它们的使用者年龄小且不成熟，依赖于父母的护理。吓唬孩子对随后的护理会有更严重的不良后果，孩子的疼痛也使父母担心。

到目前为止，乳牙龋齿腐质的去除已经被讨论过与充填牙齿之前应该去除什么有关。然而，还有另一种可能性，那就是打开牙齿进行去腐，而不进行充填。这种方法被称为非充填性龋洞治疗[21]（见第19章中的"不去除龋坏组织降低病变活跃性"一节和图19.39）。

从龋病学的角度来看，这有许多优点。磨牙有利于刷除干扰生物膜，而有规律的刷牙干扰和含氟牙膏会使病变停止进展。该技术是温和的，不需要局麻；它不会吓到孩子。然而，特别重要的是，这种方法将控制龋坏进展的责任交付给理应承担的人：患儿和父母。这不是一个"让我给你补牙来解决问题"；而是"这是你解决这个问题的方法"，甚至可以说，补牙并没有什么好处，因为它鼓励了最初导致问题的行为。

这种理念是由荷兰的牙科服务机构资助的，但必须强调的是，如第19章所述，完整的方案是必需的。不允许只钻磨牙齿而不指导父母正确刷牙。然而，一些儿童牙医非常不满意这个概念，他们认为这是冒称负责任的，实际是不道德的。争论很激烈，但只能通过合理设计临床试验的方式来解决。我们只能从龋病学角度看，该理念有生物学和社会学意义。

去腐和牙髓牙本质复合体的结论

根据本文的讨论，似乎"完全"去腐的实践没有什么逻辑，尤其是在无症状的活髓牙深龋。从生物学角度看，试图去除所有感染牙本质的尝试看起来都有潜在的伤害，甚至是不可能实现的。证据表明，如果任何一个龋洞都能得到常规的菌斑控制或充填"密封"窝洞，感染和部分软化的牙本质可能保留，以避免去除后牙髓暴露的可能性。它不妨碍牙髓健康，龋病进展不会继续。就像这本教科书里提到的对龋病本质的认识，当看到这些结论时，它们看起来是合乎逻辑和可预测的。在某些情况下，部分或甚至不去腐比完全去腐更好；例如，一颗会在未来几年内脱落的乳牙，一个非常虚弱的老人的一颗牙齿，或者在一个非常紧张的患者身上，微创本身就是一种胜利。

这些观点将对未来修复牙科学产生重大影响。目前存在的临床研究很有研究价值。我们必须重新思考最合适的方法控制龋齿及其病变进展。很多牙医们一直在做各种不必要的操作步骤，随着时间的流逝，这些操作可能会增加缺牙的风险[16]。我们建议，基于证据表明，对于无症状的深龋活髓牙，冒着牙髓无法保留的风险立刻全部去除腐质是不可接受的。证据表明，现在的牙医要比以往任何时候都需要仔细检查和思考为了这颗牙齿存留的最好措施。这就需要对临床能力、对龋病病理和病理生理学的全面了解。

扫一扫即可浏览
参考文献

21

修复体寿命："死亡螺旋"

Longevity of restorations: 'the death spiral'

V. Qvist

引言

就龋病学而言，选择充填修复的最重要理由是帮助控制菌斑；如果龋病进展成龋洞，菌斑就难以控制或者不能控制（关于龋病控制的手术治疗意义的深入讨论，见第19章和第20章）。除此之外，外伤（trauma）、磨损（wear）、酸蚀（erosion）和美学要求（aesthetic demands）等，也需要充填治疗。过去数十年以来，即使天然牙的数量在世界范围工业化地区呈上升趋势，牙齿健康仍然得到了促进，修复体数量也随之减少。然而，每年仍有大量的乳牙或者恒牙，充填或者更换修复体，这给国家公共卫生资源带来了巨大压力。

现在，有关修复体应用和更换原因的研究已在多个国家开展。数据表明，治疗乳牙龋（primary caries）的初次修复体，在儿童和青少年的乳恒牙

Dental Caries: The Disease and Its Clinical Management, Third Edition. Edited by Ole Fejerskov, Bente Nyvad, and Edwina Kidd.
© 2015 John Wiley & Sons, Ltd. Published 2015 by John Wiley & Sons, Ltd.

充填修复治疗中占75%~85%。然而，在斯堪的纳维亚及英美的临床研究显示，成年人更换既有修复体占所有修复治疗的60%~70%。

有证据表明，所谓的永久修复体并非真实意义上的"永久"。修复体的寿命并非无限，一旦患者的恒牙接受了修复，那么终其一生将更换数次修复体，患者不仅身陷"修复的循环"，且最终也难逃失去患牙的命运——而这正是所谓的"死亡螺旋"。

修复体的临床评估

有关修复体应用、修补、更换的临床决策取决于多种因素。在临床实践中，修复体重新处理（例如修补或更换）的可行标准极少或几近于无，因此临床决策的制订通常缺乏标准化。在制订治疗计划的过程中，区分主客观因素十分困难，并且比起充填材料的临床性能和生物相容性，医生的主观因素对修复体寿命的影响更大。例如，临床医生可能认为银汞材料中的水银对患者有害，就建议没有主诉症状的患者换掉功能良好的银汞修复体；还有，由于医生对修复材料的防龋作用的看法不同，复合树脂修复体的边缘着色可能被视为继发龋，但玻璃离子修复体边缘出现同样的着色时医生则不认为是继发龋。

目前临床医生使用的用于评定修复体失败的标准各不相同，并且不甚明晰。因此，多数情况下我们不得而知，修复体是由于其确实失败而被更换，还是由于医生认为其已经失败而被更换。例如，一位临床医生可能会更换掉一个老旧锈蚀并且布满沟壑的银汞修复体，但另一位可能会选择对其进行修补或抛光。

评估修复体临床表现的第一个标准化方法，是在20世纪60年代由丹麦人Gunnar Ryge通过美国公共卫生署（USPHS）提出的。USPHS系统以3类临床评估标准为基础，修订后现今仍在广泛使用，分别是：理想的临床效果，可接受的临床效果和不可接受的临床效果。这些评价标准被普遍用于评价某种修复材料的常

见劣化特征，接下来我们将分别讨论这些特征。

表21.1和表21.2描述了对于USPHS系统最新的修改内容，可以对大部分修复体进行详尽全面的临床评估。此次修改基于目前对修复体及与修复体相关的龋坏（即继发龋和再发龋）临床表现的认识。应用USPHS系统的实例列举在图21.1～图21.4中。这些实例更为强调，将更换修复体之外的其他替代治疗方式纳入考量的重要性，例如修复修复体的局部缺损、精修表面染色的修复体、抛光和封闭有边缘缺损或着色的修复体、监测和评估修复体缺陷的进展及并发症。这些简单的方法可能显著延长修复体的寿命、保留剩余牙体组织，若是更换修复体，则会严重减少剩余牙体组织的存量。另外，这些实例也指出，当需要从多种治疗方式中做出选择时，患者的意见对于治疗决策制订十分重要。

修复体的寿命评估

修复体的寿命可以通过多种方法进行评估：前瞻性研究，回顾性研究，或是通过过往口腔病历资料的记载进行横断面调查，这些病历资料往往能够提供数年来完整的口腔治疗记录。

经典的纵向随机对照试验（RCT）需要基本达到理想的研究条件，并且能够满足循证牙科学的要求。

RCT研究设计有如下特征：

- 随机分配试验组和对照组。
- 尽可能对患者和医生采用双盲试验。
- 对每种修复体材料或充填方法的数量加以限制。
- 选择合适的患者和治疗方式。
- 试验组和对照组的操作由一位医生或少数经过标准化训练、操作娴熟的医生完成。
- 临床条件最优化。
- 复诊间隔的标准化。
- 根据界定清晰的标准对修复体质量进行详尽的评估。

表21.1 修复体的临床评估[a]

评估分级	解释	是否需要干预
理想	修复体能够保护牙体组织及周围组织，并兼具美学功能	无须干预
可接受	修复体在美学表现和功能行使上有一个或数个缺陷，但能良好地保护牙体组织和周围组织	无须干预，或观察或采取预防措施或择期进行修补
不可接受	不能满足美学要求，或无法保护牙体组织和/或周围组织，并且可能造成进一步损害	采取预防措施或择期进行修补或更换
不可接受	修复体无法保护牙体组织和/或周围组织，并且进一步地损害已经发生	尽快修补或更换

[a]修改自参考文献[11-12]。

表21.2 修复体的临床评估标准[a]

分类	评估分级	标准
继发龋/再发龋	理想	没有位于修复体边缘或超出修复体边缘的龋坏
	可接受	表面和/或非活动性龋，无须手术治疗，可以采取预防措施
	不可接受	已形成龋洞的深龋或活动性龋坏，需要采取预防措施或手术治疗
颜色匹配/表面着色（牙色修复体）	理想	修复体与相邻牙齿组织的颜色、明度和透明度相匹配
	可接受	在颜色、明度和透明度上有轻微不匹配
	不可接受	颜色、明度和透明度上明显不匹配
边缘着色	理想	在牙体组织与修复体交界处无着色
	可接受	轻微的表面着色或局限性着色
	不可接受	明显的、颜色较深的着色或范围较大的着色
边缘完整性	理想	牙体组织与修复体边缘无不匹配或缝隙
	可接受	微小的或局限性的牙体组织与修复体边缘的不匹配或缝隙
	不可接受	明显的或范围较大的牙体组织与修复体边缘的不匹配或缝隙，和/或修复体松动或缺失
修复体/牙体组织折断	理想	无表面裂纹或修复体折断；无牙本质裂纹
	可接受	修复体或牙体组织表面裂纹或微小的折断
	不可接受	修复体或牙体组织较大范围的折断
		修复体完全/部分缺失而导致邻接关系异常或咬合干扰
形态/修复体的磨损	理想	修复体能够恢复缺失的牙体组织，并正常行使功能，满足美学要求
	可接受	修复体形态不甚理想但能满足控制菌斑或美学的要求；咬合关系或邻接关系异常
	不可接受	修复体形态影响了菌斑控制，导致食物嵌塞、牙齿过长、牙齿移位或无法满足美学要求
牙髓并发症	理想	无牙本质敏感或牙髓源性疼痛
	可接受	一过性敏感或较轻的牙髓源性疼痛
	不可接受	经常发生或持续性敏感或中等强度/高等强度牙髓源性疼痛

[a]修改自参考文献[11-12]。

总之，RCT是在最优临床条件下针对被测充填材料和修复方法进行研究。换言之，它们提供了足以指导我们日常临床诊疗的金标准。这对于充填材料和充填方法的持续发展至关重要。然而，即使对恒牙列修复体寿命的要求是数倍于患者的寿命，但期待RCT研究持续10年以上是不切实际的。RCT研究的可靠性也因以下原因被质疑：结果来自极少数医生的操作或经选择的患者群体，可能不具有代表性，并且患者失访也影响了结果的准确性。在乳牙列的研究中，另一个不可避免的问题就是，患牙的自然脱落造成了后续随访中高比例的观察数据丢失。这使得绝对失败率的呈现和比较结果令人存疑？此外，对照组并非总是纳入纵向研究中，因此其临床表现并不能直接与其他用于此类目的的修复材料相比较。这类研究的结果往往过分乐观，尤其在制造商直接为这项研究提供支持时。

与RCT研究相反，基于临床实践的横断面研究和纵向研究通常具有如下特征：

- 大量在没有随机化和盲法的情况下进行修复的修复体。
- 研究纳入所有需要治疗的患者。
- 大量具有不同临床经验和技术的诊疗医生。
- 医生没有进行缩小临床决策时差异的标准化训练。

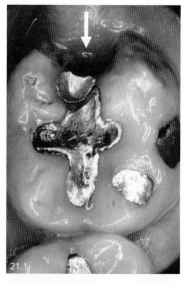
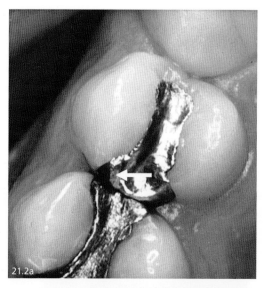
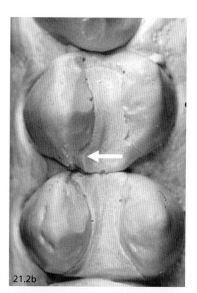
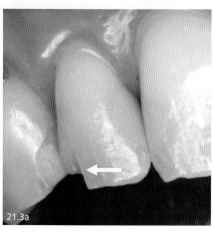
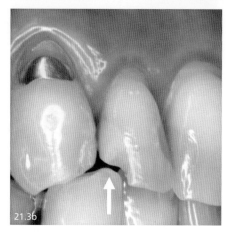
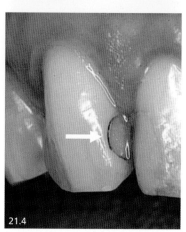

图21.1 下颌第二磨牙远中殆面Ⅱ类汞合金充填的详细评估。患者为28岁男性，主诉局部偶有疼痛。远中部分修复体折断和缺失，可能还有微小的远中舌尖折断。龋洞内可及覆盖有菌斑的活动性龋坏。相邻牙龈有明显牙龈炎。全面评估和干预：损害已发生在牙体组织和周围的组织，这种修复体是不可接受的，建议立即更换修复体。

图21.2 上颌第一前磨牙远中殆面Ⅱ类汞合金充填的详细评估。（a）临床照片。（b）石膏模型。边缘嵴颊侧处修复体轻微折断。窝洞内没有菌斑或龋坏的迹象。相邻牙龈乳头无牙龈炎。没有疼痛或食物嵌塞的症状。全面评估和干预：没有对牙体组织或周围组织造成损害，修复体是可以接受的，不需要进行干预。

图21.3 上颌侧切牙远中Ⅲ类复合树脂修复体2年后的详细评估。（a）在完好的修复体下方出现远中切角牙体组织的折断。全面评估和干预：这种修复体是不可接受的，对于修复体的修补或更换迟早需要进行。然而，该名46岁的女性患者不希望对修复体进行修补。4年后，她带着同样未经修补的修复体就诊，但此时修复体已出现磨损，她仍然不想修复。（b）图示说明修复切牙牙体组织的折断需要调磨下尖牙的切端，以防止Ⅳ类修复体在咬合过程中发生折断和/或缺失。

图21.4 上颌尖牙近中Ⅲ类复合树脂修复体12年后的详细评估。沿修复体边缘有明显的、较深的、较大范围的边缘着色。无继发龋或再发龋。全面评估和干预：修复体在客观上是可以接受的。然而，患者可能不能接受这样的修复体，在这种情况下修复体需要更换。

- 日常临床诊疗的情况下进行。
- 个体化的随访。
- 对修复体状况的简单评估，侧重于是否需要对修复体进行修补或更换。

在这些研究中，充填修复或更换修复体的决策，缺乏随机性、缺少统一固定的标准。这使得研究本身及结果的解释变得更为错综复杂。然而，如果临床医生、患者和治疗方法能够代表实际人群的情况和牙齿健康服务状况，那么基于临床实践的横断面研究和纵向研究就具有极高的价值，因为它们反映了口腔临床治疗的现状（包括临床医生们在进行临床决策制订时的巨大差异）。事实上，尽管在横断面调查中有30%~40%的病例缺乏年龄数据，但这些数据显示了修复体在日常临床使用中可能出现的情况，其中可能包括最古老的修复体失败病例。

基于临床实践的研究中修复体的寿命通常比RCT研究中更短，当考虑到两种研究设计的差异及其对结果的影响时，这一结果则显得更加易懂。因此，认识到以下结论十分重要：虽然相对失败率可能与研究的类型无关，但比较不同类型充填之间的绝对失败率时，结果的可靠性是以相同的研究设计为前提的。

银汞修复体的争议及其对修复体寿命的影响

在20世纪90年代之前，银汞修复体风靡世界，它被视为乳恒牙列中修复后牙的全能型材料。然而，这种情况由于一些原因发生了改变。可替换银汞合金的牙色修复材料的迅猛发展，以及围绕着银汞合金副作用的争议，都对修复材料的选择产生了影响。在过去数十年间，由于工业化社会总体富裕程度的提高和福利系统的完善，龋坏的发病率发生了惊人的下降，同时对于银汞合金以外其他修复材料的需求也大幅攀升。因龋坏治疗需求下降，公共口腔保健系统和患者个人对于修复材料花费的重视程度也随之下降。另外，过去数十年中，斯堪的纳维亚的环境和卫生当局以及其他许多国家都对牙医施加压力，以减少银汞合金的使用。这样做是为了保护环境，使人类免受重金属的危害，同时也是为了回应关于银汞合金可能的有害影响的争议。这种争论在媒体中持续多日，并且罔顾世界卫生当局提供的、强有力的、能够证明牙科银汞合金安全性和有效性的科学证据。

由此，发达国家逐渐停止使用银汞合金，尤其

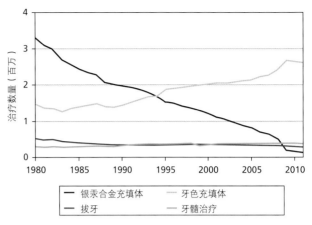

图21.5 1980—2011年，在丹麦全科口腔门诊中每年进行的成人口内银汞合金修复、牙色修复体修复、根管治疗和拔牙的数量。数据来自参考文献[13]。

是在乳牙充填以及恒牙充填中，具体情况见图21.5。自1992年来，一些国家的卫生当局对改变牙科治疗模式采取了后续行动，德国卫生当局提出建议甚至是强制要求禁止对6岁以下儿童使用汞合金，芬兰、挪威和瑞士不准对儿童和青少年使用银汞合金，丹麦将银汞合金的使用范围限制于恒牙列后牙的修复中，因为与牙色修复体相比，汞合金的修复可以显著延长修复体寿命。医生和相关卫生当局都直接或间接地将注意力放在乳牙列上，这是因为儿童可能在接触有毒物质时更为敏感，而且相较于恒牙列，乳牙列对于充填材料的临床性能和修复体的寿命要求更低。虽然乳牙修复体的最长寿命约为8年，但对于大多数修复体的要求在5~6年，其中位数为2.5年。

牙科修复治疗模式的改变也对修复体寿命的衡量产生了影响，尤其是在横断面研究当中。由于只记录了修复体失败时以及更换修复体时的年限，对于改进后新引入的修复材料（例如，所有的牙色修复材料）寿命的评估将充满不确定性，并且可能只能得到短时间内的结果。另外，有关过往修复材料（例如，银汞合金）或技术的寿命数据则可能相对过长。

乳牙列中的修复体寿命

在少数几项包含乳牙列在内的横断面研究中，

失败或遭遇更换的银汞合金充填体的平均寿命只有2~3年，而牙色充填体的寿命则更短。然而，这些衡量结果可能会使人误解，因为大多数乳牙的修复体直到脱落前都能正常行使功能，而且有20%~30%的失败修复体因牙齿脱落而在观察期内失访。研究进一步表明，尽管很多修复体会因为大面积折断或者脱位而失败，但是修复后的乳牙经历再次治疗的常见原因仍是再发龋和继发龋。

Hickel等回顾了关于乳后牙修复的纵向研究，综述囊括了发表于1971—2003年间和观察期不少于2年的57项研究。图21.6展示了不同修复材料修复Ⅰ/Ⅱ类缺损以及不锈钢全冠的年失败率，统计了其整体范围和中位数，并将研究数量纳入衡量。特定类型的修复材料结果的巨大差异是由详细的研究设计、纳入标准、观察时间和结果展现方式导致的。结果的差异和偏倚分布影响了不同材料和不同研究间比较的可靠性。解决这一问题的方法之一是关注所有研究中同一种治疗方式的失败率中位数，结果表明，其中年失败率最低的是银汞合金、复合树脂、聚合物以及树脂改性的玻璃离子材料，它们与传统的玻璃离子材料和不锈钢全冠相比，寿命更长。

在过去10年间，丹麦举办了一项多研究中心共同参与的项目，评估在公共牙科健康服务机构（PDHS）中将银汞合金及其替代修复材料用于乳牙修复的后果，以期夯实其现实基础。这个项目包含3项纵向、前瞻性和随机对照研究，其研究设计类似上述基于临床实践的纵向和横断面研究。项目尾声是一项补充研究，临床医生可以自由地选择修复材料。这些研究纳入了约2500名儿童和青少年的乳牙，共4000多个修复体，由公共牙科健康服务机构的32名临床医生在日常临床实践中完成，分别使用银汞合金、传统玻璃离子、树脂改性的玻璃离子和复合体（compomer）。研究评估了经治乳牙脱落前再次治疗的必要性，以及评估了乳牙和恒牙列中修复体邻接的约2300个未修复表面进行手术龋齿治疗的必要性。

此项目的第一项研究中，传统玻璃离子修复的Ⅱ类洞，甚至Ⅰ类洞修复体，大面积折断和修复体脱位的发生率较高，这与其他研究结果一致。而Qvist等和Hickel等的研究发现，树脂改性的玻璃离子和聚酸改性的复合树脂，即所谓的复合体，相较于传统玻璃离子表现出了更好的抗折能力和耐磨性能。由新型牙色树脂改性的玻璃离子和复合体材料修复的乳牙Ⅱ类洞修复体，进行再次治疗的发生率约为20%，几乎与银汞合金相同，却仅为传统玻璃

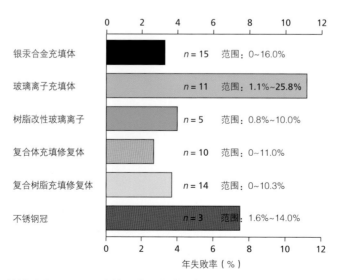

图21.6 在使用不同类型修复材料对乳后牙Ⅰ/Ⅱ类缺损进行充填修复的纵向研究中获得的年失败率的位数和范围。每种材料的研究数量n都已给出。数据来源：Hickel等[35]。

离子的一半。牙髓并发症是所有修复材料发生修复失败的主要原因。这可能是由于此项目将行盖髓术和牙髓切断术的患牙都纳入在内。而另外一个造成失败的主要原因是修复体的脱位、老化和磨损。值得注意的是，原发龋、继发龋或再发龋几乎不会导致修复体的更换，但这一结果与横断面研究的结论恰恰相反。原因可能是研究人群中龋活动性普遍较低，以及在此项目中有大量 II 类修复体，乳牙的 II 类修复体很少因原发性或继发性龋坏而失败，常见原因是修复体或牙齿的折断。

修复体的类型对再次治疗的发生率有着重要影响，其中 II 类修复体最高。这一点至关重要，因为大约80%的乳牙列修复体属于 II 类修复体，只有15%属于 I 类修复体，5%属于 III 类修复体和 V 类修复体。使用树脂改性玻璃离子和复合物的 II 类修复的生存时间中位数与使用汞合金相近，超过6~6.5年，而对应的传统玻璃离子修复体中50%在修复后前3年失败（图21.7）。然而，也有个别临床医生使用不同类型的修复材料获得了最佳结果，即最高

留存率（图21.8）。详细的分析进一步表明，尽管同样的传统玻璃离子和复合物的实验室研究结果很有前景，但这并不足以延长修复体的寿命。因此，一种新材料上市后可能需要经受数年的考验，直到临床结果证明它与旧版的同类材料相比是有所改善还是恶化。

不同修复材料的另一个重要区别是它们对邻牙邻面龋产生和发展的影响。本项目的结果表明，与银汞合金相比，含氟和释氟的传统玻璃离子、树脂改性的玻璃离子水门汀和复合体能够显著减少邻牙邻面发生新龋坏的可能性，并减缓了既有龋坏的进展（图21.9）。

2003年，丹麦卫生当局颁布了一项禁令，禁止使用银汞合金修复乳牙。这项立法许久悬而未决，在这种情况下此项目的研究结果提供了重要的证据。根据此项目的系列研究结果，含氟或释氟的牙色修复材料可以成为银汞合金的实用替代品，它们具有相同甚至更长的修复体寿命以及对邻牙龋的预防作用，从而减少了后续手术治疗的必要。

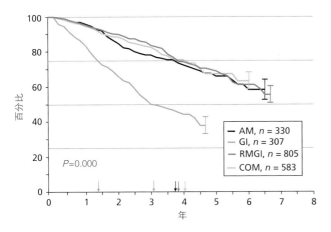

图21.7 采用银汞合金（AM）、传统玻璃离子（GI）、树脂改性玻璃离子（RMGI）和复合体（COM）进行的2025个 II 类乳牙修复体的累积留存率分布。只要有不少于10个修复体正常行使功能就会在图中得到体现。每条曲线与水平四分位线相交的点由横坐标上的箭头表示。GI修复体的寿命的中位数即其中50%修复体的寿命大约是3年，而超过75%的AM、RMGI和COM修复体那时仍在正常行使功能，前提是在此之前牙齿没有脱落。结果表现出显著性差异（P=0.000）。竖线表示留存率的标准误。

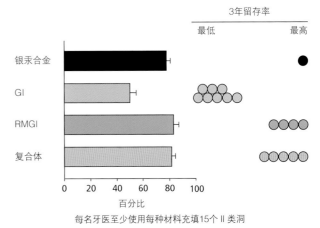

每名牙医至少使用每种材料充填15个 II 类洞

图21.8 这个柱状图中显示了8名医生用银汞合金、传统玻璃离子（GI）、树脂改性玻璃离子（RMGI）和复合体对乳牙 II 类缺损进行修复后的3年留存率（均值，标准差），每种材料至少制作了15个修复体。该图表还显示了所有8名医生制作的修复体中，GI的3年留存率最低，而其中1名牙医使用银汞合金制作的修复体获得了最高的3年留存率，另外4名为RMGI，余下5名为复合体，还有2名医生在使用RMGI和复合体时获得了同样良好的效果。

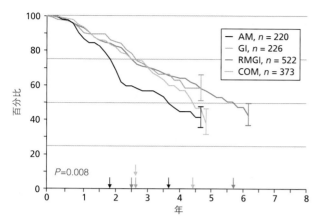

图21.9 使用汞合金（AM）、传统玻璃离子（GI）、树脂改性的玻璃离子（RMGI）和复合体（COM）进行乳牙Ⅱ类缺损的修复后，相邻的1341个未修复邻牙牙面的累积留存率分布。只要有不少于10个牙面处于未修复的状态且在观察中就能在图中得到体现。曲线与水平四分位线相交的点在横坐标上用箭头表示。AM修复体相邻牙面的平均寿命约为3.5年，而COM和RMGI修复体相邻牙面的平均寿命分别为4.5年和5.5年。GI曲线与RMGI曲线走势相似，但由于GI修复的寿命较短，只能延续4.5年。结果表现出显著性差异（$P=0.008$）。竖线表示留存率的标准误差。

恒牙列中的修复体寿命

Manhart等[46]的研究回顾了自1990年以来对恒牙列中后牙修复体进行的大量纵向研究，这些研究的观察时间至少为2年。图21.10通过不同类型修复的年失败率的范围和中位数来表示Ⅰ/Ⅱ类直接和间接修复体的寿命。同一充填修复材料在不同研究中结果的差异很大，这与乳牙列的研究结果一样（图21.6）。然而，值得注意的是，就同一类型修复体而言，不同材料在恒牙列中的寿命与其在乳牙列中的寿命相似；尽管在恒牙列中，不同材料种类的修复体的相对寿命有所延长。因此，恒牙和乳牙的后牙修复的年失败率中位数分别是：银汞合金修复为1.5%和3.3%，复合树脂直接修复为2.0%和3.7%，传统玻璃离子修复为8.8%和11.2%（图21.6和21.10）。按照这种失败率，理论上，使用银汞合金修复的恒牙大约可以维持67年，复合树脂直接粘接修复为50年，而玻璃离子修复为11年。尽管这些计算似乎并不具有实际意义，但它们表明了年失败率差异的重要性，并给出了材料之间比较的衡量标准。

根据图21.10所示的失败率我们可以得出如下结论：复合树脂间接修复并不优于复合树脂直接修复体，计算机辅助设计/制造（CAD/CAM）和技工室制作的瓷嵌体/高嵌体的寿命接近铸造金修复体和金瓷修复体。另外，显而易见的是，传统玻璃离子并不适用于恒牙的Ⅰ/Ⅱ类洞修复或隧道式修复，因为它们容易在早期即发生失败，通常是由于Ⅰ/Ⅱ类修复体承受高强度应力而遭到磨损或出现

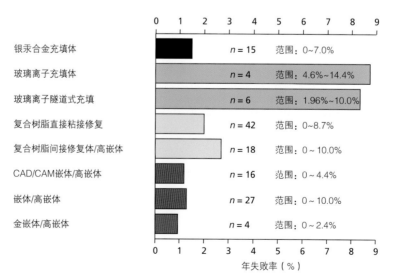

图21.10 采用不同类型修复材料对恒牙列后牙Ⅰ/Ⅱ类缺损进行修复的纵向研究中年失败率的中位数和范围。每种材料的研究数量n都已给出。数据来源：Manhart等。

修复体大面积折断，以及隧道式修复中边缘嵴折断或出现再发龋坏。

在过去的数十年中，大量的横断面调查针对恒牙的修复进行了研究[24,27-28,54-55,65,67,79]。纵向研究的结果清楚地表明，一般情况下，无论修复体是何种类型，最终因何失败，树脂修复体的寿命都比银汞合金修复体短（图21.11和图21.12）。然而，树脂修复体的寿命有逐步延长的趋势，尤其是Ⅰ类和Ⅱ类洞的修复，其更换修复体的年限中位数几近翻倍，在1990年丹麦的研究中中位数为3年，而在最近挪威的研究中延长到了6年。这种延长的趋势反映了用于承受应力的树脂材料的发展，它们具有更好的耐磨性能和更强的抗折能力，以及树脂材料配合新型粘接剂共同使用时，修复体的边缘适应性大大提升。然而，修复体患牙的继发龋或再发龋以及修复体折断仍是导致直接或间接树脂修复体被更换的主要原因，但是修复体在咬合面和邻面的磨损程度显著减轻。在挪威的研究中，不论何种修复的类型，临床诊断为继发龋或再发龋是导致银汞合金或玻璃离子修复体被更换的常见原因。

大多数基于临床实践的横断面研究都记录了修复体被更换时的时间，而鲜有研究记录原修复体的年限，即修复体在失败前的使用年限。原位实验表明，失败的修复体的寿命和可接受的修复体的寿命，在统计数据分布上很相似。因而，即使患者的诊疗记录无法追溯到患牙被修复的日期，这一结论也仍然支持如下做法，即将失败修复体的寿命中位数作为临床实践研究中评价修复体临床表现的标准。然而，毫无疑问，统计各类修复体寿命的最佳方法仍是分析基于长期纵向研究的累积生存数据分布。

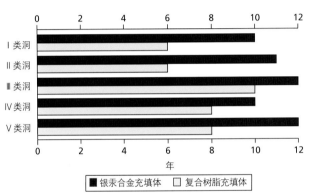

图21.11 条形图展示了成人银汞合金和复合树脂修复体失败年限的中位数与修复类型的关系。数据来源：Mjör等。

窝沟封闭的寿命

对于龋坏发展过程的进一步了解，使得对患牙修复干预的标准和龋病的长期管理方法发生重大改

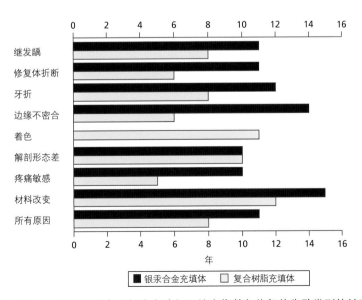

图21.12 条形图展示了成人银汞合金和复合树脂修复体失败年限的中位数与修复体失败类型的关系。数据来源：Mjör等。

变。如今，"微创牙科学"被广泛应用于阻止龋病发展，延后进行首次传统修复的时间。有一种治疗选择是用树脂基材料或玻璃离子水门汀对咬合面窝沟点隙进行封闭。迄今为止，关于玻璃离子封闭剂的研究结果仍存分歧，仍不清楚此类封闭剂的释氟作用是否对龋病的预防有益。目前，树脂基封闭剂的应用大多遵循适应证，即阻止龋坏的发生，或治疗性阻断早期龋继续发展为龋洞。另一些研究旨在明确封闭咬合面牙本质龋坏的可行性。研究结果表明，只要封闭剂能够严密封闭，所有龋坏的发展都有可能被阻止。因此，封闭剂的寿命至关重要。在恒牙列中，近期一项纳入98项临床报告和12项临床试验的Meta分析统计发现，含氟和不含氟的光固化树脂基封闭剂的2~3年留存率75%~80%，玻璃离子类封闭剂为10%~15%。在乳牙列中封闭剂留存率会有少许降低。既往研究已经证实，与中、低患龋风险的儿童相比，患龋高风险的儿童封闭剂的留存率更低，且咬合面窝沟点隙龋的患病率更高。若牙面存在脱矿和龋洞，封闭剂的寿命可能会降低，因为与完整的牙面相比，存在龋坏的封闭剂周围发生微渗漏的频率更高，而且牙位越靠后，患牙接受再次治疗的风险越高。

图21.13表明树脂基封闭剂与树脂基材料的修复

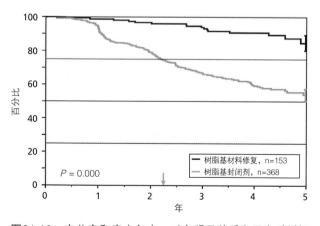

图21.13 在儿童和青少年中，对有明显釉质和牙本质龋坏的患牙进行树脂基材料修复（153例）和树脂基封闭剂封闭（368例）后的累积留存率分布。修复体的4年留存率约为90%，而封闭剂的4年留存率仅为60%（*P*=0.000）。竖线表示留存率的标准误。

体相比寿命较短，这些数据来自一项正在进行的随机对照临床和影像学研究，该研究对入组的儿童和青少年口内釉质龋和牙本质龋进行封闭剂封闭或修复治疗进行了比较，根据现行治疗指南，纳入该研究的521例龋坏均需进行手术治疗。修复体的4年累积留存率约为90%，而封闭剂仅为60%。但是，在前4年的研究中，遭到修补和更换的修复体占总修复体数的一半，而仅有不到20%的封闭剂因发生龋坏而被更换为修复体。因而，上述结果可以证明，封闭剂的应用可以推迟首次进行传统修复的时间。

非创伤性修复体的寿命

另一种微创修复方法是非创伤性修复治疗（ART）（见第19章）。ART是一种单次治疗方法，使用手用器械开敞窝洞，去除质软的脱矿腐质，通常无须麻醉。预备完成的窝洞使用粘接剂（通常是高黏度的传统玻璃离子）进行手动封闭，同时这类材料也常用于其余的窝沟点隙封闭。这种治疗方法在约25年前出现，在发展中国家及贫困国家（指电力、自来水等资源和经济匮乏的国家）进行全年龄段人群龋坏患牙的保存。现今，ART也在临床得到广泛应用，尤其针对乳牙龋坏和焦虑人群龋坏患牙的治疗。图21.14显示了乳牙经ART修复后3年和4年的临床病例照片。

ART修复失败的原因与使用其他技术和材料失败的原因相同。同传统玻璃离子修复一样，大多数ART修复体失败是由于其力学性能，特别是修复体折断和脱位。失败率最高的是涉及多牙面的修复体，因为有较高的操作敏感性。因此，一些近期的研究也尝试了具有更好抗断裂性能的替代材料，例如树脂改性的玻璃离子、复合体和复合树脂等，但截至目前仍没有定论。值得注意的是，再发龋鲜少成为乳恒牙列中单牙面ART修复失败的原因。起初，这一结果令那些担心手用器械挖除龋坏会导致腐质清除不完全的人感到惊讶。然而，挖匙能够有

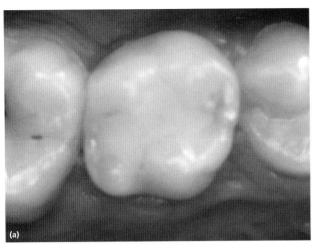
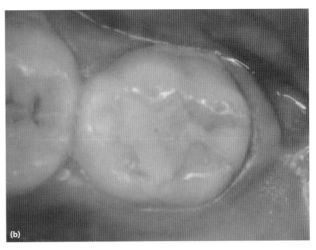

图21.14 ART修复的示例。（a）上颌第一磨牙咬合面修复后3年和（b）下颌第一磨牙远中𬌗面修复后4年。由J. frenken医生提供。

效地去除脱矿牙本质，如果修复体能够提供良好的封闭性，不完全去除腐质对修复效果的影响也并不大（见第20章）。

大多数情况下，ART修复体遵循特殊的ART标准对其进行评估，以保证评估过程的简洁、可靠，但同时也会参照修改后的USPHS标准和国际牙科协会（FDI）的标准。标准的选择会对最终效果的评价结果产生极大影响，就像最近一项研究展示的那样，使用ART标准和USPHS标准评估恒牙的单牙面修复体的10年成功率时，两者有约20%失败率之差，而在USPHS标准的评估下修复的成功率最高。ART修复体的再治疗并非总是可行的，这使得ART和传统修复的失败率及留存率的比较变得十分复杂。此外，研究结果还受到偏倚的影响。然而，一项从2012年开始的系统性回顾表明，在修复后的第一年时，应用ART技术的高黏度玻璃离子修复体与使用传统螺旋充填方式修复的银汞合金修复体有着同样的失败率，这一结果在乳牙列和恒牙列都适用。当涉及评估ART修复体的寿命时，最重要的是将分析局限于ART修复体本身。在最近一项纳入了18个国家27项研究（截至2010年）的Meta分析中，乳牙单牙面修复体和多牙面修复体的2年平均留存率分别为93%和62%，与之对应的恒牙修复体留存率为93%和41%。

让我们思考一下这些结果中的相关性。首先，该分析囊括了18个国家的27项研究。鉴于ART技术只有25年的应用历史，这些参与评估和公布ART技术成功的人应当受到祝贺。此外，在乳恒牙列中，ART修复体在单牙面修复中的留存率很高，而由于材料和/或操作者等相关因素的影响，在多牙面修复体中ART的留存率仍需提高。意料之中的事，操作者的技能因素与修复体寿命息息相关，这意味着在临床实践中使用这项技术之前，操作者必须经过仔细严谨的培训。

影响修复体寿命的因素

影响修复体寿命的因素有很多，包括修复体的类型和大小、修复材料的种类和品牌、应用的修复技术、修复体就位的情况、牙列具体情况、患者年龄、口腔卫生情况、龋活动性以及在牙科诊疗过程中患者能保持规律复查的程度。此外，修复体是否需要被更换取决于评估修复体失败的标准，这在临床实践中表现出显著性差异，特别是继发龋或再发龋，因为临床实践中很难分辨边缘着色和活动性龋坏。需要特别注意的是，本书第19章建议若修复体

变量	所有失败类型都存在	修复体大面积折断	修复体脱位	牙髓并发症
修复材料	★			
修复方法	★	★		
初次修复/更换修复体	★	★		
修复体位置——上/下颌	★			
修复体位置——牙位				
修复体位置——牙面				★
垫底材料				
牙髓治疗	★			★
治疗存在的问题				
儿童的年龄	★	★		★
5年内的患龋情况				
医生	★	★	★	★

★ 表示$P<0.05$。

图21.15 影响乳牙列修复体的总留存率和3种最常见失败类型的重要因素：即修复体大面积折断、修复体脱位和牙髓并发症。结果以Qvist及其同事的研究为基础。

边缘的龋洞无法被完全去除，则提示需要对修复体进行修补或更换。

修复体失败的类型也通过另一种方式影响修复体的寿命。大多数修复体失败发生于修复完成后一段时间内。它们由如下原因导致：

- 继发龋或再发龋逐渐进展。
- 物理性缺陷，例如修复体着色。
- 修复体老化，例如边缘崩坏、掉落或剥脱。
- 细菌渗漏而导致牙髓受到持续性刺激。

其他失败则发生于修复完成后的数年间，例如：

- 由于修复体尺寸不合或咬合调整不足导致修复体大面积折断。
- 由于修复体固位欠缺导致修复体脱位。
- 无论露髓是否得到正确的处理或被忽视，预备时的损伤、洞形较深时修复材料带来的化学损伤，甚至是盖髓都有可能引起牙髓并发症。

在前述丹麦的研究中，研究者们采用了多变量生存分析来寻找对乳牙列修复失败产生显著影响的因素。图21.15总结了所有修复体类型中最常发生失败的Ⅱ类修复体以及3种最常见的失败类型（即修复体大面积折断、修复体脱位和牙髓并发症）的分析结果，显而易见的是，与患者本身、治疗方法、修复材料和方法选择以及临床医生相关的许多因素都影响了修复治疗的成功。例如，修复体失败的风险随着儿童年龄的增长而降低，与更换修复体相比，初次修复的失败率较低，而与经过牙髓治疗的牙相比，牙髓活力正常的患牙失败率较低。此外，传统的玻璃离子失败风险高于银汞合金、树脂改性的玻璃离子以及复合体，洞衬剂的使用进一步降低了使用复合体修复时的失败率。丹麦研究的统计结果强调，无论在乳牙列还是恒牙列中，不同的临床医生间失败率都表现出显著性差异。分析表明，不同临床医生喜好使用不同的充填材料，而使用某种特定材料时其留存率最高，这一结果因人而异。一般情况下，临床医生并不会意识到这种差别。希望在不久的将来，计算机辅助下的修复体寿命评估能够成为一个有力的工具。它能够帮助临床医生为特定患者选择最佳修复材料和修复方法，同时帮助减少修复体的缺陷。

修复体寿命对患者口腔健康及其费用的影响

使用不同材料进行充填修复治疗的花费不仅在进行充填修复时不同，也会因为时间流逝，修复体寿命的差异而不同。图21.16展示了使用临时复合树脂、银汞合金和金瓷材料修复涉及2个或3个后牙牙面的缺损所需的长期花费。其费用是根据修复体寿命的中位数和不同修复材料的实际成本进行计算的。在超过65年的时间里（15～80岁），复合树脂的累计费用约为银汞合金材料的3.5倍，而相似的金瓷材料修复体所需的费用则超过银汞合金材料的6.5倍。

然而，这种计算是不合实际的，因为它预先假定了新的修复体与原有修复体的体积相同。连续的直接和间接修复往往会扩大窝洞，导致继发的牙体

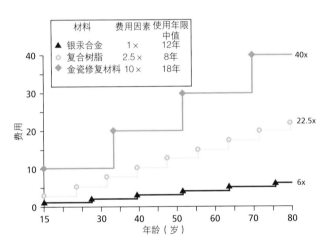

图21.16　在超过65年时间内，使用银汞合金、复合树脂或金瓷修复材料进行Ⅱ类修复治疗的累计费用。该计算是根据丹麦的实际成本（银汞合金1×，复合材料2.5×，金瓷修复材料8×）和现今对修复体的预期寿命的中位数（对于Ⅱ类修复体，复合材料8年、汞合金12年、金瓷修复材料18年）。

组织折断和其他失败类型的风险增加。因此，更换后的修复体可能会更大、更复杂，有些时候可能比原有修复体更贵。所以，由于更换后的修复体可能会对牙髓产生损伤，其寿命常常会更短，并且可能因为后续需要进一步的牙髓治疗而产生更多费用。此外，修复治疗对邻牙造成医源性损伤不仅会损害牙齿健康，也会助长龋坏的形成和发展。

修复周期，或被称之为"死亡螺旋"，对于牙齿健康可能产生的长期有害后果在图21.17中以下颌第一前磨牙为例进行了详细展示。

结论

当牙体组织缺损或遭到破坏时需要进行修复（见第20章），然而，充填修复治疗本身并不能"治愈"龋齿。修复体寿命有限，大多数修复体由于临床诊断为继发龋或再发龋而宣告失败。修复体的寿命、副作用、美学效果和经济成本对于医生患者而言是选择修复材料时最重要的衡量指标。修复体寿命的衡量反映了从修复体完成到宣告失败的过程中所有的影响因素。修复体的寿命和进行修复/更换修复体的成本是修复治疗长期费用的2个决定因素。

一旦恒牙完成充填修复，在患者一生中可能经历数次充填材料的更换，而反复对充填材料进行更换可能会影响患牙本身的留存，从而影响患者的牙齿健康。因此最重要的是，要确保直到患牙病情明显且无法阻止时才能进行充填修复治疗。此外，通过选择和使用最佳充填修复材料、预防龋病的复发、改善修复体质量（包括少量调改或修补以推迟更换修复体）等手段延长修复体寿命也至关重要。

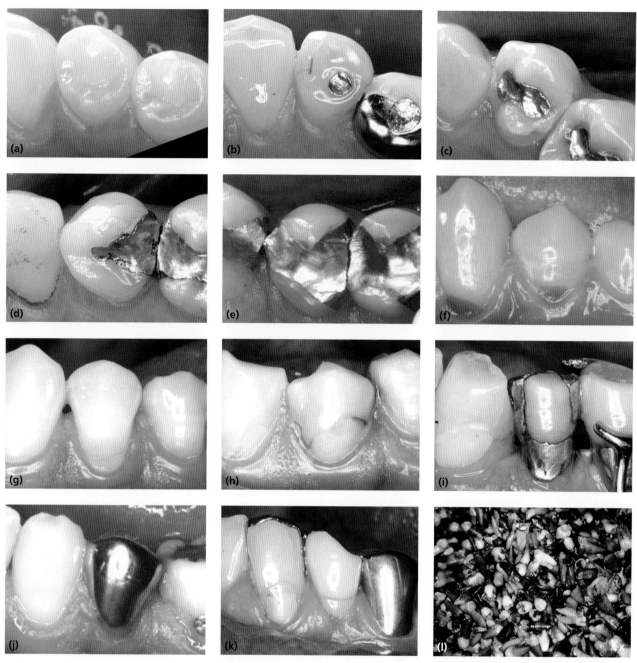

图21.17 （a~l）表明"死亡螺旋"即充填修复周期对牙齿健康的长期的有害后果。多年来原本坚实的第一前磨牙从最开始接受局限性的修复，到后来范围扩大的殆面银汞合金修复体，之后是涉及2个牙面的修复体，随后是3个牙面邻殆面修复体，之后由于龈方的龋坏或磨损，颊侧的复合树脂和银汞合金修复体也随之而来，而后来金属全冠也势在必行，但是最终患牙面临拔除并由固定桥对其进行修复。

扫一扫即可浏览
　参考文献

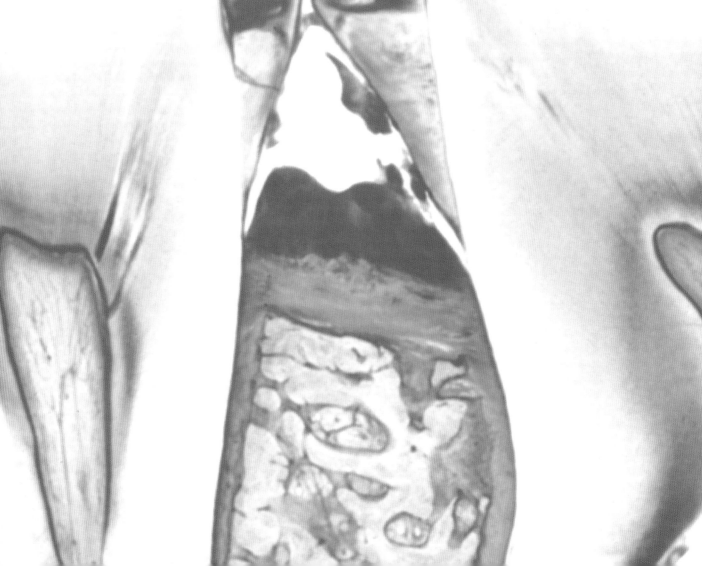

第6部分
个体与群体龋病控制

From chair - side to population caries control

22

中低收入国家龋病的预防和控制

Caries prevention and control in low- and middle-income countries

W. van Palenstein Helderman, C. Holmgren, B. Monse和H. Benzian

引言

本章从公共卫生的角度关注龋病的预防和控制，重点是中低收入国家（low- and middle-income countries, LMICs）的预防和控制情况。

将本章纳入本书的主要原因有3个：

（1）龋病和许多其他（口腔）健康问题在中低收入国家的疾病负担中表现出很大差异，而绝大多数人口生活在中低收入国家。

（2）中低收入国家（LMICs）与高收入国家（high-income countries, HICs）之间在一般社会经济条件、卫生系统和可用资源方面差异很大，这可能会导致很多在高收入国家用于预防和控制龋病的方法对于大多数中低收入国家而言并不适用。

（3）需要针对中低收入国家设置切实可行的龋病预防和管理方法。

本章将详细探讨各方面细节并深入思考如何解决中低收入国家普遍存在的忽视口腔疾病及龋病的问题。

由于缺乏明确的分类标准，以往使用的"发达国家"与"发展中国家"等术语在政治上已不再被采用。如今，被广泛采用的国家分类是由世界银行制定的[91]。根据人均国民总收入（GNI），将国家分为低、中低、中高和高收入等层级（表22.1）。低收入国家（LICs）人口超过8.27亿，而中等收入国家（MICs）占世界70亿人口中的50亿[40]。

但是，有学者认为使用国民总收入作为国家分类的唯一标准过于狭窄和局限。这种分类在分析龋病负担时也并不理想，因为它没有考虑到社会因素在决定全身健康和口腔健康时的重要作用，以及由

Dental Caries: The Disease and Its Clinical Management, Third Edition. Edited by Ole Fejerskov, Bente Nyvad, and Edwina Kidd.
© 2015 John Wiley & Sons, Ltd. Published 2015 by John Wiley & Sons, Ltd.

此造成的国家内部的差异。在大多数高收入国家中，贫困和处境不利人群的生活和健康状况与中低收入国家相似。与之相反，在中低收入国家中，有些人有经济能力购买他们可能需要的任何医疗保健服务。实际上，正如许多研究表明的那样，龋病应被视为一种不平等疾病（见第4章）[17]。

基于这一点，不仅要为中低收入国家提供一些预防和控制龋病的方法，也要为高收入国家中处于健康和社会经济状况不平等状态的贫困人群提供相似的方法，这是同等重要的。

在过去的几十年中，国际社会重新致力于减少贫困人口，采用了诸如千年发展目标之类的重大举措，再加上世界许多国家社会经济的切实发展，前

所未有地改善了世界上数十亿人的生活条件（图22.1）。基于这些努力，居住在低收入国家的人数从1990年的31亿减少到2011年的8.2亿，而中等收入国家的人口从14亿增加到50亿。

这些巨大的社会变迁伴随着重大的社会和经济变化，随之而来的新的生活方式导致了不同的健康风险和疾病负担的变化。尽管许多人群传染性疾病（例如疟疾、结核病，HIV／AIDS）显著下降，但很多国家的非传染性疾病（NCDs）显著增加，例如心血管疾病、糖尿病、肥胖症或癌症[7]。这些转变也影响到了口腔疾病，尤其是龋病。

龋病：中低收入国家的公共卫生问题

龋病是世界上最常见的慢性病（见第4章），是所有国家尤其是中低收入国家的主要公共卫生问题[51]。美国2012年在口腔保健方面的支出为1100亿美元[22]，而中低收入国家的支出完全无法与之相比。对于中低收入国家而言，选择使用与其他疾病防治计划并行且仅针对口腔疾病的高额防治计划是

表22.1　世界银行按人均国民总收入的国家分类

国家分组	人均GNI（美元，2013年）
低收入（LIC）	≤1035
中低收入（lower-MIC）	1035~4085
中高收入（upper-MIC）	4086~12615
高收入（HIC）	≥12616

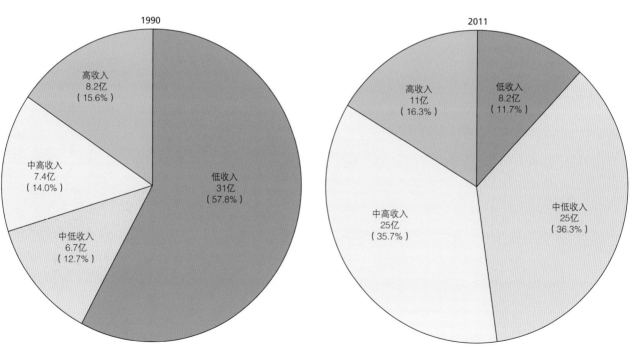

图22.1　1990—2011年人口收入群体的变动[40]。经Elsevier许可转载。

不切实际的，但是由于资源稀缺，中低收入国家中未经治疗的龋齿造成的影响将格外巨大。因此有必要深入分析中低收入国家在决定健康方面潜在的更广泛的社会因素和相关风险因素，这将有助于设计适当的策略来解决该问题。

中低收入国家龋病的社会决定因素和危险因素

世界卫生组织（WHO）社会决定因素和健康委员会发布了具有里程碑意义的报告，受其启发，口腔疾病危险因素的狭义概念已扩大到包括社会决定因素[52]（见第4章）。一个更全面的模型已经被提出，该模型能够解释口腔疾病负担与中等决定因素和更广泛的健康结构决定因素之间的不平等性（图22.2）。

所有中低收入国家都在经历人口、经济、技术、社会和流行病学等方面的转变，同时伴随着暴露危险因素的变化，包括烟草、酒精、盐和糖的高消费。而且这些变化快速发生，加上由于城市化和职业转变而引起的饮食及身体活动的改变，预计将导致疾病负担发生重大变化[71]。例如，由于人口增长和以发展烟草工业为目标，中低收入国家的烟草

使用增长最快。同样，这些国家的平均饮食构成也发生了很大的变化，从富含低致龋性碳水化合物的饮食转变到富含脂肪、盐和游离糖的饮食，这一过程被称为"世界饮食的甜化"[70]。在没有适当氟化物接触的情况下，生活方式的转变（包括增加糖的消耗）仍然是重要的危险因素。此外，有明确的证据表明，糖的摄入量与龋病发展之间存在密切关系（与摄入频率无关），当游离糖摄入少于总消耗能量（卡路里）的10%时，龋病水平较低。如果将游离糖的摄入量减少到5%以下，可能还会有更多益处[61]。

当从更广泛的角度来看龋病和口腔健康的社会决定因素和危险因素时，所有这些转变都会带来变化。尽管某些人群的总体健康和口腔健康将得到改善，但更多的人群将面临新的决定因素和风险，从而导致不同的疾病负担。随之而来的是卫生系统面临的挑战与日俱增，决策者必须能有效应对这些挑战[26]。

中低收入国家的龋病负担

世界卫生组织的口腔健康国家/地区概况计划（Country/Area Profile Programme, CAPP）是龋病国

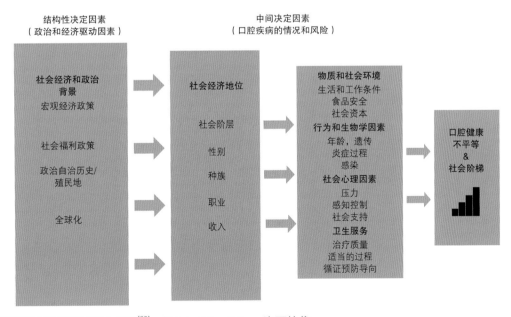

图22.2　口腔健康不平等的新概念模型[90]。经John Wiley & Sons许可转载。

际数据的唯一权威来源，但对于这些数据的解读也需要谨慎。由于缺乏校准和标准化，许多国家的数据都存在局限，没有更新也缺乏代表性，因此无法互相比较。此外，随着时间的推移，世界卫生组织龋病诊断标准发生了细微但重要的变化，这些变化可能会导致龋齿、缺失、充填牙齿数量（DMFT，龋失补牙数）产生实质性差异（最多可达30%）[50,58]。尽管存在局限性，仍可以通过数据观察到一些趋势。对于12岁年龄组的孩子，虽然在每个收入类别中的国家之间差异很大，但是总体来说，在低收入国家（LICs）中的DMFT最低，在中高收入国家（UMICs）中的DMFT最高（表22.2）。

DMFT不能作为治疗水平的指标，尽管低收入国家的平均DMFT可能较低，但几乎所有龋齿都未能得到治疗。随着国家的日益富裕，治疗的数量也随之增加，但即使在某些高收入国家，12岁儿童中也只有约一半的龋齿得到充填（图22.3）。

在印度、巴基斯坦和尼日利亚等中等收入国家中，34~44岁年龄组治疗指数（F/DMFT × 100）小于3%[20]。据估计，全球恒牙列中未经治疗龋齿的比例约为35%[51]。如此高的患病率也导致牙髓受累和牙源性感染的高发。

为了补充DMFT数据并获取由于未经治疗龋齿引起牙髓受累/牙源性感染的流行病学数据，提出了PUFA指数（见本章后文）。

口腔疼痛是龋病进展的症状之一，在所有年龄组中发生率都很高，并且随着龋齿社会梯度的升高而发生率增高，这与相对较低的社会经济地位相关。但是，关于口腔疼痛的患病率以及对生活质量、工作表现或缺课天数的相关影响只有零星的报道[42,54,64]。

中低收入国家的婴幼儿龋病

婴幼儿龋病（early childhood caries，ECC）的定义是6岁以下儿童的乳牙中存在一颗或多颗龋坏牙、缺失牙（由于龋齿导致）或充填治疗牙[2]。在中低收入国家，由于普遍缺乏预防措施和难以获得口腔治疗，ECC的发生非常普遍，发生率是高收入国家的2倍以上[101]。例如，在菲律宾，6岁儿童患龋的比例很高（患龋率97%，平均dmft 8.4）。更为严重的是85%的6岁儿童平均有3.4颗牙齿的牙髓受累，这种情况被称为"无声的公共卫生危机"[58]。

ECC曾被认为是一种自看护者或兄弟姐妹间传播的感染性疾病。这种假设导致了不切实际的龋病预防建议，例如减少父母和兄弟姐妹口腔变异链球菌的水平以尽量减少传染给孩子的可能。尽管研究显示此类措施可能会影响婴儿对于细菌的获取，但由于尚不明确细菌数量与随后龋齿发展间的关系，因此这是不充分且不切实际的建议（不仅针对中低收入国家）[47]。把龋病作为一种传染病看待的概念已经过时了（见第7章），世界卫生组织和其他组织最近再次确认了将龋病归类为慢性非传染性疾病[15]。

表22.2 低收入国家、中低收入国家、中高收入国家和高收入国家12岁年龄组恒牙患龋平均水平（以DMFT表示）（数据自2000年起，WHO CAPP）

国家收入分类	DMFT	数值
高收入	1.61	43
中高收入	2.19	29
中低收入	1.77	18
低收入	0.88	8

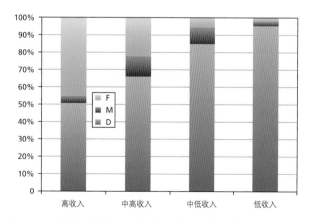

图22.3 低收入国家、中低收入国家、中高收入国家和高收入国家在12岁年龄组恒牙DMFT构成的比例分布。F：充填牙；M：缺失牙；D：龋坏牙（数据自2000年起，WHO CAPP）。

护理和养育方式由文化决定，对ECC有很大影响，并且可能与高收入国家的情况有所不同。例如在某些地区，婴儿与母亲同床并在夜间按需长时间频繁哺乳是很常见的做法，而在整个东南亚和西太平洋地区的农村都较少使用奶瓶[86]。

必须在初级卫生保健（primary health-care，PHC）的背景下通过母亲和儿童保育来解决可能存在于不同文化中的各种致龋性护理和喂养方法。降低风险因素（见第23章），特别是减少或去除奶瓶和断奶食品中的糖分，以及在第一颗牙齿萌出后尽早使用含氟牙膏、监督刷牙，这些都是应对中低收入国家ECC高患病率的重要措施。

中低收入国家的健康和口腔卫生系统

中低收入国家健康系统的一个共同特征是它们的运作受到各种限制，包括财务和人力资源、基础设施和设备，以及基本药物和用品[53]。在普遍覆盖和努力改善卫生服务的可及性及使用的背景下，许多中低收入国家已经建立（或正在建设）社会健康保险计划，该计划通常提供基本医疗服务覆盖。但是，基本的口腔保健服务通常不包括在内[76,78]。

多数中低收入国家在其国家健康保健系统中都采用了初级卫生保健方法（PHC）[72]。PHC概念的引入已有30多年，它仍然处于为所有人提供全民覆盖医疗保健的中心位置。

PHC强调在卫生系统的较低层级预防和控制常见疾病，而不是侧重于昂贵的医院治疗。在PHC中，最基本的卫生保健是由卫生保健金字塔基底社区的卫生中心提供的（表22.3）。包括了一系列具有不同能力和专业知识的卫生工作者。理想情况下，PHC团队应提供适当的技能组合，以满足人群的基本需求。

将口腔保健纳入初级卫生保健的障碍

在大多数中低收入国家，口腔保健服务只有部

表22.3 PHC中的基本活动[93]

有关普遍存在的健康问题的教育及其预防和控制方法
促进粮食供应和保障适当营养
充足的、安全的水和基本卫生设施
母婴保健，包括计划生育
重大传染病的免疫接种
预防和控制地方病
常见疾病和伤害的恰当治疗
基本药物供应

经世界卫生组织（WHO）许可转载。

分或根本没有纳入PHC。这可能是因为在PHC建立和实施的初期，对于如何纳入口腔保健尚无切合实际的方法。牙科的传统发展方向主要是通过对个体的治疗控制龋病，其重点是高技术手段干预而不是通过社区方法控制，这是造成现状的众多因素之一（表22.4）。

这种发展方向在过去留下了印记，并一直延续到现在。在过去的150年中，牙科专业一直强调自己在医学领域的独立性，并与其他医学专业保持明确的区分。牙科仍然专注于采用充填修复的方法来治疗龋病，认为可以使用适当的充填材料通过完善的技术来控制龋病[29]（见第13章和第25章）。打磨、填充和再填充的治疗方法建立在这样的理念上：龋病的过程是不可逆的，一旦检测到龋损就必须进行充填修复（见第9章）。然而这种理念忽视了以下事实：未形成龋洞的龋损或已形成龋洞但可清洁的龋损，可通过有效的自我护理和使用氟化物而停滞甚至消退（见第9章）。

有足够的证据表明，传统的牙科对人群口腔疾

表22.4 PHC中未包括口腔保健的可能原因

口腔疾病不被视为公共卫生问题
卫生当局不知道口腔保健对PHC的贡献
口腔健康与更广泛的医学领域之间沟通不畅和脱节
缺乏如何在PHC中整合口腔保健服务的概念和模型

病的发病率、流行率和分布影响极为有限[63,75]。口腔疾病的负担仍然很高，传统的口腔诊疗模式似乎无效，但是成本很高，因为通常是通过私人诊所重点提供治疗和技术[38]。在中低收入国家中，任何形式的医疗保健资源都非常有限，这一点显得尤其重要。据估算，使用银汞合金充填尼泊尔儿童龋齿的总费用将超过政府为儿童提供的基本保健服务的费用，包括疫苗接种、微量营养素补充和基本公共卫生干预措施[101]。鉴于低收入国家政府人均卫生支出仅为24美元[97]，很明显，用充填的方法控制龋病并不可行。

口腔保健的人力规划

受到充填治疗控制龋病策略的影响，许多中低收入国家的卫生人力规划主要集中在增加牙医人数上。尽管没有理想的牙医/人口比例，但它仍被广泛用作口腔卫生劳动力规划的唯一工具（框22.1）。但是，健康规划人员和管理者通常缺乏更广泛的公共卫生视野，从而使本应复杂的规划工作大为简化。

世界上有许多地区迫切需要更多的口腔保健专业人员，特别是在撒哈拉以南非洲和东南亚，但真正的挑战不仅是口腔保健专业人员的数量，而是他们提供的服务范围，能否满足所服务社区的需求以及相关的费用问题。

有些国家（例如印度、尼泊尔、巴西和秘鲁）通过取消对牙科教育的管制并允许发展私人牙科教育机构来增加牙医数量，这种方法并没有改善口腔保健[43]。充其量，更多的牙医只是意味着富裕的城市人口群体可以获得更好的口腔保健服务，而农村和贫困人口则仍然很少获得。最坏的情况是，城市地区牙医供过于求，加上缺乏负担得起牙科治疗的患者，可能导致过度治疗或牙医被迫移居到其他地区[65]。

将牙医视为唯一的口腔保健提供者会导致中低收入国家忽视口腔保健，而且忽略了更为广泛和专业的口腔卫生人力资源创新观念，因为这种观念更具可行性且性价比更佳。

为了提供一种更合理的口腔卫生人力资源规划方法，尤其是在全民医保的背景下，在设定规划目标之前，应在国家层面征询和讨论以下问题：

- 在卫生保健系统的哪个级别采取哪种类型的干预措施？
- 谁来支付服务费用？社会健康保险会覆盖基本的口腔治疗吗？有哪些资源可以用来为服务提供经济支持？
- 对于贫困人群来说，可以接受何种程度上自付费用？
- 如何定义和管理非必要的口腔治疗？
- 谁在系统中提供哪些健康促进活动？

对这些问题的答案将有助于确定在不同级别医疗保健体系中，不同类型的医疗保健工作者所需的技能和能力。牙医在牙科保健方面接受过精细技术培训，习惯于在特定的临床环境中工作。在较低级别的PHC中很少能提供这样的条件。因此，尽管有可能采用其他更具成本效益的解决方案，但政府仍然被迫投资购置复杂的临床设施，包括设施维护和供应等。此外，这些设施通常在公共服务工作时间之后被用于私人执业，如果维护不当，将很快失效。为了改善人群的口腔健康，应根据政府的保健策略来定义所需的口腔保健提供者的类型。孟加拉国、印度尼西亚、尼泊尔、坦桑尼亚、越南和其他国家的经验表明，在保健系统金字塔最底层的保健

叙利亚：在10多年间（1985—1998年），政府的政策导致牙医人数从1975人增加到11506人（牙医/人口比例小于1∶1500）。即便如此，龋病治疗指数（F/DMFT×100）仅略有变化，而龋齿水平保持不变[9]。
菲律宾：牙医/人口比例是1∶5000，该比例接近许多高收入国家。然而，最新的《国家口腔健康调查》显示，几乎所有的儿童龋齿都未得到治疗[58]。

框22.1 牙医与人口的比例重要吗？

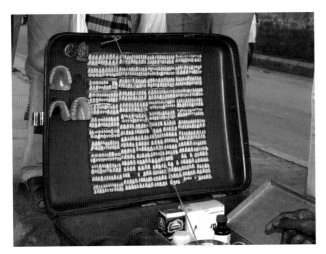

图22.4　印度的街头"牙医"。经Matthew Logelin / Wikimedia Commons许可转载。

中心不需要牙医，但在金字塔的较高层级（转诊层级）中管理和培训口腔保健团队起着重要的作用[83-84]。

非法口腔治疗：更大问题的征兆

中低收入国家存在难以获得基本口腔保健的问题，这迫使大部分人口依靠非法的口腔保健从业者来进行口腔治疗。其中一些已为社会所接受，并且成为文化背景的一部分。他们的范围从传统医生、街头"牙医"（图22.4）到至少接受过一些健康培训但从事超范围工作的从业者[12]。

尽管这些从业者为贫困人口提供服务填补了一定空白，但不加控制地进行口腔治疗是一个严重的公共卫生问题，除了治疗质量低下外，也让患者面临风险。例如，使用未正确消毒的器械造成交叉感染。这是一个复杂的远远超出了法律范围的现象。如存在对正规口腔卫生服务的重视程度低、专业法规薄弱以及无法执行现有法律等，都应该将其视为现有卫生服务结构失败和社会赤字的一种征兆。但是，由于这些非法从业者可能是唯一能够减轻患者口腔疼痛的人员，因此对整个职业和整个社会而言，仍然存在很大道德挑战。在全球卫生系统共同

努力的背景下，还需要进一步研究如何加强和改善患者安全以及控制非法口腔治疗的问题[31]。

解决中低收入国家龋病的公共卫生方法

龋病是由生物、生理、行为和社会等多因素共同作用产生的（见第2章、第4章～第9章和第13章～第15章）。因此，龋病的预防和控制在人口与个人层面都有几个切入点。在人口和政策层面进行干预具有很高的成本效益，应成为资源有限的中低收入国家的优先选择。与结合多种方法相比只专注于一种方法[8]的成功率更低。

减少口腔健康风险并促进预防的政策选择

各国政府可以通过选择公共政策来影响风险因素、影响消费以及减少某些不健康产品的使用。政策制定应基于以下理念：实现并保持良好的人口健康，可以为国家的福祉做出贡献，应赋予政府明确的任务授权以提供有利于健康的环境和生活条件，并保护人民免受某些风险影响[77]。健康的社会决定因素概念和共同危险因素为政府扩大行动提供了坚实的基础（见第4章和第23章）。

有许多对健康产生重大积极影响的成功的立法和法规实例。许多国家使用世界卫生组织和其他组织制定的政策工具与模板，在对烟草实施广告限制、公共场所禁烟和增加税收后，发现与烟草有关的疾病急剧减少。

当前，国际上已认识到非传染性疾病的负担不断增加，而其中80%将发生在中低收入国家中，这为不同部门之间采取联合政策行动解决关键的共同危险因素提供了机会，例如，减少糖、盐、烟草和酒精的消费。口腔疾病已被纳入非传染性疾病[8]。过去10年来制定的政策和策略仅限于口腔健康，目前已经被更为全面和综合的方法所取代。如今，口腔健康策略必须整合并嵌入其他策略计划中，例如加入更广泛的非传染性疾病政策或母婴健康计划

表22.5 减少饮食风险因素的部分政策选择

规范不健康食品和含糖饮料的标识与广告，尤其是针对儿童的产品
规范普通食品中游离和添加的糖、脂肪和盐的量，并确保标识清晰
促进健康食品（尤其是水果和蔬菜）和不含糖饮料的供应与负担能力，尤其是在学校和工作场所等公共地点
促进健康饮食和营养的辅助措施（例如，健康的学校和工作场所饮食、工作场所提供的食物）
提高不健康食品和饮料的税收与关税，并利用这些收入来资助健康促进活动

中[99]。

一方面高糖消耗，特别是含糖饮料的高糖摄入对糖尿病、肥胖症和其他非传染性疾病的发生、流行具有不利影响；另一方面，糖摄入量与龋病之间存在明显的剂量效应关系，因此减少人群总糖消费量的联合策略可能会非常有效[18]。政府制定出的最有前途和最具成本效益的方法之一，就是通过创新立法来监管不健康食品和产品，特别是监管针对儿童的广告和市场营销[79]。此外，需要通过适当的国家规划来优先考虑并使用更具有成本效益的预防方法，例如普遍使用适当的氟化物来控制龋病。

但是，糖业生产是一些中低收入国家的重要收入来源[6]，而消费量的减少可能会导致经济收入降低。这可能需要对农业系统进行调整，类似于对烟草生产经济体采取的方法[89]。表22.5显示了在减少饮食风险因素和促进健康营养方面的一些政策选择。

政策设置为创建更健康的环境提供了另一个切入点。政府可以设定学校和工作场所的政策，限制高糖、高盐及高脂肪的不健康饮食，或在场所内及其周围禁止吸烟[66,92]（框22.2）。

基于循证研究的证据表明，学校健康干预措施对预防儿童疾病具有重大影响，应将其作为有效的政策选择，对于那些卫生系统薄弱的国家而言更应如此[57,60]。

菲律宾教育部在德国发展合作组织（GIZ）、菲律宾非政府组织Fit for School Inc.和其他合作伙伴的支持下，在公立小学发起了基本医疗保健计划（EHCP）。该计划基于适合学校的方法，并结合了针对儿童最普遍的疾病的循证预防措施：土壤传播的肠道蠕虫感染，与卫生控制相关的腹泻和呼吸道感染疾病以及猖獗龋。刷牙是预防龋齿的基本措施，已完全融入到学校中实施的一系列可负担的干预措施中，由教师监督实施：①每天集体用肥皂洗手；②每天集体用含氟牙膏刷牙；③根据世界卫生组织指南每6个月进行一次驱虫。

对于这些干预措施的补充包括建设集体洗涤和卫生设施，向学校提供清洁用水。EHCP目前正在菲律宾、柬埔寨、印度尼西亚和老挝为250万儿童提供服务。每个孩子每年的平均材料成本为0.50美元，即使在资源匮乏的情况下，该计划也非常实惠。

框22.2 适合学校的方法

把使用氟化物作为中低收入国家的公共卫生工具

氟化物的使用已被广泛认为是对减轻龋病负担最具成本效益且唯一可行的方法（第14章对此进行了详细介绍）。世界卫生组织倡导"自动氟化"措施，因为用氟对使用方法的依赖性较小（如水、盐或牛奶的氟化）[68]，使用氟化物被认为是最有效、最公平的预防和控制龋病的策略。但实际情况是，即使在高收入国家中，也未能普遍实施这些措施。因此与其普遍推广自动氟化措施，不如考虑所处环境中的具体复杂条件，以选择更具差异性的氟化物干预措施。由于在中低收入国家中，氟化物干预实用性的研究较为有限，因此要格外重视这一点。

为了帮助公共卫生决策者选择适当的氟化物干预措施，可以采用氟化物干预模板（fluoride intervention template，FLINT）（表22.6）。它是基于优先级的排序系统，提供了用于比较干预措施和设

表22.6　根据FLINT选择氟化物干预措施的标准和指导原则

标准	指导原则
公平	氟化物干预措施必须公平实施，因此无论地理、社会阶层、性别或年龄如何，大多数人都可以使用氟化物
有效性	必须有充分的证据证明氟化物干预措施可以有效预防所有年龄段的龋齿（乳牙列和恒牙列）
效率	氟化物干预必须具有良好成本效益且负担得起
可持续性	氟化物干预措施必须在财务、组织和技术上可持续至少5年
安全性	氟化物干预措施不得对身体、社会、心理或情感造成伤害
依从性	氟化物干预措施不需要改变大众的行为就可以有效性实施
可行性	人类的能力、技术、基础设施和财务资源足以实施氟化物干预措施
立法	必须制定有关氟化物干预措施的引入、质量保证、影响监测和可持续性的必要支持性法律法规
质量控制	为确保氟化物干预的质量和安全，需要建立标准和措施，包括接受过培训以进行监控的人力资源
监测	有必要对使用水、盐或牛奶的氟化物干预进行流行病学监测，以确保适当的氟化物剂量，最大限度地实现保护作用和有最小的副作用。干预措施对口腔健康的影响也应受到重视
高氟地区	在引入涉及水、盐或牛奶（不得超过0.5ppm）的氟化物干预措施之前，必须对自然环境中饮用水的氟化物水平进行测绘
交流	开展、实施和持续接受氟化物干预措施可能需要倡导、促进和教育等活动

置特征的标准与选项[100]。

氟化水

水通常被认为是氟化的理想媒介，氟化水据称是20世纪最成功的公共卫生干预措施之一[21]。但是，从全球范围来看，世界人口中只有大约5%使用了人工氟化水，其中大部分是在高收入国家中，没有低收入国家，只有少数中等收入国家有人工氟化水。值得注意的两个国家是巴西和马来西亚，这两个国家中使用氟化水的人口比例较高，两个国家都属于中等收入国家中最富有的层级。表22.7提出了一些氟化水实施面临的挑战。

除了在操作和技术方面的问题外，氟化水在许多国家还面临着关于"强制集体用药"的争论，认为氟化水使用中剥夺了个人知情同意和选择的权利。在一些欧洲国家和地区，通常是基于这种道德考量而停止使用氟化水。

氟化盐

在盐中添加氟化物不会带来氟化水的伦理缺陷，因为消费者可以选择购买氟化盐或非氟化盐。

氟化盐面临操作和技术方面的问题，需要控制质量，而且证据基础较薄弱（见第14章）。世界上只有大约4%的人口可以使用氟化盐，主要分布在拉丁美洲的中低收入国家。

氟化牛奶

氟化牛奶，特别是在学校的应用，已被提议可以作为一种替代媒介。氟化牛奶的效果仍然不太确定（见第14章）。氟化牛奶的应用中还存在着其他一些问题，包括牛奶的分发、需要冷藏以及在亚洲国家普遍存在乳糖不耐受症。

表22.7　实施氟化水可能面临的挑战

需要使用公共供水。例如：在越南，有70%的人口未使用供水系统，只有4%的人口可以使用氟化水[19]

在公共供水不能覆盖大多数人口或生活不稳定的国家中，水的氟化会导致不平等现象加剧，部分人口受益，而其他人（通常是处境最不利的人群）则无法受益。例如，巴西[4]

维护和保证质量的技术能力。例如，在巴西，尽管定期进行独立监测，仅有一半以上的样品中含有建议浓度的氟化物[74]

需要支持性立法。例如，南非自2001年以来已制定了水氟化的立法，但还没有实施任何人工氟化水计划[44]

专业应用的氟化物

此类别包括氟化物凝胶、氟保护漆、氟化泡沫和冲洗液，这些预防措施已经应用在许多社区或学校预防计划中，需要定期使用。然而，此类专业使用的氟制剂成本较高，而中低收入国家又缺乏适合的口腔卫生工作人员，因此在私立和公共口腔保健服务中使用这些龋病预防方法存在着重大障碍[48]。这些方法对于中低收入国家整个人群的龋病预防来说并不实用。

含氟牙膏

含氟牙膏仍然是全球使用最广泛、最重要的氟化物形式（见第14章）。这是一种已被证实可用于人群的安全有效的预防措施。此外，用牙刷或咀嚼棒（miswaki）清洁牙齿和牙龈是被广为接受的习惯，这使得消费者容易选择使用含氟牙膏（见第15章）。但是只有每天清洁牙齿时，才能接触到含氟牙膏，这是一个重要的影响因素。

在中低收入国家促进含氟牙膏使用的特殊注意事项

把含氟牙膏作为基本商品的负担能力

世界卫生组织将"负担得起的牙膏"定义为以低收入人群能购买的价格出售的牙膏[41]。这对每天收入1美元或不足1美元的10亿人口来说实际上意味着什么？有证据表明，30%最贫穷的人口为了能以最低的价格购买一人次一年使用含氟牙膏，其所需要工作的天数在不同国家中差异很大（图22.5）[34]。

确保为民众提供负担得起且有效的含氟牙膏，并促进其使用，这应该成为中低收入国家重要的卫生政策。可以通过减少或取消含氟牙膏的税收和关税来提高负担能力，这可以占到零售价的25%甚至更多[34]。许多中低收入国家通过免税或通过部分减税来推广基本的预防产品，例如用驱虫蚊帐、疫苗、避孕药具或口服补液盐。世界卫生组织建议对含氟牙膏也采用这种方法[68]。表22.8列出了用于促进使用可负担含氟牙膏的政策和行动的建议。每次刷牙时仅使用少量（豌豆/大米/涂片）牙膏，可以改善对含氟牙膏的负担能力。此外，卫生建议应尽可能简单，每个人只需要使用一种含氟牙膏（氟化物含量1000~1500ppm）。需要监督儿童以确保他们能正确地使用含氟牙膏（见第14章）。

在水中天然氟化物含量高的地区使用含氟牙膏

据估计，全世界约有3%的人口饮用水中氟化

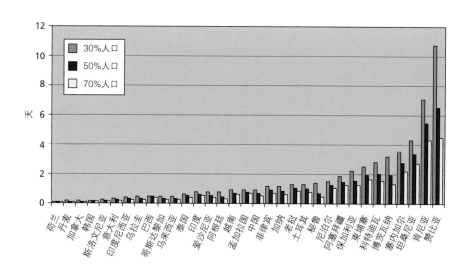

图22.5 不同国家中最贫困人口（30%、50%和70%）按照最低价格购买1年所需牙膏的劳动天数。

表22.8 与促进AFT相关的政策和行动

列出该国可用的含氟牙膏的清单，按体积或重量计的价格以及配方

使用已有的标准分析程序，通过独立的实验室测试牙膏中具有生物活性的氟化物和总氟化物的水平

鼓励跨国牙膏制造商对较贫穷的国家实行差别定价，并通过廉价的包装和廉价的成分降低牙膏的成本

鼓励生产普通和本地品牌的含氟牙膏，以确保民众负担得起且有效

建议改变政府政策和区域贸易政策，减少或免除对有效含氟牙膏的税收

确保含氟牙膏标识符合ISO 11609标准（例如，氟化物的种类和浓度，生产日期或有效期，对幼儿刷牙时成人进行监督的建议）；包含对儿童使用量的建议，使用少量（大米/豌豆/涂片）牙膏；避免或减少刷牙后漱口

确定出在整个保质期（3年）内生物活性氟化物至少达80%的牙膏品牌，并选择最便宜的牙膏用于社区的刷牙项目中

物的含量高于建议的1.5mg/L，并且其中大多数生活在中低收入国家[3]。在这些地区，应采用适当的措施控制全身氟化物的高摄入量，例如替代性饮用水源或除氟措施。世界卫生组织、国际牙科协会（FDI）和国际牙科研究协会（IADR）明确建议，"无论其他来源的氟化物摄入量是低、是正常，还是高，使用含氟牙膏都很安全"[98]。

确保含氟牙膏的质量

含氟牙膏是维护健康必不可少的商品和重要的公共卫生工具，因此其质量应受到严格控制。这不仅需要技术能力，而且还需要政府建立支持性政策框架，包括有效的国家药品和消费品监管机构。含氟牙膏的质量与防龋效果有关，需要通过正确标识来告知和保护消费者。为了确保含氟牙膏有效，它必须包含适当浓度的具有生物活性的氟化物（见第14章中的详细信息）。使用钙基填料的单氟磷酸钠（MFP）牙膏价格便宜，因此在中低收入国家中使用较为广泛。PO_3F^{2-}成分不够稳定，因此MFP/钙基牙膏中具有生物活性的氟化物含量低于其总氟化物含量[16,25]。其他研究也报道了随着储存时间延长以及储存温度升高，牙膏会失去具有生物活性的氟化物[5,24,35]。

但是在国际标准化组织（ISO）关于牙膏的标准11609:2010中仅规定了氟化物的总含量，并未强调氟化物生物活性方面的重要性[39]。实际上，即

使生物活性的氟化物含量过低，影响防龋效果，牙膏也仍有可能符合ISO标准。此外，中低收入国家中含氟牙膏的标识通常不符合ISO标准，未明确标出氟化物的有效期、生产日期、浓度或类型[16,82]。而大量氟化物含量很低甚至缺乏的伪造产品涌入市场，会使中低收入国家面临更加严重的问题。在很多国家，由于质量控制体系薄弱或缺乏，无法确保为消费者提供优质有效的含氟牙膏。

将基本的口腔保健纳入初级保健系统

口腔保健基本计划

在20世纪90年代后期，世界卫生组织建立了"口腔保健基本计划"（basic package of oral care, BPOC）。该概念性文件提出了口腔保健中的优先事项[30]。这也是尝试摆脱由牙医提供的传统的、主要是充填性治疗的方法，并且第一个要素放在初级卫生保健方法（PHC）的基础之上。该概念并非旨在作为整合口腔保健和公共健康维护的通用方法，并未提出实施策略或其他实用细节。因此，建议在开始大规模实施之前，应先建立小型示范项目，以确定BPOC的细节并使模型适应当地资源[85]。

BPOC的重点是龋病及其后续继发疾病的管理，因为按预估龋病已成为全球口腔疾病中负担最大的疾病[62]。因此，BPOC的出发点和首要要素是通过让人群使用有能力购买的含氟牙膏（affordable fluoride toothpaste, AFT）来促进口腔健康和自我保

健。

BPOC的第二个要素是口腔急症治疗（oral urgent treatment，OUT），包括按需护理，局麻下的简单拔牙，引流脓肿，通过适当的药物治疗控制急性口腔感染，颌面创伤急救，并确认需要将患者转诊到地区牙科诊所进一步接受治疗。但是，未治疗的龋齿及其引起的后果是中低收入国家中人们寻求口腔治疗最常见的原因。

BPOC的第三个组成部分是非创伤性充填治疗（atraumatic restorative treatment，ART），目的是在不需要专用临床环境或复杂设备的情况下，进行充填修复治疗，这种治疗可以在没有水和电的条件下实施（见第19章）。

回顾口腔保健基本计划

BPOC手册已发布10多年，现在更着重于普遍覆盖和服务集成。有必要对BPOC的优缺点进行回顾分析，但是，优秀示范项目很少，而有据可查的评估则更少。已实施的项目多为单个措施的开展，缺乏整体措施的落实（见表22.9中的示例）。

尽管关于ART的证据越来越多，牙科界也越来越接受ART[37]，但除了墨西哥[36]以外，几乎没有在公共卫生保健中大规模采用ART的报道。在这种情况下使用ART时，患者需求、成本、可使用材料等因素在确定其能否真正发挥作用方面起着重要影响。

从一开始，BPOC就没有产生预期的影响。表22.10列出了可能的原因。在开发新的和改进的BPOC时，评估不同环境中实施示例的影响至关重要。

表22.9 BPOC的部分实施的示例

尼泊尔：倡导AFT，可使用的氟化物牙膏数量迅速增加，随后12～13岁尼泊尔学龄儿童的龋齿减少[102-103]

柬埔寨：对农村护士提供OUT和ART的培训，其中包括了一项对实施有哪些实际阻碍瓶颈的评估，例如缺乏用品、需要再培训和监督、没有纳入适当的卫生服务体系等[23]

布基纳法索、马达加斯加、老挝、秘鲁、坦桑尼亚：在OUT中提供初级卫生保健工作的培训，没有对项目进行正式评估。

表22.10 实施BPOC可能存在的障碍

国际卫生组织、政府和牙科协会缺乏相应的政治意愿，不愿把BPOC作为在PHC中整合基本口腔保健的模式进行推广

无法定义如何以及在何处将方案的不同组成部分实施和整合到现有的健康和教育结构中

未能强调BPOC的灵活性以及适应当地卫生/口腔卫生优先事项的重要性

过分强调BPOC的某些组成部分，即项目中治疗方面的内容（ART和OUT），而对BPOC预防方面几乎没有采取行动（促进口腔健康，AFT）

牙科专业人士不愿接受辅助人员提供的口腔保健服务

未能充分理解整套方案不同组成部分所需的成本资源，包括培训和能力建设

在制定支持性法律框架和政策环境方面缺乏指导

口腔保健基本计划的未来

BPOC在过去10年中产生的影响很有限，人们可能会质疑其效果，怀疑在现有模式下继续在中低收入国家推进该计划是否仍有意义。BPOC的基本原则仍然有效，为加强卫生系统的效能，对非传染性疾病使用经济有效的一揽子干预措施仍然是必不可少的[40]。将卫生干预措施进行整合，其优势包括成本效益好、易于实施以及便于与卫生系统其他部门配合。

为了提供相关且更新的模型，以将基本的口腔保健纳入PHC和社会健康保险福利计划，有必要更加强调实施的现实性。

BPOC的初始描述仅限于该方法的基本原理，而没有提供实际实施的具体工具。但是，实施工具以及其他方面，例如政策和法律框架、培训和能力建设、沟通、监测和绩效管理以及政治保障等，对成功至关重要[32]。鉴于各国的需求和资源不同，还应优先考虑BPOC的某些要素，并促进逐步实施，而不是一开始就实施完整的全部计划[11]。还应探索与其他基本卫生服务项目的联系，例如世界卫生组织提出的基本非传染病干预措施[95]，以促进互相融合。最后，为了克服任务分配和工作人员能力方面的障碍，更新后的BPOC应该着重于为某些服务定义最低能力要求，而不是指定哪种类型的卫生保健工作者应对某种给定的任务负责。

加强对中低收入国家的监测和研究

中低收入国家口腔疾病的监测薄弱甚至缺失，也未与常规的非传染性疾病或其他国家疾病监测相结合[49,69]。缺乏可靠且可比的口腔健康数据会影响各个层面上的口腔疾病控制和预防工作的开展顺序。可以尝试在目前正在进行的一些国际合作调查中纳入口腔健康数据的采集，例如针对非传染性疾病的全球校本学生健康调查、全球青年烟草调查、世界卫生组织针对非传染性疾病的STEP调查等，但需要更加严格地推广和应用。此外，对制定有效和适当的口腔疾病预防和控制策略来说，目前缺乏应用研究，缺乏对方法、项目和程序的严格评估，这是存在的重大挑战。

评估龋病问题促进宣传和规划

为了将龋病定位为普通大众健康问题和公共卫生相关问题，很重要的一点是要有效地展现其对健康的影响。卫生政策和规划中主要有两种用于评估疾病负担优先排序的度量方法：伤疾调整寿命（DALY）和残障年数（YLD）。令人担忧的是，用这些方法测量得出的结果可能导致低估了口腔疾病负担。DMFT指数是最常用的龋病评估方法，它不容易与DALY/YLD框架兼容。龋病不是一个单一的实体；龋病过程至少分为3个主要阶段：龋病前阶段、龋洞阶段和牙髓受累。每个阶段在疼痛、不适，功能受限和一般健康后果方面都有不同的影响。如前所述（见第4章）。

DMFT的龋坏（D）分量不能提供有关龋坏阶段的详细信息。无法区分龋病的各个阶段及其对健康和幸福的影响，也可能导致低估了DALY / YLD背景下的龋病负担。实际情况是将口腔疾病与其他健康状况进行比较无助于优先考虑口腔健康。这使得口腔健康在政治决策过程中处于不利地位[13]。

PUFA指数评估未处理龋病

在过去的70年中，全世界范围内龋病数据的收集主要使用dmft/DMFT指数（见第4章）。为了评估和量化未经治疗龋病的临床表现，新的龋病指数PUFA纳入了可见的牙髓受累情况，由牙齿碎片引起的溃疡、瘘管和脓肿等内容[56]。PUFA指数旨在记录未经治疗龋病的临床表现，可以对其他的龋病指数进行补充（图22.6和表22.11）。

每人的PUFA/pufa得分代表符合PUFA/pufa诊断标准的牙齿数量。PUFA/pufa的患病率以PUFA/pufa得分≥1的人口百分比计算。某人群的PUFA/pufa得分计算为每人的PUFA/pufa得分的平均值。PUFA和pufa分别报告，建议对PUFA/pufa的每个组成部分均进行报告。

在中低收入国家中，晚期阶段的龋病严重性通常更高，这使PUFA指数的使用更加有意义。使用PUFA指数显示龋病数据可为健康计划人员提供与DMFT指数互补的相关信息。它提供了有关未经治疗的龋损程度、严重程度以及相关健康和生活质量的附加信息。关于治疗需求的决定与卫生系统机构的资源和能力密切相关。在大多数中低收入国家，治疗方式的选择很有限，对于牙髓暴露的牙齿拔牙通常是唯一可行的治疗方法。PUFA可以通过在资源匮乏时选择具有较高PUFA评分的患者来帮助确定治疗的优先次序，但它并未明确指出应采用哪种治疗措施。

自从引入PUFA指数以来，它已经成功地用于包括国家口腔健康调查在内的十几项调查中。此外，高PUFA指数可能会使低体重指数和生活质量降低的风险增高[14,46,80]。在菲律宾严重体重不足的儿童中，拔除PUFA牙齿后会导致体重迅速增加[59]。

对健康服务研究的迫切需求

目前与中低收入国家预防和控制龋病方法有关

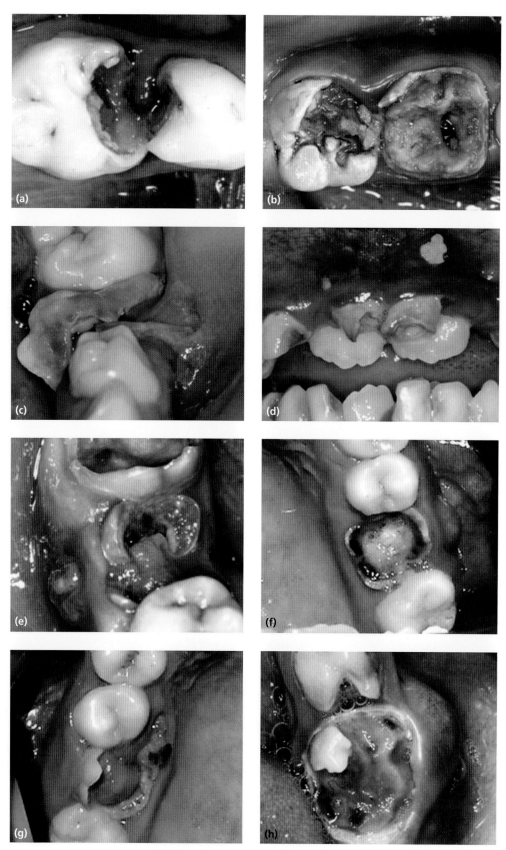

图22.6 （a，b）涉及牙髓（P/p）：可见髓腔暴露或冠部牙体组织被龋齿破坏。（c，d）溃疡（U/u）：由牙齿或牙根碎片引起的软组织（舌和黏膜）外伤性溃疡。（e，f）窦道（F/f）：从脓肿释放出脓液形成向口腔开放的窦道。（g，h）脓肿（A/a）：牙槽脓肿。

表22.11　PUFA / pufa指数^a的评分标准

字母	说明
P/p	牙齿髓腔暴露或冠部牙体组织被龋齿破坏仅存留牙根。不需要进行探诊
U/u	累及牙髓的牙齿或剩余牙根存在尖锐边缘导致牙齿相邻软组织（例如，舌头或颊黏膜）发生外伤性溃疡
F/f	出现与牙髓受累的牙齿相关的窦道
A/a	出现与牙髓受累的牙齿相关的脓肿

^a大写字母：恒牙列；小写字母：乳牙列。

的证据基础非常有限。不仅要通过基础研究和应用研究来评估干预效果。还应包括对现实生活条件下干预效果的评估，最好是在要实施干预措施的国家进行评估（图22.7）[55,73]。

　　这需要发展和加强地方科研能力。一个基本的要点是在每个计划执行时都包括监测和评估活动[85]。最后，也许是最重要的是，需要将研究转化为政策信息，以便可以实施循证知情的政策和实践[27,45]。

整合、倡导和支持性政策环境

　　人们越来越认识到，就所需资源与实现成果而言，采用垂直设计的独立口腔保健计划已不再适应现状。在更广泛的卫生服务环境中，建立在共同危险因素法和横向一体化概念基础上，尤其是非传染性疾病的基础上，在更大的卫生服务范围内开展口腔疾病预防和控制将成为未来几十年新的主导方向[10,88]。同时要注意到，目前的口腔治疗方法无法满足数十亿人的需求[33]，这就要求对牙科教育和专业实践进行根本性的改变。倡导和转型过程的支持性政策基础已经到位，包括：世界卫生组织代表所有卫生部长通过的《2007年世界卫生组织口腔卫生行动计划》[94]；在联合国预防和控制非传染性疾病高级别首脑会议的《政治宣言》中纳入口腔卫生[81]；将口腔疾病纳入《2013—2020年非传染性疾病预防和控制全球行动计划》，作为对成员国的行动建议[96]。

　　但是，中低收入国家及其以外地区口腔健康的现状，首先应被视为是政治上的忽略，因此应通过协调一致的政治倡导加以解决[13]。

结论与建议

　　全球范围内龋病的沉重负担以及对整体健康、幸福和生产力的影响，是所有国家卫生系统都面临的重要挑战。但对于中低收入国家而言，这个挑战更加艰巨。对当前以技术和牙医为中心的方法分析表明，这种方法忽视了对口腔健康更广泛的决定因素和危险因素的评估。对初级卫生保健方法（PHC）缺乏整合，而且单纯通过健康教育也无法改变大众行为，从而无法减少预防干预措施。仅增加中低收入国家的牙医人数可能无法改善口腔健康，并会加剧不平等现象。因此，迫切需要进行重新确定龋病控制方向，因为仅仅重复现有措施无法解决目前存在的问题。

　　虽然中低收入国家中对预防和控制龋齿替代方法的研究证据并不完善，但已足以激励进一步实施这些措施。总而言之，这要求：

- 通过促进健康环境和健康营养的政策，制定和采用综合策略来解决龋病的社会决定因素与共同危险因素，尤其是食用糖的问题。
- 通过获取适当的氟化物来实施具有较好成本效益的全民预防策略，重点是增加中低收入国家中的获取和使用含氟牙膏的措施，以确保其可作为基本保健商品。

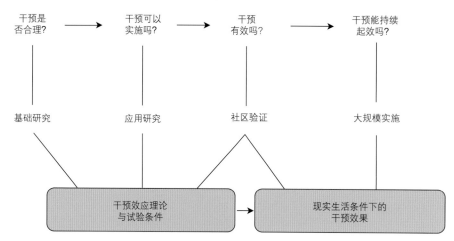

图22.7 在不同条件下疗效与有效性之间的关系[55]。引自参考文献[73]。

- 通过创建劳动力模型和任务转移方式来满足全体人口的口腔治疗需求，尤其是低社会经济和低收入人群的需求，即使在初级保健中心的较低级别，也可以实现无风险且负担得起的治疗，以减轻口腔疼痛症状。
- 发展观念、实际实施模型、评估工具以及相关的国家成本能力有效的"最佳购买"（best-buy）干预措施，以解决中低收入国家的龋病和其他口腔优先疾病。
- 优先考虑将学校作为开展健康促进的场所，在学校可以用更具有成本效益的方式来施行可以产生有效影响的干预措施。
- 开展国际口腔健康研究和监测合作，重点在于开发、评估、推广适用于中低收入国家预防和控制龋病的方法，要求实用、有效且能够负担得起。
- 在各个级别上加大宣传力度，强调口腔疾病，特别是未经治疗的龋病会引发的后果和负担，以便优先采取干预措施来预防和控制中低收入国家的口腔疾病。

这些变革应以预防、控制口腔疾病的相关工作者和组织的共识为基础，具备强有力的领导和完备的证据支持。这样宣传、交流、科学支持、能力建设和技术援助才能协调一致，齐头并进[13]。目前对龋病防控的忽视很大程度上是政治上忽视的结果。因此，要想在中低收入国家中改善龋病和口腔疾病的预防与控制，必须从改变政治关注重点开始。

扫一扫即可浏览
参考文献

23

如何正确评估龋损进展的风险

How accurately can we assess the risk for developing caries lesions?

H. Hausen和V. Baelum

引言

在现代人群中，龋病的分布是不均衡的。特别是高收入国家的儿童和青少年，大部分人常常没有或只有很少的成洞龋，并且大部分龋洞集中于少数人。现代典型的龋发生分布图见图23.1，图中给出的是两个芬兰城市（于韦斯屈莱和库奥皮奥）居民中12岁人口患龋的D_3MFS值（龋，失，补牙面数）

的百分比。龋分布的两极分化特性在图23.2所示的洛伦兹曲线中表现得更为明显，图中显示了同一人群D_3MFS累计百分数相对应的累计人数百分比。可以看到在于韦斯屈莱和库奥皮奥分别有70%和80%的D_3MF牙面数分布于情况最差的1/4儿童。对于洛伦兹曲线的解释，见第4章。

假设已经提前预测到位于图23.1中分布曲线右侧尾部（对应于图23.2中分布于右上角）的高龋个

Dental Caries: The Disease and Its Clinical Management, Third Edition. Edited by Ole Fejerskov, Bente Nyvad, and Edwina Kidd.
© 2015 John Wiley & Sons, Ltd. Published 2015 by John Wiley & Sons, Ltd.

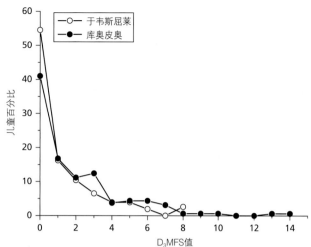

图23.1 1998年于韦斯屈莱（n=161）和库奥皮奥（n=154）12岁儿童D$_3$MFS数的分布百分比。

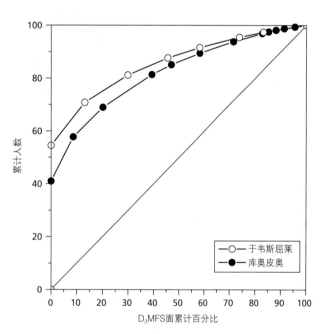

图23.2 1998年于韦斯屈莱和库奥皮奥12岁儿童D$_3$MFS面累计百分数相对应的累计人数百分比（洛伦兹曲线）。如果所有的孩子都有相同数量的D$_3$MF牙面，曲线就会与对角线重合。

体；也就是说，在他们的高风险成为高龋齿个体这一事实之前就预测到。假设已经给这些个体提供了一个有效的个性化防龋方案，这个假设如果真的成为现实，这些原先被认为的潜在高龋个体可能会归于只有少数龋齿或没有龋齿的大多数人所在的群体。图23.3绘制了这一过程。如果高风险易感个体能够被准确识别并提供有效的个体龋病控制，高龋个

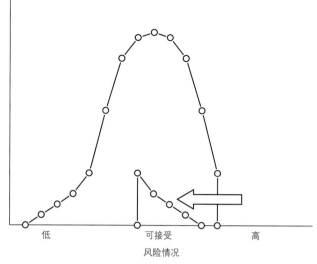

图23.3 高危个体干预策略。

体区段应该不会在现实中出现。当这种方法应用于群体层面时，被称为高风险预防策略[49]。在牙科实践层面，许多专业组织和学术机构建议采用风险评估策略进行龋齿管理，这样临床医生就可以对诊断程序、龋齿控制方案和复查预约做出个性化的决策[65]。

成功应用高风险控制策略来控制人群中的龋齿有3个基本前提。第一，龋齿的发生率必须足够低，从而使确定究竟哪些个体有可能发展成高龋个体时所付出的努力和代价是值得的。第二，需要准确、可接受和可行的方法来识别高风险个体。第三，必须有有效可行的方法来控制高危人群的龋病。在本章中，我们试图解决第二个前提：对于需要进行个性化龋齿控制措施以避免出现高龋的那些个体，我们能否足够准确地去确定吗？

个体患者无法直接评估患龋的风险

在本章中，患龋的风险定义为一个人在特定时期内出现一个或多个发展到一定深度龋损的概率。我们将使用"预测因子"一词作为一个集合指标，包括真实的风险因素（即与龋齿发生已经建立起因果关系的因素）和风险标记或风险指标（即统计学上与龋齿发生有关联的因素，但这种关系不

一定是因果关系）。

　　然而，单个患者的风险是无法直接观察的。这个重要的观点也许可以用一个类比来做最好的说明：尽管我们知道，吸烟是肺癌的一个主要原因，但我们不可能断言：坐在我们前面的这个吸烟者是否会患肺癌。我们能得到的最接近真实的结论是：利用不同吸烟者群体中肺癌发展的流行病学信息来估计某一类型吸烟者在特定时期内患肺癌的概率。与之相似，我们可以利用相关风险因素水平与患者相似的人群中龋齿发生的数据，来估计具有此类风险因素的人群患龋齿的风险。这些数据可以从纵向流行病学研究中获得。在这些研究中，风险评估是根据真实发生的事件进行推算的。这些研究总是关注过去出现的真实情况，因为龋病的实际发生情况只能在随访结束时进行总结。与之相反，临床医生的风险评估，是关于未来龋齿的发生情况。由于人群中龋病的发生等情况可能会随着时间的推移而改变，获得的风险估计值应仅作为提示性概率提出，后者将有助于区分龋齿控制应加强的患者和可能不会使其从中受益的患者。

评估预测准确性的典型研究过程

　　旨在识别危害人群健康的风险因素的研究中，其影响通常使用关联性指标来表达，如均值差异、相关系数、风险差异、风险比或优势比。新龋病的发生与许多因素之间存在显著的相关性，如过去的患龋经历、微生物计数和唾液参数。然而，即使一个相当强的关联，也不一定意味着这个因素可以用来预测未来龋病的发生。其他疾病也是如此。例如，所观察到的吸烟与肺癌之间的强关联性说明通过减少吸烟来预防肺癌的措施是合理的。然而，有关吸烟状况的信息并不能用来准确预测肺癌的发生。相当一部分吸烟者并不发生肺癌，而是死于其他原因；同时肺癌甚至可以发生在不吸烟者身上。

　　取而代之，我们使用与评估诊断测试准确性相同的方法，如敏感性和特异性，来评估潜在预测因子的预测准确性。图23.4显示了用于评估龋病发生预测准确性的队列研究的概要。在研究开始时，需要记录实验组的所有个体基线龋病状况和潜在预测因子的水平，随访期结束时记录患龋数量，以此评估试验组所有个体在此期间龋齿增加的情况。我们认为一些受试者属于高风险。研究结果表明，这种预判对某些受试者是正确的（标记为a），而对另一些受试者是错误的（标记为b）。同样，我们认为一些受试者的风险很低，结果表明有些判断错误（标记为c），有些则判断正确（标记为d）。因此，图23.4中的a组由正确分类的个体组成，为真阳性，即预测其风险较高，实际龋齿增加也较多。相应地，d组代表正确分类中的真阴性。对于b组和c组的个体，分类出现了错误。b组为假阳性，预测患龋风险较高，但实际新龋发生较低。c组属于假阴性，预测患龋风险较低，但实际新龋发生较高。

　　为了便于评估上述分类（图23.4中的4个组）的正确性，a组、b组、c组和d组中每个组的受试者人数以2×2列联表形式给出。表23.1展示了该表和列出了可用于估计精度的不同指标。对每一个指标都给出了简要的定义，预测研究报告包括其中所包含的预测指标。

敏感性、特异性、假阳性率和假阴性率

　　敏感性是指那些被预测为高风险个体且新龋发

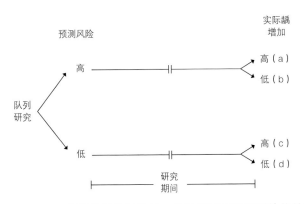

图23.4　一个评估龋齿风险的二分法预测因子预测效能的典型纵向研究。

表23.1 2×2列联表评估二分法预测准确度和准确度指标度量公式

预测风险	实际龋齿增加		总数
	高	低	
高	a	b	a+b
低	c	d	c+d
	a+c	b+d	n

a: 真阳性（TP）; b: 假阳性（FP）; c: 假阴性（FN）; d: 真阴性（TN）。
Se=TPR= a/(a+c), Se是敏感性, TPR是真阳性率。
Sp=d/(b+d), Sp是特异性, TNR是真阴性率。
FPR=b/(b+d)=1−Sp, FPR是假阳性率。
FNR=c/(a+c)=1−Se, FNR是假阴性率。
PV+=a/(a+b), PV+是阳性预测值。
PV−=d/(c+d), PV−为阴性预测值。
J=1−(FPR+FNR)=1−[(1−Sp)+(1−Se)]= Se+Sp−1, J为Youden指数。
DOR=(a×d)/(c×d), DOR为诊断优势比。
LR+= Se/(1−Sp), LR+为阳性似然比。
LR−= (1−Se)/Sp, LR−为阴性似然比。

生多的人在所有新龋增加数量多的个体中的比例。特异性是指被预测为低风险个体且新龋齿发生少的人在所有新增加数量少的人中的比例。因此，敏感性估计了实际为高龋增加的人也被视为高风险的可能性。类似地，特异性估计了实际为低龋增加的人实际上也被认为是低风险的可能性。尽管两者都是比例而不是真实率，敏感性通常称为真阳性率（TPR），特异性称为真阴性率（TNR）。在表23.1中，这些指标以比例表示，数值范围为0~1，但在文献中通常以百分比表示。需要注意的是，使用一个完全无用的预测因子很容易达到1或100%的最大敏感性；例如，一个因子预测每个人都处于高风险，然而，这将导致特异性为0。相反，如果某个预测因子表明每个人都属于低风险组，则特异性可能为1或100%，但在这种情况下，敏感性将为0。因此，我们永远不应该只看敏感性或特异性：确定预测的效用需要同时评价两者。假阳性率和假阴性率提供的信息与敏感性和特异性相同，但前二者说明的是被错误分类的受试者的比例。假阳性率（FPR）是实际低龋增加个体中被视为高风险人群的比例，假阴性率（FNR）是预测低风险人群在实际高龋增加个体中的比例。使用百分比表达时，表

23.1公式中的值1需要替换为100。

阳性预测值和阴性预测值

阳性预测值是所有预测高风险人群中实际表现为高龋增加者的比例；而阴性预测值是预测低风险人群中实际龋损增加较低者所占的比例。预测因子本身并不能给出预测值，后者是由预测因子的敏感性和特异性决定的，但也取决于人群中预测因子相关的疾病的发生率。基于贝叶斯定理[6]的公式可用于估计具有不同预期龋齿增加水平下的预测值。

粗命中率、Youden指数和诊断优势比

粗命中率、Youden指数和诊断优势比（表23.1）总结起来给出一个数据，被称为预测的准确性。粗命中率，也称为正确分类个体的比例，易于理解，在牙科文献中经常使用。然而，在低龋人群中，即使在未能检测到一个真阳性个体的情况下，也可以获得过于乐观的高粗命中率值。对于那些喜欢通过只看单个数据来评估预测因子潜力的人来说，更推荐Youden指数J。因为它给出了一个实际的预测效果总结，而不考虑龋齿增加的程度。如果预测总是正确的（即假阳性率为0），同时假阴性率为0，则指数取其最大值1。如果预测值的备选值完全没有参考价值，即真阳性率和假阳性率相等时，则该指数取J=0。诊断优势比DOR可以取0~无穷大之间的值。DOR值高表明预测准确率高。如果DOR为1，则预测值无用。小于1的值相当于负的Youden指数值。Youden指数和诊断优势比不太可能给出预测有用性的非真实部分的情况，两者的缺点即是没有给出任何关于错误分类方面的信息。因为对于患者来说，假阳性和假阴性的结果是截然不同的。

阳性似然比和阴性似然比

剩余的两个指标：LR+和LR−，可以取任何非负值。LR+表示被认为具有高风险的人实际表现为高龋增加的可能性，是实际表现为低龋增加的多

少倍；LR-则表示被认为具有低风险的人中的该比率。如果预测因子最终是有用的（TPR>FPR），则LR+的结果值较大，且LR-的结果值比1小。似然比具有一个有价值的特性，即通过似然比可以计算出高龋增加的试验后概率，同时兼顾试验前概率（见下文）。

使用单个二分法预测因子的实例

下面，我们应用Alaluusua和Malmivirta[2]的研究数据来说明上述概念。在他们的研究中，如果在19个月大的幼儿的所有4颗切牙的唇面上都可检测到可见的菌斑，那么其患龋病的风险被认为是高的，反之则是低的（表23.2）。这些幼儿在36个月大时检查患龋情况。

从表23.2可以看出，研究结束时，83%的患龋齿的幼儿被正确检出（敏感性），在那些被认为风险较低的幼儿中，评估正确率为92%（特异性）。假阳性率和假阴性率分别为8%和17%。

观察到的阳性预测值显示，63%的实验前被评估高龋风险的儿童在随访期间确实有龋的发生。相应地，97%被认为是低风险的儿童在36个月时没有龋洞（阴性预测值）。需要注意的是，这些预测值的计算仅用于说明，因为只有在其他人群的龋病经历与研究组中观察到的龋病经历相同的情况下，预测值才能推广到其他人群。

粗命中率（91%）显然给出了一个乐观的预测结果，这是因为检测到菌斑和龋齿的儿童（分别为18%和13%）在总体中所占的比例较小。Youden指数的值为0.75，这可能会使龋风险评估的结果不那么乐观，因为该指数的最大值为1。诊断优势比（60.83）的值表明，19个月大时4颗门牙的所有唇面都有菌斑的幼儿患龋病的风险大约是菌斑不常见的幼儿的60倍。LR+为10.38，表明19个月大时4颗门牙的所有唇面都有可见菌斑的儿童在随访结束时患龋齿的可能性是不患龋齿的10.38倍。同样，LR-为0.18表示一个19个月大的孩子如果4颗门牙上都没有菌斑，那么在36个月大时患龋齿的可能性是不患龋齿的0.18倍。

表23.2 一项研究的结果总结，19个月婴儿上颌切牙唇面上的可见菌斑用于预测36个月时至少有1个龋损发生。

19个月时可见菌斑	36个月时龋齿表现		总计
	有	无	
有	10[a]	6[b]	16
无	2[c]	73[d]	75
总计	12	79	91

数据来源：参考文献[2]。
Se=10/12=0.83=83%（敏感性）；Sp=73/79=0.92=92%（特异性）。
FPR=6/79=0.08=8%（假阳性率）；FNR=2/12=0.17=17%（假阴性率）。
PV+=10/16=0.63=63%（阳性预测值）；PV-=73/75=0.97=97%（阴性预测值）。
CHR=正确分类的百分率=（a+d）/n，CHR为粗命中率。
CHR=83/91=0.91=91%（粗命中率）；J=1-（0.08+0.17）=0.75（Youden指数）。
DOR=（10×73）/（2×6）=60.83（诊断优势比）。
LR+=0.83/0.08=10.38（阳性似然比）；LR-=0.17/0.92=0.18（阴性似然比）。
[a]TP（真阳性）。
[b]FP（假阳性）。
[c]FN（假阴性）。
[d]TN（真阴性）。

预测准确性评估的解释和使用

促使我们提出对预测准确性评估的问题是一个简单的临床问题：我们能预测出（在未来特定的时间段内）谁将会患龋，谁将不会患龋吗？首先要注意的是，即使没有关于我们患者的任何信息，我们仍然知道有多少患者（即他们中的多大比例）会患龋齿。这个想法可能来自我们个人的临床经验，也可能是文献中已经报道的估计值。举个例子，Holmén等[24]最近的研究中报告，在瑞典哈兰县的16岁儿童中，42.5%的人在16~19岁的3年期间出现了新的龋齿。因此，对于一位读过Holmén的论文的在哈兰县工作的瑞典牙医来说，对于16岁患者在3年内发生新龋齿的风险最好的猜测是42.5%。就预测而言，这种被称为试验前概率的估计，代表了我们在没有任何其他信息的情况下，对龋齿病变发展风险的最佳猜测。

同样，表23.2中的数据表明，19个月大的幼儿患龋的试验前概率为13%，因为91个幼儿中有12个在19~36个月患龋。我们从表23.2中可以得到，在这些幼儿中，菌斑作为龋病发展的预测因子的敏感性为83%、特异性为92%。问题是"是否有菌斑"这一指标在多大程度上可以用来提高我们对谁会患龋和谁不会患龋的预测。我们希望得到的信息是，当菌斑存在时，龋齿发生的概率远远大于13%（最好接近100%），当菌斑不存在时，龋齿发生的概率远远小于13%（最好接近0）。我们可以实际使用表23.2中给出的信息来计算这两者的试验后概率。

首先，我们需要使用$p/(1-p)$比值公式将试验前概率转换为试验前比值，其中p代表概率。因此，试验前比值为$0.13/(1-0.13)=0.15$。现在，试验后的比值可以计算为试验前比值和似然比（似然比为LR+和LR−）的乘积。对于有菌斑的儿童，试验后的比值为$0.15×10.38=1.56$，而对于没有菌斑的儿童，试验后的比值为$0.15×0.18=0.03$。两个试验后比值可使用公式p=比值/（比值+1）转换为概率。因此，有菌斑的19个月大的儿童在36个月前发生龋病的试验后概率为$1.56/(1.56+1)=0.61=61\%$，没有菌斑的儿童试验后概率为$0.03/(0.03+1)=0.03=3\%$。

其中，使用敏感性和特异性估计来计算$2×2$列联表中的4格中每个格子的数目，假设预估龋齿发生概率为13%。预估概率为13%，意味着1000个幼儿中有130个会患龋齿，而870个不会。83%的敏感性意味着130个患新龋齿的幼儿中的83%（即108个）同时会有菌斑，而其余的（即22个）没有。92%的特异性意味着870名没有新龋齿的幼儿（即800名）中，92%不会出现菌斑，而其余70名会出现菌斑。我们现在可以计算两个试验后概率，如后文所示。

有菌斑的19个月大幼儿患新龋齿的试验后概率

（风险）为$108/(108+70)=0.61（61\%）$。与之类似，19个月大没有菌斑的幼儿患新龋齿的试验后概率为$22/(22+800)=0.03（3\%）$。

由于与试验前的13%这一概率估算相比，有菌斑儿童的试验后概率（61%）要高得多，而无菌斑儿童的试验后概率（3%）则显然低于试验前概率，由此可以得出结论：在这些幼儿中，上颌切牙上可见菌斑的存在是一个相当强的今后患龋的预测因子。

其他类型的预测因子及其组合

在前面的例子中，只使用了单个二分法预测值。然而，许多龋齿发生的备选预测因子在本质上不是二分的，而是分级的（乳酸杆菌和变异链球菌计数）或离散数字，例如先前的患龋经历（D_3MFS计数）。此外，现代龋齿风险评估系统可能同时考虑多达25个预测因素[65]。

上述设计一次可用于单个预测因子。在实践中，我们经常希望同时评估多个预测因子，因此我们需要将多个预测因子的信息浓缩成一个变量，然后将其作为预测高风险和低风险的基础。浓缩的方法包括两个变量的组合，例如变异链球菌计数和乳酸杆菌计数，以及复杂的基于回归的多变量方法。

到目前为止，我们将风险视为一个二分的对象，在这个意义上，我们已经区分了高风险和低风险。然而，风险预测通常天然并不是二分法。例如，唾液流速是一个连续变量，微生物浸片试验可以取几个值。为了能够生成4组感兴趣的预测评估（即真阳性和假阳性以及真阴性和假阴性），需要人为地将此类多层次预测值进行二分化。选择一个阈值，高于该阈值的风险被认为是高的，低于该阈值的风险被认为是低的。结果也是如此；也就是说，事实上的龋齿增加，是一个新发生的DMF牙数或龋坏牙面的数量计数，这个数可以使用不同的阈值进行二分。在每个阈值水平下，认定的高风险和观察到的实际发生的高龋增加将导致研究对象在4

个不同组（真阳性、假阳性、真阴性和假阴性）中的不同分布。在解释预测研究的结果时，重要的是要考虑到所使用的阈值水平。

我们的第二个例子涉及几个预测因素。受试者是13岁的儿童（n=384），参与一项临床试验，比较高风险受试者的强化龋病控制方案和基本龋病控制方案[21]，包括低风险对照组（LRB）。基线检查测定唾液流速、变异链球菌评分、乳酸杆菌评分和缓冲液容量评分。龋病分级为D_{li}（釉质连续性未破坏的非活动性病损）、D_{1a}（釉质连续性未破坏的活动性病损）、D_2（牙本质缺失的釉质病损）和D_3（牙本质缺失的病损）。检查人员还要预测，如果预防水平保持在实验开始前的水平，每个孩子在1年后需要多少新的充填。如果至少满足以下条件之一，患龋病的风险被认为很高：

• 估计1年后需要的新充填数量≥2。

• 唾液流速≤0.7mL/min，缓冲容量得分为1。

• 两个或两个以上牙本质龋损。

• 一个或多个切牙邻面牙本质龋损在。

• 一个牙本质龋损和乳酸杆菌评分≥3且变异链球菌评分≥2。

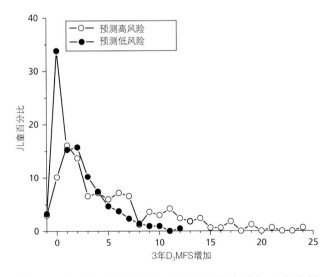

图23.5 在芬兰万塔的384名13岁儿童的队列中，3年内新的D_3MFS数量在患龋风险被认为是高的受试者和患龋风险被认为是低的受试者中的百分比分布。关于高风险和低风险的标准，见正文。

• 乳酸杆菌评分等于4且变异链球菌得分等于3。

图23.5显示了在3年的随访中预测高风险（HRB）和低风险（LRB）儿童中新发D_3MFS的分布情况[21]。平均而言，高风险个体（平均增加：5.1；标准差：5.0）比低风险个体（平均增加：2.0；标准差：2.4）出现了更多的新龋。然而，预测的高风险组内有实际没有新病变的个体，而在被认为低风险的组中，有受试者出现D_3MFS高达12的情况。因此，在个人层面，风险评估还远远不够完善。

具有多个可能阈值水平的单一预测因子

这些数据可用于观察未来患龋情况的几个预测因子的表现，这些预测因子可能有很多值。我们使用以下预测因子作为示例：基线DMFS计数和唾液乳酸杆菌、变异链球菌和缓冲能力得分。使用过去的患龋经历作为未来龋齿增加的指标受到了可以理解的批评，认为我们应该在有任何过去患龋经历的迹象之前检测出高风险易感个体。然而，事实是，过去的患龋经历仍然是未来龋齿增加的最有力的单一预测因子。同时，还可以这么认为，如果过去的一些患龋经历已经表现出来，那么在评估新龋齿的风险时不使用这些信息将是一个错误。因此，首先考虑基线DMFS计数作为预测因子。图23.6显示了根据基线D_3MFS计数的受试儿童百分比分布，其范围在0~25。分布的形状表明，除了可能区分零和至少一个D_3MFS之外，没有可以用来区分高患龋和低患龋的受试者的自然二分阈值。为了获得基线D_3MFS的总体预测潜力，划分形成了10种不同的二分法，以便使选定的阈值水平分布涵盖整个基线D_3MFS范围。结果见表23.3，其中每一行代表一个2×2列联表，如表23.1所示。表23.3的第一行显示了在基线检查时，如果D_3MFS≥1，新患龋的风险被认为是高的，而如果D_3MFS为0则风险为低。相应地，最后一行显示另一个水平的预测，即如果基线D_3MFS值超过13，则认为风险高；如果该

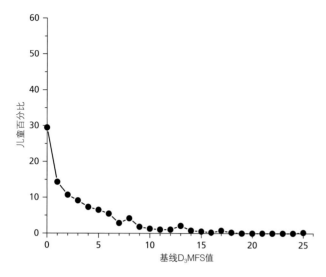

图23.6 在芬兰万塔的384名13岁儿童队列中，受试者基线D_3MFS计数百分比分布。

表23.3 在芬兰万塔的384名13岁儿童队列中，根据基线D_3MFS评分对于3年D_3MFS增加≥5的预测（n=104）

基线 D_3MFS 值	TP	FP	FN	TN	Se (%)	Sp (%)	J	BHR (%)
≥1	96	175	8	105	92	38	0.3	71
≥2	86	130	18	150	83	54	0.4	56
≥3	77	98	27	182	74	65	0.4	46
≥4	66	74	38	206	63	74	0.4	36
≥5	57	55	47	225	55	80	0.4	29
≥6	46	41	58	239	44	85	0.3	23
≥7	39	27	65	253	38	90	0.3	17
≥8	33	22	71	258	32	92	0.3	14
≥9	25	14	79	266	24	95	0.2	10
≥14	10	1	94	279	10	100	0.1	3

TP：真阳性；FP：假阳性；FN：假阴性；TN：真阴性；Se：敏感性；Sp：特异性；J：Youden指数；BHR：儿童被预测为高风险的百分比。

值为0～13，则认为风险低。在表23.3中，3年实际的D_3MFS增加量超过4个新病损（发生在27%的儿童中）时，被认为是高的；如果是0～4个牙面（发生在73%的儿童中），则认为是低的。最后一列（BHR）给出了在基线DMFS计数的不同二分法中预测为高风险（"实验阳性"）的受试者百分比，即如果按照给定的阈值水平实际用于确定需要加强个体龋病控制的患者时，应将受试者视为高风险易感个体的百分比。

关键问题是：哪种水平的基线D_3MFS计数能最好地预测未来龋齿的高增长？这个问题不容易回答，因为受试者在真阳性、假阳性、假阴性和真阴性之间的分布在不同的阈值水平上有很大差异。因此，预测高风险儿童的百分比也是如此（表23.3，最后一列）。然而，从实际的角度来看，如果高风险人群占目标人群的40%以上，那么确定高风险人群就没有什么意义了。如果人群中高风险个体的比例超过这个水平，那么龋齿的发生就不够低，以至于用于识别高风险个体的努力和费用是不值得的。在这种情况下，防龋工作更应该针对全体人口。这意味着，在当前队列中，无论准确性如何，基线的阈值计数低于$D_3MFS≥4$的分类都是无用的。此外，如果敏感性值低于50%，则使用预测值是没有意义的，因为这意味着假阴性率超过真阳性率。这样一来，表23.3只剩下两行（基线D_3MFS）≥4和≥5。我们可以得出结论，通过对高风险个体（29%～36%）的可控百分比的研究，使用基线D_3MFS作为3年内至少出现5个新的D_3MFS的预测指标，敏感性在55%~63%，特异性在85%~80%。这种预测准确性水平与基线DMFS/T计数作为龋齿增加预测因子的文献一致[20,43]。

使用上面阐述的试验前/试验后概率计算，我们可以评估基线D_3MFS的这两个阈值计数作为未来高龋发生预测值的有用性。请记住，试验前概率是27%，在基线$D_3MFS≥4$时的敏感性和特异性分别是63%和74%（表23.3）。我们预计试验后概率（即一个具有高基线D_3MFS的儿童将来龋齿发生会很高）大大超过试验前的27%的概率，最好接近100%。同样，我们希望观察到，基线D_3MFS水平较低的儿童，将来患龋齿的可能性很小。事实上，可以计算出，如果选择基线$D_3MFS≥4$作为预测阈值时，一个基线$D_3MFS≥4$（即高风险）的孩子将在3年内出现至少5个新的D_3MFS的试验后概率为47%；而即一个基线$D_3MFS≤3$（即低风险）的孩子未来3年出现至少5个新的D_3MFS的试验后概率为16%。如果选择基线$D_3MFS≥5$作为预测阈值时，相应的试验后概率则分别变为51%和17%。这些结果表明，两个基线D_3MFS水平（≥4和≥5）的预测潜力作为未来高龋增长的指标是相当一般的。

受试者操作特征（ROC）曲线

对许多人来说，图表比数字更容易解释。受试者操作特征（ROC）曲线是一种总结可采用许多值的预测因子的预测潜力的替代方法。在ROC曲线中，不同预测水平的敏感性（真阳性率）值与相应水平的1特异性（假阳性率）值相对应。图23.7中D_3MFS的ROC曲线以这种形式显示了表23.3的结果。从左下角到右上角的对角线表示无用预测值的曲线（所有水平上的真阳性率和假阳性率相等）。曲线下的面积越大，预测能力就越强。对于一个在所有级别上都能得到完美分类的预测因子来说，这个区域将覆盖整个框。有关ROC曲线下面积含义的详细介绍，请参见Hanley和McNeil[18]。在基线D_3MFS的情况下（图23.7），曲线明显高于对角线，正如我们的试验后概率计算所示，表明D_3MFS尽管是中等强度的预测因子，但确实有一些预测潜力，将活跃的牙釉质病变（D_{1a}和D_2）和基线D_3MFS

评分一起作为预测因子，可以提高预测能力，从基线D_{1a}MFS的ROC曲线（图23.7）可以看出这一点。事实上，这条曲线上的面积也相当大，表明过去患龋经历的预测准确性远远不够理想。通过观察ROC曲线，我们可以快速而容易地获得预测因子能力的总体情况，但它有一个重要的缺点：曲线上没有关于高风险个体百分比的信息（表23.3中的BHR）。

表23.4总结了5级唾液乳酸杆菌评分的表现，其结构与表23.3相似。从可操作的角度来看，被预测为高危人群的百分比，只有最后一行（4分）值得关注。在这个水平上，敏感性是如此之低，以至于使用乳酸杆菌评分来确定目标人群中的高龋风险易感个体是没有意义的。其余两个预测因子（即唾液变异链球菌和缓冲能力评分）的潜力更为有限。因此，在图23.8中仅以ROC曲线给出其结果，同时给出了基线D_{1a}MFS得分曲线用于比较。可以得出结论，这3个唾液参数都不是预测未来患龋的有用指标，这与参考文献[12,43,69,79]一致。

最后，尝试综合所有4个预测因子的信息（图23.8）（即基线D_{1a}MFS和唾液乳酸杆菌、变异链球

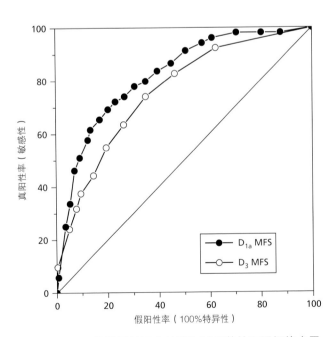

图23.7 ROC曲线显示了在基线D_3MFS数的不同阈值水平下真假阳性率之间的关系。对于D_3MFS，数据与表23.3相同，表23.3将此计数用作3年D_3MFS增加≥5的预测因子。

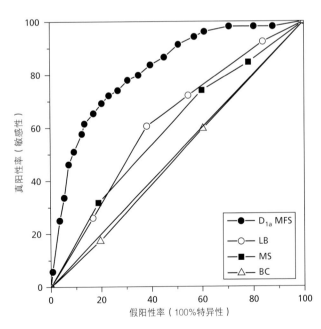

图23.8 芬兰万塔的384名13岁儿童队列研究的基线D_{1a}MFS、唾液乳酸杆菌（LB）、变异链球菌（MS）和缓冲能力评分（BC）的ROC曲线。

菌和缓冲能力评分），与仅仅单独考虑每个预测值相比，评价其是否会使对3年D₃MFS增加的预测更准确。为此，以4个预测因子为自变量，建立了Logistic回归模型。结果是，Logistic回归分析为每个个体产生一个介于0到1之间的风险分数。使用风险评分，研究队列被分为9个百分位（表23.5）。在风险百分位10（表23.5的第一行）中，风险得分最高研究队列的90%被纳入预测的高风险组，而风险得分最低的10%被纳入预测的低风险组。在最后一行，情况发生了翻转。根据后一个阈值，得分最高的10%的受试者被认为有高风险，得分最低的90%的受试者有低风险。与基线D₃MFS（表23.3）一样，在整个风险评分范围内选择阈值水平，以获得风险函数性能的总体情况。包括所有4个预测因子在内的风险函数的预测能力与单独使用基线D₃MFS得分的预测能力非常相似（图23.9）。很明

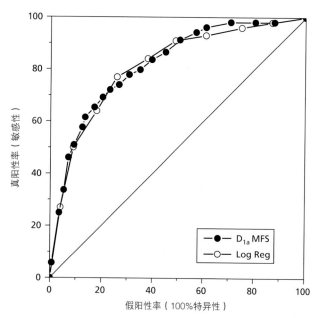

图23.9 Logistic风险函数的ROC曲线（表23.5），包括所有4个预测因子（Log Reg）。基线D₁ₐMFS的ROC曲线（图23.7和图23.8）用于进行比较。

显，事实上Logistic回归函数的所有预测能力都来自基线D₁ₐMFS评分。即使将剩下的3个预测因子一并考虑，也并没有增加预测的准确性。在风险模型的预测因素中，过去患龋经历的重要性与以前的研究结果一致[43,65,79]。不过，正如Hänsel Petersson所指出的，过去的患龋经历是疾病过程的结果，而不是其原因。如果龋齿得到适当的控制，过去的患龋经历就失去了预测的潜力。

表23.4 芬兰万塔的384名13岁儿童队列研究，以乳酸杆菌（LB）评分预测3年D₃MFS增加≥5（n=104）

基线LB值	TP	FP	FN	TN	Se (%)	Sp (%)	J	BHR (%)
≥1	96	235	8	45	92	16	0.1	86
≥2	75	153	29	127	72	45	0.2	59
≥3	63	107	41	173	61	62	0.2	44
4	27	47	77	233	26	83	0.1	19

缩略语见表23.3。

表23.5 芬兰万塔的384名13岁儿童队列研究，Logistic风险函数预测3年D₃MFS增加≥5（n=104）

风险百分位	TP	FP	FN	TN	Se (%)	Sp (%)	J	BHR (%)
10	102	244	2	36	98	13	0.1	90
20	100	210	4	70	96	25	0.2	81
30	97	172	7	108	93	39	0.3	70
40	95	136	9	144	91	51	0.4	60
50	87	106	17	174	84	62	0.5	50
60	80	74	24	206	77	74	0.5	40
70	67	50	37	230	64	82	0.5	30
80	52	25	52	255	50	91	0.4	20
90	28	11	76	269	27	96	0.2	10

风险函数中包括的预测因素：基线D₁ₐMFS计数、乳酸杆菌得分（0~4）、变异链球菌得分（0~3）和缓冲能力得分（0~3）。缩略语见表23.3。

硬币有两面

到目前为止，龋病预测的评估完全基于研究对象在真阳性和假阳性以及真阴性和假阴性之间的分布。这与临床决策问题一致：该患者是否应被视为高风险个体？请不要忘了上一个例子中观察到的高龋齿增加的阈值（3年内≥5），有人可能会说，错过几个实际上龋齿增加仅仅略高于阈值水平的个体并不是一个大问题。因此，让我们仔细看看分类出现错误的范围，尤其是在假阴性中。在图23.10中，根据观察到新的D₃MFS数量，研究受试者的百分比分布分别给出了基线D₁ₐMFS得分为0~13或≥14的亚组（对于这种风险预测因子而言，最有

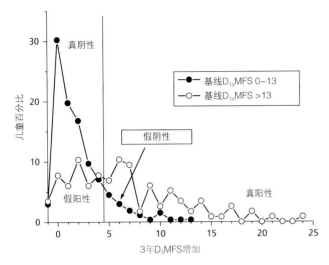

图23.10　芬兰万塔384名13岁儿童队列研究，在基线 $D_{1a}MFS$ 计数为0～13与≥14的受试者中3年 D_3MFS 增加的受试者百分比分布。

希望的二分法）。如果这个特定的阈值被用于评估新患龋的高风险和低风险，则后一亚组代表的是那些被视为高风险的个体，从图23.10可以看出，假阴性（即那些被错误地认为具有低风险的人）包含了在3年内发展为13个新 D_3MFS 的个体。这意味着，如果将过去患龋经历的某一最高水平作为挑选新患龋齿风险较低的个体的标准，就可能发生严重的错误。图23.11显示了基线 D_3MFS 得分为0（占队列的29%）的个体中3年龋齿增加的分布情况。这些受试者平均3年 D_3MFS 增量为1.3（SD：2.1），最

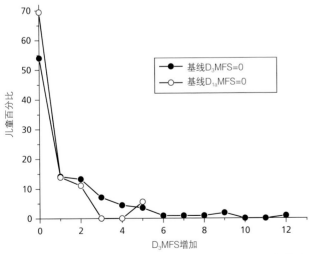

图23.11　芬兰万塔的384名13岁儿童队列研究，没有基线 DMFS的 D_3MFS 增加的受试者百分比分布。

大值为12。以 $D_{1a}MFS$ 为0作为筛选标准时， D_3MFS 的平均增量为0.6（SD：1.3），最大增量为5（图23.11）。在后一种情况下，错误率可能是可以容忍的。然而，"试验阳性"的比例很小（只有9%的队列在基线检查时没有 $D_{1a}MFS$ 龋齿的经历），应将这一事实纳入考虑以评价该筛查标准的实用价值。

在日常门诊中，怎样预测准确度才能满足需要

一个完美的预测指标具有100%的敏感性和100%的特异性。因此，阳性和阴性预测值都将等于100%。一个完美的准确性意味着预测的高风险群体将只包括真正的高风险个体，同时，预测的低风险群体将只包括真正的低风险个体。然而，没有这样可用于预测龋病发生的预测因子，必须接受可能出现的预测错误。然而，关于可接受的错误率可能是多少，没有公认的规则。以上所示的试验前和试验后概率计算为决定是否能信赖潜在的预测因子提供了最有依据的判断方法，但由于需要对试验前概率的有效估计，这一推算过程不一定可以实现。

有建议提出，敏感性和特异性之和至少应为160%，然后才能将预测因子视为针对个体化龋齿控制的候选指标[29]。这与另一建议[77]的提法是一致的，根据后者的建议，在群体实际应用中，80%的敏感性和特异性是可以接受的。但这两个建议都没有考虑到这样一个事实，即与低敏感性相关的错误的后果和与低特异性的错误的后果是不同的（注，原文中为斜体）。在医学的其他领域，例如产前诊断，与真阳性、假阳性和真阴性、假阴性相关的效用收益和损失被用于评估预测实验的结果和设置阈值（见参考文献[16]）。在期待龋病学的相关进展的同时，我们可以使用上述建议[29,77]作为评价高龋风险预测因子表现的暂定标准。如果使用这个标准，前面例子中讨论的所有待定预测因子都不符合。

可以达到什么样的精确度

过去患龋经历

过去的患龋经历包含了所有已知和未知的风险因素的累积效应，这些因素是个体暴露过的，并且通常是最准确的未来龋齿增加的单一预测因子[1,4,14,25,31,37,45,50,72,77]。Alaluusua等的研究[4]是一个过去的患龋经历用于预测的典型例子。在该研究中，选择了基线D_3MFS作为临界点，从而有29%的受试者纳入了预测的高危组，其敏感性为61%，特异性为82%。这些数字显然低于上述标准值。

与FS或D_3S计数相比，原发龋齿数似乎与随后龋齿增加的相关性更强[31,57]。在一项旨在预测11~13岁儿童5年期DMFS增加情况的研究中，将原发龋损（其活动性未知）加到FS和D_3S评分中，敏感性从49%增加到51%，特异性从76%增加到78%[57]。在一项研究中，将7岁时恒磨牙窝沟的患龋情况作为7~11岁之间D_3FS增加（0 vs. >0）的预测因子[71]。将原发龋损纳入研究后，其敏感性为62%，特异性为82%。当仅用窝洞和填充物预测时，敏感性为31%，特异性为95%。

尽管在过去几十年中龋齿的发生有了重大变化，但乳牙列和恒牙列龋齿之间的相关性仍然相当强而稳定[23]。当过去在乳牙列的患龋经历被用作恒牙列患龋的预测因子时，所报告的预测准确度与那些以过去在恒牙列的患龋经历作预测因子相比，预测准确度处于相同的范围[34,38,59,66,70]。通过使用统计模型（包括乳牙和第一恒磨牙的情况）获得了稍微更精确的预测[22,62]。

在个体的冠龋和根龋经历之间的关系在横断面研究中已经被充分阐明过[13,15,36,73]。此外，在许多纵向研究中观察到，基线牙根表面龋病评分与个体后来的牙根表面患龋经历之间存在正相关关系（有关综述，见参考文献[48]）。然而，过去的患龋病经历是否是根龋增加的一个有效预测因子似乎还没有定论。

最后，当考虑在风险评估中使用过去的患龋经历时，必须考虑到这样一个事实，即已经确定的高DMF分数将保持在高水平，与龋齿风险的可能后续变化无关。如果患者的口腔状况不再有利于脱矿，那么DMF评分高的患者可能不会有进一步病变的风险。相反的情况也是可能的。

微生物学测试

微生物学测试的应用是基于这样一个原理：受试者唾液中携带大量的细菌，这些细菌能够在酸性条件下存活和繁殖，应在临床龋病症状出现前进行识别和治疗。唾液中微生物的评估是基于菌斑中与唾液中细菌的类型和数量之间存在的关联这一研究结果[52]。然而，在解释唾液微生物测试结果时应注意，因为口腔微生物区系复杂，不同细菌在龋齿过程中的作用尚不完全清楚[8]。

唾液乳酸杆菌

唾液中高水平的乳酸杆菌被认为是易发酵碳水化合物大量消耗的指标，因此也是龋齿风险增加的指标。然而，使用乳酸杆菌评分作为筛选试验似乎价值有限。尽管在Snyder的早期研究中，乳酸杆菌试验似乎具有很好的预测能力且试验结果可重复[60]；但在大多数后来的研究中，乳酸杆菌计数并未被证明可以有效评估患龋风险[1,11,41,46,50,51,72,74,77]。Alaluusua等[4]的研究报告了关于预测能力的一个典型例子，其敏感性为55%，特异性为68%，而根据唾液中乳酸杆菌的基线水平，38%的受试儿童被认为具有发生龋病的高风险。这与我们前面例子中乳酸杆菌得分的预测能力相当（表23.4和图23.8）。

唾液变异链球菌

大量横断面研究表明，儿童和成人过去的龋病经历与唾液或菌斑中变异链球菌水平之间存在关联（有关综述，见参考文献[7,10,67]）。然而，唾液变异链球菌水平对龋齿的预测能力一直不高[4,46,50-51,53-54,61,64,72,74,77,80]。图23.8中的ROC曲线很好地说明了唾液变异链球菌试验的预测潜力。目前，唾液变异链球菌计数不能作为有用的评估患龋风险的指标。有证据表明[3,33,42,56,68,78]，幼儿唾液变异链球菌的水平比其他年龄组的水平更能准确预测未来龋齿的增加（有关综述，见参考文献[39,67]）。然而，这一预测能力尚不足以进行日常风险评估。

唾液酵母菌

唾液酵母菌在龋病预测中的价值很少被研究。Pienihäkkinen等[41]评估了6～11岁儿童3年内唾液中乳酸杆菌和酵母菌（念珠菌）计数对龋齿的预测价值。其预测能力与乳酸杆菌的预测能力在同一范围内，这意味着唾液酵母菌水平对未来龋齿增长的预测能力相当弱。当用唾液中酵母菌的水平来鉴别老年人患根面龋的高风险时，情况也是如此[54]。

其他唾液因素

在风险评估中，最常考虑的两个唾液因素是流速和缓冲能力。众所周知，唾液流速的严重降低易导致龋病[44,47]。因此，唾液分泌受损的患者需要个体化龋齿控制。然而，除了唾液分泌严重不足的情况外，唾液流速的预测潜力不大。尽管在一些研究中发现唾液的缓冲能力与龋齿病变的发生呈负相关，但缓冲能力的预测能力很低，不能用于识别高危人群（图23.8）。唾液的其他特性，如pH、氨和蛋白质浓度、钙和磷浓度以及酶活性，似乎对龋齿的预测价值更低[40]。

饮食习惯与口腔卫生

自我报告的饮食习惯对预测龋病发病的价值尚不清楚。据报道，摄入含蔗糖的食物与龋病的发生既有正相关，也有不相关。工业化国家中的模糊相关性可能是由于人群几乎普遍暴露于不同来源的氟化物，以及普遍高蔗糖摄入量在不同研究组间的变化很小。此外，很难获得有关饮食习惯的准确信息。自我报告的蔗糖摄入量作为鉴别高风险和低风险个体的手段似乎没有什么价值。

菌斑的存在与龋齿之间的关系也已明确确立。研究表明，专业的菌斑去除可以显著减少龋齿病变的发展[35]。然而，龋齿与牙齿上菌斑的数量或自我报告的口腔卫生措施的频率之间的关系是模糊的[9]。学龄前儿童可能是一个例外，如Alaluusua和Malmivirta的研究[2]所示，根据试验后概率计算得出的结论，19个月大时上切牙唇面上的菌斑复合作为36个月大时患龋的预测指标的标准（表23.2）。然而，在另一项针对婴幼儿的研究中[76]，口腔卫生的预测能力一般。

在同一个个体中，经常会同时发现高蔗糖消耗量和不良的口腔卫生状况，这两个因素中的一个因素的影响可能会随着另一个因素的暴露程度而有所不同。在一项针对5～13岁儿童的研究中只有在口腔卫生条件差的情况下，随着糖摄入量的增加，龋齿的发生才会显著增加[30]。在另一项关于3岁儿童研究中，无论饮食习惯如何，牙齿清洁的儿童患龋齿的概率都很低[55]。同样，在成人和老年人中，只有口腔卫生与根龋的发生有关，并且被认为是病损进一步发展风险的唯一相关预测因子[13]。

社会因素

饮食和健康习惯受收入、教育和社会环境的影响。有证据表明，在高收入国家，社会经济地位低的人比社会经济地位高的人患龋齿的概率更高[26]。尽管社会地位与龋齿之间存在明显的相关性，但当社会因素被用于评估龋病发生的风险时，研究报告的敏感性和特异性都很低[20]。然而，在评估患者患龋齿的风险时，将患者的社会背景作为牙科病史的组成部分是有帮助的。

多个预测因子的联合预测能力

任何单一因素的预测能力都不令人满意这一事实，导致人们试图通过使用基于多个因素的筛选标准来提高风险评估的准确性。一个简单的例子是将过去的患龋经历和一个微生物测试指标相结合，例如，Alaluusua等[4]利用高DFS计数和高变异链球菌得分作为高风险组，其结果预测的高危人群涵盖了32%的目标人群，敏感性为71%，特异性为81%。观察到的准确率高于DFS或变异链球菌单独评分，但这些研究结果并不能令人满意和开展针对性的预防措施。

当同时考虑3个以上的预测因子时，通常采用多变量预测模型。评估龋齿风险的方法包括不同的回归技术、判别分析[32]和分类树预测模型[63]。

最多研究建立龋齿风险评估统计模型的可能是北卡罗来纳大学的龋齿风险评估研究[14]。在预测的高危人群中，目标人群占25%，研究目标为敏感性至少为75%，特异性为85%。原始数据包括30个临床、微生物、社会人口和行为因素。在5~6岁儿童的Logistic回归模型中，使用了近20个预测因子，敏感性为59%，特异性为83%~84%，相应的Youden指数为0.42~0.43。模型的预测能力主要来源于基于临床检查的信息，而微生物预测因子对模型的预测能力贡献不大。

Powell[43]回顾了多因素预测模型的龋病预测潜力。在给出了敏感性和特异性值的30个模型中，敏感性和特异性的平均总和为148%，这意味着如果假阴性率和假阳性率相等，则同时具有74%的敏感性和特异性。一般来说，多变量方法的准确度似乎低于人们根据单个预测因子的性能所预期的。预测能力的主要部分似乎来源于与过去患龋经历相关的信息，最近暴露的牙面（儿童）的情况尤其有用。最强大的模型，其敏感性为87%，特异性为83%[17]，用于预测最初1岁儿的2.5年后龋齿增长的情况，表明婴儿期龋齿的预测比更大年龄组更为准确。模型中单一预测因子的重要性在目标人群中差异很大，这一事实表明，即使是最复杂的多因素模型也不能消除评估龋病发生风险时不可避免的不确定性。

临床龋病风险评估：可能做到吗

临床牙医已经获得了许多多变量龋齿风险评估的指南/工具。Tellez等[65]对其中4种最常被提到的工具进行了批判性评估，以确定它们预测未来龋齿发病的能力。其中包括美国儿科牙科学会提出的工具、风险评估系统龋齿管理（CAMBRA）、美国牙科协会龋齿风险评估表以及瑞典隆德大学牙科学院开发的计算机程序Cariogram。应用这些工具，必须记录一些相关因素。需要记录的因素数量最少的是Cariogram（9项），最多的是CAMBRA（成人25项，儿童20项）。这4种工具考虑了不同类别的风险因素。然而，也有一些共同点，即这4种工具都至少涵盖了过去患龋经历、唾液、饮食、氟暴露和一般健康状况的某些方面。已发表的文献表明，仅有Cariogram和CAMBRA有龋病预测能力的证据，仅有Cariogram发表了前瞻性队列研究。根据这些研究，Cariogram在临床上有助于评估老年人患龋病的风险；在较小程度上，也有助于评估儿童患龋病的风险。尽管如此，其在不同地区实现更好的健康维护和成本节约方面所起作用的证据有限。总体而言，对于所评估的这几种龋齿风险评估工具/指南有效性的证据不足[65]。

现有的各种方法有多大价值

如果试图明确一个具有最高的风险个体未来龋洞发生的可控比例有多大，目前最强大的风险评估方法的结果敏感性在70%~80%，特异性在80%~90%。即使在这种水平上，错误分类、假阴性和假阳性的比率也高得令人无法忍受。可以得出这样的结论：即使是目前可用的最好的预测因子的准确度也是中度的[65]。事实上，在选择哪些患者需要进行强化龋病控制时，没有一种评估龋病风险的方法是足够准确的。因此，任何依赖现有方法的筛查计划都无法识别出相当大比例的实际为高风险的人群，以及/或所谓的高风险人群实际为低风险的人数高得令人无法接受。

预测龋病发病的困难并不令人奇怪。龋齿的多因素病因使得即使使用已知危险因素和危险标记物的最复杂模型也很可能无法非常准确地预测未来龋齿的发展。此外，即使是完美的测试方法，也只能在预测指标保持稳定不变的前提下，预测一个人未来的患龋情况。在几乎所有的预测研究都已进行大多数工业化国家、人口暴露于各种专业龋病控制和治疗方案以及自我护理等措施中，这些措施的应用很可能会作为混杂因素降低此类研究的研究结果。生活条件和口腔健康行为可能会随着时间的推移而改变，从而使个体的患龋风险随着时间的推移而改变。由于这些原因，我们不太可能在可预见的未来准确评估患龋的风险。如果准确地预测是可能的，他们必然意味着这是很难干预的个体既定的风险。这对参与龋齿控制的各方来说都是令人失望的。

由于没有机制推算可以用于决定一个人是否需要加强龋齿控制，牙科专业人员必须为每名患者做出这个决定。临床检查和正确的牙科病史是支持这一决定的最重要的信息来源，还有经验丰富的临床医生的主观判断[5,27,63]。然而，临床医生必须接受这样一个事实，即他们的预测远非完美，与他们的决定相关的不确定性并没有因为掌握了多方面的信息而显著降低[65]，例如微生物或唾液参数。

结语

本章的目的是讨论是否有足够准确的措施来识别高风险易感个体，以便在群体中应用高风险策略（图23.3）来控制龋齿。本章开头提到的另外一些要求是龋齿发生率需要足够低，从而使识别高风险个体的努力和费用值得付出；同时可以采取有效措施控制龋齿。目前，这些要求很可能都没有得到很好地满足。尽管有下降的趋势，龋齿仍然是一种常见病。牙科诊所的经验表明，现有服务系统可能无法为最易患龋齿的人提供适当的龋齿控制。有科学证据表明，甚至很难将高危人群的风险降低到可接受的水平[21,28,58]。因此，龋齿控制应主要基于全部人群策略[49]或目标人群和定向人群策略[75]。Rose的经典论文[49]列出了为什么应该对高风险战略采取谨慎态度的更多原因。临床牙医不应过于关注患者的未来，而应注重对患者目前患龋病变的控制。对活动性原发病变的恰当治疗（前提是正确的自我护理）也有助于防止未来龋洞的出现。

扫一扫即可浏览
参考文献

24

低易感人群的龋病控制

Caries control in low-caries populations

H. Hausen, M. Jøssing和O. Fejerskov

引言

    低龋人群是高收入国家的典型特征，那里用于牙科治疗的花费很高。虽然龋病的整体发生率较低，但这项开支的相当一部分还是用在了龋病及其并发症的治疗上[1]。在低龋人群中也同样会出现口腔健康状况的不平等[19]。本章第一部分将集中讨论高收入国家低龋儿童的龋病管理，这里所提出的理念可能也适用于低收入国家。我们将展示在芬兰不同人群中进行的临床对照研究结果，以及丹麦市政项目的应用龋病控制理念的结果。这些研究的设计有很大不同，但综合来看，结果表明，将基于群体的口腔健康促进与群体活跃性龋损早期非侵入性治疗进行结合的策略，优于针对"高风险"个体的龋齿控制策略。

低龋频率必然导致龋病问题的极化

    正如第23章所指出的，在低龋儿童群体中，根据龋坏、缺失、填充表面（DMFS）的数量，受试者的分布是高度偏移的。龋齿频率越低，偏度越强。这是由于DMFS分值不能小于零。在低龋群体中，如图23.1所示，龋得分最高的个体表现出与无龋或低龋群体不同的特点。这种现象，通常被描述为龋病的极化，经常引起很多关注。然而，在所有的龋病频数分布中，都有一个右边的尾部，那里包含着龋病发病率最高的个体。事实上，低龋群体中的高龋个体比高龋群体中的高龋个体的境况要好得多。

如图23.2所示，12岁儿童DMFS最差的1/4部分占人群中DMFS总分的70%~80%，其平均得分在1左右。乍一看，在这类人群中似乎应该采用高风险策略来控制龋齿。术语"高风险策略（high-risk strategy）"或"高风险方法（high-risk approach）"源于Rose[15]，是指试图识别高危易感人群，并为他们提供个性化的保护措施来预防龋齿。这个方法的纯粹应用不包括试图去影响整个人群的患龋风险。根据Rose[15]的说法，这种策略的一个主要优点是，对于已经识别的高风险个体可以给他提供最适合的干预措施，这可能会增加高危人群以及给他们提供医疗服务的医护人员的积极性。针对高风险个体的干预也可能是经济有效的。同时它也带来了良好的效益/风险比。然而，筛查的困难和成本是该策略的一个重要缺点。这个策略从某种意义上来说也具有姑息性和暂时性，因为它不会进一步地保护个体不断遭受高风险。此外，该策略对高风险个体和总体人群的作用潜力都很有限。另外，从行为角度来看，它并不恰当。对于高风险个体来说，如果采取与他们的同龄人不同的生活方式可能会不被社会接受[15]。

第23章的主要结论之一是，目前还没有可以准确方法能够提前识别哪些受试者有患龋高风险。这就大大降低了以高风险策略作为控制龋齿的基本策略的吸引力。正如第23章所提到的，采取高风险控制策略的另一个前提是，必须有可行的有效措施来保护高危人群不发生龋齿。能否满足这一前提条件将在本章的下一节讨论。

是否存在有效可行的措施保护高危人群不患龋病

20世纪80年代末，芬兰库奥皮奥市（Kuopio,

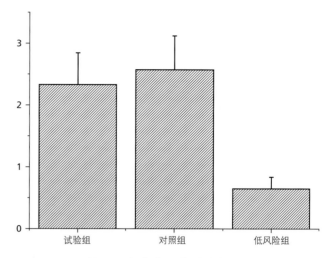

图24.1 20世纪80年代末，芬兰库奥皮奥市(Kuopio, Finland)开展的一项龋齿的临床研究，13岁参与者2年后平均邻面龋、失、补牙面数量的增加。数据来自参考文献[16]。

Finland[16]）开展了一项针对龋高危易感青少年的工作。根据唾液变异链球菌和/或DS（龋坏牙面）评分，从所有居住在那里的13岁儿童中筛选出37%的人是高风险组。获得知情同意的儿童（n=265）被随机分为两组。试验组给予加强的预防指导，并向牙医详细告知儿童的龋病高危情况。对照组的儿童继续接受与研究前相同的预防治疗。为了进行比较，该研究还在低龋风险组随机选取了一半的13岁儿童（248名）。没有对这些儿童的治疗做特别要求。

2年后，两个高风险组的平均邻面龋齿增量约为低风险组的3倍（图24.1）。尽管试验组的儿童比常规治疗组的儿童提供了加强的预防措施，但两个高风险组之间没有显著差异。可以得出的结论是，试验性的治疗方案未能给儿童提供额外的保护，但传统治疗可能产生的有益效果仍然未知。即使是传统的手段也可能包括对高风险儿童比低风险儿童更强化的预防措施。因此，我们可以有把握地得出结论，风险评估手段筛选出来的高风险人群的DMFS平均分数增加明显高于低风险儿童组。然而，这是个平均分数，并不能说明风险评估在个体水平上有多准确。

在20世纪90年代中期，芬兰万塔开展了一项关于高风险控制策略预防龋齿效果的随机临床试

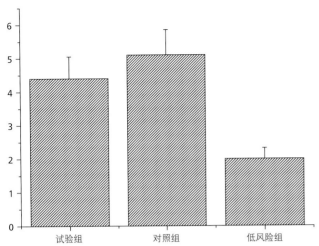

图24.2　在20世纪90年代中期，芬兰万塔开展的一项龋齿的临床研究，12岁参与者3年后平均邻面龋失补牙面数量的增加。数据来自参考文献[6]。

验[6]，根据临床检查和唾液测试评估12岁儿童的患龋风险（n=1465），那些被认为是龋高风险的儿童被随机分为两组。试验组接受强化的龋齿控制措施，对照组接受与低风险儿童相同的基本预防措施。加强的龋齿控制措施包括每6个月涂一次氟保护漆，对所有新长出的第二磨牙和有深窝沟的前磨牙都要进行窝沟封闭，以及加强的口腔卫生和饮食咨询。建议用含氟牙膏刷牙、吸吮氟含片和嚼木糖醇口香糖作为自我护理。对唾液变异链球菌评分高的受试者给予氟氯己定凝胶预防治疗。基本的龋病控制方案包括每年使用一次氟保护漆。仅对新长出的有深窝沟的第二磨牙进行窝沟封闭。告诉他们良好的口腔卫生和适当饮食的重要性，但没有给予进一步的详细咨询。建议的自我护理仅包括用含氟牙膏刷牙。

在为期3年的随访结束时，评估了两组高风险人群和随机选取的最初被认为是低风险儿童样本的DMFS增量。两个高风险组的差异很小，没有统计学意义。低风险组的增量分值小于高风险组的一半（图24.2）。这意味着加强龋齿控制措施实际上没有产生额外的好处。如果只向所有儿童提供基本的预防，就可以用更少的劳动和更低的费用获得几乎相同的预防效果。

比较两组接受基本龋病控制措施的DMFS增加结果，可以看出评估患龋风险的方法算是取得中等程度的成功。然而，32%的低风险儿童在随访期间至少出现了一个新的龋损，其中DMFS最多增加了12个。因此，对高危人群的识别远远不够准确。研究结果强烈提示，在低龋青少年人群中，仅依靠高风险控制策略来控制龋齿是不可取的。因为它对高风险个体的作用是微弱的，根据定义，对目标人群中大多数低风险人群一定是没什么作用的。

在被认为具有较高患龋风险的学龄儿童中，已经进行了相当多的其他龋病控制试验[5,10-11,20]。这些研究使用了不同的方法来控制龋齿，但没有一项报告有临床或统计上显著的获益。与其针对高风险个体提供个性化的帮助，不如使用一些有针对性的或直接的群体方法[18]，这个策略是指对有较高患龋风险的人群集中采取措施。这些措施不包括筛查高危个体的工作。相反，而是用流行病学和/或社会人口学数据来识别目标群体。这些干预措施的对象包括贫困地区、来自低收入国家的移民、依赖别人照顾的老年人和残障人士、吸毒者等。除了以人群为基础的口腔健康促进措施外，还要对目标群体的所有成员提供加强的个人健康咨询和龋齿控制。

对参与社区口腔健康促进项目的青少年进行非侵入性早期龋处理

由于高风险控制措施在低龋青少年人群临床试验中仅获得有限的成功，在芬兰的波里市青少年中探索了一种新模式[7]。这个研究的目的是调查有早期活跃性龋损的学龄儿童的DMFS的增加是否可以通过良好口腔卫生、饮食咨询和使用非侵入性预防措施来控制，这些儿童是生活在以群体为基础的健康促进项目的社区中，在那里龋齿控制被提到公众议程上。

芬兰波里市2001—2002学年所有五年级和六年级学生（11岁和12岁），除了在特殊学校就读的智

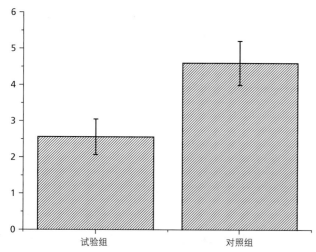

图24.3 在21世纪初期，芬兰波里市开展的一项龋齿的临床研究，11～12岁参与者3年和4年后平均邻面龋失补牙面数量的增加。数据来自参考文献[7]。

障和残疾儿童，对剩下的所有儿童都进行了一次基线的初筛检查，发现93%的儿童（n=1575）具有早期活跃性病损。至少有一个活跃性龋损的儿童被邀请参加试验。获得知情同意的儿童（577例）被随机分为两组。给试验组的儿童提供了个性化设计的以患者为中心的龋齿控制项目，旨在识别和去除导致活跃性龋损出现的因素。这个项目重点指导孩子们在日常生活中加强利用自己的资源。向儿童分发了牙刷、含氟牙膏、含氟和木糖醇含片。他们还使用了氟和/或氯己定保护漆。对照组的儿童在波里的公立牙科诊所接受标准的基本龋病控制。两组的平均随访时间均为3.4年。在此期间，波里市一直在进行一项社区层面的口腔健康促进项目。

试验组儿童接受保护漆应用、口腔卫生和饮食指导的次数明显多于对照组儿童。补牙和局麻在试验组较少见。试验组DMFS的平均增量显著低于对照组（图24.3），预防分数为44.3%（P<0.0001）。每减少一个DMF表面[9]，增加的成本效益为34欧元（1欧元≈7.32元人民币）。

这个研究设计没有把评估社区水平的口腔健康促进项目的影响纳入其中，但事实上，所有的人群都暴露在相同的建议下，只是试验组的孩子接受的是个性化的建议，这可能是提高试验组影响水平的

原因。这些结果表明，如果生活在总体患龋水平较低的地区，并且他们的日常生活暴露在社区水平的口腔健康促进项目中，那么龋齿活跃性儿童的龋齿增加量会显著降低。

与大多数研究结果不同的是，Pienihäkkinen和Jokela[13]报道了在学龄前儿童中使用高风险控制策略来预防龋齿是有效的。然而，这个试验的成功很大程度上是因为一部分被认为龋齿高风险的儿童在随访开始时已经有了活跃的初始龋损。试验组由299名2岁的芬兰中部Vanha Korpilahti居民组成，他们在当地的市政卫生中心接受治疗。他们与在Saarijärvi（芬兰中部另一个直辖市）居住并接受治疗的226名同龄儿童进行了比较。两组均随访3年。所有儿童每年都接受定期口腔保健。试验组儿童进行菌斑中的变异链球菌（MS）和活跃性早期龋的筛查。MS阳性的儿童（59例）接受了健康教育和每年两次的氟保护漆应用。对于那些早期活跃性龋患者（31例），龋病的控制还包括每年使用4次氯己定保护漆。

到5岁时，试验组儿童龋齿或充填物的发生率（11.3%）明显低于对照组（23.7%）。治疗效果在随访开始时患有初期龋齿病变的儿童中最强（优势比：10.3; 95%置信区间: 2.5, 43.1）。另一项随访研究[14]显示，在12岁年龄组中，龋失补牙数（DMFT）评分与2岁时菌斑中MS的存在和/或活跃的初始龋齿病变显著相关。那些当年属于试验组儿童DMFT平均得分明显低于当年的对照组儿童（P<0.001）。估测那些试验组的儿童在5~12岁时用于牙科保健的平均运行费用（平均505欧元；标准差为230欧元）显著低于对照组（656欧元；标准差为304欧元）。这个研究结果显示，从长远来看，早期的龋病控制措施可带来临床和经济的效益。

低龋儿童人群的龋病控制模型

图24.4概括了在总体龋病发生率较低儿童群体

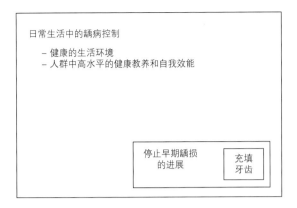

图24.4 需要人群、健康专业人员，社会三者协作的一个龋病控制模型。

中的龋病控制模型。该模型基于上述几个对芬兰儿童的研究经验，可能也适用于当今其他高收入国家的儿童。框形大小表示了活动的容量。在日常生活中控制龋病应覆盖所有人。如果实际的目标群体包括儿童，那么重要的是，该方案也要覆盖到与他们生活有关的所有人和组织。两个小框都在基底框的前面，这表明它们描述的活动是为了补充基底框中包含的活动。所以那些需要让初始病变停止进展的人也必须努力进行群体范围内的龋齿控制。所有的填充治疗也应该是建立在群体龋病控制和个性化的自我保健基础之上，以便停止已有龋损的进展和防止新龋损的发生。小框的大小应该被当成一个长期的目标，而不是对当前情况的现实描述。事实上，在一个典型的高收入低龋国家中，大约有一半的12岁儿童至少有一个已填充的恒牙面或一个需要充填的龋坏牙面（图23.1）。

在下一节中，我们将说明这些原则是如何在丹麦市政当局发挥作用的。

0～18岁丹麦人的示范病例

丹麦儿童和青少年的公共牙科保健

1972年，丹麦通过了一项关于市政牙科保健的法律（编号：第217/1972）。根据这项法律，所有18岁以下的儿童和青少年都可以得到由公立学校牙科保健系统或私人医生提供的免费牙科保健。在每次进行规律的访视时，牙医必须定期向国家卫生局提供所有儿童的口腔健康状况信息。因此，国家卫生局统计了独具特色的全国牙科健康统计数据（图4.2）。自20世纪70年代以来，尽管不同城市之间会存在差异，龋齿的发生出现了稳步下降（图4.16）。可以认为，这是世界范围内有记载以来，最大幅度的龋齿发生率下降（在过去的半个世纪大约减少了90%）。这种独特的健康统计方法的优点之一是，各个市政当局可以将DMFS评分与特定年龄的国家平均值进行比较。得分高于全国平均水平的城市可能会重新考虑它们的策略和优先事项。

本章不讨论口腔健康取得如此大幅度提高的原因，但必须强调的是，丹麦从未引入人工氟化水源项目，大多数地区的天然水的氟含量在0.1～0.4ppm。氟化物片剂疗法是在20世纪70年代末引入的，但临床研究表明，它对龋齿的发生没有作用，并会导致氟斑牙[12,17]，这个项目也就搁置了。每两周一次的漱口项目（0.2%氟化物）已在学校牙科服务中广泛使用了10多年，但当龋病发生率下降后，慢慢地这个项目也停止了，因为其性价比（成本效益）明显太低了[8]。我们的首要理念并不是建立复杂的龋病防治计划，而是集中以口腔卫生的维护和含氟牙膏的使用作为最基本的组成成分，使龋病防治计划变得简单。然而，不同的市政当局有充分的自由来选择他们自己的策略来控制和治疗龋齿。

多年来，人们都没有意识到DMFT/S中的充填部分在评估龋病经历水平时的重要性。在20世纪80年代初，一项有关放射学诊断及临床组织改变与邻面龋齿治疗关系的研究显示，在学校牙科服务中存在严重的充填性过度治疗[2]。因此，两个丹麦牙科学校的龋病科和修复科联合起来，为从事学校牙科服务的牙医们组织了强化教育课程，试图改变他们的治疗标准。这样做的结果是20世纪80年代龋病的总体水平显著下降。20世纪90年代至21世纪初，龋病发生持续逐步下降。虽然有轻微波动的时期，但与偶尔的国际研究团队声明相比，没有证据表明龋病发病率又出现升高。因此，丹麦人可以被认为是低龋人群。目前，重要的是思考在这个群体中，如何使龋齿进一步下降，以及如何终生维护高水平的口腔健康。

下面将描述一个叫奥德的小行政区，它位于日德兰半岛南部的奥尔胡斯，在6年的时间里为推行龋病控制理念所做的努力。原则上，这个理念是基于教科书第二版中提出的思路和本章前面的部分内容的反思。

奥德的市政牙科保健项目

该市约有21500名居民，主要属于社会的中产阶级。0~18岁年龄组共有5013名儿童和青少年。除这一年龄组外，政府还为失能老年人（共110名，主要住在养老院）及身体和/或智力残障人士（42名）提供公共服务。这项服务包括诊断、龋病控制及手术治疗。此外，多达25%的儿童可能接受正畸治疗。奥德的经验最近将会发表[4]。

为了提供这些服务，人年中共有3.3名牙医、3.3名牙科卫士生和10.1名牙科助理是可用的。这些人以小组形式一起工作，因此，由0.85名牙医、1.2名牙科卫士生和2.25名牙科助理组成了两个小组，每个小组负责约2500名儿童。牙科小组分别设置在两个不同的牙科诊所。整个学校的牙科项目由一名牙医负责协调，由两名牙医助理协助提供服务。

图24.5展示了1999—2012年奥德地区18岁人群的DMFS平均值以及相应的全国平均分数。可以看到，21世纪初患龋率高于全国平均水平。2005年一名新牙医接管了这个项目，并分析了一些有较多龋齿孩子的牙科记录。发现主要的治疗方式是充填，而没有任何关于口腔卫生指导、饮食咨询或使用含氟牙膏建议的记录。

相关的两个病例报告：

（1）1989年出生的女孩。截至2005年底，她到该诊所就诊90次，其中包括40次检查和38次手术治疗。两颗乳磨牙在拔除前被充填了9次。

（2）1999年出生的男孩。截至2005年底，他到该诊所就诊52次。其中包括14次检查和30次手术治疗。两颗乳磨牙在拔除前被充填了8次。

分析显示，除了去除龋损和修复以前的充填体，显然没有采取什么措施来干预龋病的发展进程。此外，这种集中于修复治疗的做法常常导致孩子们牙科焦虑症的发生。市政牙科服务决定运用教材第二版呈现的现代龋病理论知识，制定以下目标：

（1）在每个年龄组中，无龋齿儿童的比例应逐年增加，而dmfs/DMFS分数应继续下降，并低于全国水平。

（2）在18岁的时候，当孩子们离开公共服务时，他们大部分的牙齿都应该是健康的或只有很少的充填体。这个年龄段的人应该已经接受过口腔卫生方面的训练，并且已经养成了良好的口腔卫生习惯。他们应该知道健康的饮食习惯。他们不应该有牙科焦虑症。

（3）在离开公共服务时，应仔细告知每个人的口腔健康状况，并向所选择的私家牙医提供其过去的龋病经历、龋病控制和手术治疗的记录。

（4）家长最好参与诊所的访视，直到孩子满12岁为止。

（5）与儿童和家长的交流应集中在欣赏式探寻的概念上。这意味着交流的重点是可能性而不是限制，并要指出即使是最小的积极改变。

每个牙科团队成员的角色都有明确的定义，并牢记这些目标，以实现最具成本效益的资源利用。

牙医是团队的领导者和顾问。他们应该只在需要的时候进行传统的修复性治疗。

牙科卫生士成为关键人物，因为他们负责大多数的牙科检查，并被教会如何"评估风险"，也就是说，要发现即使是最轻微的活跃性龋损的指征，还要观察影响龋损发展的因素，例如不健康的口腔习惯。此外，他们还被允许对乳磨牙邻面难以进入的区域进行调整，以利于儿童和家长进行有效的口腔卫生维护（见第13章）。

牙科助理在控制龋齿方面扮演着重要角色，他们负责自己患者的口腔卫生指导、局部应用氟化物、必要时进行窝沟封闭，以及照顾有牙科焦虑症的儿童进行牙科干预。一岁半至两岁的儿童及其父母将被邀请参加第一次的市政牙科服务，由一名牙科卫士生或一名牙科助理主持这次会面，重点指导父母认识到口腔卫生（刷牙和牙线）、科学饮食和喂养习惯的重要性。

每隔20个月，所有的孩子都要接受检查。每次检查的重点是：①口腔卫生评估（菌斑显示液的使用）；②釉质早期龋的发现；③以往的患龋和治疗经历；④兄弟姐妹的牙科龋齿治疗经历；⑤牙齿的萌出。

在此基础上，制订个性化的龋病防治计划。这

主要包括促进良好口腔卫生（菌斑控制和记录菌斑指数）、指导正确刷牙（每天2次）和使用牙线（推荐每周使用2次）、局部氟化物治疗，如果需要进行窝沟封闭和饮食咨询。复诊的间隔是高度个性化的，取决于孩子的自身反应。如果孩子没有患龋的危险，下次复诊就是在20个月之后。

在制订这些具体的口腔健康目标的同时，市政当局为了推进全身健康政策，于2006年成立了一个工作组，这个小组由政治家、老年人护理和康复项目的负责人、内科医生、牙医、劳动力市场代表和来自志愿组织的人组成。2007年，市议会通过了一项卫生政策和行动计划，并任命了一名"健康协调员"。在最初的4年时间里，政策的重点是饮食和体育锻炼。作为市政府食品政策的一部分，对幼儿园和学校采取了零糖政策。

这一简单、基本、特定的牙科保健方案的效果是显著的（图24.5～图24.8）。2002—2012年，15岁青少年的DMFS评分从3左右下降到<1（图24.6）。事实上这是2015年的目标，但是牙科服务在2011年已经实现了。2011年无龋齿的15岁儿童比例为67%，2012年为69%。在目标人群中，图24.7显示18岁的青少年的DMFS从2003年之前的6.6下降到2012年的1.5。在已经被认为是低龋的人群中，在8年内龋病减少了60%~70%。图24.8显示，2012年，有52%的18岁的青少年在离开公共服务时的牙齿是完好的，5%的人有多于8个充填的牙面（红色

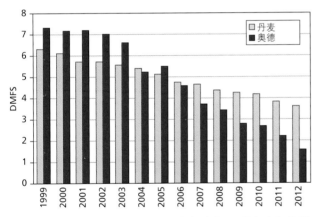

图24.5 奥德行政区1999—2012年间全部18岁青少年均龋失补牙面数与丹麦全国18岁年龄组的平均值对比，数据来自丹麦卫生医药局。

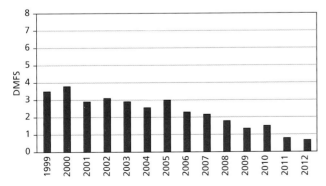

图24.6 奥德行政区1999—2012年间15岁人群平均龋失补牙面数，数据来自奥德行政区。

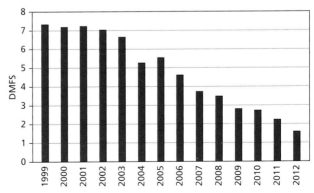

图24.7 奥德行政区1999—2012年间18岁人群平均龋失补牙面数，数据来自奥德行政区。

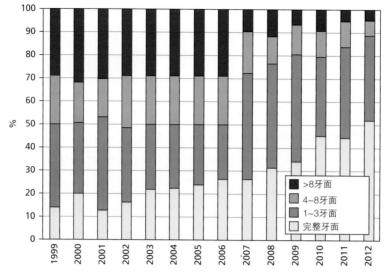

图24.8　奥德行政区1999—2012年间18岁人群的患龋经历的频数分布，数据来自奥德行政区。

类别）。值得注意的是，这群人只在最后的6年才经历了新的龋病控制理念。

除了这些定量结果之外，问卷调查还显示，家长和孩子都认为市政牙科保健系统是非常有帮助的和有益的，同时也给有着共同目标的牙科小组不同成员留下了深刻的印象。

这个模型是否也适用于世界上其他各国更少特权的低龋人群

在上述模型中，我们重点研究了龋齿控制理念和总的行政健康政策对高收入国家低龋人群的影响。但它是否也适用于低收入国家，包括非洲、南美洲。我们觉得它是可行的，原因如下：

- 这一理念把整个市政当局作为一个整体，口腔卫生保健完全与全身卫生保健政策相结合。
- 口腔卫生保健的理念是非手术的龋齿控制。
- 该理念涉及从出生到成年的人群，主要目标是让儿童免于疼痛，尽可能地避免钻牙和填充。

为了实施这一理念，牙科团队包括牙科卫生士和牙科助理，并由牙医督导。然而，根据我们在肯尼亚的经验，通过从当地社区招募初级卫生保健工作者（PHCWs），并对他们进行几个月的培训，可以成功设立一个类似的项目。经过适当的培训后，这些工作人员能够使用手用器械来减轻疼痛，并可指导他们的患者如何进行正确的口腔卫生维护（见第15章）。这可能导致龋损的进展从活跃期转变为不活跃期。如果有必要，这样的维护计划也可以扩大到包括简单的非创伤性充填治疗（见第19章）。

这个理念的关键部分是父母，大多数国家是母亲，在12岁之前应该参与到这个项目中来，以确保儿童学会良好的口腔卫生习惯和良好的全身健康习惯。所有人在成长过程中都应该认识到，他们自己有责任使口腔远离那些可以引起疼痛的疾病。这需要定期去初级卫生保健工作者那里看病，只有在初级卫生保健工作者不能诊断和改善口腔病变的罕见情况下，才需要去看牙医。因为初级卫生保健工作者的工资不高，所以成本很低。牙医太贵了，而且通常他们更专注于龋齿的治疗而忽视相应的龋齿控制措施的使用。

这一理念在人群中实施的最大挑战是许多人买不起牙刷和含氟牙膏，更不用说牙线了。在非洲的部分地区，木棒通常用于替代牙刷[3]（见第15章）。这一理念避免了任何类型的"被动"预防措施，如窝沟封闭，因为这些措施不符合让人们自己负责来维持终生牙齿功能的终极目标。

结语

对大多数人来说，健康的生活方式足以防止龋齿的发生，是日常龋齿管理的基础。每天必须用含氟牙膏刷牙2次。饮食模式不应有利于口腔微生物的繁殖，因为它们的代谢产物能够使牙釉质脱矿。这意味着，含糖的食物和饮料应该少吃，而且不要在两餐之间进食这类食物。特别重要的是，不要不断地吃含糖零食或其他容易发酵的碳水化合物食品。解渴要用白开水。

有利于健康的生活环境对提升健康的生活方式至关重要。对于儿童和青少年来说，无糖和无汽水的日托中心、学校和有组织的休闲活动都是很好的例子。创造健康的环境通常超出了口腔健康专业人士的能力范围。相反，通常需要多方的共同努力。口腔保健专业人员的重要作用是要与相关团队进行良好的合作。良好的健康知识普及和强烈的自我效能感是个人生活技能的基本要素。家庭的首要责任是照顾儿童在幼年时养成健康的生活方式。参与孩子成长的日托中心、学校和其他团体应该支持家庭的养育。人群范围内的努力来提升口腔健康技能，例如不同的竞赛，可能不会立即导致与口腔健康相关的生活方式发生可测量的变化，但是它们可以带来行为上的调整。例如，对于那些需要停止龋损进展的个人来说，如果他们得到的建议和方法在全体人口中都是在积极倡导的，那么他们可能更容易接受必要的自我保健方式的调整。

尽管基于群体的努力可以促进口腔健康，但总会有一些个体出现龋损，需要进行专业治疗。如果病变没有深入到牙本质，且病变表面可以避免细菌沉积或可以严密封闭，那么这个病变就是很好的非侵入性治疗的适应证，这样就没有必要进行充填治疗。非侵入性治疗的基本要素包括去除病灶表面的生物膜并保持表面清洁。局部氟化物可应用于活跃的龋齿病变，以促进病损的再矿化。对于有深窝沟点隙的牙齿，可以通过窝沟封闭来阻止那些无法从点隙中清除的细菌获得营养。口腔健康专业人员提供的临床治疗在短期内可能是必要和有效的，然而从长远来看，患者自身的努力对于维持治疗效果至关重要。因此，如果没有与患者密切合作，非侵入性龋病治疗的努力很可能会失败。患者的努力还能够防止新龋的发生。如果个别人确实需要进行填充治疗，必须特别注意与患者建立必要的合作，以控制龋齿，避免发生进一步充填。

扫一扫即可浏览
参考文献

25

跋
减轻全球龋病负担：现实呼唤重构口腔健康照护体系

Epilogue. Controlling the global burden of dental caries: the evidence calls for a reorganization of the oral health-care system

O. Fejerskov, V. Baelum, B. Nyvad和Edwina Kidd

在"序"部分，我们提道：龋病无处不在，几乎存在于所有群体中，与人类历史一样古老。龋病发病率在不同人群和同一人群不同个体中有很大差异。随着年龄的增长，龋病体征和症状不断累积，在占大多数的成人群体中，龋病患病率甚至达到了100%。

在第4章中，我们详述了龋病的发生以及在不同人群中的变化趋势。调查显示，在丹麦儿童群体中，龋病随年龄增加仍在持续增长。然而，在新群体中龋病的初始水平下降，龋病增长的斜率降低，换句话说，整体的患病率下降了。中国人群的数据显示，患龋率也随着年龄增长而增加，并且老年人的龋病发病率与年轻人一样高。这与达丁尼岛（新西兰）群体的调查结果一致。达丁尼岛所有个体的龋齿都被追踪了5年到30年不等[4]。在达丁尼岛，不仅应用了氟化物，而且每个孩子都会在学校定期免费接受牙科护士的检查，然而龋病发展趋势并没有改变。这表明社区龋病预防的作用有限，可能是因为社区仅仅从龋病预防而非龋病控制的角度考虑问题，并且认为单靠氟化物应用就可以解决问题（见第14章）。

我们试图在本书中逐步阐释，为什么理解龋病各种生物学因素（见第5章~第9章）能帮助我们选择简单方法进行龋病的相关临床诊断（见第10章~第12章）。在第13章~第18章，我们接着讨论了龋病控制可能是怎样起作用的；接下来在第19章~第21章，我们对牙体修复传统理念是龋病控制的一部分提出了证据。最后，第22章~第24章聚焦于如何在不同人群中促进口腔健康。

龋病仍是世界口腔疾病负担的主要元凶。即使在过去的30年内，龋病模式发生了巨大的变化，然而大多数牙科学课程基本上没有随之改变，我们仍在培养更多注重高科技治疗技术的牙医，但他们显然没有意识到未来几年人群可能的需求。口腔行业将重心放在了那些下游的、以患者为中心的治疗性和修复性的措施[2]。我们并不认为，未来几代人的口腔问题能够通过努力培养更多的牙医来解决，这些牙医需要经过口腔药物学、龋病学、牙周病学、种植学、牙体牙髓病学和修复学训练，更不用说还要熟悉干细胞生物学、信息学、代谢组学、基因组学、蛋白组学等学科的进展。

我们认为很有必要重新考虑口腔健康照护体系的架构，从而经济有效地提升我们的口腔健康水平，使得所有人在有生之年拥有功能性天然牙列[6]。在我们看来，重构体系应该包括培养新型的口腔健康专家，能够实施经济、高效的循证口腔疾病控制计划。另外，我们必须为人群中特定的亚群体，至少是正在增加的老年群体，提供最佳诊断和专业的口腔修复治疗。

大多数人现在已拥有健康人生。在今后的几十年里，保有更多牙齿的老年人会增加，这会导致需要更多的复杂治疗。这部分人群是"修复时代"的代表。在老年群体对高科技复杂修复需求达到峰值之后，我们看到中年群体疾病负担减轻。得益于"疾病控制时代"，当他们变老后，对复杂牙科治疗的需求降低。目前我们随访这些年轻和中年群体，发现他们的龋齿和牙周病都更少，修复体也更少更小。在多数高收入国家，相当一部分年轻人和中年人的治疗并不需要"传统训练有素的牙医"。

已有很多人反馈，我们需要责任担当的牙科教育工作者和学术领袖，采取行动开展口腔保健工作。然而，多数人只是讨论了针对口腔疾病模式变化而调整牙科课程的需求[1,5,7-8]，或者认为有必要扩大专科医生的培训规模。几乎没有人敢说出来，目前的口腔健康照护体系的架构已经成为实现所有人拥有功能性天然牙列的主要阻碍。Tomar和Cohen[9]强调了将口腔保健纳入一般医疗保健的迫切需求，

我们认为他们对于美国问题的"诊断"更全面，他们这样说道：

"在未来的几十年里，美国人口将继续向老龄化发展，将有更多美国人迎来他们的'黄金时期'——拥有相对完整的牙列、罹患慢性疾病以及接受多种药物治疗。由于口腔健康的危险因素与其他慢性病的危险因素有很大程度的重叠，建立一个综合保健体系可能会给健康促进和疾病预防带来更多的好处。"

现在，对公共健康抱有热情的人们发现，从社会、伦理、经济效益等方面考虑，当前以操作治疗为基础的牙科治疗和修复是行不通的。理想的口腔健康照护体系，不能仅仅通过调整一些措施来实现，例如牙科课程、专科医生数量、支付系统，或者以操作为基础的诊疗系统，而是需要对牙科教育和口腔健康照护的长期传统思维模式，进行更深刻的突破。

目前，牙医培训还包括了不同数量的专科医生训练，这些专业可能包括口腔正畸学、口腔外科学、牙周病学、口腔病理学、儿童口腔医学、口腔修复学、牙髓病学、口腔放射学、殆学与颞下颌关节紊乱以及口腔公共卫生。我们认为是时候认识到，牙科工作者应该被两种新的牙科专业人员所替代：一种是口腔卫生保健提供者（OHCP），他们占牙科专业人员的绝大部分；另一种是口腔临床专家（OCS）。详细提议参见文献[6]。

OHCP应在健康服务中心，满足大多数个人、家庭、社区的需求，并将主要重心放在循证诊断和口腔疾病控制方面，以解决各年龄段群体的卫生保健需求。OHCP是经济高效的健康工作者，他们能够深刻理解口腔疾病控制以及口腔健康是全身健康的一部分，他们愿意用批判性和创造性的方法去解决社会需求。

OHCP不仅应具备诊断和疾病控制方面的能力，还应有公共卫生、基本卫生经济、管理和交流沟通能力。OHCP的主要任务是引领和指导口腔卫

生工作人员，根据各国家的国情，可能包括辅助设施、牙医助理、牙科洁治员、临床治疗专家等。OHCP的工作应在社区水平进行，规划卫生保健工作并设置优先级工作，服务全年龄层群体，包括目前服务不足或未服务到的社区群体。"他们的工作应纳入一般卫生保健服务，OHCP及其工作者应满足绝大多数人的口腔卫生保健需求。"因此OHCP及其工作者应是复杂口腔健康需求的守门人。如果需要，OHCP应能进行简单的充填治疗操作，其中一少部分人应受过正畸方面的毕业后培训。

然而，仍有一小部分人群，除了基本疾病控制措施之外，还需要更复杂的口腔保健措施，如复杂的口腔修复治疗。这些患者除了有更多老年慢性疾病，并接受多种药物治疗之外，可能有口腔健康和增加其他疾病患病风险的共同危险因素。我们需要新的牙科骨干专业人士，即OCS，来满足他们的部分需求。为确保这些患者的复杂口腔保健工作与一般医疗保健工作相结合，我们建议OCS应为受过专业医学训练的人，并在口腔修复或口腔外科及黏膜病方面接受过综合性培训。

乍一看，很多提议基本适用于有完善医疗保健体系的工业化国家。但是，我们在非洲、东南亚、中国和南美的经验显示，在这些国家中所能发生的最糟糕的事情之一，就是不加批判地复制欧洲和北美盛行的口腔健康照护体系。关于这点，我们引用了以前发表的一段话[3]：

"广义上讲，在非洲、中国、南亚、南美等低收入国家，群体的口腔疾病概况具有以下特征：相对低的龋病发生率、糟糕的口腔卫生状况、广泛而严重的牙龈炎和较多的牙周病变。但除了少部分人群，这些问题不会引起危及功能性牙列的主要牙齿丧失。现行的口腔保健服务一般是基础性的，而对于这些低收入国家而言，最大的挑战是避免实施在西方国家很出名的以高科技临床治疗手段为基础的牙科医疗服务。如果没有监管措施，不难预见，由于社会经济增长出现的私营医疗机构会提供这样的牙科医疗服务。在早期阶段，这些私营医疗机构只会服务于富裕有支付能力的小部分群体；逐渐地，随着下一个阶段的到来，现存医疗服务太过局限，一般人群的经济能力太低而不能承受口腔牙科治疗，致使患牙被拔除；接下来第三个阶段的特点是，随着经济持续增长，牙科医疗服务的内容和范围逐渐趋近修复牙科盛行时期的高收入国家。"

像欧洲和北美那样增加"传统修复治疗牙医"，我们认为会导致负面的结果。由于传统牙科学不会优先考虑基于生物健康原则的疾病控制，我们推测，对于正在改善医疗服务的国家，我们提出的OHCP和OCS能够很好地平衡这些问题。

我们认为，只有彻底重新思考需要怎样的口腔健康照护工作者，才能持续向理想的口腔健康照护体系前进，即建立一个具有整合性、以健康促进和疾病控制为导向、持续监测、循证、节约成本、可持续、公平、普及、综合、伦理、质量保证、文化内涵、获得授权等属性的口腔健康照护体系。

扫一扫即可浏览
参考文献